Dr. med. Roman Szeliga

Hirn mit Herz hat Hand und Fuß

DR. MED.
ROMAN SZELIGA

HIRN MIT HERZ
HAT HAND
UND FUSS

Wie Humor und gute Gefühle
Ihr Leben verändern

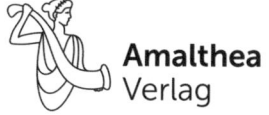

Amalthea
Verlag

Besuchen Sie uns im Internet unter: amalthea.at

© 2020 by Amalthea Signum Verlag, Wien
Alle Rechte vorbehalten
Umschlaggestaltung: Elisabeth Pirker/OFFBEAT
Umschlagabbildungen: © Thomas Lerch (Roman Szeliga),
© iStock.com (Illustrationen)
Hormon-Illustrationen und Organigramm (S. 15) im Buch:
© Agentur Happy&Ness GmbH
Lektorat: Madeleine Pichler
Herstellung und Satz: VerlagsService Dietmar Schmitz GmbH,
Heimstetten
Gesetzt aus der 10,25/12,87 pt Chaparral Pro
Designed in Austria, printed in the EU
ISBN 978-3-99050-169-6

Inhalt

Vorwort

ch schreibe ein Buch, das heißt, ich schreibe es jetzt gerade in diesem Augenblick, wenn Sie es lesen, sozusagen in Echtzeit. Oder anders gesagt – es entsteht hier gerade etwas und Sie, geneigte Leserin, geneigter Leser, sind live dabei: als Stalker des Augenblicks! 😊

Es wird ein Buch über uns Menschen, über die täglichen kleinen und großen Herausforderungen, über Glück und Unglück, Sinn und Unsinn unserer Zeit, über Dienst nach Vorschrift im Gegensatz zu emotionalem Handeln mit Sensibilität. Über Regeln und Vorschriften und warum man sie auch mal brechen muss, und über den gesunden Hausverstand, der nicht aussterben darf.

Ein Buch über Wertschätzung und Handschlagqualität und Momente, die uns an der Menschlichkeit zweifeln oder an sie glauben lassen. Es wird ein Buch über das bewusste Erleben von schönen Dingen, von Beziehungen, Freundschaften und dass wir sie hegen und pflegen sollten, weil sie uns seelisch und körperlich guttun.

Sie merken schon, es wird ein gesundes Buch. Vielleicht liegt es daran, dass ich Arzt bin. Und als solcher und Humorexperte weiß ich: Eine gute Lebenseinstellung und gute Gefühle zu haben, diese bewusst wahrzunehmen und sie auch an andere Menschen weiterzugeben, kann die Welt verändern. Im Kleinen wie im Großen!

Es wird auch ein Buch über die nach wie vor unterschätzte Auswirkung von Gefühlen – positiven und negativen – auf unsere Gesundheit. Jede emotionale Veränderung macht etwas mit und in unserem Körper, ist gesund oder schadet uns.

Trotz mancher ernsten Themen wird es ein humorvolles Buch, denn der sagenhaften Kraft dieser ansteckenden, positiven Emotion habe ich mich seit über 25 Jahren verschrieben.

Weil Humor Menschen verbindet – uns guttut, Konflikte löst, neue Perspektiven eröffnet, Kraft gibt, und das in allen Lebenslagen. Humor ist gesund!

Ja, Gesundheit wird bei mir immer großgeschrieben – es ist schließlich ein Hauptwort. Außerdem bin ich Mediziner mit Leib und Seele, auch wenn ich seit einiger Zeit nicht mehr in diesem schönen Beruf aktiv tätig bin.

Was war die Motivation, dieses Buch zu schreiben?

Ich bin als Redner, Coach und Agenturchef viel unterwegs: auf kleinen und großen Showbühnen, in stylischen, ultracoolen Seminar-Locations, in Altstadthotels mit ungewolltem Retrocharme und in sterilen Kongresshallen mit Hightech-Feeling.

Ich sitze viel in den Business-Lounges dieser Welt herum, sinniere an Würstelständen vor Regionalbahnhöfen über das Leben, weil wieder einmal ein Zug den Fahrplan ignoriert, und treffe in den Vorstandsetagen, den Klassenzimmern und im Internet unzählige Menschen mit ihren kleinen und großen Träumen, Problemen und Lebenszielen.

Dabei habe ich gelernt – und bin fest davon überzeugt –, dass wir sehr, sehr viel in unserem Leben selbst in der Hand haben, vieles mitgestalten, mitbestimmen können, uns aber oft der Mut und das Vertrauen in uns selbst fehlt. Es ist immer einfacher, andere für das eigene Schicksal verantwortlich zu machen, als zu überlegen, was man selbst zu einer positiven Veränderung beitragen kann.

Ich habe deswegen auf die Unterstützung durch eine professionelle Partneragentur für dieses Projekt gesetzt, meine ganz persönliche LIFE ORGANisation GmbH.

Von Mal zu Mal werden sich diese hoch spezialisierten *Health Busters* spontan und überraschend in meine Geschichten einmischen. Ich wollte es zuerst verhindern, aber man soll ja auf seinen Körper hören, oder? 😊

Vorgestellt wird dieses hormongesteuerte Traditionsunternehmen gleich auf den nächsten Seiten, in Form eines Organigramms. Und warum weder die Laus, die über die Leber läuft, noch der Stein, der einem schwer im Magen liegt, etwas Gutes bedeuten, erfahren Sie auch auf den kommenden Seiten.

Das Geheimnis, dem Wahnsinn des Alltags ein Schnippchen zu schlagen, ist gar keines! Oft hilft es, nur ein wenig zu reflektieren, die Perspektive zu wechseln, um Situationen und Schwierigkeiten in einem anderen Licht zu sehen. Und dennoch ist es oft so schwer. Oder vielleicht doch nicht? Ansichtssache und Einstellungssache.

Ich würde mich freuen, wenn dieses Buch ein wenig dazu beiträgt, dass Sie sich freuen können, auch wenn es einmal wenig zu freuen gibt! Wenn Sie die Galle nicht hochkommen lassen, auch wenn sie es verdient hätte. Vielleicht finden Sie auch das eine oder andere im Buch lustig und witzig, das ist erlaubt und schadet nicht.

Ich nehme Sie jetzt mit in mein Leben, auf die Reise von Mensch zu Mensch, zu Freunden, Bekannten, zu wildfremden Zufallsbekanntschaften. Ich lasse Sie teilhaben an skurrilen Situationen, emotionalen Geschichten, denkwürdigen Augenblicken, die Sie wahrscheinlich auch selbst alle in dieser oder ähnlicher Form erlebt haben. Ich lade Sie ein zu persönlichen Begegnungen und den vielen Pointen des Lebens, die hinter jeder Ecke lauern, nur um von uns erkannt zu werden.

Kommen Sie mit?

Dann los!

PS: Ich habe in diesem Buch auf durchgehendes Gendern verzichtet. Glauben Sie mir, ich schätze Frauen sehr (meine Frau wird Ihnen das sicher bestätigen, wenn ich ihr dafür einen »hochkarätigen« Grund liefere). Ich bin jedoch der Ansicht, dass ich die Wertschätzung für Menschen, egal welchen Geschlechts, anders und besser zum Ausdruck bringen kann als durch ein oder kein großes I.

Ich danke für Ihr Verständnis!

Hirn mit Herz hat Hand und Fuß

Wirkstoff:

20 g Freude

45 g Wertschätzung

66 g Bauchgefühl

43 g motivierende Impulse

98 g ansteckender Humor

Lesen Sie bitte die gesamte Packungsbeilage sorgfältig, bevor Sie mit der Einnahme dieses Arzneimittels beginnen; sie enthält wichtige Informationen.

1. Was ist *Hirn mit Herz hat Hand und Fuß*, wofür wird es angewendet?

Das vorliegende Werk ist ein Buch, das aus der Seele kommt. Also Ihres kommt wahrscheinlich aus der Buchhandlung. Es ist ein Mitmach-, ein Mitlach-Buch, aber auch ein Mitwein-Buch. Ein Reinstaun-Buch, ein medizinisches Aufklärungsbuch.

Es ist ein Wohlfühl-Buch, ein Nachdenk-Buch, ein Ausprobier-Buch und ein Bestätigungsbuch! Es ist mein ganz persönliches Buch. Für Sie. Mit Ideen für ein besseres, sinnvolles und humorvolles Miteinander. Hochdosiert und rezeptfrei.

Ein kleiner, feiner und gar nicht steriler Ratgeber mit langer Halbwertszeit, der zeigt, wie wir es selbst in der Hand haben, aus Sorgen, Stress und Anspannung ein Leben »ohne Wenn und Aber«, dafür mit viel »Jetzt erst recht« zu machen!

Die enthaltenen Wirkstoffe Kreativität, Ehrlichkeit, Freude, Lust und Leichtigkeit haben eine rasch einsetzende, stimmungsaufhellende und in vielen Fällen lang anhaltende positive Wirkung.

2. Was sollten Sie vor der Anwendung von *Hirn mit Herz hat Hand und Fuß* beachten?

Hirn mit Herz hat Hand und Fuß darf nicht angewendet werden,

- ♥ wenn Sie allergisch gegen neue Ideen, empathische Kommunikation und Humor sind.
- ♥ wenn Sie Hautausschläge und Pusteln bei jedem Veränderungsprozess bekommen, auf Scherzinfarkte so gar nicht stehen oder bei starkem Schmunzeln an Zwerchfellkrämpfen oder Luftmangel leiden.
- ♥ wenn Sie prinzipiell gegen alles sind und Ihr Leitspruch lautet: »Das haben wir schon immer so gemacht!«

3. Einnahme von *Hirn mit Herz hat Hand und Fuß* zusammen mit anderen Arzneimitteln

Bisher sind keine Wechselwirkungen eingetreten.

4. Schwangerschaft und Stillzeit

Sie dürfen *Hirn mit Herz hat Hand und Fuß* auch bedenkenlos während der Schwangerschaft und Stillzeit verwenden. Eine Rücksprache mit Ihrem Arzt oder Apotheker ist nicht notwendig.

5. Verkehrstüchtigkeit und Fähigkeit zum Bedienen von Maschinen

Wir raten davon ab, *Hirn mit Herz hat Hand und Fuß* während des Bedienens von Maschinen, beim Autofahren, während des Sexualverkehrs oder im Operationssaal »einzunehmen«. Ausnahmen bestehen, wenn Sie sich das Buch bei den geschilderten Situationen vorlesen lassen.

6. Welche Nebenwirkungen sind möglich?

Wie alle Arzneimittel kann auch dieses Medikament Nebenwirkungen hervorrufen, die mit hoher Wahrscheinlichkeit bei fast allen Patienten auftreten.

Folgende Nebenwirkungen sind bekannt: Leichtigkeit in der Kommunikation, Erkenntnisgewinn, Schmunzeln, Lernen und Neudenken. Langfristig können auch, wie in Punkt 1 festgehalten, positive Verhaltensänderungen eintreten.

7. Dosierung

Sie können das Buch nur an Tagen, die mit »g« enden, lesen. Und an Mittwochen!

Dosierungsempfehlung:
Erwachsene (Kinder und Jugendliche, wenn Interesse besteht): mindestens 20 Seiten pro Tag, in schweren Fällen kann die Dosis auf bis zu 60 Seiten pro Tag erhöht werden. Diese Tagesmaximaldosis sollte allerdings nicht überschritten werden. Um dies zu erleichtern und allfälliger Suchtgefahr vorzubeugen, wurde eine sogenannte »letzte Seite« in die chemische Struktur von *Hirn mit Herz hat Hand und Fuß* eingebaut.

8. Art der Anwendung

Um *Hirn mit Herz hat Hand und Fuß* zu verwenden, beginnen Sie bitte von links nach rechts und von oben nach unten. Nach ein, zwei Seiten wird Ihnen die Verfahrensweise nicht mehr schwerfallen. Halten Sie bitte Stift und Block bereit, um sich Notizen zu machen, falls Sie *Hirn mit Herz hat Hand und Fuß* nicht mit Leuchtmarkern verunstalten wollen.

Sie können mit der Wirkstoffaufnahme selbstverständlich an jeder beliebigen Stelle pausieren und die Inhalte jederzeit erneut lesen, sollten Sie etwas nicht verstanden oder eine der Passagen außergewöhnliche Glücksgefühle in Ihnen ausgelöst haben.

Viel Spaß bei der Einnahme!
Ihr Dr. Roman Szeliga

Mit Leib und Seele
oder wenn der Körper zu uns spricht

Das ORGANigramm der LIFE GmbH

Da ich nach akribischer Recherche festgestellt habe, dass jeder Mensch auf seine eigene LIFE GmbH zugreifen kann, möchte ich hier nur einige Parameter erwähnen, die sich hinter dem Namen dieses vitalen Unternehmens verstecken können.

LIFE steht bei mir unter anderem für:

L wie Liebe, Lachen, Lust
I wie Impulse, Ideen, Inspiration
F wie Freude, Frohsinn, Fairness
E wie Empathie, Erlebnis, Energie

Und GmbH steht für »**G**emeinschaft **m**it **b**elebendem **H**umor«.

Gerne möchte ich Ihnen die Vorstandsebene kurz mit ihren Aufgaben und Funktionen vorstellen, die Abteilungsleiter und Stabstellen auszugsweise im Überblick.

Vorstand:

DR. HUBERT HIRN, CEO

MAG. BETTINA BAUCH, Innovationsmanagerin

UNIV.-PROF. DR. HANNA HERZ, HR-Chefin

DR. MARIE-THERES MUND, Unternehmenssprecherin

OLIVER OHR, MLitt, BSc, Außenstellenleiter

DIPL.-ING. MARKUS MAGEN, Ombudsmann und Leiter der Verdauungs- und Entsorgungsabteilung

LIFE GmbH

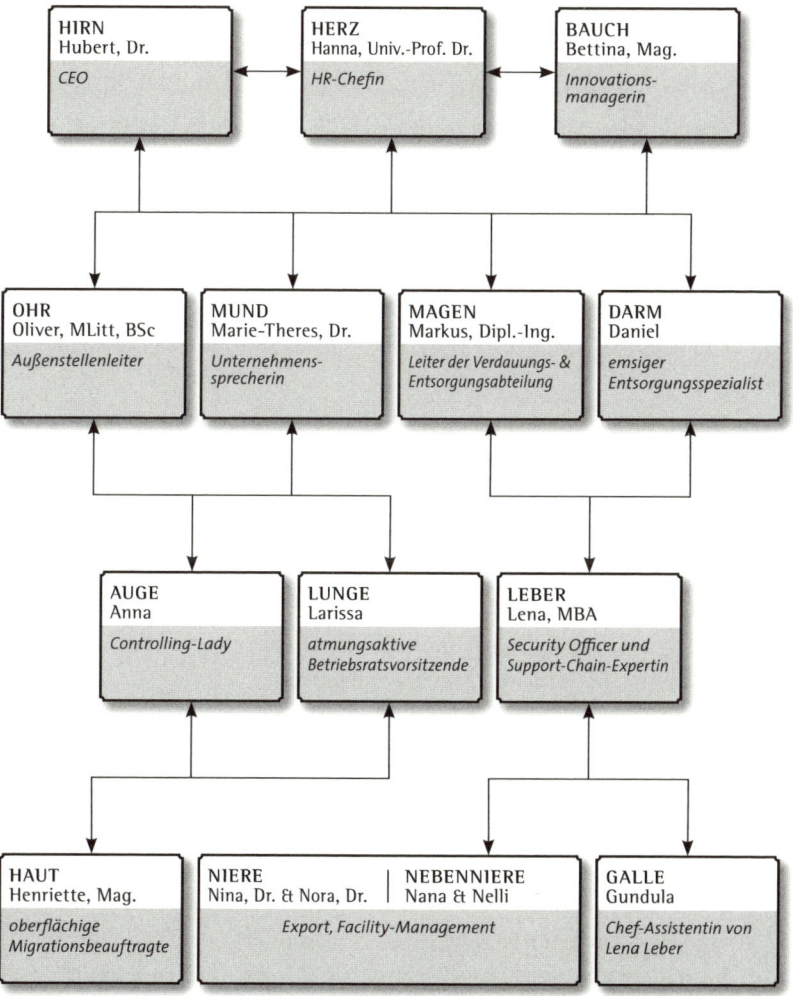

HIRN
Hubert, Dr.

CEO

HERZ
Hanna, Univ.-Prof. Dr.

HR-Chefin

BAUCH
Bettina, Mag.

*Innovations-
managerin*

OHR
Oliver, MLitt, BSc

Außenstellenleiter

MUND
Marie-Theres, Dr.

*Unternehmens-
sprecherin*

MAGEN
Markus, Dipl.-Ing.

*Leiter der Verdauungs- &
Entsorgungsabteilung*

DARM
Daniel

*emsiger
Entsorgungsspezialist*

AUGE
Anna

Controlling-Lady

LUNGE
Larissa

*atmungsaktive
Betriebsratsvorsitzende*

LEBER
Lena, MBA

*Security Officer und
Support-Chain-Expertin*

HAUT
Henriette, Mag.

*oberflächige
Migrationsbeauftragte*

NIERE
Nina, Dr. & Nora, Dr.

NEBENNIERE
Nana & Nelli

Export, Facility-Management

GALLE
Gundula

*Chef-Assistentin von
Lena Leber*

Dr. Hubert Hirn

CEO und kreativer Kopf des Unternehmens

Er hat das Denken erfunden, weiß alles besser und hat meistens recht. Hubert ist die Zentrale des Unternehmens, das ist nicht nur meine Meinung, sondern vor allem seine. Hubert ist immer bemüht, den Überblick zu behalten, da seine Mitarbeiter sich aber nicht immer einig sind, gestaltet sich das schwierig. Manchmal muss Hubert daher ein Machtwort sprechen, damit wieder Ordnung einkehrt. Viele Kollegen des Unternehmens Körper oder der, neudeutsch, LIFE ORGANisation GmbH nennen ihren Chef liebevoll *Hubert the Brain.*

Ja, Hubert, das Hirn, ist die allumfassende Schaltstelle unseres Denkens und Impulsgeber für nahezu alle Funktionen in unserem Körper, unser ganz persönlicher CEO. Alle wichtigen Bewegungsmuster, Denkarten und Körperfunktionen werden von ihm gesteuert, koordiniert und überwacht. Bei Hubert sind aller guten Dinge nicht drei, sondern vier: GROSSHIRN, KLEIN-HIRN, ZWISCHENHIRN und HIRNSTAMM. Manche haben aber auch ein kleines Großhirn und manche zwischen Hirn und Schädel viel Stamm! 😎

Wussten Sie, dass man in der Antike glaubte, das Gehirn diene allein der Kühlung des Blutes? Bei manchen Menschen stimmt das auch! 😵 Aber das ist eine andere Geschichte … Apropos: Quallen haben 600 Millionen Jahre ohne Hirn überlebt. Das gibt manchen Menschen Hoffnung.

Das GROSSHIRN ist der größte Teil unseres Gehirns. Deswegen heißt es auch so. Clever nicht? Das Großhirn ist von einer dicken Hülle umschlossen, die Hirnrinde genannt wird. Diese kann eine Stärke von bis zu 5 mm erreichen. Unsere Lern-, Sprech- und Denkfähigkeit sind in ihr verankert und auch das Bewusstsein hat hier seit Urzeiten seinen angestammten Platz. Und natürlich unser Gedächtnis. Jener Ort, der bei Frauen besonders gut ausgeprägt ist und bei Männern oft rudimentär.

16

Vielleicht ist das der Grund, warum viele Frauen mehr wissen, als wir Männer vergessen können!

Das KLEINHIRN sorgt für Koordination und Gleichgewicht im Körper und ist besonders bei übermäßigem Alkoholgenuss gefordert. Es ist auch für die unbewusste Aufnahme von Erfahrungen und Lerninhalten sowie für die Entwicklung der Sprache zuständig. Das Kleinhirn speichert für uns unbewusste Dinge ab und ruft sie wieder auf, sobald wir sie brauchen. Auch dieser Hirnanteil zeigt sich in der partnerschaftlichen Diskussion als sehr kreativ und engagiert. Aber Hubert hat alles unter Kontrolle. Meint er ...

Dazwischen liegt das, richtig, ZWISCHENHIRN. Es steuert unseren Tag-Nacht-Rhythmus, körperliche Bewegungsabläufe, die man mehr oder weniger trainieren kann, und gibt das Signal, wenn etwas schmerzen soll (hier dürften wir Männer besonders aus dem Vollen schöpfen ...). Im Zwischenhirn besteht eine Verbindung zu unserem Nerven- sowie Hormonsystem. Wenn Sie auf die heiße Herdplatte greifen oder an falschen Tagen Ihre Tage bekommen, spielt es dort im Zwischenhirn Granada!

Last, but not least: Der HIRNSTAMM ist der rein aus Nervenzellen und -strängen bestehende Teil unseres Denk- und Steuerungsorgans. Hier wird jegliche Form von Sinnesreizen registriert und verarbeitet sowie unsere Reflexe gesteuert.

Das ist also der Chef, der Big Boss, der Macher – Hubert the Brain, der die meisten Entscheidungen unseres Körpers trifft. Glaubt er ...

Univ.-Prof. Dr. Hanna Herz
Personalchefin und gute Seele von LIFE

Viele Aufgaben im täglichen Leben sind ihre ganz spezielle Herzensangelegenheit. Manchmal nimmt Hanna sich auch zu viel zu Herzen, und das schafft im ganzen Unternehmen

17

Unruhe und ein Unwohlsein, mit zum Teil fatalen Auswirkungen.

Sie ist der Motor unseres Seins. Sie hüpft vor Freude und lässt so auch die Herzen anderer höherschlagen. Manchmal fühlt sie als empathische »Personalchefin« unseres Körpers auch tiefen Schmerz.

Hanna Herz ist sehr sensibel, man muss sorgfältig mit ihr umgehen, will man sie nicht verletzen. Im Gegensatz zu Nina und Nora Niere, den Zwillingsschwestern, die einen Teil der Transportabteilung leiten und bei der LIFE GmbH alles zu zweit lösen, ist Hanna auf sich allein gestellt. Gut, sie hat für ihre Arbeit zwei Kammern und zwei Vorhöfe, aber auch verdammt viel Arbeit zu erledigen. Relaxen ist in ihrer Abteilung ein No-Go. Nichts ist's mit nach Hause gehen um 17 Uhr, langen Mittagspausen oder Urlaub.

100 Prozent Leistung, 24 Stunden am Tag, ein ganzes Leben lang! Aber sie weiß, was sie fit erhält: Sport, gesunde Ernährung und nette Menschen. Und vor allem humorvolle Zeitgenossen, die sie zum Lachen bringen.

Forschungen haben belegt, dass fröhliches, herzhaftes Lachen die Muskulatur der Herzwände relaxiert und so die Durchblutung fördert. Es fasziniert mich immer wieder, wie viele Muskeln beim Lachen aktiviert werden: Es sind geschätzt fast 300 große und kleine beteiligt, wodurch zum Beispiel tiefer und schneller geatmet wird. Allein der klassische Lachmuskel im Gesicht, der Musculus zygomaticus, koordiniert 15 »Kollegen« und unterstützt sogar durch Kontraktionen, dass wir Tränen lachen können! Folglich werden Herz und Kreislauf in Schwung gebracht und die Lungen besser mit Sauerstoff versorgt. Das liebt unsere Hanna!

Hanna ist ein Energiebündel, ein Atomkraftwerk, eine Dauerbrennzelle! Mit der Energie, die sie jeden Tag erzeugt, könnte ein Lastwagen über 30 Kilometer bewältigen. Bei einem durchschnittlichen Lebensalter von 71 Jahren ginge sich die Strecke bis zum Mond und wieder zurück aus! Und wenn Hanna voll in Fahrt ist, wenn sie körperliche Leistungen pushen möchte, pumpt sie durch die über 100 000 Kilometer Blutgefäße in unserem Körper nicht 5,6 Liter pro Minute wie im Normalzustand, sondern bis zu 20 Liter!

Noch ein paar Infos zu unserer herzlichen Hanna gefällig? Das menschliche Herz schlägt pro Minute etwa 70 Mal, also – jetzt zeigt sich die allgemeine Schulbildung – 100 000 Mal am Tag. Bis zu einem Alter von 80 Jahren schlägt es daher fast 3 Milliarden Mal. Das Herz einer Frau ist zwar etwas kleiner, schlägt aber durchschnittlich schneller als das eines Mannes (ein guter Vergleich, wenn auch im Einzelfall nicht wissenschaftlich evaluiert: Das eigene Herz entspricht in etwa der eigenen Faustgröße). Die beiden Geschlechter ticken also wirklich in Herzensangelegenheiten unterschiedlich. Das wissen viele Frauen, und wir Männer sollten das auch wissen!

Bei verliebten Paaren schlägt das Herz synchron, wenn sie einander drei Minuten lang in die Augen schauen. Das haben Forschungsergebnisse gezeigt, den physiologischen Hintergrund kennt man aber bis heute nicht genau.[1]

Aber es gibt auch ein anderes Gefühl Hannas: die Trauer. Bei Verlust oder Tod eines geliebten Menschen haben wir Mediziner eine sogenannte Stress-Kardiomyopathie beobachtet, im Volksmund auch »Broken-Heart-Syndrom« oder auf Deutsch »Gebrochenes-Herz-Syndrom« genannt.

Patienten mit diesem Syndrom leiden an einer Funktionsstörung des Herzmuskels, die zu ähnlichen Beschwerden wie bei einem Herzinfarkt führt, obwohl die Herzkranzgefäße an keiner Stelle verstopft sind. Durch die große emotionale Belastung schüttet der Körper Stresshormone, Katecholamine und Adrenalin, aus, und das Herz arbeitet nicht mehr richtig. Wahrscheinlich kommt von hier der Satz: »Das bricht mir jetzt das Herz!«

Dieses Phänomen wird auch bei extrem cholerischen Menschen beobachtet und solchen, die eine extrem niedrige Frustrationstoleranz haben und bereits bei leichter Irritation zu überschießenden Gefühlsausbrüchen neigen. Das sollte uns allen zu denken geben, vor allem aber den Hitzköpfen, Sympathieverweigerern und Dauermotzern unserer Zeit!

Diese physiologischen und anatomischen Facts haben Sie vielleicht schon gekannt, aber es gibt noch eine spannende Schnittstelle zwischen Herz, Hirn und unserer Gefühlswelt, die viel zu unbekannt ist, obwohl sie für unser Leben voller Herausforderungen und Hektik ein sinnvoller gesundheitsfördernder und -erhaltender Modulator sein kann: Psychokardiologen beobachten seit Längerem das Phänomen der sogenannten »Herzratenvariabilität« (HRV) und welche Effekte Stress, innere Unruhe, Belastungsdefizite und psychische Störungen auf Hanna Herz haben können.

Das physiologische Erscheinungsbild HRV ist die Variation des Zeitabstands zwischen aufeinanderfolgenden Herzschlägen in Millisekunden. Schlägt das Herz also etwas unregelmäßig, mit fast unmerklichen Abweichungen, deutet alles darauf hin, dass wir Menschen gut für die Anforderungen des Lebens, für das Unerwartete des Augenblicks und das generell hohe Tempo unserer Zeit gewappnet sind. Viele moderne Wearables wie Fitnessbänder oder Smartwatches nutzen dieses Phänomen zur Beurteilung der Herzgesundheit.

Es ist daher nicht gesund, wenn unser Herz rhythmisch wie ein Metronom schlägt, sondern ein Warnsignal oder Zeichen für Ängste, Dysstress, Frustration oder Leistungsdruck. Die Folgen davon sind: Vorstufen oder ausgeprägte Depressionen beziehungsweise ständige innere Anspannung, die den Herzrhythmus weiter unflexibel machen – ein hohes Risiko für kardiovaskuläre Events: Herzinfarkt oder plötzlichen Herztod.

Bereits 2004 zeigte sich im Rahmen der in der medizinischen Fachzeitschrift *Lancet* publizierten groß angelegten kardiologischen Studie *Interheart*[2], dass nicht immer die klassischen Wohlstandsrisikofaktoren (Übergewicht, Alkohol, hohe Blutfettwerte, Bluthochdruck, Nikotinkonsum) die Ursache für einen Herzinfarkt sind. 30 000 Herzpatienten wurden in diese Studie aufgenommen und untersucht. Bei über der Hälfte (!) bestand zwischen dem Herz-Kreislauf-System und dem seelischen Befinden eine enge Verbindung. Psychosoziale Probleme wie Depressionen oder negativer Stress griffen das Herz fast so stark wie klassische Risikofaktoren an.

Aber dem nicht genug. In Folgeuntersuchungen zeigte sich, dass bis dato unbeachtete negative Stimmungen oder Parameter aus unserer Gefühlswelt, wie Frustration, Gier, Neid, Ärger, Unzufriedenheit, Eifersucht, mangelnde Wertschätzung etc., in Wechselwirkung zu unserem Herz-Kreislauf-System stehen, mit zumeist mittelfristigen oder langfristigen negativen Auswirkungen.

Hier noch ein paar weitere interessante MEDIZINISCHE FACTS, die Sie unbedingt wissen sollten. Dafür breche ich sogar die ärztliche Schweigepflicht! 😁

- ♥ Da das Herz eigene Impulse erzeugt und somit sein eigener Generator ist, kann es auch außerhalb des Körpers weiter schlagen, sofern es mit ausreichend Sauerstoff versorgt wird. Aber wer will das schon, außer die Herzchirurgen … 😣

- ♥ In der medizinischen Fachzeitschrift *Lancet* berichteten Wissenschaftler anhand von Gesundheitsdaten und kardiorelevanten Parametern von 400 000 Menschen, dass Personen, die sich nur 15 Minuten am Tag körperlich betätigen, ihr Risiko, einen tödlichen Herzinfarkt zu erleiden, um 20 Prozent reduzieren und ihr Leben um circa drei Jahre verlängern. Das ist doch mal eine Option, oder? Bereits im Kindesalter kann man übrigens für später vorbeugen. Hier sind eine Stunde Bewegung am Tag präventiv wirksam!

- Es war Platons Idee, dass das Gehirn für das Denken und das Herz für die Leidenschaften verantwortlich ist. Diese Philosophen …
- Lachen tut unserem Herzen wirklich gut: Lachen gleicht Stresshormone aus, reduziert Entzündungen in den Arterien und erhöht das HDL, das sogenannte »gute« Cholesterin. Diese Effekte halten nach Angaben der American Heart Association durchschnittlich 24 Stunden an.
- Und die wichtigste Information, die Ihr Leben bestimmt intellektuell bereichern wird, zum Schluss: Die Feenfliege, Tinkerbella Nana, eine Art Wespe, einen Viertelmillimeter klein, hat das winzigste Herz von allen Lebewesen.

Mag. Bettina Bauch

verehelichte Bettina Magen, sensible Innovationsmanagerin oberhalb der Gürtellinie, am Nabel der Kommunikationswelt

Bettina ist ihrem Chef manchmal ein Dorn im Auge, obwohl beide wissen, was sie aneinander haben. In Wahrheit sind sie ja ein Herz und eine Seele. Das finden das Herz und die Seele wieder doof, aber das ist eine andere Geschichte. Genauso wie die Tatsache, dass Bettina mit MARKUS MAGEN liiert war oder noch ist. Ob platonisch oder physiologisch ist ein Betriebsgeheimnis.

Bettina trifft zum Leidwesen ihres Chefs mit Gefühl viele Entscheidungen schneller, effizienter und dazu noch besser. Hier stellt sich die Frage: Kopf oder Bauch? Oder beides? Was ist das Bauchgefühl denn nun wirklich?

Das Bauchgefühl

Wer gute Entscheidungen treffen möchte, sollte sich auf seine Bettina und ihr Bauchgefühl verlassen können. Das Gute ist, den Bauch haben wir, wie unser Hirn, immer dabei. Manche Männer tragen sogar recht viel Bauchgefühl vor sich her. 😊

Aber was ist eigentlich mit »Bauchgefühl« gemeint, und warum liegen wir mit den sogenannten »Bauchentscheidungen« so oft richtig?

»Ein Bauchgefühl oder eine Intuition ist eine Art gefühltes Wissen«, sagt Prof. Dr. Gerd Gigerenzer, seines Zeichens Direktor des Forschungsbereiches »Adaptives Verhalten und Kognition« am Max-Planck-Institut für Bildungsforschung in Berlin. Es zeichnet sich durch drei Dinge aus:

1) Es taucht rasch im Bewusstsein auf.
2) Bis dato ist ungeklärt, warum dieses Bauchgefühl plötzlich da ist.
3) Es ist stark und lenkt viele Entscheidungen in unserem Leben.

Allein in der Bauchregion befinden sich über 100 Millionen neuronale Vernetzungen und Nervenzellen, was um ein Vielfaches mehr ist als etwa im Rückenmark. Der signifikante Vorteil des Bauchgefühls ist daher: Es reagiert schneller, als der Kopf es kann.

Wissenschaftler erklären sich diesen Effekt so, dass die Intuition ein Geflecht aus Erinnerungen und Erfahrungen ist. Und da diese schneller abrufbereit sind als ein komplexer Gedankengang, eine Überlegung, eine mentale Recherche, kommt es uns so vor, als wüssten wir automatisch, ob eine Situation gut oder schlecht für uns ist. Das kann sich natürlich auch manchmal negativ auswirken, wenn man vorschnell auf Empfindungen reagiert.

Daraus folgt: Wer kein Fachwissen oder Erfahrung hat und nur durchs Leben taumelt, sollte sich nicht unbedingt auf seine Intuition verlassen. Er wird vermutlich auch keine intuitive Eingebung bekommen.

Und noch etwas Cooles hat der Psychologe Dr. Gigerenzer herausgefunden: Man kann den Bauch trainieren – die Bauchmuskeln, aber vor allem das Gefühl, das in ihm schlummert. Wir müssen lernen und üben, unserer Intuition und den dahinterstehenden drei Faustregeln zu vertrauen:

- ♥ Halte dich an das, was du kennst.
- ♥ Mach das, was das letzte Mal erfolgreich für dich war.
- ♥ Ein einziger guter Grund reicht, um etwas zu tun.

Nicht immer sind Entscheidungen leicht und schnell zu treffen. Deshalb ist Bedenkzeit in vielen Fällen wichtig. Wer sich mit Entscheidungen schwertut, sollte diese Tipps beherzigen:

TIPP 1: Fangen Sie mit einfachen Bauchentscheidungen an: »Soll ich nach dem Schweinebraten noch dieses außergewöhnliche, bestimmt köstliche Dessert verschlingen?« Die Augen sagen Ja, der Bauch sagt Nein! 😊 Hören Sie auf Ihren Bauch!

TIPP 2: Wie oft im Leben gilt: Weniger ist mehr. Komplexe Probleme brauchen nicht immer komplexe Lösungen. Suchen Sie zunächst nach einfachen, praktikablen Lösungen.

TIPP 3: Und wie bei jedem Training braucht es auch hier den Mut zu scheitern, den Mut zu falschen Entscheidungen. Trauen Sie sich ruhig, Fehler zu machen, und stehen Sie dazu. Alle Beteiligten können daraus lernen und beim nächsten Mal anders entscheiden.

Von Managern habe ich bei Seminaren und Coachings oft gehört (meistens in persönlichen Gesprächen abseits vom Seminarraum an der Bar oder bei einer Wanderung), sie würden zwar gerne, können aber meist nicht zugeben, dass sie bei wichtigen Entscheidungen auf ihr Bauchgefühl gehört haben.

Warum? Weil von vielen Seiten von den CEOs dieser Welt eine rationale Begründung ihrer Entscheidungen verlangt wird. Weil man Bauchentscheidungen nicht rational begründen kann, werden sie oft nicht akzeptiert. Auch verständlich, denn ich weiß nicht, wie die Aktionäre reagieren, wenn der Vorstand eines DAX-Unternehmens seine negative Unternehmensentscheidung mit dem Satz begründet: »Ach, das habe ich einfach g'spürt!« 😊

Dennoch, und das ist das Schöne daran: Je höher Manager in der Hierarchie gekommen sind, desto öfter nutzen sie das Bauchgefühl und stehen auch dazu. Wenn sie allerdings Entscheidungen gegenüber Dritten rechtfertigen müssen, so wie in meinem Beispiel, würden sie laut einer Untersuchung ihre Intuition verschweigen und rationale Gründe nachschieben. Der einfache und traurige Grund: Zu viele Firmen haben keine Toleranz für Fehler. Dafür Leit(d)bilder in Hochglanz an der Wand, auf denen die Menschlichkeit im Mittelpunkt steht.

Dr. Marie-Theres Mund
Unternehmenssprecherin

Marie-Theres Mund kann selbigen oft nicht halten. Und genau das ist ihr Job: Sie ist das Sprachrohr des Unternehmens.

Manchmal wäre es allerdings besser, wenn sie die Klappe halten oder zumindest vorher mit Hubert Hirn Rücksprache halten würde. Ansonsten lebt sie ihre wichtige Kommunikationsfunktion mit Leib und Seele und mit Begeisterung, vom Aufwachen bis zum Einschlafen. Etwaige Selbstgespräche oder Selbstkommunikation während des Schlafens sollen hier nicht weiter beleuchtet werden, da sie in Marie-Theres Munds Privatsphäre gehören.

Ach ja, Marie-Theres hat sich beim evolutionsrelevanten Einstellungsgespräch bereits vehement gegen das Klischee gewehrt, Frauen reden mehr als Männer.

In diversen Pseudo-Studien geistern Fantasiezahlen durch die Medienlandschaft: Frauen kämen auf etwa 7000 Wörter pro Tag, Männer nur auf 2000. An anderen Stellen liegen Frauen gar bei 30 000, Männer bei 12 000. All das dürfte nun widerlegt sein: Beide Geschlechter reden in etwa gleich viel, haben Psychologen in einer rezenten, und betrachtet man das Studien-design, seriösen Studie festgestellt. Sie haben sogar elektro-nisch gezählt, wie viele Wörter im Tagesdurchschnitt aus Mann und Frau heraussprudeln: Frauen verwenden circa 16 214 Wör-ter, Männer 15 669. Zwar bleiben die Frauen Sieger, doch ist die Differenz laut den Forschern statistisch nicht signifikant.

Oliver Ohr, MLitt, BSc
Außenstellenleiter des Unternehmens

Oliver schnappt ständig Informationen auf, die schon mal das eine oder andere Organ aufwühlen. Er hört das Gras wachsen, startet Lauschangriffe, ist für viele offen und kommt doch schon langsam in die Jahre, da er nicht immer alles mitbe-kommt (oder soll ich lieber sagen: mitbekommen möchte). Medizinisch gesehen nennt man dieses Phänomen eine »passa-gere Schwerhörigkeit«, die sich insbesondere in längeren Bezie-hungen manifestiert und bei beiden Geschlechtern gleich aus-geprägt ist.

Dipl.-Ing. Markus Magen
Ombudsmann und erster Ansprechpartner
der Verdauungs- und Entsorgungsabteilung

Markus Magen hat oft viel zu verdauen. Viele Sorgen, Ängste und Probleme liegen bei ihm herum, und er muss immer darauf achten, rasch Lösungen zu finden, sonst geht's in seiner Abtei-lung rund. Immer dann nämlich, wenn er Vorkommnisse oder Entscheidungen seines Bosses zum Kotzen findet.

Er arbeitet bestens mit DANIEL DARM zusammen. Daniel ist etwas benachteiligt, was seine Büroräumlichkeiten betrifft, er arbeitet in vollkommener Dunkelheit und hat, sorry, das muss ich so sagen, mit viel Scheiße zu tun. Einige sagen sogar, er hätte die Arschkarte gezogen. Letztendlich arbeitet er ja auch am Arsch der Welt. Aber einer muss den Job ja machen!

Markus und er sind seit Jahren ein Dream-Team, wobei Markus auch mit weiteren Mitarbeitern seiner Abteilung wie LENA LEBER und GUNDULA GALLE kooperiert. Die Zusammenarbeit mit Letzterer hat manchmal einen bitteren Beigeschmack, wobei sie nur ihren Job macht.

Liebe geht durch den Magen, aber leider auch einiges andere

Warum ist Markus Magen so eine zentrale Schlüsselfigur in unserem täglichen Miteinander? Emotionsforscher haben abseits seiner bekannten Verdauungsexpertise interessante Verbindungen zwischen psychologischen Aspekten und medizinischen Funktionen entdeckt: Der Magen steht für Geborgenheit, innere Zufriedenheit, Sicherheit und Schutz. Das erklärt auch, warum Magenbeschwerden oft nervöse Ängste zugrunde liegen. Man vertraut zu wenig auf sein eigenes Potenzial, seine individuellen Fähigkeiten. Schockierende Ereignisse, Belastungen und Kränkungen liegen dann wie der berühmte »Stein im Magen«.

Markus Magen symbolisiert auch die emotionale Verteilungskompetenz: Wie geht man mit neuen Informationen, neuen Aspekten und Eindrücken um? Im Magen wird viel Neues analysiert und damit »verdaut«.

Fehlt das Selbstbewusstsein, die innere Sicherheit, die Selbstverständlichkeit, Probleme bewusst wahrzunehmen, und ist man nicht Kapitän, sondern Passagier seiner Gefühle, so kommt es oft zu unbewussten, nicht gewollten Anpassungen und damit zu Magenerkrankungen und Verdauungsstörungen.

Holt man Emotionen und Ängste an die Oberfläche und stellt sich ihnen, befreit man sich von unnötigem seelischen Ballast. So betrachtet ist eine ballaststoffreiche Gefühlsnahrung ohne Selbstreflexion nicht zu empfehlen! 😑

Lena Leber, MBA
Security Officer und Support-Chain-Expertin

Lena Leber ist immer die erste Ansprechpartnerin, wenn es um die Entsorgung und den Abbau von Schad- und Giftstoffen in unserem Körpersystem geht. Dabei erfüllt sie verschiedene spannende Funktionen, liebt ihren Job und ist selten eine beleidigte *Leber*wurst. Vielleicht dann, wenn es mal wieder zu viel Alkohol zu verstoffwechseln gibt ... 😌

Außerdem arbeitet sie eng mit dem System unserer internen Kantine zusammen und produziert für das ganze Team Eiweißriegel, speichert Zucker und Vitamine. Auch bei Festen, Partys und Polterabenden ist Lena immer zur Stelle, um nach dem alkoholischen Import auch für den optimierten Export der Mojitos, Caipirinhas und Cola-Rums zu sorgen.

Sie arbeitet eng mit MARKUS MAGEN und GUNDULA GALLE zusammen, mit Zweiterer ist sie schließlich seit Eintritt ins Unternehmen untrennbar verbunden.

Die WEITEREN ABTEILUNGSLEITER der LIFE GmbH sind ebenfalls wichtig für das perfekte Zusammenspiel im Unternehmen Körper, sollen hier aber nur der guten Ordnung halber erwähnt werden:

LARISSA LUNGE, atmungsaktive Betriebsratsvorsitzende
DR. NINA & DR. NORA NIERE und ihre Halbschwestern NANA & NELLI NEBENNIERE, verantwortlich für das körperliche Facility-Management
ANNA AUGE, Controlling-Lady
MAG. HENRIETTE HAUT, oberflächige Migrationsbeauftragte
DANIEL DARM, emsiger Entsorgungsspezialist
UND EIN PAAR ANDERE MEHR

All diese Führungskräfte in unserem Organismus sind bei jeder unserer Tätigkeiten, bei all unseren Aufgaben und Stimmungen

24 Stunden am Tag im Einsatz. Sie arbeiten oft synergistisch zusammen, manchmal auch agonistisch gegeneinander.

Sie bedienen sich ausreichend an der körpereigenen Hormonkantine und lassen sich viel öfter, als wir es glauben, durch unsere Gedanken, Glaubenssätze und Erfahrungen steuern und beeinflussen. So können wir theoretisch (und auch praktisch, wenn wir es uns bewusst machen) viel öfter selbst entscheiden, ob wir mit guter oder mieser Laune durchs Leben gehen.

Miese Laune? Schlechte Stimmung? Nein, danke!

Wir alle kennen das Modewort der letzten Jahre: BURNOUT. Burnout ist keine Diagnose im herkömmlichen Sinn, Burnout ist ein Prozess. Es führt von der stetig steigenden Überlastung im psychischen und physischen Bereich über körperliche und emotionale Erschöpfung bis hin zu Panikattacken, Depressionen und schließlich zum totalen emotionalen, geistigen und körperlichen Zusammenbruch.

Mit großer Sorge stellten Wissenschaftler fest, dass schwer Depressive ein doppelt so hohes Risiko für Herzinfarkt haben als gesunde Menschen. Die »Seele« und das Herz sind untrennbar, im Positiven wie im Negativen, miteinander verbunden!

Herzkranke haben leider generell eine kürzere Lebenserwartung. Schlechte Stimmung, Depression und die Häufung von negativen Gefühlen sind weitere Trigger für ein frühes Lebensende. Auch das Immunsystem leidet unter chronischem negativen Stress. Das Ergebnis: rezidivierende Entzündungsreaktionen in unserem Körper. Botenstoffe und deren Abbauprodukte gelangen ins Blut und verursachen Arterienverkalkungen und Gefäßverengungen. Außerdem manipulieren die Entzündungsmarker das Gemüt: Antriebslosigkeit, Erschöpfung und eine gedrückte Stimmung werden begünstigt.

Lang anhaltender Stress, mit dem man nicht gut umgehen kann, kombiniert mit mangelnder Erholung, erhöht massiv das Risiko, ein Burnout-Syndrom zu entwickeln. Bei den meisten hat es allerdings nicht nur eine Ursache, sondern es kommt vieles zusammen, wie zum Beispiel der Wunsch, perfekt zu sein, oder den eigenen Selbstwert nur über die Arbeit zu definieren. Das ist gefährlich, vor allem wenn auch von außen jemand kommt, der die Situation zu instrumentalisieren weiß.

Bei sich selbst und den eigenen Glaubenssätzen anzusetzen, umzudenken und die Reißleine zu ziehen, bleibt in vielen Fällen die einzige Möglichkeit, prekäre Situationen zu entschärfen. Wenn wir sie denn rechtzeitig erkennen – nicht erst im Zustand der kompletten Erschöpfung, sondern bei den ersten Alarmzeichen, die da sein können: Schlafstörungen, innere Unruhe, prolongierte Lustlosigkeit ...

Viele kennen den Drang, sich tagtäglich zu beweisen: im Beruf, privat, im Sport, überall die/der Beste, Schnellste, Schönste und Erfolgreichste sein zu wollen. Leistungsfördernde Gewohnheiten und stressbegünstigende Routinen sind zuerst Spinnweben, entwickeln sich dann aber zu einem Maschendrahtzaun. Man entkommt ihnen nicht mehr.

Die Frage ist: Muss man immer zu allen Herausforderungen, zu allen gebotenen Möglichkeiten, salopp formuliert, zu einfach allem Ja sagen? Müssen wir immer noch eine Stufe auf der Erfolgsleiter – die in Wahrheit nur ein großes Hamsterrad ist – höherklettern, müssen wir uns immer noch mehr Arbeit aufbürden?

Glauben Sie mir, ich weiß, wovon ich spreche. Ich war auch so einer, und es ist gar nicht so lange her ... Immer Vollgas, immer fünf Projekte parallel, immer auf sieben Veranstaltungen gleichzeitig. Wer mich kennt, weiß, dass ich auch jetzt noch gerne und viel arbeite, aber wesentlich selektiver, sensibler und überlegter. Ich weiß, was mir guttut und was nicht.

Es ist wahrlich nicht leicht, aber das Gefühl, wieder kraftvoll durchatmen zu können und nicht everybody's darling sein zu müssen, ist jeden Veränderungsprozess wert. Ich habe gelernt, ohne schlechtes Gewissen Nein zu sagen (meistens 😌), und das befreit ungemein!

Ich führe mittlerweile ein anderes Leben. Ein für mich besseres. Aber ich bin noch nicht in meinem persönlichen Idealzustand angekommen. Auch das ist ein Prozess, an dem ich immer wieder arbeite, den ich immer wieder »finetunen« muss.

Ich habe eine wunderbare Arbeit, bei der ich viele Menschen mit meinen Ideen, mit meiner Humor- und Leichtigkeitsphilosophie inspirieren kann – aber wenn die Arbeit unendlich viel Spaß macht, ist man besonders gefährdet, die Zeichen der Erschöpfung zu übersehen. Viele Studien bestätigen: Jene Menschen, die ihren Job lieben und in ihm emotional aufgehen, erkennen die Überlastung extrem spät.

Vor Kurzem saß ich mit meinem geschätzten Vortragskollegen Jon Christoph Berndt bei einem Mittagessen in einem Münchner Biergarten, und er verriet mir ein wunderbares Zitat, das es auf den Punkt bringt: »Reich ist man dann, wenn man ohne schlechtes Gewissen sagen kann: Es reicht.« Mit »reich sein« ist nicht der pekuniäre Reichtum gemeint, sondern all die Dinge, die das Leben »bereichern«.

Eines meiner Vorbilder in Bezug auf kostengünstige Gesundheits- und Stressprävention ist Patch Adams. Er schreibt in einer seiner Publikationen: »I know that humour has been at the core of preventing burnout in my life.«

Sammeln Sie gute Menschen um sich. Energiegeber statt Energieräuber. Gute, echte Freunde sind im wahrsten Sinne des Wortes »herzensgute« Menschen.

Als Arzt weiß ich, dass laut vielen Studien unser Gehirn nicht in seiner ganzen Kapazität genützt wird. Gott sei Dank nutzen wir aber mehr als die fälschlich publizierten 10 Prozent. Leider ist es bei manchen Menschen bei ihrem Herz ebenso ... Wir nutzen es zu selten!

Bewusst wahrgenommene Freude, die Magie des besonderen Augenblicks und die proaktive Beziehungspflege sind legale Drogen für ein gesundes Herz und ein stabiles Gemüt, darüber sind sich nicht nur Wissenschaftler einig (mehr dazu an anderer Stelle). Soziale Unterstützung verbessert die Stressverarbeitung, bildet einen Schutz vor Belastungsstörungen und reduziert das Risiko, Depressionen zu entwickeln. Gute Freundschaften wirken lebensverlängernd. Und wie schön ist es, zu jemandem zu sagen: »Du tust mir gut!«

Mein Abschlusstipp: Setzen Sie wieder mehr auf die inneren Werte. Organhändler können nicht irren! 😋

Die LIFE-GmbH-Kantine:
unsere Hormon-Spezialitäten-Küche

Das Hormonsystem ist Teil unserer inneren Betriebsorganisation und es ist perfekt mit dem Vorstand der LIFE GmbH und all seinen Stabsstellen vernetzt und im regen Austausch. 24 Stunden am Tag, 365 Tage im Jahr! Sie wissen, wie gute Kommunikation wirklich läuft. Davon könnten sich viele Konzerne inspirieren lassen. 😊

Ohne Hormone geht im Grunde gar nichts. Manche werden gebraucht, damit wir überhaupt überleben können, andere geben dem Körper eine schöne Form, wieder andere beeinflussen, wie gut sich jemand an andere Menschen binden kann.

Es gibt viele von diesen kleinen und großen Stimmungsmachern, Wachstumsförderern und wie sie alle heißen. Hier möchte ich nur ein paar auserwählte, für das Buch relevante und vor allem geschlechtsneutrale Hormone und »Hormönchen« mit ihrer Funktion erwähnen. Sie werden ihnen auf den folgenden Seiten wiederbegegnen, in Situationen, in denen die Hormone ein Wörtchen mitzureden haben.

Cortisol: Immer und allzeit bereit!

Das Hormon Cortisol wird in der Nebennierenrinde gebildet und bei Aufregung und Stress ausgeschüttet. Das wirkt sich auf die Blutgefäße und auf den Blutsalzaustausch aus.

Zu wenig Cortisol kann uns durch eine reduzierte Reaktionsfähigkeit bei Gefahrensituationen in große Schwierigkeiten bringen – wir wären gar nicht lebensfähig. Morgens aufzustehen wäre beispielsweise unmöglich. An alle, die in der Früh nicht aus dem Bett kommen: Schieben Sie es ab jetzt am besten auf einen niedrigen Cortisolspiegel (nur der guten Ordnung halber: Oft zeigt sich bei dieser Zielgruppe gleichzeitig ein erhöhter Alkoholspiegel ... [das nur am Rande]). Ein dauerhaft hoher Cortisolspiegel führt andererseits zu chronisch erhöhtem Blutzucker, Übergewicht und Infektanfälligkeit.

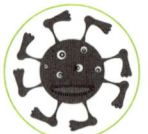

Adrenalin: Nur schnell weg!

Im Gegensatz zum »Fluchtachterl« ist das Adrenalin unter anderem als Fluchthormon bekannt. Für meine außerösterreichische Leserschaft: Als Fluchtachterl bezeichnet man das letzte Getränk, das man in einem Lokal ordert, bevor man den Heimweg antritt (»Absacker« in Deutschland oder »Herrgöttli« in der Schweiz). Viele Menschen vergegenwärtigen sich allerdings nicht die ursprüngliche Bedeutung und bestellen gleich mehrere »Fluchtachterln«!

Adrenalin ist dafür zuständig, zusätzliche Energie zu mobilisieren, damit der Mensch fliehen kann – vor einem Hai, einem Löwen oder vor der Chefin! Der Botenstoff wird im Nebennierenmark gebildet. Seine Funktion: Aktivierung von Rezeptoren in unserem Körper, die die kleinen Blutgefäße engstellen, um den Blutdruck zu erhöhen. Das ist eine der Besonderheiten der Hormone: Oft wirken sie an einer ganz anderen Stelle als dort, wo sie ausgeschüttet wurden. So ähnlich wie Kopfschmerztabletten; woher weiß die Tablette denn sonst, wo es wehtut?

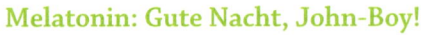

Melatonin: Gute Nacht, John-Boy!

Melatonin koordiniert die Biorhythmen des Körpers und den Tagesrhythmus. Es wird aus dem Botenstoff Serotonin produziert, unsere Augen entscheiden, wie viel Melatonin ausgeschüttet wird. Tageslicht auf unserer Netzhaut hemmt die Melatoninproduktion (dumm für Menschen, die auf Büroschlaf stehen). Im Dunkel der Nacht ist dessen Konzentration dagegen zehnmal so hoch, was zu einer Ausschüttung des Wachstumshormons führt und das Immunsystem stimuliert.

Ein veränderter Melatoninspiegel beeinträchtigt das Immunsystem und verursacht Schlafstörungen. Eine andere Ursache, warum Menschen permanent müde sind, liegt nicht in einem gestörten Melatoninstoffwechsel, sondern daran, dass viele Talente in ihnen schlummern!

Was das Hormon aber mit Sicherheit macht: Es senkt die Körpertemperatur, und chronische Störungen bewirken eine Gewichtszunahme. Es beeinflusst die Ausschüttung von Sexualhormonen sowie das Lernen und das Gedächtnis.

Ein Tipp zum Thema Schlaf: Menschen, die uns den Schlaf rauben, sollten zumindest in unserem Bett liegen! Außerdem möchte ich Sie als Arzt beruhigen: Wenn Ihnen beim Schlafen schwarz vor Augen wird, ist das ganz normal!

Serotonin, Noradrenalin, Dopamin: das Mixgetränk für viele Happy Hours

Serotonin, Noradrenalin und Dopamin sind Hormone und sogenannte Neurotransmitter, die für die Übertragung von Reizen zwischen Nervenzellen verantwortlich sind.

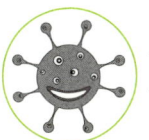

Das Hormon SEROTONIN macht uns zu Glücksboten, frisch, fröhlich und lebendig, lässt uns auf Wolke 7 schweben. Es sorgt für Ausgeglichenheit, Gelassenheit und macht uns zufrieden. Gemeinsam mit Dopamin und Noradrenalin verursacht es Schmetterlinge im Bauch und setzt Verliebten die sprichwörtliche »rosarote Brille« auf. Allerdings: Selbst wenn man eine rosarote Brille aufsetzt, werden Eisbären nicht zu Himbeeren!

Was kann es noch? Serotonin vermittelt uns nach dem Essen ein Sättigungsgefühl und Zufriedenheit, außerdem reduziert es Stress, Angst und Aggressivität. Leidet man unter Serotoninmangel, entstehen Angstzustände, Missstimmungen oder auch zwanghaftes Verhalten.

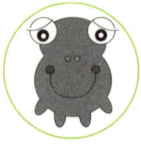 NORADRENALIN entsteht aus Dopamin. Er/Sie (Welches Geschlecht hat eigentlich ein Hormon?) ist gleichsam der kleine Bruder oder die kleine Schwester von Adrenalin und macht uns somit leistungsstärker und aktiver!

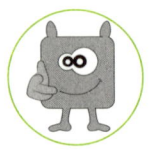 Der Botenstoff DOPAMIN ist der Initialzünder für zahlreiche positive Gefühle wie Freude, Glück, Begeisterung, Interesse, Neugier, Antrieb, Lust und Motivation. Ohne Dopamin würden wir unsere angestrebten Ziele viel später oder gar nicht erreichen!

Fehlt dem Körper Dopamin, fühlt man sich kraftlos, lethargisch, müde, träge, antriebs- und lustlos. Die beste Ausrede ab heute: »Chef, ich hätt's ja gern erledigt, aber Sie wissen ja: zu wenig Dopamin!« Doch Vorsicht: Alles auf die Hormone zu schieben, wäre unfair!

Wird jemand von seinem geliebten Partner verlassen, heißt es »Schluss mit lustig«, denn der Serotoninspiegel rasselt in den Keller. Der daraus resultierende Zustand ähnelt einer Depression. Die beste Depressionsprophylaxe ist somit aus glückshormoneller Sicht, bei Ihrem Partner zu bleiben, vor allem, wenn Sie ihn lieben! 😊

Oxytocin: Einmal kuscheln und zurück

Touch me baby, ja, das sollten Sie unbedingt tun, denn jede zärtliche Hautberührung, jede Massage und Liebkosung gibt dem Körper den Startschuss für die Ausschüttung des sogenannten Kuschelhormons Oxytocin. Und dabei sind Männer und Frauen endlich einmal gleichberechtigt. Wir genießen es, denn es fördert nicht nur die emotionale Beziehung und Nähe zwischen Partnern, sondern auch jene zwischen einer Mutter und ihrem Nachwuchs. Es wird mit positiven psychischen Zuständen wie Vertrauen, Zuneigung und Ruhe in Verbindung gebracht und beeinflusst das zwischenmenschliche Verhalten.

Eine 20-sekündige Umarmung erhöht den Oxytocinspiegel der Umarmenden so sehr, dass danach ein deutlich erhöhtes Vertrauen zwischen ihnen besteht.

Wie sagte es Henry Miller so schön: »Liebe ist nichts anderes als ein Boogie-Woogie der Hormone!« Also dann: ab auf die zwischenmenschliche Tanzfläche!

Anmerkung: Sollten Sie mehr über unsere kleinen, feinen Botenstoffe wissen möchten, die unser Leben so vielfältig beeinflussen, empfehle ich Ihnen mit Freude das Buch meines geschätzten Kollegen Ronny Tekal mit dem Titel *Durch dick und dünn: Wie Hormone unseren Körper und unser Leben steuern*. Auch er ist Mediziner, zwar »nur« Allgemeinmediziner und nicht Internist wie ich, aber das ist sein Problem. 😊 Ein tolles Buch, pointiert geschrieben – so muss verständliche Wissenschaft sein!

Aus dem Leben geplaudert

Ihre Fahrkarte, bitte

Service: State of the (He)art

Die schönsten Geschichten schreibt das Leben, so wie neulich: Ich sitze in meinem Abteil auf der Fahrt nach Fulda. Da erscheint ein Zugbegleiter mit einem fröhlichen Lächeln, einem Tablett mit Kaffee und den Worten: »Darf ich Ihnen unseren Kaffee mit Liebe servieren? Ich möchte, dass Sie sich bei uns rundum wohlfühlen!«

Ich bedanke mich, nehme einen Cappuccino und sage zu ihm: »Jetzt muss ich Ihnen einfach ein Kompliment machen! Ich finde es so erfrischend und wahnsinnig angenehm, wie Sie mit mir als Fahrgast umgehen! Ich gratuliere Ihnen zu Ihrer positiven Lebenseinstellung, die nach außen strahlt, und zu Ihrer ansteckenden Freundlichkeit!«

Darauf sagt er: »So ein nettes Kompliment hab ich noch nie gehört, Beschwerden hingegen tagtäglich, aber ich behalte mir meine Freundlichkeit bei, die lasse ich mir nicht nehmen – von niemandem!« Der Zugbegleiter meint weiter, er sei sehr bewegt und würde mich gern auf den Kaffee einladen. »Das kommt überhaupt nicht infrage«, entgegne ich, »Nein, nein ich bestehe darauf!«, sagt er und wünscht mir noch eine entspannte Fahrt! Wow!

Solche beispielgebenden Menschen gehören viel öfter vor den Vorhang der Gleichgültigkeit, der Ignoranz und der Jammerei! Chapeau!

Ich habe den Zugbegleiter gefragt, ob ich seine Geschichte weitererzählen darf, auch mit Namensnennung, und er war einverstanden. Mein personifizierter Lichtblick des Tages hieß Martin Gounev, und ich habe der Deutschen Bahn geschrieben, welch tollen Unternehmensbotschafter sie in ihren Reihen hat.

Noch im Zug habe ich diese Geschichte spontan auf Facebook gepostet und dafür in kürzester Zeit über 1000 Likes bekommen. 325-mal wurde der Beitrag geteilt und mittlerweile von über 100 000 Menschen gesehen. Ich habe mich sehr darüber gefreut und mir zugleich die Frage gestellt, warum diese Geschichte, diese positive Art des Kundenservice, für derartiges Aufsehen sorgt.

Eigentlich sollte das eine Selbstverständlichkeit sein, oder? Warum sind Freundlichkeit, Achtsamkeit und Aufmerksamkeit so selten geworden? In den nächsten Zeilen versuche ich eine Erklärung, warum die am schwierigsten auszusprechenden Worte der Welt *Desoxyribonukleinsäure*, *bitte* und *danke* sind.

Ich habe den Eindruck, dass man als freundlich denkender und agierender Mensch mittlerweile ein Exote geworden ist. Freundlichkeit ist im täglichen Leben so selten geworden, dass manche Menschen diese schon mit Flirten verwechseln. Freundlichkeit ist kostenlos. Schade, dass wir sie uns so selten leisten!

Die Stimmung in den öffentlichen Verkehrsmitteln, in den Fußgängerzonen, in den Lebensmittel-, Elektronik- und Baumärkten – überall das gleiche Bild: grantige, missmutige, zum Teil richtig aggressive Menschen, bei denen man glaubt, sie schonen ihre Gesichtsmuskulatur, um ja kein Lächeln zu erzeugen.

Es gibt Kulturen, in denen Freundlichkeit und Lächeln die gesellschaftliche Standardnorm sind. Dies erklärt, weshalb die Amerikaner so viele Komplimente machen: Sie wünschen sich möglichst viele »Positive-Face-Interaktionen«. In der Schweiz mag es als oberflächlich oder unehrlich gelten, wenn ich einer Unbekannten im Aufzug sage, wie toll ich ihre Schuhe finde. In

Amerika hingegen ist dies gang und gäbe. Wer nicht freundlich ist und lächelt, gilt als unhöflich und hat keine Chance im Job, im Verkauf und in der Kommunikation.

Bei uns ist es scheinbar anders: Wer freundlich ist und lächelt, ist nicht ganz dicht oder wahrscheinlich alkoholisiert. Hierzulande wird Freundlichkeit zuweilen gar als Schwäche interpretiert.

Für mich sind echte Freundlichkeit und ehrlich gepflegte Servicequalität ein Zeichen von innerer Reife, echter Stärke und der Überzeugung, etwas Verbindendes, Positives zu generieren – so wie bei meinem Zugbegleiter. Damit meine ich nicht die aufgesetzte, künstliche Berufsfreundlichkeit, die man als antrainierte, einschleimende *Funny Faces* in internationalen Megastores findet, wo Kundenservice wohl absichtlich falsch, nämlich oberflächlich verstanden wird ... Nein, ich meine echte Freundlichkeit, die entsteht, wenn jemand aus seinen Erfahrungen lernt, in sich ruht und Vertrauen in sich und in das Leben hat. Wenn jemand Sichtbares sowie Spürbares wahrnimmt und entsprechend freundlich und wertschätzend reflektiert. Und Altbewährtes neu denkt, um Gutes noch besser zu machen wie in meinem nächsten Beispiel.

Letzten Sommer war ich für vier Tage in Palma di Mallorca, ein Kurztrip mit Freunden. In unserem Hotel *Can Bordoy* wurden wir mit einer einfachen, aber äußerst netten Idee überrascht: In unserem Zimmer, das stylish und dennoch wohlfühlgerecht ausgestattet war, fand ich auf meinem Nachttisch eine Vase, gefüllt mit Wasser, aber ohne Blumen. Irritierend, aber ich dachte, vielleicht wurden die Blumen im Trubel einfach vergessen.

Keineswegs, denn etwa eine Stunde nach Zimmerbezug klopfte es, und die Gästebetreuerin erschien lächelnd mit einem wunderbaren Blumenstrauß und einer handgeschriebenen Karte des Managements und wünschte uns einen märchenhaften Aufenthalt. Nein, sie hatten die Blumen nicht vergessen, es wird dort immer so gemacht, habe ich im Anschluss erfahren.

Was ist das Servicegeheimnis dieser Idee? Selbstverständlich hätten wir uns über den Strauß auch gefreut, wenn er bereits bei unserem Eintreffen im Zimmer gestanden wäre. Aber die besondere Geste, die Inszenierung, ihn persönlich vorbeizubringen, machen den feinen Unterschied aus: »Du, lieber Gast, bist für mich wichtig und ich möchte dir das ›durch die Blume‹ sagen.«

Oft sind es kleine, alte Ideen, die ein wenig neu zusammengesetzt für ein wertschätzendes Wow-Erlebnis sorgen!

Wie aus Begeisterung Qualität wird

Einen Beruf lernt jeder. Doch manche werden mit einer Berufung geboren.

Wissen Sie, was eine Herzlichkeitsbeauftragte ist? Die gibt es wirklich, ich habe sie sogar vor einigen Jahren kennengelernt und sofort ins Herz geschlossen: Mahsa Amoudadashi!

Die gebürtige Iranerin ist ausgebildete Hotelfachfrau und übte im renommierten Tagungshotel *Schindlerhof* in Nürnberg einen in Deutschland einzigartigen Beruf aus: Geschäftsführer Klaus Kobjoll ernannte sie zur Herzlichkeitsbeauftragten, deren Aufgabe es war, dafür zu sorgen, dass sich Gäste und Mitarbeiter so wohl wie möglich fühlen – »die perfekte Aufgabe für eine junge Frau, die vor Herzlichkeit und guten Ideen nur so strotzt«[3].

Ihre Einstellung zu herzlichem Service, echter Kundenorientiertheit gepaart mit viel Empathie, ist beispielgebend und so freut es mich sehr, dass sie mir für ein paar Fragen zur Verfügung gestanden ist.

Mahsa, was macht eine Herzlichkeitsbeauftragte und warum bist gerade du eine geworden?

Als Herzlichkeitsbeauftragte war es meine Aufgabe, ein Umfeld der Begeisterung zu schaffen. Das bedeutet ein Arbeitsumfeld, in dem sich alle wohlfühlen und gerne sind, denn nur wer begeisterte Mitarbeiter hat, kann auch begeisterte Kunden schaffen.

Ich denke, eine wichtige Voraussetzung für diese Aufgabe ist die Fähigkeit der Empathie. Wenn wir es schaffen, uns in unsere Mitmenschen hineinzuversetzen, können wir sie verstehen und auch begeistern.

Woran scheitert es oft, dass Menschen wertschätzend miteinander umgehen?

Es gibt tatsächlich ein paar alltägliche Wertschätzungshindernisse. Zum einen können wir unsere Mitmenschen nicht wertschätzen, wenn die Selbstwertschätzung fehlt. Sich selbst wertschätzen zu können, ist die Basis dafür, anderen Menschen wertschätzend begegnen zu können. Hier spielt die Selbstreflexion eine große Rolle.

Sympathiedefizite sind auch ein Grund. In der Psychologie spricht man vom Similar-to-me-Effekt. Menschen, die uns ähnlicher sind, finden wir grundsätzlich sympathischer. Und Menschen, die wir sympathischer finden, schenken wir mehr Aufmerksamkeit und Wertschätzung.

Und tatsächlich sind Stress und fehlende Zeit weitere Ursachen für unseren Wertschätzungsmangel. Wir vergessen, wertschätzend zu sein, weil uns die Zeit dafür fehlt. Wobei ich überzeugt bin: Ein gutes Gespräch dauert genauso lang wie ein schlechtes Gespräch.

Wir können all das ändern, wenn wir uns bewusst machen, wie wichtig dieses Thema ist. Wenn wir uns klar machen und verstehen, dass wir durch Wertschätzung erfolgreicher, glücklicher, verbundener und gesünder sein können – erst dann werden wir uns Zeit dafür nehmen und uns in Wertschätzung üben.

Was bedeutet für dich außergewöhnliches Herz-Service?

Außergewöhnliches Herz-Service bedeutet für mich, zu spüren und zu sehen, dass Menschen lieben, was sie tun.

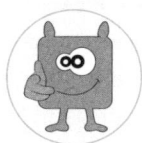

Was sind deine drei Top-Tipps, wie man mehr Herzlichkeit ins Berufsleben bekommt?

1. Die eigene Einstellung hinterfragen: Mit welcher Einstellung starte ich in meinen Tag? Mit einer grundsätzlichen Null-Bock-Einstellung werde ich meinen Mitmenschen sehr wahrscheinlich nicht herzlich begegnen, da ich meinen Fokus bewusst auf die negativen Dinge richte. Also, positiv in den Tag starten und den Fokus auf die positiven Dinge richten.

2. Weniger jammern: Wir jammern zu viel und zu gerne. Das Jammern überträgt sich auf unsere Mitmenschen und verbreitet schlechte Stimmung. Die Belgier haben vor Kurzem eine tolle Aktion gestartet: »30 Tage jammerfrei«. Eine großartige Challenge! Ich habe es zwar nur drei ganze Tage geschafft, dennoch hatte die Übung eine große Wirkung. Seitdem erwische ich mich beim Jammern, und aus meiner Sicht ist das der erste Schritt in die richtige Richtung ... Diese Übung führt dazu, dass wir uns in Sachen Jammern sensibilisieren.

3. Lachen: Lachen ist ansteckend und tut gut. Ich bin überzeugt, dass gemeinsames Lachen verbindet. Aber wem sag ich das? 😉

Du weißt, was Humor für mich ist, unter anderem Geschmacksträger für Information, Schmiermittel für beginnende Konflikte und emotionaler Airbag im Leben. Was bringt dich zum Lachen? Vielleicht hast du eine kurze Geschichte als Beispiel für uns?

Ich lache viel und gerne. Jetzt muss ich mich outen: Ich liebe Ironie und Sarkasmus. 😊 Mein Mann bringt mich oft zum Lachen, wir haben denselben Humor und ich würde behaupten, dass das ein sehr wichtiger Faktor für eine schöne Beziehung ist.

Ich selbst liebe es, rumzublödeln und manchmal auch das Kind in mir rauszulassen.

Eine kurze Geschichte als Beispiel: Ich war Auszubildende im Hotel und es gab eine kleine Verbindungstür zwischen dem Restaurant und der Rezeption, die man aufschieben konnte.

Ich hatte die grandiose Idee, meinen Kollegen an der Rezeption folgendermaßen zum Lachen zu bringen: Ich schmierte mir reichlich Nutella auf die Zähne, schob die Tür so weit auf, dass ich meinen Kopf durchstecken konnte, und wollte ihm dann mein schönstes Lächeln schenken. Das war der Plan. Das Blöde war nur, dass mein Kollege nicht anwesend war, dafür aber Gäste an der Rezeption standen, die einchecken wollten. Jetzt hatte ich Blickkontakt mit den Gästen und konnte nicht kommentarlos die Tür wieder zumachen – also versuchte ich, mit geschlossenem Mund zu sagen, dass ich gleich für sie da sein würde. Das war peinlich, aber irgendwie auch sehr lustig. 😊

Ich fasse zusammen: Es gibt viele gute Gründe, warum für ein Service nach State of the (He)art ehrliche Freundlichkeit erstrebenswert ist.

Freundlichkeit ist hochansteckend

Haben Sie schon einmal versucht, einem ehrlich freundlichen Menschen mit Bösartigkeit und Ignoranz zu begegnen? Wenn ja, dann weiß ich – sie hatten danach ein schlechtes Gewissen.

Wenn ein kleines Kind mit einem Lächeln und leuchtenden Augen auf uns zukommt, verschwindet da nicht in der Sekunde der Groll, der gerade in Ihnen aufkommt? Freundlichkeit ist – lassen Sie Ihren Arzt des Vertrauens einmal einen medizinischen Fachterminus ins Buch werfen – hochgradig virulent, wirkt blitzschnell und oft nachhaltig. Sind wir doch ehrlich: Jeder von uns möchte gerne in der Gegenwart von freundlichen Menschen sein.

Aber wer fängt an mit der Freundlichkeit? Wenn wir warten, bis einer die Chance ergreift, einen positiven Eindruck bei *uns* zu hinterlassen, können wir oft seeehr lange darauf warten.

Also warum sind wir nicht die Ersten, die mutig mit der INFLUENCER-DESIGNER-DROGE »FREUNDLICHKEIT« beginnen und *andere* zum Strahlen bringen? Überlegen Sie: Wie cool wäre es, wenn Sie die Person wären, mit der Sie selbst gerne Ihre Zeit verbringen würden? 😊

Echte, ehrliche Freundlichkeit tut gut

Freundlichkeit wirkt sich auf viele Körperfunktionen und damit auf die Gesundheit aus. Herz und Kreislauf sowie Magen und Darm danken es Ihnen. Auch Partnerschaften profitieren: Paare, die freundlich miteinander umgehen, haben beispielsweise viel niedrigere Scheidungsraten. Kanadische Forscher haben hierzu eine Untersuchung durchgeführt. Also üben Sie Gelassenheit. Dinge, die eingetreten sind, sind schon da. Es macht keinen Sinn, sich länger als zwei Minuten darüber zu ärgern. Oder noch besser: Ärgern Sie sich nicht, sondern freuen Sie sich darüber, es hätte noch viel schlimmer kommen können!

☺ Ich für mich habe gelernt: Mich über Sachen aufzuregen, die mich ärgern, regt mich zusätzlich auf, weil es mich im Grunde ärgert, dass es mich aufregt! Also ärgere ich mich nicht! Können Sie mir folgen? ☺

Mehr Umsatz und mehr Gewinne

Sowohl im persönlichen Karrierebereich als auch Bezug nehmend auf den Umsatz von Unternehmen haben freundlich agierende Personen und Teams die Nase vorn.

Egal, welche Befragungen oder Statistiken man als Benchmark nimmt, welche Psychogramme oder Kosten-Nutzen-Diagramme, die Ergebnisse sind alle ähnlich: Je besser und freundlicher das Arbeitsklima, je freundlicher die Kollegen untereinander mit Partnern und Kunden umgehen, desto höher sind der Umsatz und die Mitarbeiterzufriedenheit!

Doch Vorsicht: Es muss echte Freundlichkeit sein. Wer nur die Maske der Freundlichkeit aufsetzt, wird früher oder später enttarnt.

Freundlichkeit hat auch etwas mit Egoismus zu tun. Denn in der Regel gilt: »Bin ich freundlich, ist man zu mir freundlich. Und das tut mir gut.«

Hier noch ein paar TIPPS, wie wir wieder bewusst freundlicher miteinander umgehen oder es üben können, wenn wir es verlernt haben:

Heutzutage sorgen Sie bereits für überraschte Blicke, wenn Sie einen Raum eines Restaurants, ein Geschäft oder eine Veranstaltung mit einem Lächeln, einem freundlichen Gruß, einem netten »Hallo« betreten. Schockieren Sie Ihre Mitmenschen mit Ihrer Freundlichkeit und genießen Sie die Blicke! ☺

Haben Sie immer ein nettes Wort und Lächeln übrig – insbesondere für die, die leider zu selten mit Lob, Freundlichkeit und Wertschätzung in Berührung kommen: Die überarbeitete

Supermarkt-Kassiererin kurz vor Feierabend im ärgsten Stress; der Nachtportier in Ihrem Unternehmen; die Mitarbeiterin, die immer mit Kundenbeschwerden konfrontiert ist; die ältere Reinigungskraft, die sich zur Rente noch etwas dazuverdienen möchte, oder der Fensterputzer. Sie alle sind Menschen, die sich wie wir selbst über ein nettes Wort und ein Lächeln freuen. Und ich verspreche Ihnen: Sie bekommen eines zurück!

Auch in sozialen Netzwerken kann man freundlich agieren. Selbst wenn Sie nur schnell mit einem Klick eine Kontaktanfrage bestätigen wollen, nehmen Sie sich die Zeit, sich für die Anfrage zu bedanken.

Ein ehrliches »Danke« ist der erste Schritt in die richtige Richtung. Eleganter, persönlicher und wertschätzender wird dieses »Danke«, wenn Sie es erweitern und den Grund benennen.

Vielleicht sollten wir manche Begrifflichkeiten neu definieren: Glücklich ist der neue Reichtum, innere Zufriedenheit ist der neue Wohlstand und Freundlichkeit ist das neue »cool«!

Also ich wär' dabei! 😊

Wussten Sie schon …

… was die Standardfloskeln zum Thema Freundlichkeit sind?
(Und sind wir ehrlich: Wir verwenden sie alle! 😊)

»Hi! :) ich hoffe Dir geht's gut!!
(Standardanrede in einem Email inklusive Smiley)
»Ich wünsche dir einen wundervollen Abend und ein tolles Wochenende!«
(Standardfloskel zum Ende eines Mails)

… dass bereits der bekannte Autor Aldous Huxley sagte:
»Es ist mir schon etwas unangenehm, dass nach 45 Jahren Studien und Recherchen dieser mein bester Ratschlag ist: Die Menschen sollen freundlich miteinander umgehen.«

Die Ärger-Manufaktur

Gerade ist die Maschine aus Hamburg, wie immer verspätet, in Wien gelandet. Wenigstens kann man sich auf diese Verspätungen verlassen, wobei ich fairerweise sagen muss: Noch nie ist sie so früh zu spät gekommen. 😊

Sehr müde von einem anstrengenden Vortragstag warte ich mit 80 anderen vornehmlich übermüdeten Businessmenschen am Förderband.

Vielleicht fragen Sie sich, woran ich Businessmenschen sofort erkenne? Ganz einfach, das sind die meist in dezentem Aschgrau gekleideten, die Laptoptasche immer griffbereit unter dem Arm einklemmenden Zeitgenossen, die auch abends noch glauben, extrem wichtige Telefonate führen zu müssen, am besten gleich nach dem Verlassen des Flugzeugs im Transferbus. Eigentlich erkennt man sie sofort daran, dass sie bei der Landung nicht klatschen.

Endlich kommt mein Koffer, nein … der sieht nur so aus, also weiter warten …

Nach weiteren 20 Minuten finde ich mein Gepäckstück doch, allerdings fälschlicherweise auf einem anderen Band. Die mittelgroße Delle in meinem unzerstörbaren Hartschalenkoffer übersehe ich bewusst, da ich merke, wie Ärger in mir hochsteigt, dem ich keine Möglichkeit der Expansion geben möchte.

Also schnell ins reservierte Taxi … wenn es denn da wäre. Der Fahrer informiert mich, dass er wegen der Verspätung noch einen anderen Fahrgast transportiert, aber »in wenigen Minuten« verlässlich da ist. Die philosophische Frage, die sich in den kommenden Minuten für mich stellt, ist: Kommt das Wort *verlässlich* nicht vom Wort *verlassen*?

Vielleicht sollte ich dazu erwähnen, dass »wenige Minuten« in der Taxifahrersprache einen Zeitraum von bis zu 45 Minuten umfasst. Denn genau nach dieser Zeit steige ich in das Fahrzeug.

Mit Freude, Demut und Dankbarkeit, dass mich jetzt doch jemand nach Hause bringt, blicke ich erschöpft auf meine Uhr und stelle fest, dass ich in dieser lebensverkürzenden Wartezeit wahrscheinlich nach München und retour fliegen, mir einen Kinofilm ansehen oder ein Beach-Volleyball-Match am Strand genießen hätte können. Aber nein, ich bevorzugte das charmante Ambiente einer Ankunftshalle, um mein Dasein zu fristen.

Aber jetzt geht's nach Hause! Endlich, wenn nicht dieser Megastau wäre, in dem wir in diesem Augenblick mit 30 km/h förmlich »rasten«.

Kaum haben wir den finalen Stillstand erreicht, tönt es aus dem Autoradio: »Ö3-Verkehrsmeldung: Vorsicht, rasch aufbauender Stau nach mehreren Auffahrunfällen auf der Flughafenautobahn Fahrtrichtung Wien bei Kilometer 18,5. Meiden Sie unbedingt diesen Bereich und weichen Sie großräumig aus!« Echt, hätten wir jetzt gar nicht gewusst!

Und da ist er wieder, dieser Ärger, diesmal nicht mehr unterdrückbar, garniert mit einer aufkeimenden, gehörigen Portion Wut, wofür ich nun meine letzten Energiereserven des Tages einsetze.

In solchen Situationen ist es gut zu hinterfragen, was sich dabei in unserem Körper abspielt. Ich denke, ich frage einmal meine LIFE GmbH.

LIFE GmbH, was sagt ihr dazu?

HUBERT HIRN: »Danke, dass wir hier befragt werden! Also, Leute, kommt mal bitte wieder zur Ruhe.«

LARISSA LUNGE: »Ich würde ja gerne mal wieder gaaaanz tief ein- und ausatmen, aber solange Hanna so rast, geht das nicht!«

HANNA HERZ: »Sorry, Larissa ... Ich würde mich gerne beruhigen, aber dafür müssten unsere lieben Kolleginnen Nana und Nelli Nebenniere aufhören, so viel Adrenalin auszustoßen!«

NANA UND NELLI: »Wir sollen aufhören? Uns wurde gesagt, es gibt

Stress. Darauf haben wir reagiert. Wir haben nur Anweisungen befolgt.«

HUBERT HIRN: »Wer hat euch das gesagt?! Die Anweisungen gebe ich!«

Alle Firmenmitglieder der LIFE GmbH im Chor: »Das glaubst du, lieber Hubert, wir sind meistens viel schneller. Bis du zu denken beginnst, sind wir schon auf 180!«

ANNA AUGE: »Darf ich auch was sagen?«

MARIE-THERES MUND: »Seit wann kannst *du* sprechen? Das ist mein Job. Apropos, darf ich jetzt endlich einmal fluchen? Nur kurz! BITTTTE!

ANNA AUGE: »Also egal, was ihr jetzt diskutiert, ich seh' rot! Und sehr, sehr viele Autos!

Wie Anna Auge sehen wir alle sprichwörtlich manchmal rot. Ärger ist eines unserer Grundgefühle und versetzt unseren Körper in Alarmbereitschaft. Evolutionsbiologisch hat das einen ganz einfachen Grund: Unser Körper musste leistungsfähiger gemacht werden, damit wir schneller fliehen – und so dem Grund des Ärgernisses entkommen – oder besser gegen einen Angreifer kämpfen konnten. Heute müssen wir natürlich nicht mehr so oft vor Säbelzahntigern fliehen oder gegen Rivalen kämpfen wie unsere Vorfahren (auch wenn ich beim Anblick eines Staus am liebsten die Flucht ergreifen möchte). Aber die Prozesse in unserem Körper sind immer noch jene, die unsere Vorfahren aus der Neandertalerzeit durchlebt haben. Deswegen werden wir, wenn wir verärgert sind, im wahrsten Sinne des Wortes »angriffslustig«: Schnell fauchen wir dann auch jemand Unbeteiligten an.

Was passiert in unserem Körper, wenn wir uns ärgern?

Nana und Nelli Nebenniere werden aktiv und stoßen Adrenalin und Noradrenalin aus, was unseren Blutdruck, unsere Atem- und Pulsfrequenz steigen lässt. Die kleinen Gefäße in Haut und Nieren werden verengt, um das Blutvolumen im Körperinneren zu erhöhen.

Unser Körper ist jetzt mit jeder Faser bereit, zu fliehen oder zu kämpfen! Ach ja: Das Hormon bewirkt außerdem eine schnelle Energiebereitstellung durch Fettabbau, doch Vorsicht: Ärgern ist kein probates Diätmittel! 😊

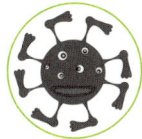 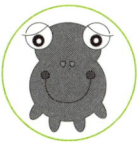

Übrigens: Wenn wir uns ärgern, wird unser Körper mobilisiert, um unser Überleben zu sichern. Alles, was dem Körper nicht primär überlebenswichtig erscheint, wird runtergefahren: das Immunsystem, die Verdauung, die Sexualorgane, aber auch das Gehirn – der analytische, vernünftige Teil – wird in Stresssituationen ausgeschaltet. Hubert Hirn würde mit seinen Pro- und Kontraregeln, Für und Wider, Anstandsregeln und Vermutungen das Überleben erheblich gefährden. Noch ein Grund, warum wir uns so wenig wie möglich ärgern sollten beziehungsweise wichtige Entscheidungen nicht treffen sollten, wenn Hubert Hirn lahmgelegt wurde!

Sie ahnen es sicher schon: Da Ärger in hohen Maßen unseren Körper beansprucht, ist er nicht gut für unsere Gesundheit. Wer sich oft ärgert und seine Hanna Herz dadurch zu Höchstleistungen zwingt, hat im Vergleich zu gelasseneren Menschen ein ein- bis dreimal so hohes Risiko, einen Herzinfarkt zu erleiden! Ärger bremst die Verdauung, was sich negativ auf unsere Magenschleimhaut auswirkt und langfristig zu Magengeschwüren führen kann. Auch Muskelverspannungen können uns, selbst wenn der Ärger wieder verflogen ist, noch quälen.

Zahlreiche Redewendungen zeigen übrigens den Zusammenhang zwischen unserem Ärger-Empfinden und den physiologischen Auswirkungen auf den Körper: Wir bekommen zum Beispiel »vor lauter Wut einen roten Kopf«, wir »kochen vor Wut«, wir »bekommen einen Hals«, weil sich unser Blutdruck erhöht und die Halsadern anschwellen. Aber auch »Da kommt mir die Galle hoch« und »Ich bin sauer« beschreiben die Absonderungen der Leber, die bei Erregungszuständen gebildet werden.

Wir sollten uns also so wenig wie möglich ärgern. Dazu, den Ärger zu verdrängen, kann ich Ihnen als Arzt jedoch auch nicht raten, da er uns im Unterbewusstsein weiter quält.

Wie gehen wir also mit unserem Ärger um? Ich habe einmal gelesen, wer seinen Arbeitsärger nur runterschluckt, riskiert psychische Probleme. Wer Wut und Ärger nie rauslässt, dem drohen Depressionen. Aber macht Ausrasten wirklich froh? Oder ist jetzt der richtige Zeitpunkt, um an Yoga, Feng-Shui und angstfreies Töpfern zu denken?

Man kann sich den ganzen Tag ärgern, muss es aber nicht!

Wer hat das Ärgern erfunden und warum praktizieren es Millionen Menschen tagtäglich in Perfektion?

Ärger poppt immer dann auf, wenn sich unsere Vorstellungen nicht mit der Realität decken. Täglicher, vielleicht noch kultivierter, Ärger gehört zu den größten Stimmungskillern und negativen Triggern. Haben Sie gewusst, dass uns eine Stunde schlechter Gefühle mehr Kraft kostet als zwölf Stunden harte Arbeit? Und: Ärger produziert nur weiteren Ärger. Lassen Sie dieses Gift für unsere Lebensqualität nicht zu.

Oft beginnt es mit dem kleinen Ärger zwischendurch. Sammelt man an einem Tag mehrere Ärger-Puzzlesteine, passiert es irgendwann und die emotionale Ladung geht hoch.

Wenn das Stressempfinden steigt, ist bei vielen die Zündschnur kürzer als sonst und sie explodieren schon beim geringsten Anlass. Doch was ist besser: Dampf ablassen, sich nach Herzenslust ärgern oder beherrscht bleiben? Psychologen kommen hier zu unterschiedlichen Antworten. Im Prinzip ist Ärger ein gesundes Gefühl, das wir auch als Teil unserer Stimmungsklaviatur im Leben brauchen – wenn die Dosis passt, und, so komisch es klingen mag, man die affektive Kontrolle über den Ärger behält. Ärger und Wut entstehen, wenn jemand Fremder über die eigenen Grenzen geht oder nicht zulässt, dass man selbst die eigenen Grenzen erweitert. Positiv betrachtet: Ärgert man sich, erkennt man, dass etwas falsch läuft. Man spürt eine (negative) Energie und kann diese nutzen, um etwas zu verändern. Allerdings: Der Ärger ist als Gewitter und nicht als Dauerregen gedacht.

Mensch ärgere mich nicht oder was passiert, wenn man sich über den Ärger ärgert

Konsumiert man schlechte Stimmung und Frust in hohen Dosen und findet man kein Kompensationsventil, beschließt, den Ärger »herunterzuschlucken«, so werden Stresshormone und Neurotransmitter in so großer Menge ausgeschüttet, dass sie nicht sofort wieder abgebaut werden können. In Folge hält die Tätigkeit des limbischen Systems im Gehirn an, jenes Ortes, der dafür verantwortlich ist, ob man »jemanden riechen kann«. Die Amygdala, der sogenannte Mandelkern, wird aktiv, wo die meisten Rezeptoren für Stresshormone liegen. Entsteht hier eine rezidivierende, eine chronische Daueraktivität, so sind Folgeerscheinungen wie Depressionen und Veränderungen der Hirn- und Verhaltensebenen nur noch eine Frage der Zeit.

Wir haben ein Recht auf Emotionen und Wahrnehmungen, auch wenn sie negativ sind. Ein klärendes Gewitter kann auch mal gut sein. Wenn wir es schaffen, nach der ersten (hoffentlich kurzen) Ärgerexplosion zu reflektieren, was uns erzürnt und ob wir das Ärger auslösende Problem im Augenblick lösen können, nehmen wir die Energie aus dem emotionalen Tsunami und sind für neutrale oder gar positive Emotionen bereit.

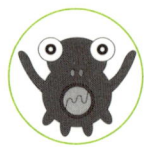

Also, sich zu ärgern ist *gesund*, aber ...

... lässt man seinem Ärger, seiner Wut, unkontrollierten Lauf, so ist das alles andere als gesund. Der damit assoziierte Stress lässt den Blutdruck und die Pulsfrequenz in die Höhe schnellen. Diese körperliche Reaktion auf eine Notfallsituation macht durchaus Sinn, speziell, wenn alle physiologischen Fluchtressourcen für das eigene Überleben mobilisiert werden müssen. Doch vor wem wollen wir flüchten? Am ehesten wohl vor uns selbst. Denn wirklich wohl fühlen wir uns im Ärgermodus nicht wirklich, und wenn, nur kurzfristig.

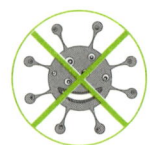

Die Größe eines Menschen zeigt sich darin, worüber er sich nicht ärgert

Haben Sie es gewusst? Bei 81 Prozent unserer »Überspannungen« geht es nur um kleinere Ärgernisse, in die wir uns hineinsteigern, wie nicht verhinderbare Staus auf Autobahnen, Dellen im unzerstörbaren Reisekoffer oder Taxifahrer mit einem frei definierbaren Zeitgefühl. Doch auch diese kleinen Überspannungen können das Risiko von Herz-Kreislauf-Problemen entscheidend steigern. So gibt es einige Untersuchungen insbesondere aus der Psychokardiologie, die zeigen, wie toxisch Ärgergefühle für das Herz und alle inneren Organe sind. Wir formulieren unseren Unmut auch gerne: »Ich zerspringe gleich«, »Da geht mir der Hut hoch« (interessanterweise funktioniert das auch bei Menschen, die gar keine Hüte tragen) – und die Zielorgane unseres Ärgerns freuen sich über Arbeit! 😊

Doch nicht das Ärgergefühl an sich ist das Problem, sondern der Umgang damit. Dazu gibt es einen coolen Tipp basierend auf der Akzeptanz- und Commitment-Therapie von Georg Eifert, dem ehemaligen Direktor der Abteilung für Psychologie an der Chapman University in Kalifornien: Wir sollten unser Wütig-Sein nicht unterdrücken, »sondern zulassen und nichts tun, außer die eigenen negativen Bewertungen zu beobachten – und somit eine gewisse innere Distanz zu ihnen aufzubauen«[4]. Und das möglichst rasch, um nicht in eine negative Ärger-Wut-Zorn-Aggressionsspirale zu geraten.

In anderen Worten: Ärgern kann etwas Wunderbares sein! Sich zu ärgern kann ungemein befreiend sein, um negative *Vibrations* – belastende Emotionsluft – abzulassen, gleichsam der atmosphärische, spontane Abgang von extern induzierten Aggressionsflatulenzen! 😌 Woran wir arbeiten sollten, ist die Dauer, die Intensität und die Anzahl von Ärgerepisoden.

Vielleicht sollten wir uns daher beim Anflug einer Ärgerattacke überlegen, was genau uns von 0 auf 100 auf die Palme bringt, welche unserer Werte und Glaubenssätze angegriffen werden, um dann zu entscheiden, ob wir der negativen Emotion Raum und Energie geben.

Diese emotionale Impulskontrolle kann man durchaus üben, aber auch das individuelle Gerechtigkeitsempfinden, welches meist familiär geprägt ist, ist entscheidend, ob ein Ärger jedes Mal mit all seinen Facetten ausgelebt wird oder nicht.

Gerade, wenn ein Ärgergefühl langsam, aber spürbar in Ihnen entsteht, haben Sie meistens noch die Chance, sich zu fragen, ob es dieses Problem, diese Situation oder dieser Mensch wert ist, sich aufzuregen!

Vielleicht hilft Ihnen beim Relativieren ein gewisser Konfuzius, der anscheinend immer noch lebt, da er jeden Tag auf Facebook ein paar Sprüche klopft, darunter auch diesen: »Egal wie ärgerlich und schwer dein Problem ist, sich am Ellbogen zu lecken ist schwerer!«

Sind wir doch ehrlich: Manchmal ärgern wir uns über jemanden und wollen ihm durch unser demonstratives Spielen auf der Klaviatur des Ärgerns direkt schaden, ihm wehtun, ihn maßregeln, ihn brüskieren und so weiter. Meine Empfehlung: Wir sollten uns nicht über Dinge ärgern, denn es ist den Dingen vollkommen egal! 😊

Überlegen wir einmal: Wenn wir uns ärgern, ärgern wir *uns* selbst und sonst niemanden, masochistische Emotionstortur sozusagen! Wie dumm ist denn das? Wir schaden nur uns, keinem anderen!

An seinem Ärger festzuhalten, ist genauso wie eine glühende Kohle in die Hand zu nehmen, um sie nach jemandem zu werfen: Man ist der Einzige, der sich verbrennt! So sieht's aus!

Der geschätzte Kollege A. Schweitzer hatte schon recht, als er sagte: »In jeder Minute, die du mit Ärger verbringst, versäumst du 60 positive Sekunden deines Lebens!«

Uns zu ärgern darf also nicht unser Leben dominieren, und wir sollten generell niemandem das Recht einräumen, uns ärgern zu dürfen.

Wenn Sie also in Zukunft mit eigenartigen, aggressiven, lauten Menschen zu tun haben, die nur das eine im Sinn haben, Ihnen seelisch wehzutun, dann treten Sie am besten einen symbolischen Schritt zurück und denken ganz still und heimlich: »Aha, vor dir steht also das Sperma, das gewonnen hat!«

Wir müssen wieder lernen, ruhig zu bleiben, nicht alles verdient eine Reaktion. Und ich verspreche Ihnen: Gelassenheit kann unheimlich viel Spaß machen!

Ein paar Anti-Ärger-Tipps vom Arzt Ihres Vertrauens:

Die Ärger-Skala

MEIN TIPP: Stellen Sie sich ein Messgerät mit einer Skala von 1 bis 10 vor. Wenn der Ärger hochkommt, regeln Sie das Ärger-Messgerät in Gedanken hinauf oder hinunter. Also: »Soll ich mich jetzt wie im 7er-Level ärgern, oder ist das nur Stufe 2?«.

Diese mentale Vorstellungsübung hilft, Abstand zu gewinnen und zu merken, wie lächerlich eine Situation oft ist. Und wenn es Ihnen gelungen ist, das Ganze aus der Ferne zu betrachten, verfliegt der Ärger meistens von ganz allein.

Der Vergleich macht unglücklich

Häufig ärgert man sich nur, weil man sich mit anderen vergleicht, denen es scheinbar in irgendeinem Bereich besser geht: Ihr Kollege im Büro verdient mehr, Ihr Lieblingsnachbar hat sich gerade ein Sportauto gekauft und Ihr bester Freund hat eine besonders attraktive Freundin – noch dazu, wenn Sie auch auf sie stehen! 😒

MEIN TIPP: Der Vergleich macht unglücklich. Lassen Sie es. Oder aber vergleichen Sie sich besser mit Menschen, denen es offensichtlich schlechter geht als Ihnen. Dann kommt nämlich Demut auf!

Und wenn Sie wirklich auch so ein schönes, flottes Auto haben wollen und Ihnen das wirklich wichtig ist, sehen Sie es als positive Motivation, Ihr Ziel umzusetzen. Aber Vorsicht: nicht um Ihren Nachbarn damit zu ärgern, sondern um sich selbst einen Traum zu erfüllen.

Atemlos durch die Nacht. Nein, sicher nicht!

Wut und Ärger kann man wegatmen! Nutzen Sie dafür die »3-4-6-Methode«, die Sportler gerne verwenden, wenn sie sich über einen verpassten Sieg ärgern oder beginnen, mit dem Schicksal, dem Schiedsrichter zu hadern oder einer vergebenen

Chance, die der Lieblingsrivale eiskalt genutzt hat, nachzutrauern.

Was ist die 3-4-6-Methode? In Ruhe drei Sekunden lang einatmen, dann die Luft für vier Sekunden anhalten und anschließend sechs Sekunden ausatmen. Das Ganze zehn Mal. Reicht nicht? Kein Problem, die Übung ist beliebig lange durchführbar, bis der Ärger verflogen ist. Der Fokus auf eine andere Handlung lässt unser negatives Energielevel rasch sinken.

Das therapeutische Turbo-Selbstgespräch

Bevor Ihr humaner Druckkochtopf explodiert, stellen Sie sich diese beiden Fragen:

1) Wird es besser, wenn ich mich jetzt aufrege? Löst es irgendein Problem oder schafft es gar neue?

2) Welche Bedeutung hat das Ärgernis für mich in zehn Minuten, in einer Stunde, morgen, in einem Jahr, in fünf oder zehn Jahren? Vieles, was Sie aktuell einen roten Kopf bekommen lässt, Ihnen auf den Magen schlägt oder Sie zur Weißglut treibt, erscheint aus der Zukunftsperspektive heraus bedeutungslos.

Die Champions League der Ärger-Abwehr ist die 60-Sekunden-Methode. In dieser Minute sollen Sie *nur* an Dinge denken, für die Sie in diesem Moment dankbar sind. Sie können es aufschreiben oder auch nur in Gedanken durchspielen. Ich bin gespannt, wie viele Dinge Sie finden werden. Und ich verspreche Ihnen, danach sind Sie garantiert nicht mehr sauer.

… woher die Redewendung »eine Laus über die Leber gelaufen« stammt?

Im Mittelalter glaubten viele Leute, dass sich die Gefühle
eines Menschen in der Leber befänden. Das führte dazu,
dass dieses Organ mit schlechter Laune in Verbindung
gebracht wurde. Die ursprüngliche Erstversion des Sprich-
worts lautete daher: »Jemandem ist etwas über die Leber
gelaufen.«

Im Laufe der Zeit wurde aus diesem nicht definierten
»Etwas«, das schlechte Stimmung erzeugt, eine Laus als
Symbol dafür, dass es oft nur eine Klitzekleinigkeit, etwas
Unwichtiges oder Unscheinbares braucht (symbolisiert eben
durch die kleine Laus), um bei uns für emotionales Unwohl-
sein zu sorgen.

… dass schwache Menschen sich rächen, starke Menschen
vergeben, intelligente Menschen ignorieren?

… dass das Ärgerliche am Ärger ist, dass man sich schadet,
ohne anderen zu nutzen (Kurt Tucholsky)?

… dass anstatt sich zu ärgern, sich einfach nur zu wundern
auch eine Option ist?

Der WAU-Effekt!

Nachdem ich den Stau im wahrsten Sinn des Wortes »ausgesessen« habe, treffe ich müde bei meiner Wohnung ein. Endlich zu Hause! Ich fahre mit meinem Koffer im Lift nach oben.

Beim Aufsperren der Tür vernehme ich bereits intensives Fiepen kombiniert mit einem hörbaren Schwanzwedeln. (Ja, das höre ich wirklich, manche hören ja auch das Gras wachsen. ☺)

HANNA HERZ: »Ich hab' jetzt schon ein tolles Gefühl, ich schlage schon vor lauter Freude. Ich hätte nie gedacht, welche angenehme, wohlige Stimmung dieses kleine Fellbündel auslöst.«

NANA UND NELLI: »Da haben auch wir mit unseren Stresshormonen absolut Pause, aber die anderen in der Hormonkantine haben viel zu tun.«

HUBERT HIRN: »Ja, da könnt ihr Gift darauf nehmen, Nana und Nelli – oh verzeiht, das war nicht persönlich gemeint.

Was ich sagen wollte: Die mixen in der Kantine bestimmt schon einen Serotonin-, Dopamin- und Oxytocin-Cocktail XXL. Und das ganz ohne meine Anweisungen. Selbst organisiert! Sind ja in meinem Team!«

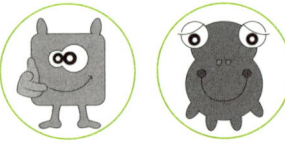

ANNA AUGE: »Hört auf zu quatschen – die Tür geht gleich auf und das Kuschelmonster gibt Vollgas. Und im Vertrauen: Bei so viel Hundeliebe kann ich mich auch nicht sattsehen ...«

Kaum im Vorzimmer angekommen, bin ich mit 18 Kilogramm geballter Lebensfreude, energiegeladenen Glücksgefühlen und Hundeliebe in ihrer schönsten Form konfrontiert. Es ist ein emotionaler, tierischer Zuneigungsmix, dem man sich einfach nicht entziehen kann. Und da weiß ich: Zuhause ist dort, wo jemand rennt, um mich zu begrüßen! 😌

Hotdog für hot Doc! Ein Therapeut auf vier Pfoten

Haben Sie einen Hund, geneigte Leserin, geneigter Leser? Wenn nicht, überlegen Sie vielleicht nach den nächsten Zeilen, sich einen zu nehmen.

Kein Psychiater der Welt kann es mit einem Hund aufnehmen, der einem das Gesicht leckt. Hunde geben dir den Schlüssel zu ihrer Seele und tun deswegen unserer Seele und unserem Körper gut! Das ist evident. Und wenn ich in diesem Buch über die Möglichkeiten schreibe, wie wir unser Leben wieder wertvoller, gesünder und kraftvoller machen können, dann muss, zumindest für mich, dieser Therapeut auf vier Pfoten seinen Platz hier finden. Also Plaaaatz! 😌

Die Liebe eines Hundes kann man nicht beschreiben, man muss sie erleben. Ich will es dennoch versuchen.

Die Rede ist von Stella, unserer Labradoodle-Hündin, die beim Erscheinen dieses Buches 5 ½ Jahre alt ist. Die ursprünglich aus Australien stammende moderne Rasse, die eine Mischung aus Labrador und Pudel ist und in Europa keinen einheitlichen Standard hat, ist optisch und charakterlich meist ein Überraschungspaket.

Labradoodles sind mittelgroße bis große Hunde, die am ehesten einem kuscheligen Teddybären ähneln. Nur eben lebendig! Wenn Sie unsere Stella sehen möchten, gehen Sie bitte auf meine Agenturseite www.happyundness.at, dort ist sie prominenter Teil des Teams und für die hauseigene Security zuständig. Die Rasse haart nicht und ist deswegen bei Menschen mit Allergien äußerst beliebt.

Stella ist unser erster Hund. Davor hatten wir zwei Katzen, die wir als felltragende Familienmitglieder auch sehr ins Herz geschlossen hatten. Wir kennen also ganz gut den Unterschied: Hunde glauben, sie seien Menschen, Katzen glauben, sie seien Gott.

»Schaaaatz, wollen wir nicht einen Hund?«

In Beziehungen steckende Menschen kennen diese laaaang gezogenen Kosenamen, die in der Regel mit besonders zeitintensiven oder kostspieligen Wünschen korrelieren und so unverschämt berechnend und gezielt eingesetzt werden, dass man sofort die weiße Fahne schwenkt!

Ich bin ehrlich: Anfangs war ich sehr skeptisch, Hundebesitzer zu werden. Ich bin mit meinen Vorträgen extrem viel unterwegs, und ich wusste, Hunde brauchen Aufmerksamkeit, Hunde fressen viel, haaren vielleicht und müssen täglich mehrfach raus, um Gassi zu gehen, egal welche Jahreszeit und welches Wetter gerade ist. Das klang zu Beginn einfach nur mühsam.

Es kam, wie es kommen musste: Im November 2014 ist die kleine Fellnase nicht nur in unsere Wohnung, sondern auch mitten in unsere Herzen eingezogen. All das wurde geschickt strategisch vorbereitet durch meine geliebte bessere Hälfte, der ich sehr dankbar dafür bin! Ich bin beidbeinig in die Hundefalle getappt und jetzt unheimlich glücklich! Wenn ich Stella frage (ja, ich spreche mit meinem Hund, hört mir ja sonst niemand zu 😌), wie ich in meinem neuen Anzug aussehe, sagt sie »wau«! Vielleicht mag ich sie deswegen so sehr! 😌

Ich bin absolut überzeugt: Wir haben den richtigen Wauzel bekommen, und ich hoffe, Stella sieht das auch so!

Bestimmt glaubt jeder, er hätte den besten Hund. Und jeder hat recht, das ist auch gut so.

Katzen und Hunde sind total unterschiedlich und geben uns Menschen nicht nur gute Gefühle, sondern jedes Tier auf seine eigene Art Feedback zu unserem aktuellen Sein.

Hunde haben aus meiner Sicht alle guten Eigenschaften des Menschen, ohne seine Fehler zu besitzen. Wir schenken unserer Stella ein klein wenig Liebe und Zeit. Dafür schenkt sie uns restlos alles, was sie zu bieten hat. Ein Businessmodell, das keinem Start-up je einfallen würde.

Ja, es gibt auch die bösen, aggressiven Hunde. Die werden allerdings meistens durch ihre bösen, aggressiven Halter so. Deswegen empfehle ich von Herzen mit einem Augenzwinkern: Gut abgerichtet kann der Mensch der beste Freund des Hundes sein. 😊

Warum sind Tiere generell und Hunde im Speziellen so wichtig für unsere Seele? Welche präventiven und therapeutischen Gesundheitsaspekte bieten sie uns?

HUNDE SIND DIE HELDEN DER PANTOMIME UND KÖRPERSPRACHE.

Hunde kommunizieren nonverbal (außer, wenn sie bellen 😊). Sie nehmen Stimmungen und Gefühlsschwankungen von Menschen wahr, lange, bevor wir sie realisieren. Sie reagieren unmittelbar auf unsere Emotionen und spiegeln sie wider!

HUNDE SIND BEHAARTE BERUHIGUNGSMITTEL.

Tierbesitzer haben im Vergleich zu Menschen ohne Haustier eine geringere Herzfrequenz und einen signifikant niedrigeren Blutdruck, sowohl in Ruhe als auch in Stresssituationen und anderen exogenen und endogenen Belastungsphasen. Für mich als Internist ist das besonders interessant. Studien haben gezeigt: Herzinfarktpatienten, die mit Hunden zusammenleben, erholen sich rascher und sind schneller wieder leistungsfähig. Das hat einerseits mit der durch den Hund induzierten Bewegung in frischer Luft zu tun, andererseits ist die positive Ausstrahlung des Hundes ein nicht zu unterschätzender stressreduzierender Faktor, welcher bei diesen Patienten hoch zu bewerten ist.

HUNDE LIEBEN FRAUCHEN UND HERRCHEN BEDINGUNGSLOS.

Schimpft man mit ihnen, kommen sie kurz darauf mit treuherzigem Blick angewedelt, als wollten sie sagen: »Bitte, bitte hab mich wieder lieb, ich tu's auch nie wieder. Ehrlich! Ich schwör's!«

Was machen wir im täglichen Alltag? Wir bewerten Menschen primär nach dem Äußeren, bevor wir uns ihren inneren Werten zuwenden. Was machen Hunde? Sie bewerten uns nicht nach unserem Aussehen und anderen Oberflächlichkeiten, für sie sind wir als Mensch an sich wichtig und nichts anderes. Wir Menschen schätzen wiederum die Loyalität, die Treue und das sensible Verhalten der Vierbeiner. Kalte Schnauze oder Kaltschnäuzigkeit mancher Zeitgenossen? Beides probiert, kein Vergleich!

HUNDE LEBEN EIN LEBEN OHNE KRITIK UND VORWÜRFE.

Ein Hund begeistert und nimmt uns die Anspannung des Seins! Er motiviert und zeigt seine Freude, wann immer er kann. Er ist mal frech, mal ausgelassen. Nur eines tut er im Gegensatz zu uns Menschen mit Sicherheit nie: Er kritisiert nicht.

HUNDE WIRKEN ALS TIERISCHES »DIGITAL DETOX«.

Hunde wollen nicht nur ihre Grundbedürfnisse (Nahrungszufuhr, Nahrungsabfuhr) erfüllt sehen, sie fordern auch kontinuierliche Aufmerksamkeit. Sie holen uns Menschen aus unserer zunehmenden Isolation und animieren uns zu mehr Gelassenheit. Sie fordern uns auf, uns mit anderen Dingen als mit uns selbst zu beschäftigen. Die Vierbeiner locken ihre Zweibeiner vom Mobiltelefon, PC oder TV-Gerät weg, raus in die Natur. Jeder Trick und jede Pfotenberührung ist hier Mittel zum Zweck und sie sind seeehr kreativ … 😊 Und das mit einer Beharrlichkeit, die ihresgleichen sucht. Gut so!

HUNDE WOLLEN NÄHE.

Nicht nur menschlicher Körperkontakt, sondern auch tierischer kann glücklich machen! Die beruhigende und »Von-negativen-

Gedanken-frei-machende-Wirkung« des direkten Körperkontakts zwischen Mensch und Hund, also Haut und Fell 😊, durch Kraulen, Streicheln oder Kuscheln ist ein hilfreiches Antidot zu jeder Form von An- und Verspannung! Während der Spiegel des Stresshormons Cortisol sinkt, wird vermehrt das Kuschelhormon Oxytocin ausgeschüttet, das Sie bereits kennen. Blutdruck, Stressparameter und Herzfrequenz sinken und das Immunsystem profitiert nachhaltig.

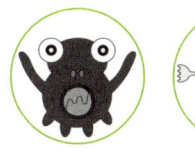

HUNDE, DIE LAUFENDE PARTNERSCHAFTSBÖRSE

»Der ist aber süß!« Ihre Antwort wird in Zukunft sein: »Ja, und erst der Hund!« 😊

Der Hund tut das, was man sich selbst nicht traut: Er checkt die Lage ab und setzt den ersten Schritt! Hundehalter werden häufiger angelächelt (oder soll ich angeflirtet sagen, das trifft's wohl eher). Sie werden wesentlich öfter in Gespräche verwickelt als Menschen, die ohne Hund unterwegs sind. Der Hund als »Flirt-Faktor« wurde nachgewiesen: 77 Prozent aller befragten Hundebesitzer haben bestätigt, dass man sich durch einen Hund schneller näherkommt. Die beste, natürlichste und fröhlichste Art also, unbefangen den neuen Teilzeit-Lebensabschnittspartner mit möglichst langem Haltbarkeitsdatum zu finden, ist und bleibt Ihr/ein Hund!!

MIT GELD KANN MAN EINEN TOLLEN HUND KAUFEN, ABER NICHT SEIN SCHWANZWEDELN.

Hunde sind Götter der Fröhlichkeit. Ein Hund lernt gerne und ist weise. Er weiß, wenn ein Ball nicht in sein Maul passt, dann ist es nicht sein Ball.

Ein Hund weiß zwar nicht, wie man Liebe schreibt, doch er weiß genau, wie man sie jeden Tag zeigt. Und wenn ich unsere körperliche Berateragentur beziehungsweise Betriebsorganisation LIFE GmbH um ihr Statement bitten würde, würde sie wohl sagen: »Ein Hund ist ein Herz auf vier Beinen.«

Ich habe oft das Gefühl, dass ein Hund wohl das einzige Lebewesen ist, das dich mehr als sich selbst liebt.

HUNDE MÜSSEN GEFORDERT UND GEFÖRDERT WERDEN.

Wenn ein Hund nur darf, wenn er soll, aber nie kann, wenn er will, dann mag er auch nicht, wenn er muss! Wenn er aber darf, wenn er will, dann mag er auch, wenn er soll, und dann kann er auch, wenn er muss …

Denn: Hunde, die können sollen, müssen wollen dürfen! 😌

Da Stella so ein einnehmendes, positives Gemüt hat und auch im ärgsten Stress gechillt bleibt, haben wir vor zwei Jahren beschlossen, mit ihr die Therapiehundeausbildung zu machen – die sie mit Bravour gemeistert hat, worauf wir sehr stolz sind.

Nun gehen wir mit Stella in Schulen, Altenheime und bald auch in Spitäler, um die intuitive Kommunikationskraft des Hundes zu therapeutischen und Schulungszwecken zu nutzen.

Es gibt nichts Schöneres, als wenn man sieht, wie dieses Fellbündel achtsam und fast zart mit ängstlichen oder kranken, großen und kleinen Menschen umgeht. Da geht einem das Herz über! Ha, schon wieder haben wir ein »gesundes Sprichwort«, das es auf den Punkt bringt. Ja, es geht einem das Herz über!

EIN HUND IST JEMAND UND NICHT ETWAS.

Raten Sie einmal, welches Genie sich die folgenden Gedanken über Hunde und den Platz in unserem Leben gemacht hat: »Hunde kommen in unser Leben, um zu bleiben, sie gehen nicht fort, wenn es schwierig wird, und auch, wenn der erste Rausch verflogen ist, sehen sie uns noch immer mit genau diesem Ausdruck in den Augen an.

Das tun sie bis zu ihrem letzten Atemzug.«[5]

Diese Worte stammen von niemand Geringerem als dem unvergleichlichen Pablo Picasso (1881–1973).

Wenn ich in Stellas weiche Knopfaugen schaue, dann höre ich förmlich, wie sie am liebsten sagen würde: »Du, Herrl, es heißt ja, die schönsten Schätze liegen unter der Erde, aber ich kann dich doch nicht einfach wie meinen Lieblingsknochen vergraben!« 😊 Dann würde sie wahrscheinlich ergänzen: »Ich werde nicht bis an dein Lebensende deine beste Freundin sein, denn so lange lebe ich nicht, aber ich werde es bis an mein Lebensende sein.«

Wuff!

Wussten Sie schon …

… dass es ganz einfach ist, herauszufinden, wer Sie mehr liebt, Ihr Partner oder Ihr Hund? Sperren Sie beide in den Kofferraum Ihres Autos, öffnen Sie ihn nach zwei Stunden wieder und schauen Sie, wer sich mehr freut! 😊

… dass Sie jeden Tag mindestens eine Stunde mit Ihrem Hund spazieren gehen sollten, auch wenn Sie keinen haben? 😊

… dass eine Frau mit ihrem Hund durchschnittlich dreimal so viel wie mit ihrem Mann redet? Ok, der Hund kapiert auch mehr! 😊

… dass Hunde die einzigen Tiere sind, die zu ihrem Herrchen und Frauchen rennen, wenn sie sich fürchten? Andere Tiere rennen einfach weg.

Eine letzte psychologische Quizfrage für Männer. Folgende Situation: Sie sind im Haus. An der Hintertür bellt Ihr Hund, an der Vordertür schimpft Ihre Frau. Wen lassen Sie zuerst herein? Den Hund! Denn wenn er drin ist, hört er auf! 😊

Humor als Lebenseinstellung

Der Arzt Ihres Vertrauens und warum sein Leben ohne Humor wohl ganz anders verlaufen wäre …

Geneigte Leserin, geneigter Leser! Ich habe beschlossen, die Schweigepflicht zu brechen und …

DAS MANAGEMENT-BOARD DER LIFE GMBH: »Hey, hört mal zu, der Roman möchte Geheimnisse ausplaudern. Was meint ihr, ist das gut? Sollen wir ihn daran hindern?«

HUBERT HIRN: »Lasst mich das übernehmen, schließlich bin ich der CEO! Bevor du loslegst, Roman, eine Frage: Meinen internen Aufzeichnungen nach – und da gehe ich weit in meiner Datenbank zurück – gibt es da schon viele Details aus deinem Leben, die vielleicht nicht für die Öffentlichkeit bestimmt sind. Also, ich erinnere nur an ein paar deiner Ex-Freundinnen, Susi, Claudia, Michaela …«

MARIE-THERES MUND: »Hey, cool, pikante Geschichten, los, raus damit!«

HUBERT HIRN: »Ruhe, Marie-Theres! Roman, überleg' einmal, du musst nichts erzählen, erinnere dich, du hast die ärztliche Schweigepflicht! Willst du wirklich ganz Persönliches von dir erzählen? Bist du dir sicher?

BETTINA BAUCH: »Mich fragt ja niemand, dabei bin ich meist die Schnellste mit einer Einschätzung der Lage. Also, ich habe ein gutes Gefühl, er weiß schon, was er tut. Hoffe ich zumindest.«

HANNA HERZ: »Na ja, es gibt schon ein paar Dinge, die sind sehr persönlich, manche traurig, manche wunderschön …«

OLIVER OHR: »Hey, hört auf zu diskutieren, ich bin schon ganz neugierig, ich will das hören. Außerdem ist er alt genug …«

... ein bisschen aus der Schule zu plaudern.

Es ist schon komisch. Vor einigen Jahren wollten viele von mir nur wissen, wie ich zu meinen Pointen komme, wie ich einen Vortrag zusammenstelle und welche Bücher ich empfehle. Fast niemand wollte das WARUM wissen; warum ich den Humor und die Leichtigkeit in unserem Leben für so wichtig erachte, also den Sinn meiner Arbeit – sondern immer nur das WIE. Ich glaube, es braucht viel mehr das Warum als das Wie. Vor allem braucht es das Warum vor dem Wie!

Das Schöne ist: Je länger ich mich mit den Themen Leichtigkeit, Humor und Freude in unserer Zeit beschäftige, desto mehr interessieren sich Journalisten und Kunden für MEIN WARUM: für meinen persönlichen Weg von Anfang an bis dorthin, wo ich heute bin, wer oder was mich motiviert hat, was mich bewegt hat, diesen Weg zu gehen, den ich hoffentlich noch lange und mit großer Begeisterung gehen darf.

Dass man hinter die Kulissen meines Lebens blicken möchte, macht mich einerseits stolz, auf der anderen Seite auch verletzlich.

Ich habe lange gezögert, persönlich zu werden, habe mich aber schließlich dazu entschieden, vielleicht weil ich damit andere motivieren kann, auch wenn es mal nicht so läuft, die Kraft von Humor, Leichtigkeit und ansteckender Freude für das eigene Leben zu nutzen.

Einer der Ersten, der den Schlüssel zu meiner Lebensgeschichte gefunden hat, war mein geschätzter Kollege Alexander Egger, der mich für einen Beitrag auf seiner Webseite interviewen wollte. Seine Fragen waren unüblich, sehr direkt, sehr persönlich, aber auf der anderen Seite sehr einfühlsam, sodass ich mich geöffnet habe. Dieses Interview bildet die Basis der nächsten Zeilen. Danke, Alex, dass du so hartnäckig warst. 😌

Wie kam der Humor in mein Leben? Hat er mich gefunden oder ich ihn? Ich glaube, wir haben einander gefunden. Ich war in der Schule immer einer, der ein bisschen verrückt war, der eine kreative Ader hatte. Meine Lateinübersetzungen bei der Schularbeit waren derart kreativ, dass ich auch Passagen übersetzte, die gar nicht im Text standen. Wie ich in diesem Fach die Matura, das Abitur, positiv bestanden habe, ist mir bis heute ein Rätsel. Vielleicht war's göttliche Eingebung. Ich wollte damals schon ein »Gott in Weiß« werden, und ohne Latein – keine Chance!

Ich war immer der Erste, der die Hand hob, wenn Klassensprecher- oder Schulsprecherwahlen anstanden. Schon damals habe ich die Bühne gesucht. Ich war wohl ein ziemlicher Lausbub und habe die eine oder andere Disziplinarkonferenz über mich ergehen lassen dürfen. Und trotzdem ist etwas aus mir geworden. Das ist eine Botschaft, die ich jedem Menschen mitgeben möchte: Man muss in der Schule nicht immer Leistung bringen, um erfolgreich zu werden, es zählen auch andere Werte.

Ein kleiner Sidestep sei mir hier gestattet: Ich finde es zum Beispiel sehr schade, dass in der Schule selten die positiven Dinge bewertet werden. Die roten Kreuze, die roten Striche sieht man unter den Fehlern und nie grüne Striche unter den Hunderten und Tausenden Sachen, die man richtig gemacht hat.

Ich habe meine Eltern relativ früh verloren. Ich stand gerade am Anfang meines Studiums und hatte einen minderjährigen Bruder. Es war eine ziemlich harte Zeit für mich. Ich habe viel geweint. Immer nur für mich, ganz allein, ich wollte nicht, dass es irgendjemand sieht ...

Ich bin von einer Minute auf die andere erwachsen geworden, ich musste erwachsen sein! Zu dieser Zeit habe ich einerseits erkannt, was wahre Freunde sind, und andererseits, dass mir der Humor sehr dabei hilft, schwierige Zeiten zu überstehen, sie zu meistern und Energie zu bekommen. Der Humor war für mich immer Begleiter meines Lebens. Immer wieder zu versuchen, alles von einer positiven und heiteren Seite zu betrachten, hat mein Leben sehr geprägt. Er hat das aus mir gemacht, was ich jetzt bin.

Kürzlich wurde ich zum Thema Glück interviewt – was Glück ist, ob man es immer braucht, was Glück einem wirklich bedeutet und wie man es definiert. Ich glaube, Glück ist so vielfärbig wie ein Chamäleon, so individuell, so variantenreich, von riesengroß bis klitzeklein.

Ich fürchte nur, dass viele dieses kleine Glück verpassen, weil sie oft vergebens auf das große Glück warten, was ich sehr, sehr schade finde.

Für mich persönlich möchte ich es vielleicht so auf den Punkt bringen: »Glück ist ein Sessel, der plötzlich dasteht, wenn man sich zwischen zwei andere setzen will.« 😌

Mein ganz persönliches Glück war es wohl, damals meinen Humor nicht zu verlieren und viele Freunde zu haben, die mir Halt und Geborgenheit gegeben haben.

Vielleicht würde niemand das Leben schätzen, wenn es den Tod nicht gäbe.

Ich habe festgestellt, dass manche Menschen leben, als hätten sie noch ein zweites Leben im Safe. Bei anderen beginnt das zweite Leben, wenn sie zum Beispiel durch einen Schicksalsschlag erkennen, dass es nur eines gibt.

Das frühe Ableben meiner Eltern und das rasche Erwachsenwerden, das Leben mit Entbehrungen, haben dem Humor in meinem, damals noch sehr jungen, Leben einen riesengroßen Stellenwert gegeben.

1991 war ich mit einem kleinen, feinen Team einer der Mitbegründer der CliniClowns. Auf dieses Projekt und dessen Entwicklung bin ich extrem stolz, auch heute noch unterstütze ich es mit voller Energie, Engagement und Spenden.

Als junger Mediziner habe ich gesehen, wie wichtig die Kraft des Humors für sterbenskranke Menschen ist. Vor allem, wenn es Kinder sind. Humor hat in diesen Menschen noch viel Energie freigesetzt. Lachen tut nicht nur Kindern gut, sondern auch ihrem Umfeld: den Ärzten, den Krankenschwestern, den Verwandten, den Eltern. Es wäre schade, diese unglaubliche Kraft des Humors nicht zu nützen. Und so habe ich den Humor sukzessive auch bei meiner alltäglichen ärztlichen Tätigkeit eingesetzt.

Ich begann, auch abseits der Visite, mit den Patienten positiv motivierenden, humorvollen Smalltalk zu führen, meine Kollegen in schwierigen Situationen und Diensten mit Humor zu unterstützen und aufzuheitern, ohne jemals dabei die Seriosität zu verlieren.

Über das Lachen als Medizin

Ich habe aus drei Gründen Medizin studiert: Mein Vater war Mediziner, meine damalige Freundin hat Medizin studiert und für mich gab es bereits als Kind nichts Spannenderes, als herauszufinden, wie Stofftiere eigentlich innen aussehen. (Zu meiner Ehrenrettung muss ich hinzufügen: Ich habe sie immer selbstständig mit Omas Hilfe wieder zusammengenäht.)

Ich wusste: Mediziner können Menschen heilen, ihnen Schmerzen nehmen und Krankheiten besiegen. Ich wollte auch jemand sein, der das kann. Es war mir relativ rasch klar, dass Ärzte an den Grenzen des Lebens arbeiten, und ich wollte auf der richtigen Seite stehen. Das war wohl die größte Triebfeder, die größte Motivation, gefühlt Tonnen von Büchern zu lernen, unzählige Prüfungen zu bestehen, um zu promovieren und Arzt zu werden.

Der Körper – ein Wunder der Natur. Ein noch größeres Wunder ist für mich, dass die Apotheker unserer unleserlichen Hieroglyphenschrift das richtige Medikament in der richtigen Dosis zuordnen können. Ihnen gilt mein immerwährender Respekt. 😊

Die Medizin ist ein fabelhaftes Berufsfeld, obwohl die Rahmenbedingungen, unter denen Ärztinnen und Ärzte heute arbeiten müssen, alles andere als optimal sind – der Stress und Druck, dem sie von allen Seiten, von Spitalserhaltern, Krankenkassen und letztendlich von den Patienten, ausgesetzt sind, sind enorm.

Heutzutage wechselt deshalb jeder fünfte Mediziner in einen anderen Job, und fragt man arrivierte Mediziner, so würden lediglich 46 Prozent nochmals Medizin studieren. Das finde ich extrem traurig und schade!

Der Druck ist, wie gesagt, sehr hoch und wir haben fast keine Zeit mehr für das, wonach sich Patienten mehr denn je sehnen:

direkte, persönliche, empathische Kommunikation. Wie heißt es doch so schön: Jeder Patient möchte gleich behandelt werden – individuell!

In den verschiedenen Ausbildungen der Krankenhäuser lernen wir tagtäglich viele Methoden, wie man gegen den Tod kämpft. Aber wir lernen nicht, wie man mit dieser belastenden Situation umgeht, und wir lernen viel zu wenig, wie wir Menschen schlechte Nachrichten überbringen. Gerade das wäre enorm wichtig. Die richtigen Worte können nämlich viel bewegen. Gute Ärzte finden nicht nur die richtige Diagnose, sondern auch die richtigen Worte!

Natürlich sind wir Ärzte als Erste gefordert, und ich weiß, dass meine Leserschaft, Gott sei Dank, nicht nur aus Medizinern besteht, sondern auch aus Angehörigen, Freunden, Ehepartnern und mir völlig unbekannten Lesern, die diese Situation aber auch betrifft. Jeder von uns wird irgendwann mit der Endlichkeit des Lebens, einem plötzlichen Blitzschlag, konfrontiert werden.

Über Komapatienten wurde zum Beispiel immer wieder gesagt, dass sie nichts mitbekommen würden, dass sie nur dahinvegetieren. Auch ich habe das am Anfang geglaubt. Aber es stimmt nicht. Die Patienten bekommen viel mehr mit, als wir glauben, sie können es nur nicht artikulieren. Immer wieder hört man von ehemaligen Patienten, dass sie sehr wohl gespürt haben, wer im Raum war und was gesagt wurde, was sie als angenehm empfunden haben, zum Beispiel Lachen, und was als unangenehm, zum Beispiel Streit – auch wenn sie alles etwas verzerrt wahrgenommen haben. Für den behandelnden Arzt ist daher die Art und Weise, wie er im Krankenzimmer mit dem Patienten und seinen Angehörigen umgeht, mit großer Verantwortung verbunden.

Leider neigt man manchmal bei alten Menschen dazu, das Gegenüber nicht mehr wirklich ernst zu nehmen. Die Kommunikation erscheint mühsam, ist sie auch oft. So reden einige mit alten Menschen wie mit begriffsstutzigen Kleinkindern – andere reden gar nicht mehr mit ihnen. Aber befinden sich alte Leute wirklich schon in einem Zustand geistiger Umnachtung? Nur weil sie körperlich stark abbauen und nicht immer die Kraft besitzen, sich verständlich zu äußern, heißt es doch nicht, dass sie weggetreten sind!

Ich hatte die Freude, gemeinsam mit Kathy Thanner das erste CliniClown-Paar in Österreich und damit einer der ersten Pioniere dieses tollen Projekts in Europa zu sein. Demütig und ungemein stolz bin ich darauf, Geburtshelfer einer lebensbejahenden Idee zu sein, die mittlerweile in vielen Ländern etabliert ist.

Als CliniClown habe ich früher oft traurige Schicksale mit Kindern erlebt, aber auch wunderbare Momente der Nähe, der Freude, der Leichtigkeit – und das in den schwersten Stunden des Lebens. Oft ist ein Lächeln mehr als ein Lächeln. Es ist Hoffnung!

Auch mit alten Menschen haben wir damals begonnen, in ähnlicher Art zu arbeiten: nämlich Frohsinn an einen Ort der Trauer zu bringen. Es war wunderschön, zu erleben, wie klar Menschen auch im Alter agieren können, wenn man sie dort abholt, wo sie sind, und wenn man ihre emotionale Sprache spricht.

Ich erinnere mich zum Beispiel an ein besonderes Erlebnis. Kathy, meine geniale Clownpartnerin, und ich besuchten regelmäßig eine alte Dame, sie war über 90 und die Kommunikationsversuche meistens frustrierend, weil nichts zurückkam. Dann kam der Tag, dieser ganz spezielle Tag, an dem wir erfuhren, dass sie früher Solotänzerin an der Wiener Staatsoper gewesen war.

Wir plauderten über alte Zeiten, und da regte sich plötzlich eine fast unheimliche Energie in ihr. Davon motiviert, fragte ich spontan, ob sie mir die Ehre geben würde, mit mir einen Walzer zu tanzen. Sie nahm mein Angebot an, krabbelte mühselig aus dem Bett und unter dem Summen von Kathy begann sie mit mir ein paar Walzerschritte auf das Parkett – es war ein Linoleumboden – des Krankenzimmers zu zaubern. Ein Augenblick der Freude, den ich nie vergessen werde. Später erfuhren wir, dass die engagierten Physiotherapeuten die Patientin seit Wochen nicht mehr aus dem Bett mobilisieren hatten können und etwas sauer auf uns waren: Da kommen jetzt die Clowns, machen ein paar Späße, und wir selbst mühen uns ab …

Das Schöne daran war: Ab diesem Tag machte die Patientin die Bewegungsübungen mit und war körperlich und geistig viel reger als vorher. Auch die Physio-Ladys mochten uns dann doch wieder und baten uns sogar das eine oder andere Mal um Unterstützung. 😊

Alte Menschen – und wir werden hoffentlich alle einmal so richtig gesund alt – brauchen eine spezielle Zuwendung, Nähe und Ansprache. Und wer sagt, dass alte Menschen keinen Humor wollen? Im Gegenteil!

Alt ist, wie wir wissen, ein dehnbarer, sehr subjektiver Begriff. Wir selbst sind natürlich immer im besten Alter; wir müssen nur täglich herausfinden, wofür. Leider habe ich festgestellt, dass, wenn 18-Jährige über alte Menschen sprechen, mittlerweile auch ich gemeint bin. 😌

Ich denke, solange man neugierig ist und im Kopf immer noch Platz für ein paar Flausen hat, kann einem das Alter nichts anhaben. Es heißt zwar »mit Anstand alt werden«, aber das ist doch kompletter Schwachsinn: Lieber unanständig jung bleiben! Zumindest im Geiste …

Ich bin überzeugt: Ab einem gewissen Alter ist man so jung, dass man noch viele Dummheiten machen kann, aber alt genug, um sich die richtigen auszusuchen! Und ich glaube, je älter man wird, desto merkwürdiger werden die anderen.

Je älter wir werden, desto mehr brauchen wir aber auch einen »Weißt du noch«-Freund oder eine »Kannst du dich noch erinnern«-Freundin! Denn traurig wird es, wenn sich zum Alter die

Einsamkeit gesellt, der isolierende Kummer, der nicht spricht, sondern leise am Herzen nagt, bis es zerbricht.

Mein sehr geschätzter Kollege Wolfgang Kostenwein ist seit Jahren mit großer Begeisterung unter dem Namen »Dr. Brösel, Facharzt von und zu« als CliniClown im Einsatz und sieht als Psychologe viele Dinge aus verschiedenen Perspektiven. Ich habe ihn gebeten, seine Erfahrungen und das Warum seines Engagements mit uns zu teilen. Wolfgang, the stage is yours!

Das Leben berühren
Von Wolfgang Kostenwein

Als ich Anfang der 90er-Jahre in einem Radiobeitrag zufällig von der Idee hörte, Clowns könnten im Krankenhaus aus einer völlig neuen Perspektive zum Gesundungsprozess beitragen, war ich überrascht, beeindruckt und zugegebenerweise auch etwas irritiert. Es war ein Bericht über das allererste Clownpaar, das – vorerst auf Probe – in einer Wiener Spitalsklinik die »Clowntherapie« umsetzen sollte: Kathy Tanner und Roman Szeliga.

Fünf Jahre später war auch ich Teil eines inzwischen professionell aufgestellten Clownteams. Es waren damals weniger wissenschaftliche Befunde, sondern praktische Erfahrungswerte, die darauf hinwiesen, dass es sinnvoll sein kann, sich im Krankenhaus nicht nur der Krankheit, sondern auch den gesunden Seiten eines Menschen zu widmen. Immerhin sind Clowns meist die Einzigen, die nicht die Krankheit des Patienten im Vordergrund sehen.

Nicht selten werde ich gefragt, wie ich mit den belastenden Eindrücken, die mir im Krankenhaus begegnen, umgehe. Dass unsere Aufgabe darin besteht, die lebensbejahenden Aspekte der Situation zu fördern, unterstützt dabei sehr. Clowns müssen sich um den Krankheitsanteil nicht vorrangig kümmern –

das tun praktisch alle anderen im Spital. So sehr die Krankheit eines Menschen auch im Vordergrund stehen mag, gibt es immer noch – und möge dieser Anteil manchmal auch sehr klein sein – Freude und Lebenslust in dessen Leben.

Die Aufgabe der CliniClowns, sich auf die Suche nach dieser Lebenslust zu begeben, die Sehnsucht danach zu erwecken und Gefühle berühren zu können, hat tatsächlich ein großes Heilungspotenzial. 30 Jahre später gibt es auch wissenschaftliche Belege dafür.

Die Macht der Clowns oder: Clowns an die Macht!

Die Idee, gerade Clowns in Spitäler zu schicken, hat viele Gründe. Clowns besitzen bei Kindern häufig eine uneingeschränkt positive Zuschreibung. Die Rolle eines Clowns ist für Kinder bereits definiert und muss in den – manchmal kurzen – Clownvisiten nicht erst erarbeitet werden.

Darüber hinaus besitzen Clowns nicht nur für Kinder, sondern auch für Erwachsene besondere Fähigkeiten. Clowns arbeiten mit der Lächerlichkeit. Lächerlichkeit einen Raum zu geben bedeutet zwingend einen Perspektiven-, wenn nicht sogar Paradigmenwechsel. Lächerlichkeit ermöglicht eine andere Sicht auf die Dinge, eine Möglichkeit, der Ernsthaftigkeit dieser Dinge auch noch eine andere Facette zuzuschreiben. Clowns arbeiten mit der wunderlich-skurrilen Seite des Lebens. Mit einer positiven Form einer Lach-e(h)rlichkeit. So gesehen ist Humor das Bewusstsein der eigenen Lächerlichkeit.

Mein wunderbarer Lehrer Hubertus Zorell, der uns viele Jahre als künstlerischer Leiter der CliniClowns aus- und weitergebildet hat, hat es so formuliert: »Wir lachen über Clowns, weil wir uns in ihrer Dummheit und Ungeschicklichkeit und Widersprüchlichkeit wiederfinden! Weil wir uns in ihren Defiziten wiedererkennen. Clowns sind nur offenkundiger dümmer als wir, offenkundiger ungeschickt, widersprüchlich, gierig, inkonsequent, kleinlich, vulgär, pathetisch, bigott, besserwisserisch, infantil ... Clowns sind wie wir, nur offenkundiger. Und unser Lachen über sie ist immer auch eins über uns selbst.«

Und er mahnt: »Lächerlich zu sein, ohne darüber zu lachen, kann gefährlich werden!« So gesehen hätte Humor einen wahrhaftig heilsamen Effekt, der weit über das Krankenhaus bis in die Tages- und Weltpolitik hineinreicht: Clowns an die Macht!

Berühren

Die wunderbare Begabung, der Unzulänglichkeit, dem Unperfekten im Leben, Bedeutung zu geben, ist eine Grundkompetenz aller Clowns. Oder zumindest aller Clowns, die diesen Namen verdienen.

CliniClowns benötigen darüber hinaus noch andere Kompetenzen. Sie sollen nicht nur positive Stimmung erzeugen, vom Krankenhaus ablenken, für Abwechslung sorgen, vielleicht sogar eingefahrene Muster aufbrechen. Sie arbeiten in einem speziellen Setting, einem Setting, in dem es um Begegnungen mit Menschen in einer belastenden und herausfordernden Situation geht. Die Basis der Arbeit von CliniClowns ist daher die menschliche Begegnung, mit dem Ziel, dabei zu unterstützen, das Lebendige zu berühren.

Es ist diese Berührungsqualität, die die Arbeit der CliniClowns ausmacht. Es ist mehr, als der oben beschriebene Perspektivenwechsel, es ist ein »Berührt-Sein«, das die Lust auf das Leben, den Blick auf die Lebensfreude, auf die schönen, intensiven und bedeutenden Momente zu lenken vermag.

Die Wege in diesen Begegnungen sind sehr individuell. Daher veranstalten CliniClowns auch keine Clownshows, sondern suchen, in Anlehnung an die Arztvisiten, von Zimmer zu Zimmer den Kontakt mit den Menschen. Dieser Beziehungsaspekt besitzt einen zentralen Stellenwert und unterscheidet sich von anderen Clownkonzepten.

Für die Herangehensweise der Clowns bedeutet das, kein reines Methodenrepertoire zu besitzen, sondern – viel wichtiger –

die individuelle Situation als Ausgangspunkt zu nehmen: die Fähigkeit, sich auf ungeplante Situationen einzulassen, Angebote der Situation aufnehmen und weiterführen zu können.

Dabei geht es nicht vordergründig um das Lachen. Für den Aufbau der Beziehung zu Kindern ist es ganz entscheidend, nicht das Lachen zu erwarten oder gar zu fordern (was an sich schon paradox wäre). Denn schließlich haben Clowns einen großen Bonus, den es nicht zu verlieren gilt: Clowns sind die einzigen Menschen im Krankenhaus, die nichts von den Patienten fordern.

Ein Leuchten in den Augen kann ebenso ein deutliches Zeichen dafür sein, dass für das Kind seine Krankheit oder seine Ängste gerade in den Hintergrund rücken. Allein das Gefühl, einer Situation nicht, wie so oft im Krankenhaus, ausgeliefert zu sein, sondern Frau oder Herr darüber zu sein, was und wie etwas passiert, lässt Kinder oft aus ihrer Leidenssituation heraustreten.

Es ist unbeschreiblich eindrucksvoll, in solchen kleinen Momenten zu erleben, wie Kinder diesen Transfer vollziehen, wie sie aus der Passivität in eine Vitalität überzugehen vermögen. Eine gelungene Zauberei, die ein Kind gerade gelernt hat, zaubert dem Kind ein Lächeln ins Gesicht, das noch lange nach einem Clownbesuch in Erinnerung bleibt. Momente wie diese rechtfertigen seit vielen Jahren die Entscheidung, als Clown in die Spitäler zu gehen.

Humor und Fruchtbarkeit

Während Kindern ihre Lebendigkeit auch in belastenden Situationen nie ganz verloren geht, bleibt Erwachsenen der Zugang zu einem positiven Lebensgefühl oft völlig verwehrt. Wenn es gelingt, vielleicht auch nur für wenige Augenblicke dieses Gefühl wieder erlebbar zu machen, ist schon Wesentliches passiert.

Für Erwachsene sind Clowns manchmal irritierend, denn ihre Naivität erlaubt es jenen, jede gesellschaftliche Schranke zu ignorieren. Das macht sie unberechenbar. Oft ist ein feines Spiel im Spannungsfeld dieser Unberechenbarkeit und der Wahrhaftigkeit einer Begegnung, die im Ernstnehmen des Gegenübers begründet ist, erforderlich. Und wieder ist es die Begegnung, das Berühren, das den Kontakt zum Clown wie selbstverständlich ermöglicht.

Dass Unberechenbarkeit in jede Richtung möglich ist, zeigt ein Erlebnis, das wir vor Kurzem in der Geriatrie hatten. Beim Besuch einer geriatrischen Patientin, die bereits seit Jahren von uns besucht wird, ergab sich folgender Wortwechsel:

Dr. Brösel: »Wie geht es Ihnen?«
Patientin: »Schlecht.«
Dr. Brösel: »Aber wieso denn? Sie schauen doch blendend aus!«
Patientin: »Ja, aber ich bin schwanger.«
Dr. Brösel: »Gratulation!«
Patientin: »Aber Sie sind der Vater!«

Ein anderes Mal führte die Faszination über die Zeichnung einer Patientin zu einem – auch das dürfen Clowns – spontanen Heiratsantrag, den die Patientin glatt ablehnte.

Dr. Brösel: »Aber ich kann Ihnen wirklich alles bieten.«
Patientin: »Auch Geld?«
Dr. Brösel: »Das nicht.«
Patientin: »Dann mach ich's nicht.«
Dr. Brösel: »Aber Sie bekommen von mir wirklich alles. Ich hole Ihnen die Sterne vom Himmel und die Fliege aus der Suppe und …«
Patientin: »Ich will Geld.«

Die Patientin steigert darauf sehr lustvoll die geforderte Summe ins Unendliche, während der Clown immer einfallsreicher und gleichzeitig hilfloser in seinen Angeboten wird – eine wunderbar jämmerliche, andererseits wunderbar machtvolle Situation, die einen gesamten Aufenthaltsraum humorvoll zu unterhalten vermochte.

Dieses Spiel funktioniert, weil es über die Lust am Spiel auf Augenhöhe stattfindet und zu einer gleichwertigen Begegnung wird.

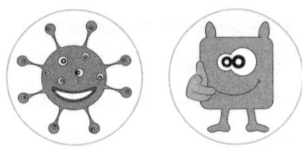

Den Augenblick zum Opernball machen

Im Kontakt zu erwachsenen und insbesondere zu alten Menschen ist das Spektrum der Angebote weiter als bei Kindern. Oft steht die verbale Ebene im Vordergrund, manchmal ist es Musik. Der Alltag in der Geriatrie ist für manche Patienten trostlos. Sie realisieren, dass vieles, was ihr Leben ausgemacht hat, nicht mehr zugänglich ist, und warten lediglich auf ihren Tod.

Es wäre nicht hilfreich und auch nicht respektvoll, ihnen ihre Befindlichkeit ausreden zu wollen. Häufig gelingt es, Verständnis dafür aufzubringen, anschließend aber mit den Worten »Aber davor könnten wir noch etwas singen!« einen unerwarteten Stimmungsumschwung herbeizuführen. Die Naivität des Clowns ermöglicht es, selbst in der (berechtigten) Sehnsucht nach dem Tod noch lustvolle Momente zu erleben.

Wenn Musik in einem Krankenzimmer zumindest kurzfristig das Leben in die Räumlichkeiten zu holen vermag, kommen manchmal Patienten aus anderen Zimmern auf Stöcken, auf Krücken oder im Rollstuhl dazu. Es wird musiziert und gesungen. Die Patienten lassen sich von der Stimmung der Musik verführen. All das ist nicht vordergründig clownesk, hat aber einen hohen lebensbejahenden Aspekt: Opernball im Krankenzimmer.

Musik vermag Menschen auf einer Ebene zu erreichen, selbst wenn andere Kommunikationswege nicht mehr zugänglich sind. Selbst das Pflegepersonal ist zuweilen überrascht, wenn eine Patientin, die seit Wochen mit geschlossenen Augen teilnahmslos im Bett liegt, ihren Mund unerwartet zu den Worten formt, die die Clowns im alten Schlager *Seemann, lass das Träumen* singen.

Jede Begegnung im Krankenhaus ist nicht nur ein spezieller Moment für die Patienten, sondern auch für die Clowns. Es sind tiefe, wahrhaftige Begegnungen, in denen wir genau diesen Moment der Berührung geschenkt bekommen.

Paradigmenwechsel in den Alltag

Ein Krankenhausaufenthalt ist eine herausfordernde Situation für Menschen. Die Wege, die in dieser besonderen Situation über den Humor, das Lachen, die Lächerlichkeit positive Effekte besitzen, sind keine Wege, die nur für Ausnahmesituationen gelten. Es sind Konzepte, die in allen Lebenslagen dazu führen, den Lebensmut, die Lust am Leben, nicht zu verlieren und zu fördern. Es sind Konzepte, die uns eine andere Sicht auf Alltagsherausforderungen, auf belastende Lebensumstände und auf unser eigenes Handeln anbieten.

Alles, was ich im Rahmen meiner Tätigkeit als CliniClown umsetzen konnte und was ich in diesem Rahmen erlebt habe, hat meine persönliche Sicht auf das Leben entscheidend mitgeformt. Wir leben in einer Gesellschaft, die zunehmend versucht, Unzulänglichkeit, Verfehlung und Leid durch Kontrolle und Regeln fernzuhalten.

Es ist diese Angst vor der Unkontrollierbarkeit einer Situation, die dazu führt, dass wir mehr und mehr dazu neigen, Kontrollmechanismen und Regelwerke zu schaffen, mit der damit verbundenen Idee, unsere Welt besser und vor allem sicherer werden zu lassen.

Es stimmt: Kinder, die nicht auf Bäume klettern dürfen, können nicht herabfallen. Sie können dann allerdings auch nur mehr eine sehr bodennahe Perspektive einnehmen. Es ist nicht nur gefährlich, menschliches Handeln in all seinen Aspekten zu regulieren zu versuchen, sondern es verhindert auch die Entwicklung jener Kompetenz, die es uns ermöglicht, unser Leben selbstbestimmt und verantwortungsvoll zu gestalten. Ein Blick durch die Clownbrille kann erheblich dazu beitragen, Menschen in ihrer Menschlichkeit wahrzunehmen. Erst dadurch werden aufrichtige und offene Begegnungen möglich. Begegnungen, die berühren – das Leben berühren.

Danke, lieber Wolfgang, für deine persönlichen Eindrücke über die Kraft des Humors, immer dann, wenn er am dringendsten gebraucht wird.

Was ich gerne noch hinzufügen möchte: Nicht nur Patienten profitieren von unserer Arbeit, sondern auch das Pflegepersonal, die Ärzte und natürlich die Angehörigen. Der Blickwinkel verändert sich und bei aller Tragik, oft notwendiger Distanz und verständlicher Trauer wird Lebensenergie geweckt, Resignation hinterfragt und Mut für Kampf oder das Unabwendbare gefasst: mit einem ehrlichen Lächeln auf den Lippen.

Wussten Sie schon ...

... dass wir alle irgendwann in die Lebensphase kommen zwischen gepflegt aussehen und gepflegt werden? 😊

... dass Pippi Langstrumpf jetzt wahrscheinlich Stützstrümpfe trägt?

... dass, wenn Leute lachen, sie fähig sind, zu denken? (Dalai Lama)

... dass drei Dinge im Leben nicht zurückkommen? Ein abgeschossener Pfeil, eine verpasste Gelegenheit und die Jugend.

Vom Krankenhaus ins Leben

Es ist für mich wesentlich zu unterstreichen, dass Humor nie ein Ersatz für Kompetenz ist. Humor ist kein Ventil, um sich bei jemandem abzureagieren, sondern ein Krafttool, eine Art Doping für die Seele. Um diese Aspekte des Humors zu genießen, muss man nicht krank sein. Humor sollte im Berufs- und Privatleben einen fixen Platz finden. Dieser Grundgedanke war meine Motivation, mich mit großer Begeisterung und Intensität mit dem Thema zu beschäftigen und in diesen ansteckenden, motivierenden und gesunden Humor tiefer einzutauchen.

Ich wurde schon ein paar Mal gefragt, warum ich das Krankenhaus verlassen habe. Dafür gab es mehrere Gründe. Zum einen bekam ich aus der Gesundheitsbranche ein sehr gutes Angebot, in einem Weltkonzern als Healthcare Director zu fungieren, auf der anderen Seite waren die symbolischen Mauern des Krankenhauses, die Hierarchien und die beschränkten Möglichkeiten, seine Visionen zum Thema Gesundheit und Prävention auszuleben, zu hoch und die Räume zu eng für mich.

Der Arztberuf ist ein wunderschöner und ich bin nach wie vor mit Leib und Seele Arzt, wenngleich nicht mehr im weißen Kittel mit einem Endoskopie-Schlauch in der Hand. Übrigens: Allein durch die kleinen und großen Beschwerden, die Akne-Pusteln und Nackenschmerzen der Freunde und vor allem der Familie könnte ich als Arzt in freier Wildbahn durchaus überleben. Auch bei Partys sind wir Ärzte seit jeher viel geliebte Gesprächspartner: »Du, super, dass ich dich kennengelernt habe, seit vier Wochen habe ich hier im rechten Daumengrundgelenk einen ziehenden Schmerz, insbesondere, wenn ich die Computermaus bediene. Du, was kann man dagegen tun und glaubst du eh nicht, dass es was Ernstes ist?«

Kein Mensch würde einen Installateur auf einer Party bitten, kurz die WC-Spülung anzusehen, weil sie seit vier Wochen tropft! Bei Ärzten – keine Skrupel! Ich warte nur darauf, dass mich einmal jemand bittet, die tropfende WC-Spülung anzusehen, da ich mich ja als Arzt mit Inkontinenz auskennen muss! 😖

Ich bin glücklich darüber, wie alles gekommen ist: dass ich mein Studium unter widrigen Umständen absolviert und lange als Internist gearbeitet habe, wobei ich einigen Menschen helfen konnte, und dass ich jetzt auf großen Bühnen mit Humor eine andere Form der Gesundheitsprävention zu meinem Beruf und meiner Berufung gemacht habe.

Es gehört Mut dazu, humorvoll zu sein!

Mittlerweile weiß ich, dass es auf jeden Fall Mut braucht. Den Mut zum Humor versuche ich in meinen Trainings und Vorträgen den Menschen mitzugeben. Viele sind es nicht mehr gewohnt, humorvoll durch das Leben zu gehen. Mehr noch: Wer in unserer Zeit humorvoll ist, ist beinahe schon ein Außenseiter. Viele Menschen treffen einander, um gemeinsam zu jammern, aber immer weniger, um gemeinsam Spaß zu haben. Dagegen will ich mit meiner Mission kämpfen.

Ein Beispiel aus dem Alltag: Ich genieße es immer, wenn ich zu »Jammerzirkeln«, etwa bei Netzwerkveranstaltungen, dazukomme. Wenn Anwesende fragen, ob es mir auch nicht gut gehe und was das Geschäft so macht, antworte ich voller Begeisterung, dass es mir wirklich sehr gut gehe. Und diese Einstellung lasse ich mir von niemandem nehmen.

Ja, es braucht manchmal Mut, neue Terrains zu betreten, Humor dort einzusetzen, wo man ihn am wenigsten erwartet – doch genau dort wirkt er am stärksten, sei es in Vorstandssitzungen oder im Bildungssystem. Humorvolle Lehrer beispielsweise, die didaktisch gute Unterrichtsmethoden anwenden, sind beliebt und deswegen erfolgreich darin, Humor in der

Kommunikation einzusetzen. Ein weiteres Beispiel für Mut sind Werbespots mit humorvollem Plot. Der Humor verstärkt die Botschaft und die Wirkung der Inhalte.

Humor und Mut sind eine spannende Verbindung, vor allem für Menschen, die schon lange keinen Spaß mehr in ihre Herzen gelassen haben. Deshalb setze ich in meinen Workshops zu Beginn kleine, einfache Humortools ein, um allen Teilnehmenden mit ersten Erfolgserlebnissen den Mut zu geben, mehr aus sich herauszugehen. Wieder über sich selbst lachen zu können, darum geht es mir. Das Schöne an der Methode und dem Einsatz von Humor ist, dass wir mutiger werden, je tiefer wir in die Welt des Humors eintauchen. Das finde ich jedes Mal aufs Neue beeindruckend.

Kinder lachen um ein Vielfaches mehr als Erwachsene. Ich stelle mir immer wieder die Frage, wann, wo und warum wir den Humor in unserer Entwicklung auf ein Abstellgleis stellen. Wenn Humor ansteckt, verbindet und Lachen uns so guttut, warum lachen wir dann so wenig? Wer hat den Ernst erfunden?

Ich weiß nicht, warum sich viele Menschen anscheinend schämen, zu lachen, vor allem über sich selbst. Sich selbst auf den Arm zu nehmen, ist für mich noch immer die schönste und gesündeste Turnübung der Welt. Über sich selbst zu lachen, die kleinen Pannen des Alltags zu kommunizieren, kann Ihnen keiner verbieten. Aber nein, wir streben immer nach Perfektionismus. Nichts ist langweiliger als Perfektion.

Der schiefe Turm von Pisa ist schließlich deswegen so berühmt, weil er eben nicht perfekt ist. Wie sagte doch so schön der Turmbauer, als er nach Pisa fuhr: »Ach, wird schon schiefgehen!« Er hat recht behalten. Sein »Fehler« ist weltberühmt! 😌

Ich glaube an die Kraft des Humors. Es gibt dazu einige Studien, allerdings noch immer viel zu wenige. Es gibt kleine Anwendungsbeobachtungen, etwa mit hundert Patienten oder mit 500 Teilnehmenden, mit denen unterschiedliche Tests durchgeführt wurden. Überall kommt das Gleiche heraus: Humor in der richtigen Dosis und zum richtigen Zeitpunkt ist gesund. Und zwar seelisch, emotional und kommunikativ. Er senkt die Stresshormone und den Blutdruck, wenn man lacht, werden die Lungen besser durchblutet, die Verdauung angeregt, Glückshormone freigesetzt und Schmerzen besser ertragen.

Leider fehlen großflächige Untersuchungen, um damit an die Öffentlichkeit zu gehen. Wäre dem so, könnte ich als Mediziner sagen: »Ich verschreibe Ihnen jetzt ein Humorseminar. Das hilft weitaus besser als so manche Antidepressiva.« Hoffentlich werde ich es noch erleben.

Humor ist ein fantastisches Tool, um Botschaften, Geschichten und Beispiele emotional aufzuladen. Genau das liebe ich: Menschen nicht mit erhobenem Zeigefinger zum Umdenken zu animieren, sondern mit einem ansteckenden Lächeln, das auch manchmal im Hals stecken bleiben darf.

Gäbe es eine zu 100 Prozent funktionierende Formel, wann, wie und bei wem Humor wirkt, ich würde sie liebend gerne verraten, aber ich kenne keine.

Ich glaube, es ist ein ständiges Üben, um für sich selbst eine Formel zu generieren. Wenn ich Humor in Geschichten verpacke, ist für mich enorm wichtig, welche Botschaft diese Geschichte vermitteln soll. Wenn ich den Inhalt mit Humor plakativer und nachhaltiger wiedergeben kann, setze ich ihn ein. Über die Kraft von guten, wirkungsvollen Geschichten finden Sie an anderer Stelle in diesem Buch spannende Gedanken von meinem Kollegen Markus Gull.

Ja, Sie haben recht: Humor ist kein Allheilmittel. Er erlaubt nur, manche Geschichten tiefer im Gedächtnis zu verankern und vor allem ernste Inhalte leichter aufzubereiten. Geschichten, in denen man Humor gezielt einsetzt, wirken länger nach. Das, was im ersten Augenblick als lustig und amüsant empfunden wurde, wird nach einigen Stunden viel tiefergehender wahrgenommen.

Wenn Humor schön verpackt ist, bekommt eine Geschichte Gestalt und Format. Humor wertet eine Geschichte für andere so auf, dass sie die Geschichten nacherzählen und die Botschaft weitergeben. Das wollen wir. Langweilige Geschichten merke ich mir nicht. Und mein Hirn ist froh darüber. Hat es doch eh schon so viel zu tun ...

Humor sollte immer wertschätzend sein. Wenn ich lache, dann gerne primär über mich. Vielleicht noch über allgemeine Situationen. Aber ich würde Humor nur sehr sparsam einsetzen, um sich über andere lustig zu machen, schon gar nicht über Abwesende. Das ist die billigste Form des Humors.

Humor hat auch etwas mit Intelligenz zu tun. Warum wird in Partnerschaftsbörsen bei den gesuchten Eigenschaften Humor immer weit vorne genannt? Weil Humor den eigenen Marktwert erhöht.

Man kann Humor lernen. Und man muss ihn üben!

Humorvoll zu sein ist eine Lebenseinstellung. Aber wodurch zeichnet sich Humor aus? Er ist so vielschichtig, von leise bis laut, von subtil bis auffällig.

Gut ist, wenn Ihre Lebenseinstellung kreative, lustige und dennoch wertschätzende Pointen ermöglicht – dann schaffen Sie eine Bindung zu Ihren Mitmenschen.

Mein erster Vortrag zum Thema »Humor im Business« – das war 2004 bei einem Kongress der Wirtschaftskammer in Salzburg – ist mit meinen jetzigen Vorträgen nicht mehr zu vergleichen. Die aktuellen Vorträge sind jeder für sich ein neues Stück Infotainment, und auch sie verändern sich immer wieder weiter. Genau das finde ich so toll: Aktuelles einzubauen, an Details einer Pointe zu feilen, scheinbar Vordergründiges zu Hintergründigem zu machen, bereitet mir unheimlich viel Spaß.

Anfangs kämpfte ich um jeden Witz und jede Geschichte. Jetzt weiß ich: Weniger ist mehr, und das Bessere ist der Feind des Guten. Was sich nicht geändert hat: Es war mir von Anfang an wichtig, dass hinter jeder Pointe eine Botschaft steckt, sei sie auch noch so klein.

Mein Credo lautet: Setzen Sie mehr Humor in Ihrem Leben und Ihrer Kommunikation ein! Seien Sie fröhlicher! Jeder kann Humor anwenden. Er kostet nichts. Dafür ist es allerdings notwendig, seine innere Einstellung zu ändern. Dies wären die Kernaussagen meiner Botschaft. Kurz und knackig, wie gute Pointen sein sollen.

Egal, ob Sie Führungskraft, Verkäufer oder Kindergärtnerin sind, Humor funktioniert. Ich weiß es, da ich viel auf der Bühne stehe, Unternehmen berate und die Momente erleben darf, wenn Pointen Reaktionen auslösen. Dazu sind ein guter Anfang und Schluss und die richtige Dramaturgie notwendig.

Mit Power auf den Point = Mit Power auf die Pointe!

Ich empfehle Ihnen, vor allem wenn Sie als Experte etwas zu sagen haben und die Inhalte professionell, unterhaltsam und nachhaltig vermitteln möchten (hier trennt sich meist die Spreu vom Weizen), professionelle Hilfe in Form eines Präsentationscoaches oder eines Regisseurs in Anspruch zu nehmen.

Warum? Man kann nicht gleichzeitig auf der Bühne oder vor seinem Publikum stehen und unten beim Publikum sitzen.

NADJA MALEH, begnadete Kabarettistin und ein wunderbarer Mensch, die nicht nur spielt, singt, sondern auch 15 Rollen an ein und demselben Abend auf der Bühne darstellt, hat mir oft geholfen, Pointen, Storys und Interaktionen, die ich jahrelang erfolgreich verwendet hatte, in ein anderes Vortragssetting zu übertragen und damit Neues zu schaffen und Altes über Bord zu werfen.

Sie hat mir dabei nicht nur einmal die Augen geöffnet. »Das kann man kürzen, das muss weg, die Pointe ist super, aber gehört anders erzählt ...«, hörte ich immer wieder von ihr aus den Publikumsrängen. Meine Texte wurden zum Teil drastisch verändert, gekürzt und gestrichen. Pointen gekillt. Szenen umgeschrieben. Für mich im ersten Moment ein harter Einschnitt, den ich blockierte, aber dann doch akzeptierte.

In 90 Prozent der Fälle hatte sie recht. Ihr Input war Gold wert! Sich beim Einsatz von Humor helfen zu lassen, ist sicher kein Fehler!

An Pointen besitze ich aufgrund meines Erfahrungsschatzes – ich bin ja auch schon knapp über 30 – eine große Auswahl und kann, wenn ich das Publikum sehe, innerhalb kurzer Zeit den Vortragsinhalt und -stil zielgruppengerecht anpassen. Einen anderen Anfang wählen. Etwas dazugeben oder weglassen. Für die Zuschauer zieht sich durch den Vortrag trotzdem ein stimmiger roter Faden.

Das macht es mir einfach, da ich dadurch sehr flexibel bin und sprichwörtlich mit einem doppelten Netz, gleichsam mit Gürtel und Hosenträgern, arbeite.

Ich kann vieles ausprobieren und weiß, dass nicht viel passieren kann. Obwohl, es kann immer etwas passieren. Lustige Pannen, die während der Auftritte passieren, wie gerissene Hose und Gürtel zur gleichen Zeit, und das bei einem Galadinner in einem Palais einer Schweizer Bank. Aber das macht ja das Salz in der Suppe der Performance aus. Die beste Vorbereitung schützt nicht immer. Selbstironie und Spontanität hingegen sehr wohl.

Der Humor beweist, der Mut zum Scheitern hat

Wenn ich neue Ideen, beispielsweise neue Bonmots oder neue Geschichten, habe, bette ich sie in ein bestehendes System ein. Sollte die neue Geschichte nicht funktionieren oder die Pointe nicht zünden, kann ich rasch zu Bewährtem wechseln.

Durch diese Herangehensweise sind viele gute Geschichten, die immer wieder geschärft wurden, entstanden. Manchmal werden sie an einem anderen Platz des Vortrags oder der Präsentation platziert, oder passen überhaupt besser in eine andere Darbietung. Gerade bei Geschichten habe ich die Erfahrung gemacht: Je öfter man Geschichten erzählt, desto besser werden sie! Teile werden gestrichen, neue kommen hinzu. Die Geschichte wird rund, und irgendwann wird sie so genial, dass sie zu Ihrer ganz speziellen, einzigartigen, wie heißt es so schön neudeutsch, »Signature Story« wird!

Eines noch: Der geschützte Rahmen, den mir meine Erfahrung bietet, und der Mut, ein Scheitern zu riskieren, helfen enorm. Mittlerweile weiß ich auch, wenn ich etwas drei, viermal versucht habe und die Pointe noch immer nicht zündet, dass ich sie getrost weglassen kann. Sie wird keinem abgehen.

Mit einem Lächeln kommen und mit einem Lächeln gehen

Vielleicht sollten wir darüber nachdenken, dass Begriffe wie *funktionieren* oder *aushalten* keine Synonyme für *leben* sind. Denn irgendwann steht das Ende unseres Lebens bevor. Mit einem Lächeln kommen, mit einem Lächeln gehen. Viele Menschen kommen mit einem Schreien, mit einem Jammern auf die Welt und hören damit ihr ganzes Leben lang nicht auf. Lernen wir doch von den Kindern. Wenn ihnen eine Seifenblase platzt, dann jammern sie nicht, sondern machen einfach eine neue!

Ich glaube, ich habe es auch etwas anders gemacht und versucht, mir das Kindliche zu bewahren, weil es mir guttut. Ich hoffe, dass ich weiterhin viel Kraft haben werde, um Menschen von dieser wunderbaren, verbindenden Energie des Humors zu überzeugen und dafür zu begeistern. Und ich möchte, wenn es einmal vorbei ist, dass sich Clowns um mein Grab versammeln und viele lachende Menschen um mich sind. Dass sie nicht weinen, weil ich nicht mehr da bin, sondern dass sie sich freuen, mich gekannt zu haben. Vielleicht mache ich es so ähnlich wie Groucho Marx, der die Idee hatte, auf seinem Grabstein zu schreiben: »Verzeihen Sie, dass ich nicht aufstehe.«

Wer weiß?

Ja, Humor ist wichtig im Leben – das gilt nicht nur für das Privatleben, sondern auch für den Beruf. Im nächsten Kapitel geht es daher vor allem darum, wie man Humor im Berufsalltag nutzen kann und warum Humor keinesfalls unsere Seriosität im Job untergräbt.

Wussten Sie schon ...

... dass es keine gute Idee ist, sich mit einer Ärztin oder einem Arzt anzulegen? Die stehen immer auf der besseren Seite der Nadel!

... dass das Sprichwort »Die Zeit heilt alle Wunden« sicher im Wartezimmer eines Arztes entstanden ist?

... dass es irgendwie bedenklich ist, dass wir in einer Gesellschaft leben, wo Lachfältchen mit Nervengift weggespritzt werden?

... dass sich ein Gesundheitsamt nahezu zu 100 Prozent mit Krankheiten beschäftigt?

... dass es eine neue Krankheit gibt, die epidemieartig um sich greift? Sie heißt »Multiple Mimose«!

... dass es ganz einfach ist, Berufliches und Privates zu trennen? Be-ruf-lich-es/Pri-va-tes!

... dass sich die meisten Probleme von alleine lösen? Man darf sie nur nicht dabei stören!

... dass nicht nur kleine Kinder und Betrunkene immer die Wahrheit sagen, sondern auch enge Leggings?

... dass das Leben hart und ungerecht ist, aber oft zu unseren Gunsten?

... dass viele Menschen anderen deswegen so ungern recht geben, weil sie glauben, dann keines mehr zu haben?

... dass Clowns, die zum Arzt gehen, intensiv hoffen, dass sie nichts Ernstes haben?

... dass es Menschen gibt, die man mit der Zeit vergisst, und dass es Menschen gibt, mit denen man die Zeit vergisst?

... dass es viele Besserwisser gibt, Bessermacher aber deutlich weniger?

... dass es viel mehr Spaß macht, stolz auf etwas zu sein, das man getan hat, statt auf etwas, das man nur gedacht hat?

Humor, what else?

Schon wieder Humor? Ja! Ich kann einfach nicht genug davon bekommen! 😌

Warum? Im gezielt dosierten Humor habe ich mich selbst gefunden. Er ist das, was mich und meinen bescheidenen Erfolg möglich macht. Er ist das wichtigste Transportmedium meiner Botschaften. Und er erleichtert es mir, mich selbst nicht ganz so wichtig zu nehmen.

Ich liebe es, mich selbst auf den Arm zu nehmen, stolz und erhobenen Hauptes die kleinen, feinen Pannen meines Lebens mit anderen zu teilen. Dabei schöpfe ich aus einem großen Fundus. Und täglich wird er größer! 😌 Dieses »Nicht perfekt sein zu wollen«, dieses »Über sich selbst lachen« macht uns für unser Gegenüber sympathisch. Mit Maß und Ziel eingesetzt, kann Ihnen Humor alle Türen und Herzen öffnen!

Humor ist die Einstellung dem Leben gegenüber, allen Dingen ihre komische, positive Seite abzugewinnen, das Absurde an täglichen Situationen zu entdecken und Mut zur gesteuerten, wohldosierten Lächerlichkeit zu besitzen.

Seien wir mal ehrlich: Haben Sie schon einmal jemanden getroffen, der über sich selbst sagt, er sei humorlos? Egal, ob bei der Partnerschaftssuche per Annonce (»Ich bin humorvoll«, »Ich suche einen humorvollen Partner«) oder der Aufzählung von persönlichen Stärken bei einem Vorstellungsgespräch (»Fröhlichkeit ist eine meiner großen Stärken«), jeder beschreibt sich als humorvoll.

Warum sind wir es dann nicht? Warum verschieben wir die gute Laune auf den Abend oder gar auf den Ruhestand? Er steht in keinem Widerspruch zu jeglicher Form von Seriosität! Warum hat Humor in vielen Branchen ein Imageproblem?

Humor als Lebenseinstellung – Lächeln als Inspiration

Wenn Sie humorvoll zu sein zu Ihrer Lebenseinstellung machen möchten, lege ich Ihnen Folgendes ans Herz: Nehmen Sie sich Menschen, die Positivität, Freude und Leichtigkeit ausstrahlen, zum Vorbild. Verbringen Sie mehr Zeit mit ihnen und achten Sie darauf, wie diese Menschen andere zum Lachen bringen. Lassen Sie sich von ihnen anstecken und inspirieren.

Zum Beispiel, wenn wieder einmal der Beginn der Arbeitswoche droht: ein Plädoyer für den Montag und gegen den Wochenstart-Terrorismus!

Sobald das Wochenende vorbei ist, heißt es: »Schon wieder Montag!« Kaum jemand ruft: »Endlich, los geht's!«, »Ich freue mich auf den Job!«, »Ich freue mich auf das neue Projekt!«, »Ich freue mich auf meine Kollegen!«.

Die meisten von uns schätzen den Alltag nicht, sie wünschen sich mehr Abwechslung. Die Arbeit begleitet uns rund 40 Stunden pro Woche, daher wird sie mehr als Pflicht denn als Freude aufgefasst, und das finde ich sehr schade.

Wenn Ihnen Ihr Job längerfristig nicht gefällt, Sie unter den Arbeitsbedingungen, unter Ihren Cheftätigkeiten, unter Ihren Kollegen leiden oder das Gefühl haben, mit Ihren Kenntnissen am falschen Platz zu sein, dann ändern Sie diese Situation besser heute als morgen!

Suchen Sie sich um Himmels willen rasch etwas anderes, wo man auf Sie wartet, Sie und Ihre Arbeit schätzt, aber demotivieren und ärgern Sie bitte nicht durch Ihren Missmut und Ihre permanent schlechte Stimmung Ihre Kollegen, Ihre Kunden und letztendlich auch sich selbst!

Wenn Sie aber doch nicht auf Jobsuche gehen möchten, weil Sie vielleicht doch das eine oder andere Positive in Ihrem Unternehmen entdeckt haben, könnten drei Strategien den ungeliebten Zustand ändern:

1) Sich nicht ständig darüber beklagen, was man nicht hat, sondern dankbar dafür sein, was man hat.
2) Die eigenen Talente für unsere Gesellschaft nutzen und sich vor Augen halten, wie man zum Wohle aller beiträgt.
3) Sich bewusst machen, dass der viel gehasste Montag nur ein Siebtel des Lebens ausmacht. Er verdient den gleichen Respekt wie Samstage und Sonntage.

Unser Lächeln ist unsere beste Visitenkarte: Wie Humor und Leichtigkeit unseren (Berufs-)Alltag bereichern

Was ist Humor überhaupt?

Überlegen Sie einmal: Wie würden Sie Humor definieren? Eine schwierige Frage, nicht wahr?

»Humor ist, wenn man trotzdem lacht.« Sicher kennen Sie diese Definition. Bekannt ist auch das folgende Zitat von Joachim Ringelnatz: »Humor ist der Knopf, der verhindert, dass einem der Kragen platzt.« In diesen Definitionen steckt eine Menge Wahrheit. Aber sicher stimmen Sie mir zu, dass es schwierig ist, »Humor« zu definieren.

Was macht einen Witz lustig? Kann man lernen, lustig zu sein? Wie lässt sich Humor einsetzen? Und wann ist es besser, sich eine »humorvolle Bemerkung« besser zu verkneifen? Dies möchte ich mir mit Ihnen auf den folgenden Seiten näher ansehen. Sie werden lachen, es ist ernst!

Humor ist ein Wundermittel, das sich vielseitig einsetzen lässt:

♥ In der Gesundheitsprävention: Das kann ich als Arzt und Mitbegründer der CliniClowns zu 100 Prozent bestätigen. Lachen ist nicht nur sprichwörtlich die beste Medizin. Es ist wissenschaftlich bewiesen, dass der Körper beim Lachen

Endorphine ausschüttet, die unser Immunsystem stärken. Fröhliche Menschen leben gesünder und länger!

♥ Als Gegengift zum Ernst des Lebens: An vielen Dingen können wir nichts ändern, wir müssen sie akzeptieren. Nehmen wir sie also mit Humor! Hier helfen drei Techniken beziehungsweise Methoden, den Blickwinkel zu verändern. Fragen Sie sich: Was ist das Komische, Schräge, Witzige an dieser scheinbar negativen Situation? Wie kann ich mir die Situation lustig denken oder sogar lustig machen? Wie kann ich mir die Situation so schlimm wie möglich ausmalen, gleichsam ein Worst-Case-Szenario generieren, um es dann wieder zu relativieren?

Gerade die letzte Technik hilft uns, das gerade Erlebte zu reflektieren und mit etwas wirklich Tragischem in Relation zu setzen. Und schwupp, tut die derzeitige Situation nicht mehr so weh.

Ein Beispiel: Sie stehen im Stau. Wie nutzen Sie diese Techniken, um den Ärgermodus und die aufkommende schlechte Stimmung in Grenzen zu halten sowie der nicht zu ändernden Sachlage etwas Positives, Leichtes und Humorvolles abzugewinnen? Machen Sie sich Gedanken, sammeln Sie Ideen, denn der nächste Stau kommt bestimmt! Sie erinnern sich an eine Stelle in diesem Buch? 😌

♥ In der Konfliktlösung: Humor hilft uns dabei, im Fall von Problemen einen anderen Blickwinkel einzunehmen. Wir finden so schneller zu Lösungen und können einander nicht lange böse sein, wenn man gemeinsam über das scheinbar Trennende lacht.

♥ Als Innovationsbeschleuniger: Humor macht kreative Ganglien frei, löst Denkblockaden. Humor fördert die Kreativität.

♥ Im Verkauf: Kunden kaufen, wenn sie sich wohlfühlen! Pflegen Sie mit Ihren Kunden einen humorvollen Umgang, bauen Sie eine persönliche Beziehung zu ihnen auf. Der Kunde kauft bei Ihnen – und das nicht nur einmalig, sondern gerne wieder. Humor hilft, in der richtigen Dosis und zum richtigen Zeitpunkt, verfahrene Situationen aufzubrechen oder fungiert als Eisbrecher.

♥ In der Wissensvermittlung: Wenn Sie Präsentationen oder Vorträge halten, hilft Ihnen Humor, Ihr Publikum zu fesseln. Gleichzeitig hören Ihre Zuhörer Ihnen eher zu, wenn Sie Ihren Vortrag nicht nur fachlich interessant, sondern auch unterhaltsam finden.

♥ Als Geschmacksträger in Marketing und Werbung: Sie kennen es – langweilige Werbespots schaltet man am liebsten aus, lustige Spots hingegen googelt man sogar und verschickt sie an Freunde. Kann es besseres Marketing geben?

♥ In der Führung: Ich kann es nicht oft genug sagen: Humor ist kein Ersatz, sondern die beste Ergänzung zur Kompetenz. Schließlich müssen Sie nicht nur mit fachlichem Wissen führen, sondern auch mit entsprechenden sozialen Kompetenzen. Können Sie über sich selbst und mit Ihrem Team lachen, so wird man Sie als kompetent *und* sympathisch wahrnehmen. Ihr Team ist motivierter und die Fehlzeiten verringern sich. Dazu gibt es bereits groß angelegte Studien.

Humor in Verhandlungen

Humor am Arbeitsplatz ist oft ein Tabu. »Wer lacht, hat noch Reserven« ist ein weitverbreiteter Glaubenssatz, der leider dazu führt, dass wir uns im Büro in größtenteils humorfreien Zonen bewegen.

Geht es um Kundengespräche, wird es noch ernster: Absolute Seriosität ist hier das oberste Gebot der Unternehmenskultur.

Es gibt tatsächlich Coaches, die dazu raten, in schwierigen Verhandlungen gezielt Wut und Ärger einzusetzen, um das eigene Ziel zu erreichen. Die Idee ist einfach: Die starken negativen Gefühle sollen den anderen unter Druck setzen und ein Entgegenkommen erzwingen.

Ich halte das für einen falschen, wenn nicht sogar gefährlichen Ansatz. Denn gespielter Ärger oder gar ein erpresserischer Verhandlungsstil verursachen einen Bumerangeffekt, der Sie früher oder später einholt.

Wer als harter Verhandler auftreten möchte und dabei einen Ton an den Tag legt, wie er sonst auf dem Kasernenhof herrscht, wird seinen Gesprächspartner nur einschüchtern und sicher nicht als angenehmer Verhandlungspartner in Erinnerung bleiben. Wichtig ist also Folgendes: Hart verhandeln heißt zwar, hart in der Sache zu bleiben. Aber nicht im Ton. Zeit für Humor!

Inwiefern lässt sich Humor als ernsthafte Verhandlungstechnik einsetzen? Die Frage, die sich in diesem Zusammenhang stellt, ist, ob der Witz per se ein probates, funktionierendes Kommunikationstool ist, um Verhandlungen zu einem erfolgreichen Abschluss zu führen. Wie weit vertrauen erfahrene Verhandlungsexperten doch lieber auf eine sachliche, emotionsneutrale Darstellung der Argumente?

In einer Befragung von Berufsdiplomaten gaben zwei Drittel an, dass feinsinniger, kultivierter Humor in fast allen Gesprächssituationen sinnvoll ist. Selbst wenn über harte Fakten verhandelt wird, darf der Humor nicht fehlen, da er als wichtiges Mittel für den Verhandlungserfolg erkannt wurde.

In Verhandlungen konzentriert man sich auf eine sachliche Darbringung der eigenen Argumente. Ebenso wichtig wie ein strategischer Gesprächsführungsplan, Verhandlungserfahrung und Fachwissen sind jedoch Ihre persönliche Einstellung und Sozial- oder Emotionskompetenz. Offenheit, Empathie für den Gesprächspartner und gute Laune können die eigene Verhandlungssicherheit stärken und somit zu einem Verhandlungsgewinn führen.

Anspannung ist ein normaler Bestandteil von Verhandlungen. Schließlich möchten Sie etwas, das Ihr Gegenüber vermutlich nicht will, und Sie müssen diese Differenzen überwinden, um einen Kompromiss zu finden beziehungsweise bestenfalls sogar ohne Entgegenkommen Ihr Ziel zu erreichen.

Humor kann wunderbar helfen, über Differenzen hinweg zu verbinden – denn wer miteinander lacht, hat eine Gemeinsamkeit, selbst wenn man in der Sache einen anderen Standpunkt vertritt als der Gesprächspartner.

Humor hat einen Einfluss auf den Verlauf von Verhandlungen, indem er das Gespräch belebt und auflockert. Geht es darum, ein Problem zu lösen, kann Humor auch förderlich sein, indem er die Kreativität fördert und so innovative Lösungsansätze entstehen lässt. Ebenso können Sie Humor einsetzen, wenn Sie sich in die Ecke gedrängt fühlen: Mit einer humorvollen Bemerkung können Sie einer heiklen Frage geschickt ausweichen und charmant auf ein anderes Thema überleiten. Mit einem humorvollen Kommentar können Sie eine Sache wunderbar auf den Punkt bringen. Außerdem hilft er in der Diskussion hart zu bleiben, aber gleichzeitig dem Gesprächspartner gegenüber menschlich zu wirken.

Die vielen Spielvarianten des Humors

Nicht alle Arten von Humor sind für unser Ziel, im privaten und beruflichen Alltag erfolgreicher zu sein, gleich gut geeignet. Wenn ich sage, wir sollten in unserem Alltag die Ressource »Humor« mehr nutzen, dann meine ich nicht, dass Sie pausenlos Witze erzählen sollen. Wenn Sie nicht gerade ein ausgezeichneter Witze-Erzähler sind, wäre das vermutlich nicht besonders lustig.

Humor ist eine POSITIVE GRUNDHALTUNG ZUM LEBEN.

In der Gelotologie, der Lachforschung, haben sich zahlreiche Wissenschaftler den Kopf darüber zerbrochen, eine Definition für Humor zu finden. Inzwischen hat man sich weitestgehend auf vier Kategorien von Humor geeinigt:

- 💚 **SOZIALER HUMOR:** Beschreibt kommunikativen und heiteren Humor, der Menschen verbindet. Sie lachen und scherzen viel mit Ihren Freunden.
- 💚 **SELBSTAUFWERTENDER HUMOR:** Beschreibt eine humorvolle Sicht des Lebens als Stressbewältigung. Passiert Ihnen ein Missgeschick, können Sie darüber lachen und finden Ihre Situation halb so schlimm.
- 💚 **FEINDLICHER/AGGRESSIVER HUMOR:** Meint Spott und beleidigenden Humor. Sprich: Wenn eine Person in Ihrem Umfeld einen Fehler macht, werden Sie ihn gehässig damit aufziehen und auch noch darüber lachen, wenn Sie merken, dass die Schmerzgrenze des anderen überschritten wurde.
- 💚 **SELBSTABWERTENDER HUMOR:** Wenn Sie über sich selbst Witze machen, um andere auf eigene Kosten zu unterhalten. Auch wenn man über sich selbst lachen können muss, tun Sie das nicht zu oft – sonst ziehen Sie sich selbst ins Lächerliche und verlieren an Seriosität.

Wenn Sie Humor nutzen, ist es wichtig, dass Sie primär sozialen Humor einsetzen. Denn sozialer Humor verbindet! Der übermäßige Einsatz von aggressivem Humor hingegen wird dafür sorgen, dass Sie sich auf die Dauer unbeliebt machen. Besonders wenn Sie Führungskraft sind, wirkt diese Art von Humor einschüchternd und wird nicht für einen Vertrauensaufbau in Ihrem Team sorgen.

Die Grundvoraussetzung für Humor im Business ist, sich gegenseitig mit Respekt zu begegnen. Eine ganz wichtige Regel für den Gebrauch von Humor, sowohl im privaten als auch im beruflichen Umfeld, ist: Lachen Sie miteinander, aber nicht übereinander! Und wenn übereinander, dann sollten alle Beteiligten ihr Fett wegbekommen! Dann herrscht Humorfrieden! ☺

Kann man Humor lernen?

Bei meinen Vorträgen stelle ich gerne folgende Frage, um ein grobes Humorstimmungsbild des Saals zu bekommen: »Wer von Ihnen ist ein humorvoller Mensch?« Durchschnittlich 40–50 Prozent heben die Hand.

Dann ergänze ich die Frage mit dem Gag: »In einer großen Studie hat man herausgefunden, dass humorvolle Menschen auch extrem intelligent sind. Also wer von Ihnen ist ein humorvoller Mensch?«

Diese Pointe sorgt nicht nur für Lacher, sondern öffnet auch in der Metaebene unsere Denkmuster und Glaubenssätze. »Aha, wenn Humor etwas mit Intelligenz zu tun hat, dann habe ich natürlich auch Humor.«

Humor hat etwas mit Intelligenz zu tun – einerseits der Intelligenz, von der alle behaupten, genug von ihr zu besitzen, also abstrakt und vernünftig zu denken und daraus ein sinnvolles Handeln abzuleiten, andererseits vor allem mit der sozialen, emotionalen Intelligenz.

Um ehrlich zu sein: Ich glaube nicht, dass es gänzlich humorbefreite Menschen gibt! Das Problem vieler Arbeitnehmer jedoch ist, dass sie sich nicht trauen, humorvoll aufzutreten, da sie einen Status- beziehungsweise Seriositätsverlust fürchten. Ich kann Sie aber beruhigen: Richtig eingesetzter Humor kann Sie nicht nur menschlicher, sondern auch kompetenter erscheinen lassen und ist ein Karrierebeschleuniger.

Wer dennoch denkt, nicht besonders humorvoll zu sein, und dies ändern möchte: Sicher haben manche ein Talent, komisch zu sein. Man kann auch lernen, sich selbst nicht auf das Podest der Wichtigkeit zu stellen, denn Humor hat viel mit der Haltung gegenüber sich selbst und anderen zu tun.

Seien Sie gelassen und haben Sie keine Angst, zu scheitern. Passiert Ihnen ein Missgeschick, lachen Sie über sich selbst und teilen Sie das Erlebnis mit anderen! So leisten Sie einen Beitrag dazu, dass sich nach und nach eine humorvollere Arbeitsatmosphäre in Ihrem Team entwickelt, da sich auch Ihre Kollegen trauen werden, die eine oder andere lustige Geschichte zu erzählen.

Humor hat auch etwas mit charmantem Regelbrechen zu tun. Wenn wir Humor einsetzen, müssen wir uns von manchen Glaubenssätzen trennen, zum Beispiel diesem: »Im Job wird kompetent und seriös kommuniziert, hier gibt es keinen Platz für Frohsinn, Witz und Pointe.« Gerade im Job, wo wir weit über zwei Drittel der Wachzeit unseres Lebens verbringen, herrscht ein Humordefizit, das förmlich nach Optimierung schreit.

Als kleines Beispiel für humorvolles Andersdenken bei der Businesskommunikation möchte ich die »Abwesenheitsnotiz neu« anführen.

Wie kommunizieren 90 Prozent der Geschäftsleute ihren Kunden, Partnern und Kollegen, dass sie auf Urlaub, auf Fortbildung, in jedem Fall außer Haus, also »out of office« sind? Wir verkünden das natürlich nicht persönlich, sondern per Mail – mit einer automatischen Antwort, der Abwesenheitsmeldung oder neudeutsch: dem Autoreply. Ich finde, wenn schon ein Automat mit Ihrem Geschäftspartner kommuniziert, dann sollte er das kreativ, originell, humorvoll anders und mit dem nötigen sympathischen Augenzwinkern tun. Sie können es beeinflussen, es ist Ihr PC und Ihre Tastatur – und das sollten Sie auch, meint der Humorexperte! 😌

Warum? Ein persönliches, originelles Autoreply bietet die Chance, passiv und ohne viel Aufwand gut, klar und dennoch mit einem Schuss Humor zu kommunizieren, das elektronische Tool aktiv als gefälliges Kommunikationsinstrument zu nutzen. Die Realität sieht anders aus: Die meisten Abwesenheitsmeldungen sind langweilig, unpersönlich und einseitig.

Seit einigen Jahren sammle und entwickle ich mit meinem Team maßgeschneiderte Abwesenheitsnotizen für verschiedene Branchen und Persönlichkeiten. Dabei ist uns eines besonders

wichtig: Zwei Dinge optimal und stimmig zu verbinden, nämlich klare Information und feine Unterhaltung.

Bereit?

Ich bin ab 3.9.2013 wieder im Amt. In Würden bin ich jederzeit. :-)

Unser Office ist selbstverständlich rund um die Uhr besetzt,
vor allem jedoch von 9:00–17:00!

Meine Vertretung, Fr. XY (DW 33), und die nettesten Kolleginnen dieser Welt freuen sich unter +43/1/XXXXXXX über
Lob und Glückwünsche, charmante Komplimente und neue,
coole Aufträge.

Meine E-Mails checke ich von mäßig bis unregelmäßig,
sicherlich jedoch nicht übermäßig.

Mit abwesenden, dafür umso freundlicheren Grüßen

Die folgende kreative Abwesenheitsbotschaft stammt von Cor-
nelia Dalsasso, einer Positionierungsexpertin[6], die mir die
Erlaubnis gegeben hat, den Text hier zu veröffentlichen. Danke,
Cornelia!

Hallo,
ich bin Edgar, Ihr Wartezeit-Entertainer. Küss die Hand.

Vielen Dank für Ihre Nachricht!

Ich sorge dafür, dass Sie verlässlich innerhalb von 48 Stunden eine Antwort bekommen. Ausgenommen an Wochenenden, da habe nur ich Dienst, und in Sachen Positionierung
hab ich nichts beizutragen.

Dringend? Dann rufen Sie meine Chefin an: Tel: XXX

Um Ihre Wartezeit zu verkürzen, habe ich mir diese Aktivitäten für Sie einfallen lassen:

Besuchen Sie unsere Website: http://www.XXX

Wie wäre es mit einem TED-Talk, den wir mögen: The Art of
Asking von Amanda Palmer

https://www.youtube.com/watch?v=xMj_P_6H69g
Oder besuchen Sie uns auf Facebook: XX
Wofür haben Sie sich entschieden?
Schreiben Sie mir doch! Ich bin zwar nur eine kleine Software-Einheit, aber ich liebe Ihre Post!
Herzliche Grüße,
Edgar, Ihr Wartezeit-Entertainer

Die folgende kreative Out-of-Office-Message habe ich von einer kleinen Bäckerei erhalten:

Danke für Ihre Email.
Wir sind neugierig, was Sie uns schreiben. Und wir werden es gerne und persönlich, so schnell es geht, beantworten.
ABER.
Im Augenblick ist das nicht möglich, da wir die Hände im Teig, die Nase im Backofen oder den Kopf ganz woanders haben.
Kleines Team, viel zu tun. Sie kennen das vielleicht.
Deshalb bitten wir um Nachsicht und Geduld. Unser Ziel ist, innerhalb von 48 Stunden zu antworten. Wenn Sie bis dahin nichts von uns gehört haben, schicken Sie Ihre Mail bitte noch einmal. Oder rufen Sie kurz an. Damit Ihr Anliegen ganz bestimmt nicht untergeht.
Noch einmal: Danke für Ihre Nachricht.

Auch so geht's:

In diesem Moment schlafen 7,3 Millionen Menschen, 19,1 Millionen essen, 1,8 Milliarden geben vor, zu arbeiten, und 2,1 Millionen machen derzeit Urlaub. Ich bin einer davon!
Mit voller Energie, vielen frischen Ideen und einem entspannten Lächeln bin ich ab xx wieder für Sie da.

In meiner Abwesenheit erfüllt Ihnen jedoch gerne unser voll motiviertes Happy&Ness-Team unter xx bzw. xx.at jeden Wunsch rund um Events und Seminare.
Mit abwesenden, dafür umso freundlicheren Grüßen

Oder, wie wär's mit der? Kurz und knackig!

Wea vil arbeitet mach fehla. Daherr bin ich dann maal wek bis xx 2020.
Sie brachn Hilfe? Bite an XX@XX mehlen, sie kent sich aus.

Sie sehen: Oft sind die Texte nur mit ein paar kreativen, branchenspezifischen Begriffen oder Formulierungen versehen, um bereits anders zu wirken. Und die frische Brise Humor macht sie richtig lesenswert.

Es ist mir nicht nur einmal passiert, dass mir Kunden auf meine spezielle Out-of-Office-Nachricht geantwortet und mir erzählt haben, dass sie meine Abwesenheitsnotiz gleich im gesamten Unternehmen herumgeschickt haben, weil sie ihnen so gut gefallen hat. Und einen ganz besonders schönen Urlaub haben sie mir auch gewünscht. 😌 Wie cool ist das, wenn eine »schlechte Nachricht« (mein Ansprechpartner ist nicht erreichbar) eine positive Reaktion hervorruft!

Wie können Sie nun Ihre ganz spezielle Abwesenheitsnotiz (er)finden?

Machen Sie bei Ihrem nächsten Teammeeting ein kreatives Brainstorming und sammeln Sie Begriffe, die mit Ihrer Branche und Ihrem Job zu tun haben. Überlegen Sie, welche Metaphern es dazu gibt, welches plakative Beispiel man verwenden kann. Gibt es ein kleines Wortspiel, das passen könnte? Setzen Sie sich im ersten Schritt keine mentalen Hürden oder Verbote. Das können Sie nachher immer noch tun.

Und all jenen, die gerade denken: »Ja, ist ja ganz lustig, aber bei mir in der Bank, in der Versicherung, in der Rechtsanwaltskanzlei (...) geht das alles nicht«, sage ich: Je seriöser ein Unternehmen vorgibt zu sein, desto mehr braucht es Leichtigkeit in der Kommunikation. Ich meine wirkliche Leichtigkeit und intelligenten Humor und keinen Klamauk! Ich habe auch aus diesen »ernsthaften« Branchen wunderbare Texte gelesen, wie diesen hier von einer Steuerberaterin in einer großen Kanzlei:

> Liebe Klientinnen, liebe Klienten, liebe Finanzbeamte!
> Ich habe Steuerakt und Computer gegen Sonnenbrille und Strandkorb eingetauscht. Von XX bis XX werde ich mich deshalb nur mit der Registrierkassenpflicht von Eisverkäufern am Strand beschäftigen.
> Sobald ich zurück bin, werde ich mich um meine Mails kümmern. Ich bitte um Verständnis, falls es aufgrund der hohen Anzahl eingegangener Mails etwas dauert, den Sand da rauszuklopfen und zu antworten. Vielen Dank!
> Während meiner Abwesenheit wenden Sie sich bitte in dringenden Angelegenheiten an meine – noch nicht ganz so urlaubsreife – Kollegin XX.
> Mit entspannten Grüßen
> Mag. XX

Eines setze ich noch drauf: wie man humorvolle Kommunikation global denken und leben kann. Wobei *leben* wahrscheinlich das falsche Wort ist bei meinem nächsten Beispiel. 😌

Ist ein Bestattungsunternehmen etwas Lustiges? Nein, sicher nicht! Ganz anders sehen es die Wiener Bestattung und das Bestattungsmuseum, die mit – im wahrsten Sinn des Wortes – schwarzem Humor eine ganz spezielle Kommunikations- und Marketinglinie entwickelt haben.

Mit ihren frechen Sprüchen auf T-Shirts und Gadgets wie »Friedhöfe Wien – Hier liegen Sie richtig«, »Der letzte Wagen ist immer ein Kombi«, »Bestattung Wien! Rauchen sichert Arbeitsplätze« oder Aufdrucken auf Sportbeuteln à la »Ich turne bis zur Urne« kamen sie in fast alle nationalen Medien. Auch in Deutschland waren sie medial enorm präsent. Die Produkte sind immer in kürzester Zeit ausverkauft – eine unglaubliche, kostengünstige Werbewirkung durch gezieltes Regelbrechen.

Woran scheitern die Anwendung von Humor und die Entwicklung neuer, kreativer Ideen oder mutiger innovativer Wege? Wir kennen sie alle, die Killerphrasen, die man im Laufe seines Berufslebens sammelt, hegt und pflegt.

Hier meine Hitliste, ein Best-of:

♥ »Das haben wir schon immer so gemacht.«
♥ »Wo kommen wir denn da hin, wenn wir was ändern?«
♥ »Das haben wir doch noch nie so gemacht.«
♥ »Das geht bei uns sowieso nicht.«
♥ »Dazu fehlt uns die Zeit.«
♥ »Machen Sie mal so weiter und sehen wir mal.«
♥ »Darüber reden wir ein anderes Mal.«
♥ »Das funktioniert in der Praxis nicht.«
♥ »Das ist ja wohl eine recht naive Vorstellung, die Sie da haben!«
♥ »Das gibt's doch schon.«
♥ »So etwas Ähnliches haben wir schon mal versucht.«
♥ »Da können Sie nicht mitreden. Sie haben ja von Versicherungen, Banken usw. keine Ahnung.«
♥ »Wir können doch hier nicht ständig alles verändern!«
♥ »Wer diese Idee hatte, ist absolut realitätsfremd!«
♥ »Das dürfen wir hier nicht.«
♥ »Das bringt doch alles nichts.«
♥ »Das ist doch alles graue Theorie.«
♥ »Nehmen Sie's nicht persönlich. Das klingt ja ganz gut, aber wird nichts bringen.«
♥ »Dafür sind wir doch gar nicht zuständig.«
♥ »Wir haben doch auch so schon genug zu tun.«

- ♥ »Wir würden hier ja alle gerne, aber die von Corporate in den USA ...«
- ♥ »Das weiß doch jeder, dass so was nicht funktioniert.«
- ♥ »Um das beurteilen zu können, fehlt Ihnen das Insiderwissen.«
- ♥ »Dafür gibt es leider kein Budget. Nein, auch nächstes Jahr nicht!«
- ♥ »Wir sind schon genug lustig.«
- ♥ »Wenn ich lachen will, gehe ich ins Kabarett.«

MEIN TIPP: Lassen Sie sich nicht durch die »Ja, aber-Community« beeinflussen. Seien Sie nicht blinder Passagier des alltäglichen Wahnsinns. Seien Sie der Pilot! Gestalten statt verwalten. Mutig sein, Risiko eingehen, sich nicht von der »Geht-Nicht-Pessimisten-Clique« einfangen lassen, denn auf diesem Mist wächst nicht mal Unkraut.

Ich habe den Eindruck, dass keiner mehr Verantwortung für andere, kreative Zugänge wie eben Humor, Leichtigkeit und schräges Denken übernehmen möchte. Es gibt mehr Verhinderer und immer weniger Macher!

Wir sprechen von innovativen Technologien, digitaler Revolution, Disruption, aber wenn es um emotionales Quer- und Neudenken geht, sind wir ganz schnell still, nein, fast gelähmt. Nur nicht auffallen, nur nichts Neues ausprobieren. Immer versuchen, keinen Fehler zu machen. Lieber das nehmen, was man kennt, als neue Ufer zu suchen.

Befreien Sie sich vom Angst-Gen, das so oft gar keine Berechtigung hat, zu existieren. Humor ist das beste Mittel gegen Angst und hilft uns, unsere Kreativität zu fördern und zu leben. Aber die Erlaubnis dazu müssen wir uns selbst geben. Wie wär es mit der Devise: »Einfach mal machen, könnte ja gut werden«?

Diese Erlaubnis zur Leichtigkeit steht allerdings selten im Dienstvertrag. Wenn doch, sind Sie im richtigen Unternehmen!

Humor ist kreativer Ausdruck des Eindrucks

Bereits unsere Vorvorvor-Väter und solche, die sich dafür hielten (weil es damals ja noch keine Vaterschaftstests gab), nutzten das Wort *Humor*. Als humorvoll galt man, wenn man besonders sensibel gegenüber schrägen Situationen oder eigenartigen Phänomenen war.

In der Gegenwart wird jenen Menschen ein Sinn für Humor zugeschrieben, die in der Lage sind, nicht nur auf ungewöhnliche oder schräge Ideen positiv zu reagieren, sondern diese auch zu entwickeln und umzusetzen.

Douglas Hofstadter, der bereits 1989 eine große Studie mit der Fragestellung, was humorvolle Menschen gemeinsam haben, durchgeführt hat, weiß, dass Leichtigkeit und der Sinn für das Lustige im Ernsten nichts anderes sind als der Ausdruck einer kreativen Intelligenz.

Was haben also nun humorvolle Menschen gemeinsam?

- ♥ Sie haben Ideen, die neuartig und damit einzigartig sind.
- ♥ Sie können neue Begriffe herstellen, indem sie alte Definitionen auf neuartige Weise zusammenfügen.
- ♥ Sie entwickeln Schlagfertigkeit und können interessanterweise auch gefährliche Situationen zuerst erkennen.
- ♥ Sie haben die Fähigkeit, für ein Problem mehrere Lösungen zu entwickeln.
- ♥ Sie können sehr flexibel auf spezifische Lebenssituationen reagieren.
- ♥ Sie finden trotz trennender Unterschiede Ähnlichkeiten in Situationen und auch umgekehrt: Sie finden trotz ähnlicher Situationen trennende Unterschiede.

Humor ist oft, einfach Quatsch zu machen und so dem Unsinn Sinn zu geben!

Humor hebt sich von der Masse der üblichen Business-Tools ab. Ich hatte Ihnen bereits eine Möglichkeit in Form der kreativen Abwesenheitsbotschaften nähergebracht, die Sie relativ leicht umsetzen können.

Ein viel mutigeres Beispiel liefert die größte Billigfluggesellschaft der Welt, Southwest Airlines, ihres Zeichens Pionier des Billigflugsegments. Ich finde, die Flugbranche setzt generell immer wieder auf humorvolle Aktionen und Interaktionen, egal ob am Boden oder in der Luft. So sollten Sie sich im Netz zum Beispiel witzige Sicherheitshinweise wie diese ansehen:

https://www.youtube.com/watch?v=dGUhbmkC7Ck
https://www.youtube.com/watch?v=DfaYKYFYHBk
https://www.youtube.com/watch?v=4gCMgCcPMdI

Zurück zu Southwest Airlines: Dort laufen Bewerbungsgespräche, sagen wir, ein bisschen anders ab.

Bei den Massen-Bewerbungsgesprächen werden unter den richtigen Bewerbern im Wartesaal ein paar Schauspieler, Improvisationskünstler und Fake-Bewerber im Sinne eines versteckten Theaters eingeschleust. Hier finden sich schräge Typen als Punker, Menschen im Pyjama, Beachboys, die ihr Surfbrett dabeihaben, und sogar Personen, die durch eine verkehrt getragene Pilotenuniform auffallen. Der Sinn dahinter: Psychologen und HR-Verantwortliche beobachten die Kandidaten, wie sie mit diesen schrillen Gestalten und der Situation allgemein umgehen. Je nach Reaktion, Verhalten und Umgang werden sie überhaupt erst zu den wirklichen Bewerbungsgesprächen zugelassen.

Humor, meine emotionale »Erste-Hilfe-Box«

Für die folgenden Seiten habe ich mir etwas Spezielles für Sie überlegt.

Ich möchte Ihnen gerne ein kleines Best-of meiner Humorideen präsentieren, eine Art FIRST-AID-KIT für gute Laune!

Beispiele, wie Sie mit mehr Leichtigkeit durchs Leben gehen können, wie Sie andere mit guter Laune anstecken und vielleicht auch aus dem Tal der Frustration, der schlechten Stimmung oder gar der Trauer herausholen können. Kurze Weisheiten mit langer Haltbarkeit.

Es gibt viele Ansätze, Menschen zum Schmunzeln, zum Lachen und dadurch auch zum Nachdenken zu bringen. Ich erhebe in keinster Weise den Anspruch, mit meinen Geschichten, Philosophien, Texten und Ideen den Heiligen Gral der Heiterkeit gefunden zu haben. Jedem bleibt es selbst überlassen, seinen ganz speziellen Humor zu finden, und das ist das Allerbeste; jeder Mensch ist anders, tickt anders.

Sehen Sie die kommende Sammlung als kleine, feine Impulsquelle. Und ich hoffe, dass meine Quelle der guten Laune nie versiegen wird. 😌

Also, auf geht's!

Das Nörgel-Miesepeter-Abladezimmer

Ich plädiere seit Jahren dafür, in den Unternehmen dieser Welt sogenannte *Smile Zones* einzurichten, wo die schlechte Laune vor der Tür bleiben muss. In manchen Büros gibt es bereits erste Initiativen, was mich sehr freut.

Der Philosoph Paul Watzlawick und seine paradoxe Intervention, bei der scheinbar Negatives derart überzeichnet wird, dass es unsere Denkweise ins Positive lenkt, war der Auslöser für folgende Idee: Richten Sie in Ihrem Betrieb eine offizielle Jammerzone ein. Hier kann man sich zu gewissen Zeiten mit Menschen treffen, um gemeinsam Probleme zu wälzen, Griesgrämigkeiten auszutauschen, über alles Schlechte im Leben zu tratschen oder neues Schlechtes zu suchen.

Der Clou dabei: Diese Jammerzone ist nur 20 Minuten pro Tag geöffnet, also muss ich mir ganz genau überlegen, wann ich wie, mit wem und vor allem warum jammere. Glauben Sie mir, allein die Vorstellung, in einem Unternehmen eine Jammerzone zu etablieren, lässt uns umdenken.

Wie formulierte schon Reinhard Mey so treffend: »Alles, was uns groß und wichtig erscheint, wird auf einmal nichtig und klein!«

Das mentale Stoppschild für alle »Gute-Laune-Killer«

Wir verpassen oft das Schöne, Schrille, Besondere im Leben, weil wir uns mit negativen Gedanken beschäftigen. Ich verordne Ihnen jetzt als Arzt den »Stopp für Gute-Laune-Killer«!

Gerade wenn sich Ihre Gedanken immer wieder um ein Problem drehen, es einkreisen, ist die Abwärtsspirale vorprogrammiert. Es entstehen leider selten Lösungen oder Ergebnisse, sondern im Gegenteil negative Szenarien in Ihrer Vorstellungswelt. Das ist gar nicht gut!

Also halten Sie sich mein mentales Stopp-Schild vor Ihr geistiges Auge. Ich kann Ihnen versprechen, die meisten Dinge, über die wir uns Sorgen machen, werden nie eintreten. Ja, richtig gelesen, über 87 Prozent aller angenommenen Katastrophen treten nie ein, und bei den restlichen 13 Prozent haben wir keine Interventionsmöglichkeit, es liegt also nicht in unserem Entscheidungsbereich oder Aktionsradius!

Humor to go

Natürlich habe ich eine Facebook-Seite und bin auch in verschiedenen anderen Socialmedia-Kanälen vertreten. Neben Informationstransfer und Marketing für meine Vorträge und sonstigen Kommunikationsangebote nutze ich diese Plattformen vorwiegend, um humorvoll Dinge des Alltags zu relativieren, sie pointiert zu kommentieren oder wie oben bemerkt scheinbaren Problemen und Ängsten die Bitterkeit und Schärfe zu nehmen.

Diese Texte, Pointen, Wortspiele und Essays firmieren bei mir unter dem Plot der »Arzt-des-Vertrauens-Sprüche«, von denen ein paar meiner liebsten Einzug in diesen Buchteil gefunden haben.

Was? Sie sind noch nicht mit mir auf FB befreundet? Hier geht's zu meinem digitalen, gesunden, kunterbunten Humorplaneten: https://www.facebook.com/roman.szeliga

https://www.facebook.com/Dr-Roman-Szeliga-1598427873735207/?ref=bookmarks

Ein interessantes Phänomen übrigens: Werden meine philosophischen und manchmal auch zeitkritischen Statements relativ oft mit dem berühmten »Gefällt mir«-Häkchen versehen, so stehen sie in keinem Vergleich zu meinen humorvollen Bonmots, Wortspielen und Anekdoten, die richtig durch die Decke gehen.

Laut einer Umfrage von CoSchedule.com werden Inhalte, die Emotionen wecken, wesentlich häufiger geteilt. Auf Platz Nummer eins stehen freudige Posts und humorvolle, kurze Texte. Emotionen beim Nutzer zu schaffen, ist ein Erfolgsrezept für reichweitenstärkende Social-Media-Aktivitäten in allen Branchen.

Auch hier zeigt sich: Humor ist extrem wichtig für uns Menschen und das Gegengift zum Ernst des Lebens!

Beziehungsweise …

Ich finde, jeder sollte jemanden haben, mit dem er manchmal nicht normal sein muss. Ein Partner eignet sich hierfür am besten!

Ein wenig schreibe ich an anderer Stelle über die gesunde Kraft von guten Beziehungen. Hier gibt es auch gleich etwas, bietet doch gerade die Frau-Mann-Beziehung einen enormen Spielraum für Humor.

In diesem zwischenmenschlichen Bereich ist auch die Ausnahme einer Regel zu Hause: Hier macht es allen Spaß und auch Sinn, nicht nur miteinander, sondern übereinander zu lachen.

Das Lachen über die berühmten Klischees ist für beide Geschlechter ein gutes Ventil: das geliebte Gegenstück immer wieder einmal durch den Kakao zu ziehen, liebevoll, aber doch mit viel Schwung! 😌

Ich komme gerade auf dumme Gedanken, kommen Sie mit?

Sind Sie bereit für ein paar Wortspiele, Weisheiten und Schwarzheiten aus meiner Facebook-Rubrik »Der Arzt des Vertrauens«? Wenn nicht, dann müssen Sie die nächsten Seiten überspringen.

Sie sind noch da? Gut, dann geht's los. Als Erstes möchte ich Sie, geneigte Leserin, geneigter Leser, mit ein paar Beziehungsgrundregeln vertraut machen:

1) Wenn die Frau etwas erzählt hat und der Mann es nicht mehr weiß, hat der Mann einfach nicht zugehört. Wenn der Mann etwas erzählt hat und die Frau es nicht mehr weiß, hat der Mann es nie erzählt! 😌

2) Eine gute Beziehung darf man erst dann als solche bezeichnen, wenn man die Handys vertauschen kann und zwei Tage später immer noch zusammen ist.

3) Sie sollten Ihre Beziehung überdenken, wenn Ihnen Ihre

Partnerin immer noch die Kleider vom Leib reißen möchte, allerdings nur noch, um die Waschmaschine vollzukriegen!

4) Der beste Ort, mit seinem Partner Schluss zu machen, ist immer noch McDonalds. Keine Messer, keine Gabeln, kein Geschirr. Und im Fall der Fälle kann man sich immer hinter einem dicken Kind verstecken.

Ich bin immer auf der Suche nach kompakten Daten, Zahlen, Fakten, Studien, Umfragen und Co, die ich gerne mit dem entsprechenden Augenzwinkern betrachte.

Psychologen haben zum Beispiel herausgefunden, welche die fünf schwierigsten Fragen sind, die Frauen ihren Männern stellen können.

Ich gebe Ihnen dazu, wohlüberlegt, ein paar Tipps, was Sie antworten können oder auf keinen Fall antworten dürfen. Ich möchte Sie, werte Männer, nur dafür sensibilisieren, dass diese Fragen statistisch gesehen die häufigsten sind, die gestellt werden, also bereiten Sie sich sorgfältig darauf vor.

1) Liebst du mich?
   (Die zweitbeste Antwort ist »Ja«, die beste: »Ja, Schatz!«)
2) Woran denkst du gerade?
   (Wenn es etwas Harmloses ist, dann sagen Sie es ruhig. Ansonsten hilft auch diese Antwort: »Immer nur an dich!« Verstärkbar übrigens mit: »Immer nur an dich, Schatz!« Glaubt sie zwar nicht, schmeichelt ihr aber.)
3) Findest du, dass ich dick bin?
   (Falsche Antworten in jedem Fall: »Frag mich bitte was Leichteres!« und »Im Vergleich wozu?«)
4) Findest du sie hübscher als mich?
   (Vorsicht, Falle! Die richtige, und zwar einzig richtige Antwort ist: »Natürlich nicht!« Gefährlich ist, die Antwort als Gegenfrage zu formulieren: »Was meinst du mit hübsch?«)

5) Was würdest du tun, wenn ich sterbe?
(Ihre Antwort »Ich wäre sehr, sehr traurig!« rettet Sie nur kurzfristig. Hier bereiten Sie sich bitte auf eine laaange Diskussion vor, die von verbalen Tretminen begleitet ist. Vorsicht, Vorsicht, Vorsicht!)

Der Arzt Ihres Vertrauens hat herausgefunden, was auch viele Studien bestätigen: dass sich die meisten Frauen einen Mann wünschen, der sie zum Lachen bringt und beschützt. Also eine Art Ninja-Clown.

In der gleichen Untersuchung fand man heraus, dass viele Frauen absolut kein Problem damit hätten, wenn ihre Partner im Haushalt an Spülsucht leiden!

Wenn eine Frau über die Witze ihres Mannes lacht, kann das nur eines bedeuten: Gäste sind da! Auf der anderen Seite, meine Herren: Frauen und Kühlketten darf man nicht unterbrechen!

Und Sie, meine Damen, das Leben ist kein Märchen. Wenn Sie zu Mitternacht einen Schuh verlieren, dann sind Sie betrunken!

Humor hat die Qualität, bei scheinbaren Differenzen, Schrullen oder eingefahrenen Situationen mit einem ironisch-satirischen Blick das lachende Auge zuzudrücken: Ich habe eine Studie gelesen, die besagt, dass 73 Prozent aller Männer eine selbstbewusste, attraktive, intelligente, sympathische, unabhängige und humorvolle Frau suchen! Also ehrlich, Jungs, braucht so eine Frau einen Mann? 😊

Wussten Sie schon ...

... dass Himmel und Hölle oft sehr nah beieinanderliegen? Zum Beispiel, wenn *sie* Schuhe kaufen geht und *er* kommt mit ...

... dass ein negativer IQ-Test negativ ist, ein positiver Schwangerschaftstest aber positiv oder negativ sein kann?

... dass Single-Männer viel seltener eine Männergrippe haben? Eine Männergrippe braucht Publikum!

... dass viele Frauen mehr wissen, als wir Männer je vergessen können?

... dass Frauen Männer gar nicht mögen, die ihre neuen Schuhe mit den Worten »Die sehen aber echt bequem aus!« kommentieren?

... dass bei kleinen und großen Problemen oft der Erste-Hilfe-Kuss hilft?

Gute Gefühle 2 go

Die gute Nachricht ist die bessere!

Wie geht es Ihnen mit den Horrormeldungen in Endlosschleife? Umweltkatastrophe. Trump. Bestechungsfall. Gelbwesten. Brexit. Lebensmittelskandal. Flüchtlinge. Terror. Hass. Gewalt. Oder schon wieder ein kleiner Wahnsinn in Nordkorea? Was steht heute an erster Stelle der Breaking News?

Früher wurden die Überbringer von schlechten Nachrichten hingerichtet, heute moderieren sie jeden Abend die News-Sendungen dieser Welt. Sie wünschen uns einen »guten Tag« und sagen uns dann, mittels unzähliger frustrierender Beiträge, schockierenden Storys und erschütternder Berichte, warum es keineswegs ein guter Tag ist.

Ich sage es ganz offen: Ich kann es nicht mehr hören, ich kann es nicht mehr sehen!

Unsere Großeltern und Eltern mussten sich sehr anstrengen, überhaupt ein wenig informiert zu bleiben. Heute müssen wir eher versuchen, dem exzessiven Nachrichtenwahnsinn eine symbolische Scheuklappe zu verpassen: 24 Stunden, 365 Tage im Jahr erreichen uns Katastrophenmeldungen. Was aber macht der negative Informations-Tsunami mit uns, wenn wir täglich mit diesem Weltenhorror konfrontiert sind?

Die gute Nachricht zuerst: Informationen in der für uns richtigen Dosis helfen unserem psychischen Wohlbefinden. Dafür müssen wir die Zusammenhänge der Fakten erkennen, und Verständlichkeit, Relevanz und Sinnhaftigkeit müssen erkennbar/gegeben sein. Das gibt uns das subjektive Gefühl der Kontrolle einer Situation, was im richtigen Leben vollkommener Quatsch ist.

Dadurch, dass wir uns mit dem Geschehen proaktiv beschäftigen, nehmen wir ihm den fiktiven Giftstachel und machen es für uns ungefährlich. Es dient unserem psychischen Selbstschutz. Ansonsten würden wir aufgrund der vielen negativen Meldungen schlicht und einfach durchdrehen. So schaut's aus!

Nun die schlechte Nachricht: Schlechte Nachrichten machen uns krank.

Da wir die massive Informationsflut nicht mehr kontrollieren können – früher konnten wir das TV-Gerät abschalten, und wenn wir keine Zeitung gelesen haben, waren wir weit weg von den weltweiten Wurzeln des Bösen –, sind wir heute durch die Vielzahl der Medien dem News-Gewitter permanent schutzlos ausgeliefert. Das macht krank!

Ein spannendes Phänomen: In einer Untersuchung konnte nachgewiesen werden, dass schlechte Nachrichten sogar dann die eigenen Alltagssorgen vergrößern, wenn sie rein gar nichts mit der eigenen Lebenssituation zu tun haben. Depression, Aggression und körperliche Organreaktionen sind die Folge.

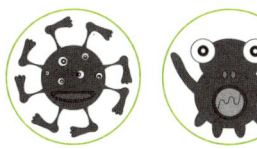

Da muss sich der Arzt Ihres Vertrauens einschalten. Krank durch schlechte Nachrichten? Das geht gar nicht! Wir brauchen eine Therapie: Die eine Möglichkeit wäre, sich ganz bewusst nur noch in einem vordefinierten täglichen Zeitrahmen mit ganz bestimmten Medien auseinanderzusetzen, was anzunehmenderweise sehr schwer gelingen wird, so weit sind Sie und ich Realisten.

Der zweite, bessere und schneller wirksame Zugang ist es, selbst für gute Geschichten in der Welt zu sorgen und sie mit anderen zu teilen.

Überlegen Sie einmal: Bleiben Ihnen eher die fröhlichen, lustigen, besonderen Geschichten in Erinnerung oder die traurigen und negativen? Ich selbst habe lange darüber nachgedacht, wie es bei mir ist, und habe festgestellt, dass ich mir in den letzten Jahren vor allem die besonders schönen, humorvollen Geschichten merke! Ist das Zufall, liegt es an den Genen oder steckt vielleicht ein System unseres Gehirns dahinter?

Da mich diese Frage nicht mehr losgelassen hat, habe ich Rat bei einer Expertin gesucht: Katharina Turecek. Als Medizinerin, Gedächtnismeisterin, Kognitionswissenschaftlerin, Autorin und gefragte Vortragsrednerin weiß sie, wie unsere grauen Zellen funktionieren und wie wir ihnen etwas Gutes tun können.

Unser Gehirn liebt schlechte Nachrichten.
Liefern Sie ihm gute!
Katharina Turecek

Ich habe eine gute und eine schlechte Nachricht aus der Gehirnforschung für Sie.

Beginnen wir mit der schlechten: Wie geht es Ihnen bei der Vorstellung, dass Ihr Gehirn gute Nachrichten gerne ausblendet und Ihre Aufmerksamkeit ganz auf Probleme und Schwierigkeiten lenkt? Ihr Gehirn hat eine Vorliebe für Negatives, für Missglücktes, für Ärgerliches und Problematisches.

Das mag evolutionär betrachtet sinnvoll gewesen sein. So sind Ahnen, die den Säbelzahntiger ignoriert haben, eben nicht unsere Vorfahren geworden. Heutzutage führt der sogenannte Negativitätsbias aber dazu, dass wir Positives, Gelingendes, Erfreuliches und Erfolgreiches manchmal übersehen.

Da wird dann über eine neue Software gejammert, weil eine Kleinigkeit nicht funktioniert, obwohl sie im Großen und Ganzen den Arbeitsaufwand massiv reduziert. Wir klagen über das laute Telefonat der Kollegin und übersehen, wie bravourös sie gerade das Projekt managt. Und, und, und ...

Jetzt zur guten Nachricht: Sie können Ihre Wahrnehmung für Positives schärfen. Sie können Ihre Aufmerksamkeit für das Gelingende trainieren. Denn Ihr Gehirn ist formbar!

Wenn Sie eine Fremdsprache lernen oder ein Instrument spielen, werden in Ihrem Gehirn Verbindungen geformt und verstärkt. Das gilt auch für Emotionen. Jedes Mal, wenn Sie eine bestimmte Emotion empfinden, stärken Sie die entsprechenden Zellverbände. Das führt dazu, dass Sie das entsprechende Gefühl in Zukunft leichter empfinden werden.

Wenn Sie positive Geschichten hören, schärfen Sie Ihre Wahrnehmung für das Positive, und indem Sie gute Geschichten erzählen und – je öfter, desto besser – verbreiten, stärken Sie entsprechend positive Assoziationen.

Wollen Sie sich am Ende eines (Arbeits-)Tages an das Gelungene oder an das Missglückte erinnern? Sie haben es ein wenig in der Hand – beziehungsweise im Hirn!

Good news are bad news!

Sorry, das sehe ich anders! Denn es geht anders: Wir können zum *Hero of good news*, zum Überbringer positiver Botschaften, motivierender News und aufbauender Ereignisse werden. Und das geht am besten mit Geschichten.

Meine Botschaft: Erzählen Sie Ihre Geschichten, die berühren, informieren oder begeistern. Oder noch besser: Erzählen Sie *Ihre* Geschichte und schreiben Sie so vielleicht selbst Geschichte. Einfach alles beginnt und endet mit einer Story.

Wenn auch Sie die Welt ein klein wenig schöner, besser, freundlicher, humorvoller und wertschätzender machen möchten – das unterstelle ich Ihnen jetzt einmal ganz frech –, dann brauchen wir als Antidot zu all den Horrormeldungen, negativen Szenarien und der Entmenschlichung unserer Zeit positive Geschichten, unsere eigenen Lebensabenteuer. Vielleicht kennen Sie das wunderbare Statement von Jorge Bucay: »Kindern erzählt man Geschichten, damit sie einschlafen, Erwachsenen, damit sie aufwachen!« Zeilen, in denen viel Wahres steckt!

Machen wir einen kurzen Schwenk zur LIFE GmbH. Wie geht es euch mit guten Geschichten? Was sagt ihr dazu?

OLIVER OHR: »Es geht um gute Geschichten? Da bin ich ganz Ohr.«

HANNA HERZ: »Da wird mir ganz warm um mich selbst. Ich liebe schöne, gute, inspirierende Geschichten. Die geben mir unendlich viel Kraft.«

NANA & NELLI NEBENNIERE: »Und wir haben schon wieder nichts zu tun, das ist langweilig!«

HUBERT HIRN: »Ich bin gerade dabei, meinen negativen Speicher etwas zu säubern, damit ich mir diese guten Botschaften schnell archivieren kann und parat habe, wenn ich sie brauche. Da hat sich in meiner gangliophilen Festplatte so viel Mist, so viel Negatives angesammelt, raus damit!«

DANIEL DARM: »Höre ich da etwas von Entsorgung? Kann ich helfen?«

HUBERT HIRN: »Danke, Dani, das mache ich schon selbst … So, erledigt. Ich bin bereit!«

Ich liebe Geschichten! Und genau deshalb erzähle ich viele in meinen Vorträgen und Seminaren. Lustige Geschichten, berührende Geschichten, Geschichten mit offenem Ende und Geschichten, die erst lang nach ihrem Ende verstanden werden.

Und: Eine gute Geschichte stirbt nie! Ich wiederhole mich an dieser Stelle gerne. Ich glaube mit vollster Überzeugung, dass wir mit guten Geschichten die Welt ein klein wenig besser machen können, so ähnlich wie es mit unserem Lächeln gelingt, wenn wir es bewusst einsetzen.

Ich dachte immer, eine Geschichte ist einfach eine Handlung mit ein paar Überraschungen. Dabei ist eine Geschichte viel mehr.

Was macht eine gute Geschichte aus? Warum brauchen wir sie? Was steckt in Geschichten, die wir nie wieder vergessen, und warum wären wir ohne Geschichten gar nicht mehr am Leben? Die wichtigste Frage aber ist: Was ist unsere eigene Geschichte?

Viele Fragezeichen, aber ich konnte den Besten finden, der mir und Ihnen, werte Leser, all diese Punkte, mal tiefsinnig, mal philosophisch, aber immer mit großem Weitblick beantwortet. Einer, der sich dem Thema und der Kraft von Geschichten mit großer Leidenschaft, Begeisterung und Erfahrung seit vielen Jahren widmet: ein Kollege und enger Freund von mir, Markus Gull. Markus ist für mich *der* Meister echt guter Geschichten. Er gilt als nationaler und internationaler Experte für Story und Storytelling, entwickelt und schreibt seit Jahrzehnten Storys für Film, Funk, Fernsehen und die Bühne. Fast ebenso lange dauert seine Karriere als Journalist, Texter, Creative Director, Werbeagenturchef und Markenstratege.

Kein Wunder, dass er den Facettenreichtum von Geschichten versteht wie kaum ein anderer und sich wohltuend von Bekanntem abhebt. Deswegen freut es mich ungemein, dass er hier seine Philosophie mit uns teilt, warum wir mehr positive, mitreißende Geschichten in unserem Leben brauchen, die uns guttun – beim Erzählen, beim Zuhören, beim Nachdenken am Ende und schließlich beim so wichtigen Weitererzählen. Auch wenn eine Geschichte einmal kein Happy End hat. Nicht umsonst sagt Markus Gull: »Ich bin ein Brandstifter. Ich will die Herzen der Menschen anzünden, damit sie ihre Story finden und leben.«

Storytelling – erzählst du noch oder teilst du schon?
Warum lustig gut ist, aber noch nicht reicht
Markus Gull

Story – das ist Verwandlung und Wahrheit. Story – das ist Verwandlung zur Wahrheit. Damit ist bereits alles erklärt, jedenfalls der Kern der Sache. So einfach – so komplex. Ist das nicht zum Verrücktwerden?

Ich brauchte eine ganze Weile und eine Menge an Erfahrung als kreativer Werber, Unternehmer, Journalist sowie Fernseh-, Theater- und Drehbuchautor inklusive Hollywood-Erfahrung, bis ich das verstand. Und als ich das verstand, war mir augenblicklich klar, warum Geschichten für uns Menschen so wichtig sind und immer waren, seit wir als Homo sapiens unser Bewusstsein entwickelten und uns dadurch zum Homo narrans – zum erzählenden Menschen – weiterentwickelten.

Warum? Weil die Aufgabe von Geschichten ist, zuerst einmal die richtigen Fragen zu stellen. Das kennst du doch selbst, wenn du zum Beispiel im Kino bist und die Hauptfigur einer Geschichte in ihrem Dilemma erlebst, dass du dir unbewusst sofort die Frage stellst: »Was würde ich tun?« Diese Frage ist nur die Verkleidung der allerwichtigsten Frage, die wir uns stellen: »Wer bin ich?«

Unser Leben ist eine Abfolge von Dilemmas, den schwierigen Entscheidungen, bei denen man entweder zwischen zwei guten Lösungen oder zwischen zwei Übeln wählen muss. Was soll ich tun: Die Katze vom Baum retten und dafür das Date mit der Liebe meines Lebens verpassen oder die Katze im Baum lassen, um meine zukünftige Ex-Frau zu treffen? Ja, es ist zum Verrücktwerden in dieser rastlosen Zwickmühle, die sich Leben nennt! Was kann uns bei diesen Entscheidungen helfen? Vielleicht der Satz: Wenn du deine Werte kennst, wird jede Entscheidung einfach. Einfach wird sie, ja, aber deshalb weiß Gott nicht leicht …

Aus Geschichten lernen wir eine Menge über Werte und Entscheidungen an den Gabelungen unserer Wege. Wir lernen aus großen und kleinen Geschichten im eigenen Erleben, aus den Geschichten anderer, im Kino, aus Büchern, auf Bühnen.

Mit Geschichten stellen wir Zusammenhänge her, verorten uns und finden Wege zum Sinn. Eine Story ist unser Sextant zur Bestimmung unserer Position in der Welt. Mit Geschichten erklären wir uns die Welt, erklären uns selbst und einander das Leben, die Umstände, Situationen, Ziele – einfach alles. »Wer schreibt, tut das nicht, um anderen, sondern um sich selbst die Welt zu erklären«, hat einmal jemand gesagt. Was mich betrifft, stimmt das – zu deutlich mehr als hundert Prozent.

Wem sich das einmal erschlossen hat, der wird dem aktuellen Storytelling-Hype mit derselben Skepsis begegnen wie ich. Heute muss jeder seine Geschichte erzählen, heißt es. Egal ob ein Land, eine politische Partei, jedes Unternehmen, jede Organisation, jede NGO, jede Marke, jeder Mensch braucht so etwas wie die große Erzählung, ein Narrativ, eine Brandstory. Und vor allem immer wieder Storys in den Social Networks, denn was dort nicht stattfindet, fand nicht statt. Da kannst du noch so viel Avocado-Toast verputzen und mit Soja Latte runterspülen, wenn du dich nicht damit auf Instagram postest, verhungerst du vor den Augen der Öffentlichkeit, in denen wir – so wusste bereits Paul Lazarsfeld – nicht das sind, was wir sind, sondern das, wofür wir gehalten werden.

Jeder muss seine Geschichte erzählen. Das ist richtig. Das ist falsch. Warum? Weil es mit dem Erzählen allein noch nicht getan ist. Erzählen ist nämlich noch nicht einmal die halbe Miete und kratzt bloß an der Oberfläche.

Wenn wir über »Story« reden, dann müssen wir ganz zu Beginn drei Bedeutungsebenen unterscheiden:

1) Storyfying – das Verpacken von Fakten in emotionale Geschichten. Das ist klug und sinnvoll, weil unser Gehirn so

funktioniert, dass wir uns Fakten bei Weitem weniger gut merken können als Geschichten. Das meiste, das wir wissen, haben wir über Geschichten gelernt.

2) Storytelling – das gekonnte Erzählen, die perfekte Dramaturgie, die packende Rede, die mitreißende Präsentation. Das ist Handwerk und außerordentlich wichtig, weil die beste Geschichte schlecht erzählt einfach nicht rüberkommt. Nehmen wir Romans Thema, die Königsdisziplin Humor. Wer kennt keinen dieser schlechten Witze-Erzähler, der die besten Witze zur traumatisierenden Heimsuchung verbeult? Und dann gibt es die Solitäre, die dir denselben Witz mehrmals hintereinander so gut erzählen, dass du dich jedes Mal wieder vor Glück am Boden windest und nach Luft schnappend in die Auslegeware beißt ...

3) Storysharing – das, worum es wirklich geht: das Teilen einer gemeinsamen Geschichte. Eine gemeinsame Geschichte teilen! Ja, genau das ist es!

Eine gemeinsame Geschichte ist das, was uns stark macht: als Menschen, als Unternehmen, als Gesellschaft, und das ist gleichzeitig das, was uns so bitter fehlt in unseren verstörenden Zeiten, in denen uns das Gift des Gegeneinander in gut designten Mogelpackungen als Heilmittel für jedes Problem angedreht wird: Sei besser als die, lass nicht zu, dass der, raus mit denen, schuld sind jene. Andere als Gegner sehen und besiegen ist das Rezept für den Erfolg im Leben, und Erfolg ist doch, was zählt, oder?

Oder hat doch der Dalai Lama recht, wenn er uns sagt: »Der Planet braucht keine erfolgreichen Menschen mehr. Der Planet braucht dringend Friedensstifter, Heiler, Erneuerer, Geschichtenerzähler und Liebende aller Arten.«

Aber eine gemeinsame Geschichte? »Was soll das sein und wie erfinde ich so was?«, fragst du dich jetzt vermutlich. Deshalb gleich das Warnschild: Eine gemeinsame Geschichte kann man nicht erfinden, sondern nur finden. Alles andere ist nichts als der Lärm vor der Niederlage.

Und damit sind wir bei den Werten.

Lass uns ein Schiff bauen

Unserer Welt fehlen Anführer, die eine Stimme haben, ein Anliegen und dazu ein reines Herz. Jedes Land, jede Organisation, jede Gruppe, jedes Team braucht Anführer. Und jedes Unternehmen sowieso.

Teams versammeln sich am liebsten rund um etwas, das sie begeistert, und folgen Menschen, denen sie vertrauen.

Menschen, die Hoffnung geben, Lust auf Neues machen, wissen, wo der Leuchtturm steht. Es gibt nur eine einzige Methode, mit der du wirklich führen kannst: Story.

Denn Story macht Hoffnung. Story ist Sinn. Story teilt das Warum. Story ist ein zentraler Wert, der durch uns lebt, oder ohne uns in Gefahr ist.

Was das ist, hat niemand besser erklärt als Antoine de Saint-Exupéry: »Wenn du ein Schiff bauen willst, dann trommle nicht die Männer zusammen, um Werkzeug zu bringen, Holz zu sammeln und Arbeit einzuteilen, sondern lehre sie die Sehnsucht nach der unendlichen Weite des Meeres.«

Diese Story handelt nicht vom Schiff. Diese Story handelt nicht vom Meer. Diese Story handelt von Freiheit und von der Hoffnung auf Freiheit.

Wer von Story(telling) spricht, muss wissen: Es geht immer um Werte, um etwas scheinbar Altmodisches wie Tugenden. Es geht um einen Wert, der in Gefahr ist und den es zu retten gilt.

Also: Wenn wir es schaffen, hier auf dieser Insel das Schiff zu bauen, mit dem, was uns zur Verfügung steht, wir haben nichts anderes, dann werden wir hinaussegeln und unsere Freiheit gewinnen.

Wenn wir es nicht schaffen, bleiben wir in Unfreiheit zurück.

Das ist Story.

Die Hoffnung auf Freiheit ist das Warum, das diese Gruppe jedes Wie ertragen lässt, in Viktor Frankls Sinn.

Eine gemeinsame Sehnsucht, eine gemeinsame Hoffnung. Das treibt Unternehmen und Organisationen, das startet und trägt Revolutionen. »We have hope. Rebellions are built on hope«, sagt Jyn Erso in Rogue One: A Star Wars Story.

Wie macht man aus einer jüdischen Kleinsekte die größte Religionsgemeinschaft der Welt? Mit Hoffnung auf das ewige Leben: »Wer an mich glaubt, der wird leben, auch wenn er stirbt.«

Wie wird man amerikanischer Präsident?

It's the economy, stupid!

Yes, we can!

Make America great again!

I have a dream.

Think different.

It's the story, stupid.

Wohin segelst du? Was ist deine Story? Und wohin führst du? Ja, du führst immer – in jedem Fall dein Leben. Im besten Fall führst du zuerst einmal dein Leben.

Story – der Kompass, der auf uns selbst zeigt

Wenn ein Mensch stirbt, heißt es, läuft der Film seines Lebens rückwärts vor seinem geistigen Auge ab. Ich glaube, dazu kann Roman als Arzt viel sagen.

Viele – ich fürchte, die meisten – Menschen sehen sich selbst im Film ihres Lebens in einer Nebenrolle. Vermutlich, weil sie ihre eigene Geschichte nie gefunden haben. Sie haben viel zu früh aufgehört, sich die einfache Frage zu stellen, die doch so schwierig zu beantworten ist: »Wer bin ich? Und wenn ja, warum?«

Daher führt meine lebenslange Begeisterung für alles, was Story für uns Menschen tut, weit über das funktional-handwerkliche Tool Storytelling hinaus. Geschichten sind unser evolutionär programmiertes Betriebssystem, unser Generalkompass, mit dem wir unsere Seele im unübersichtlichen weiten Land einordnen und der uns Orientierung gibt im Dickicht der Möglichkeiten.

Allein, ein Kompass, der so vielen Menschen fehlt: Warum ist das so? Muss das so sein?

Damit sind wir wieder beim Thema Wahrheit. Unsere großen und kleinen Geschichten, die Stationen auf unserer Reise durch unsere Zeit auf Erden, verschlingen sich arabeskenhaft zur Geschichte unseres Lebens. In stetem Auf und Ab spannt sich ein großer Bogen der Verwandlung von unserem ersten bis zu unserem letzten Atemzug. Am Ende dieser Verwandlung – oder mit Glück vielleicht schon früher – sind wir hoffentlich dort angekommen, wo wir sein sollen: bei unserer innersten Wahrheit, bei unserer Bestimmung, bei uns selbst.

Wir haben herausgefunden, wer wir sind. Wir haben herausgefunden aus dem, was uns die Schule, unsere Eltern, die Gesellschaft eingeredet hat, wie, was und wer wir sein sollen, damit es Anerkennung gibt. Wir haben uns gefunden.

Denn in Tat und Wahrheit ersehnen wir alle dasselbe: ein gutes Leben in Wohlstand und Gesundheit und vor allem Anerkennung durch andere, Zugehörigkeit zu einer Gruppe und Teil sein von etwas, das größer ist als wir – und uns damit größer macht als wir sind. Diese Anerkennung darf sich gerne auch nach Liebe und Geborgenheit anfühlen. Und wenn's geht, möglichst oft wie Sex mit atemberaubend schönen Menschen.

Das nennt man dann Glückseligkeit.

Story – Techniken der Verwandlung

Jede Geschichte erzählt von einer Verwandlung, von einer Reise eines Menschen, der aus seiner gewohnten Welt aufbricht, um seine Glückseligkeit zu erreichen. Am Ende einer gelungenen Reise ist nicht nur etwas anders, sondern alles besser. Unser Leben ist eine lange Schnur voller Perlen solcher Verwandlungsreisen.

Im Äußeren handelt es sich bei dieser Verwandlung häufig um die Lösung eines Problems, um die Jagd nach etwas Begehrenswertem oder um das Besiegen eines Gegners. Im Inneren dreht es sich jedoch immer um ein Lernen, um ein Erkennen, ein Verstehen und schließlich um das Anwenden des Verstandenen. Der wahre Gegner ist – in vielfältiger Verkleidung – meist ein Teil unseres alten Selbst, der nicht mehr zu unserem wahren Ich gehören soll und besiegt werden muss. So und nur so entwickeln wir uns weiter.

Diese Reise durchs Abenteuer Leben findet nie in einem komfortabel ausgestatteten First-Class-Abteil bei bestem Service statt, sondern zu Fuß, in drückenden, weil zu kleinen Schuhen, auf steinigen, steilen Pfaden, gegen Wind und Wetter. Meist sind wir dafür auch noch unzulänglich ausgerüstet und miserabel darauf vorbereitet, denn der Aufbruch zu dieser Reise findet selten geplant und freiwillig statt. Wir werden hineingestoßen, aus unserer Komfortzone herausgestoßen und setzen uns nur widerwillig in Bewegung. Wir wissen instinktiv: Die Reise ist beschwerlich – Veränderung bedeutet Schmerz. Jede einzelne Etappe verspricht reichlich Leid und Entbehrung, Mühsal und Plage.

Doch sich – gezwungenermaßen – auf den beschwerlichen Weg zu machen, ist und bleibt die einzige Methode, mit der wir schließlich unser gewünschtes Ziel erreichen können. Viele Menschen verweigern sich dem Ruf, vermeiden den Aufbruch und schreiben somit ihre Geschichte nicht.

Deine Story – die perfekte Welle

Die meisten von uns waren irgendwann einmal elegante Surfbretter auf der Suche nach der perfekten Welle, hatten aber ihren Kompass nicht zur Hand oder ignorierten die Richtung, die er ihnen zeigte, und stehen nun vor dem Haufen ihrer geplatzten Träume – als traurige Bügelbretter. Bügelbretter, auf denen andere ihre frische Wäsche ausbreiten, denn die perfekte

Welle des einen sieht für den anderen mitunter wie eine Flutwelle aus oder wie ein Tümpel.

Menschen ohne Story-Kompass lassen es unweigerlich zu, dass andere eine Geschichte für sie schreiben, in der sie nicht die Helden sind, sondern Nebendarsteller.

Diese Menschen erkennt man an ihrem Morgengrauen im Morgengrauen, an ihren leeren Blicken in der U-Bahn und im Urlaub an den schönsten Orten der Erde; an ihren Postings über den Schrecken des Montags und über die vielen tollen Drinks am Donnerstag, Freitag, Samstag und Sonntag. Ein Leben zwischen »I don't like Mondays« und »Thank God, it's Friday«.

Wenn mir Menschen über ihre Jobs und von ihrem Plan fürs Leben erzählen, kommt kaum jemand ohne das Wort eigentlich aus. Warum eigentlich? »Eigentlich wollte ich ja immer ...«, »Eigentlich würde ich viel lieber ...« Die meisten Menschen leben im Konjunktiv.

Ist es daher ein Wunder, wenn Beratungsangebote rund ums Thema »Finde deine Bestimmung« explosionsartig zunehmen? Raus aus dem Hamsterrad, Passion-Projects, Selbstständig sein von zu Hause aus, Folge deinem Herzen, Lebe Deinen Traum ... Web-Plattformen, Online-Kurse, Bücher, Festivals, Inspiration-Nights, motivierende Zitate-Postings – an Vor- und Nachschau-Möglichkeiten, was man eigentlich tun könnte/wollte/sollte und wie es gelingen könnte, besteht kein Mangel: Orientierungshilfen auf der Suche nach Antworten auf die schmerzlich brennende Frage: »Wofür bist du eigentlich angetreten?« Oder eben: »Wer bin ich?«

Vielleicht ist der weltweit massiv ansteigende Drogenkonsum nicht nur ein Zeichen von Party und guter Laune, sondern für das glatte Gegenteil davon?

Wer seine Story nicht lebt, spürt instinktiv eine große Leere in seinem Inneren, die dringend und immer wieder gefüllt werden muss. Dafür haben wir ein paar einfache, hocheffektive

Zivilisationsausreden erfunden, hinter denen wir uns vor der angebotenen Hauptrolle verstecken.

Die drei am dichtesten besiedelten Verstecke sind meiner Beobachtung zufolge:

1) Wir sind busy being busy, geben vor, mit unserer Arbeit und anderen Verpflichtungen beschäftigt zu sein, damit wir zum Glück weder Zeit noch Energie für unsere eigene Story haben können.
2) Wir kaufen Zeug, um diese innere Leere zu füllen.
3) Wir lenken uns ab, heutzutage vorzugsweise durch Scrollen durch Social-Media-Feeds, und wir sehen anderen dabei zu, wie sie sich als Nebendarsteller in ihrem eigenen Leben gebärden.

Wir definieren uns liebend gerne übers bequeme Äußere, damit wir bloß nicht ins verletzliche Innere müssen. Dennoch: Die innere Leere bleibt und starrt uns mit verschiedenen hässlichen Gesichtern an.

Das Gesicht immer wieder wechselnder Partner. Das Gesicht der Unzufriedenheit im Job. Das Gesicht der erschöpften Seele vulgo Burn-out. Die Leere spricht ihre eigene Sprache mit eingeschränktem Wortschatz: eigentlich, irgendwann, wenn, aber, müsste, sollte, kann nicht …

Story – der Weg zu dir

Wer seine Story nicht kennt, also seine Werte nicht kennt, kann sie nicht leben; wer seine Story nicht lebt, dem fehlt der Sinn. Wer seinen Sinn nicht sieht, der fühlt sich irrelevant und bedeutungslos – das Schlimmste, was einem Menschen widerfahren kann. Er trägt das Gesicht der erschöpften Seele mit leerem Blick und kommt mit einem kompakten Wortschatz aus, der nur noch aus »eigentlich hätte« besteht.

Es geht auch anders, wie uns Viktor Frankl sagt: »Wer ein Warum zu leben hat, erträgt fast jedes Wie.«

Es geht nur anders.

Wer seine Story kennt, kennt zwar nicht immer das konkrete Ziel, doch sieht er das Licht seiner Bestimmung funkeln und kann ihm folgen. »Follow your bliss!«, rief der Mythologe Joseph Campbell auf – finde deine Bestimmung, deinen Auftrag, deine Glückseligkeit, deine Wahrheit, deinen Heiligen Gral. Sei bereit, dich von deinen Lebensplänen zu lösen und das Leben zu leben, das auf dich wartet. Finde deine Story und folge ihr. Mit allem, was ich darüber weiß und täglich lerne, steigt meine Begeisterung dafür. Diese Begeisterung inspirierend und hilfreich zu teilen ist vermutlich mein »Bliss«.

Wer die archaische Urkraft von Geschichten versteht, hat ein mächtiges Werkzeug zur Hand, das in vielen Anwendungsfeldern wirkt: im Verstehen und Gestalten von Geschichten in der Literatur, im Film oder auf der Bühne; zur Anwendung in der Marketing-Kommunikation, zum Beispiel bei Verkaufsgesprächen, Vorträgen und Präsentationen; in der Entwicklung von Brandstorys, für das Entfachen von Begeisterung in der Führung, um Menschen zu bewegen, und allem voran im Verstehen der Welt, der Erklärung und Führung seines eigenen Lebens oder einzelner Kapitel seines Lebens, dorthin, wo die eigene Wahrheit lebt.

Dann erfüllt sich auch die Sehnsucht nach einem Leben als selbstständiger Mensch in Resonanz mit einer starken Gemeinschaft.

Jeder Mensch, aber auch jedes Unternehmen – egal ob Weltkonzern, kleine oder mittlere Unternehmen –, jede Organisation braucht Sinn, eine Mission, also mindestens einen archaischen Wert und die dadurch aktivierte Story, um die sich alles dreht. So gewinnt man gleichgesinnte Mitstreiter, so wird man zum Helden der eigenen Geschichte.

Oder wie ich nicht müde werde zu sagen: »NO STORY. NO GLORY.«

Wussten Sie schon …

… dass nichts auf der Welt mächtiger ist als eine gute Geschichte? Nichts kann sie aufhalten, kein Feind vermag sie zu besiegen.

… dass man die Wahrheit nicht finden kann? Man kann nur aufhören, sie zu übersehen!

… dass Menschen vergessen, was du ihnen gesagt hast? Menschen vergessen, was du getan hast? Aber Menschen nie vergessen, wie sie sich dabei gefühlt haben? (Maya Angelou)

Wertschätzung & Handschlagqualität –
ein Plädoyer für vergessene Tugenden

Robert Salfeld, Chef und Kreativdirektor der Kommunikationsagentur Pitch & Partner, und sein Team sitzen im Vorraum des Sitzungszimmers und warten gespannt auf das Eintreffen des verantwortlichen Marketingmanagers und seiner Assistentin.

Vor drei Wochen haben sie für eine Kundenveranstaltung ihr Konzept präsentiert, kostenlos, denn Abschlagszahlungen sind aus dem Vokabular der Konzerne schon länger verschwunden. Die Vorleistung erfolgte gratis in der Hoffnung, nicht umsonst gearbeitet zu haben.

In den Wochen davor ist viel Recherchearbeit, kreatives Brainstorming, unzählige Arbeitsstunden an den Wochenenden und vor allem viel Herzblut in das Projekt geflossen. Es wurden die besten Preise eingeholt, eine faire und transparente Kalkulation erstellt, ein cooler roter Faden und ein Motto entwickelt und voller Erwartung und Optimismus der heutige Tag der Entscheidung herbeigesehnt ...

Mag. Horst Reinhard, so der Name des Auftraggebers, erscheint gemeinsam mit seiner Assistentin und, wie sich später herausstellt, dem Einkaufsleiter, bittet Platz zu nehmen und startet das Gespräch wie folgt: »Sie haben aus unserer Sicht die besten Ideen geliefert, aber bevor wir hier weiter mit Ihnen reden (ja, »mit Ihnen reden« ist der Wortlaut, nicht »gemeinsam über das Projekt sprechen«), erkläre ich Ihnen die Spielregeln bei uns:

1) Mit dem Preis müssen Sie unbedingt noch etwas machen, Ihre Forderungen, Ihre Konzeptkosten und Ihre Kreativleistungen sind viel zu hoch. Das zahlen wir sicher nicht.

2) Weiters wollen wir, dass noch einige Punkte wie zusätzliche Abstimmungsmeetings, weitere Logovorschläge etc. in Ihren

Angebotspreis inkludiert werden, ja und wie gesagt, es muss alles deutlich billiger werden.

3) Unser internationaler Corporate-Partner-Vertrag (zum ersten Mal huscht das Wort »Partner« durch den Raum) ist Bedingung, mit uns zusammenzuarbeiten, und ich sage ganz offen, Änderungen oder Adaptionen in den diversen Punkten akzeptieren wir nicht, er ist vom Mutterkonzern abgesegnet, und Änderungswünsche sind mühsam und kosten uns viel Zeit.« (Das Wort »Partner« ist in diesem Augenblick wieder aus dem Sitzungsraum verschwunden ...)

Herr Reinhard legt einen 26-seitigen, in Business-Englisch verfassten Vertrag auf den Tisch, der sich im Nachhinein als, nun sagen wir, »Vereinbarung zu 100-prozentigen Gunsten und Nutzen des Auftraggebers« herausstellt. (Das Wort »Knebelvertrag« würde hier besser passen.)

Um den juristischen Inhalt der Vereinbarung zu illustrieren, hier ein ostentatives Beispiel:

»Paragraf 4/Absatz 2: »Sollte bei der Veranstaltung XX ein Detail der Umsetzung – unerheblich der Größe, Relevanz, Konsequenz und des Ausmaßes – nicht einem der vereinbarten Vertragspunkte entsprechen, steht dem Auftraggeber eine Pönale in der Höhe bis zu € 100 000 zu, wobei die Beurteilung einer allfälligen Vertragsverletzung durch den Auftraggeber erfolgt.«

»Kommen wir zu den Zahlungszielen«, fährt Sympathieträger Reinhard charmant fort, »deswegen möchte ich Ihnen auch Gerhard Griessinger von unserem Einkauf vorstellen. Bestimmt werden Sie verstehen, dass wir, wie von Ihnen festgehalten und gewünscht, eine 30-Prozent-Anzahlung oder Vorauszahlung nicht akzeptieren können (Nein, verstehen wir nicht!) und unser Zahlungsziel nicht die von Ihnen angeführten 14 Tage ist, sondern 90 Tage nach Rechnungslegung bei Abschluss der Veranstaltung.

Die Rechte Ihres Konzepts und jene der präsentierten Ideen gehen natürlich auf uns über, das müssen Sie aus Ihren AGBs bitte auch noch streichen, übrigens gelten unsere AGBs und nicht Ihre.

Wenn es dazu von Ihnen keine Fragen mehr gibt, was ich hoffe, dann können wir uns jetzt den Inhalten und den von uns gewünschten Änderungen Ihres Veranstaltungskonzepts widmen.

Im Anschluss sagen wir Ihnen, wie eingangs erwähnt, wo wir welche Kosteneinsparungen und Ihr Entgegenkommen wünschen beziehungsweise erwarten, wann das nächste Abstimmungsmeeting stattfindet und bis wann Sie den Vertrag bitte an uns retournieren, um zeitgerecht mit der Umsetzung beginnen zu können, denn die Zeit drängt!«

Robert Salfeld und sein Team sind ob dieser geballten Ladung an Arroganz und mangelnder Wertschätzung irritiert, nein, nicht irritiert, sondern viel mehr gekränkt, wütend und enttäuscht.

Ein aufkeimender Widerspruch, eine angemessene Reaktion getrieben von Stolz und Ärger baut sich auf, schafft es aber spontan nicht bis zur verbalen Artikulation.

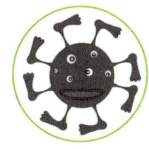 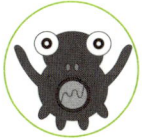

Wie gelähmt sitzt das Team dieser komprimierten Form der Geringschätzung gegenüber, nicht glauben wollend, was es soeben kommuniziert bekam.

Es geht den Teammitgliedern primär nicht um die eine oder andere gewünschte Preiskorrektur oder ein paar zu verändernde Details – über alles kann man partnerschaftlich reden, wenn Partnerschaft gelebt wird. Es ist die Form und die Art des Umgangs, und der Dorn, der am meisten schmerzt, ist die vorgeführte, präsentierte Geringschätzung und das Fehlen jeglicher partnerschaftlichen sinnstiftenden Wertschätzung für die Leistung eines anderen.

Nach kurzer Schockstarre und Nachdenkpause verlassen Robert Salfeld und sein Team letztendlich stolz und selbstbewusst, mit ruhig, aber bestimmt formulierten Worten den Raum: »Danke für Ihre klaren Ausführungen und Vorgaben für eine Zusammenarbeit aus Ihrer Sicht. Gerne möchte ich Ihnen kurz auch die Bedingungen für eine Zusammenarbeit aus unserer Sicht mitteilen. Ich habe nämlich gerade entschieden: Wir können den Auftrag zu diesen Voraussetzungen leider nicht annehmen. Ich glaube, nein, ich bin sicher, wir sind für Ihr Unternehmen nicht die Richtigen oder anders ausgedrückt: Sie haben uns nicht verdient.«

Ein »Auf Wiedersehen« spart sich Salfeld, weil es unehrlich wäre.

Solche Erlebnisse sind für die Salfelds und alle anderen Dienstleister in der modernen Welt leider kein Einzelfall, sondern immer öfters die Regel. Wir leben in einer Zeit, wo jeder von allem den Preis, aber von nichts mehr den Wert kennt. Und wer keinen Wert kennt, der schätzt ihn und die, die diesen Wert liefern, nicht. Das ist unglaublich schade und muss sich ändern! Dabei sind Wertschätzung und Achtsamkeit zwei der wichtigsten Erfolgsfaktoren unserer Zeit, die in der Regel nichts kosten und enorm viel bringen. Ein Mensch, der sich wertgeschätzt fühlt, wird immer mehr leisten, als erwartet wird!

P. S. Übrigens könnte Herr Robert Salfeld – natürlich nur rein theoretisch – viel mit dem Autor gemeinsam haben. Nicht nur die zufällig gewählten Initialen RS ... 😌

Mit Bestürzung muss ich feststellen, dass die Handschlagqualität im Geschäftsleben immer mehr in den Hintergrund rückt oder sogar ganz verloren geht. Was ist passiert, dass die Menschen einander nicht mehr vertrauen, dass die Ehrlichkeit und der Anstand immer mehr verschwinden?

Dass wir unverständliche Vertragsbücher zum Unterzeichnen bekommen, die nur darauf ausgerichtet sind, Vergehen zu forcieren oder gar zu provozieren. Dass wir, bevor wir in eine Geschäftsbeziehung eintreten, von unserem Gegenüber durchleuchtet, analysiert, gecheckt werden, unsere Seelenleben ausbreiten müssen, um in die Gunst eines ersten Schrittes einer potenziellen Zusammenarbeit zu gelangen.

Ist es wirklich schon so weit gekommen, dass wir für alle mündlich getroffenen Vereinbarungen einen Vertrag benötigen?

Einen Vertrag, den wir dann doch nicht einhalten, da wir keine Möglichkeit auslassen, uns gegenseitig auszuspielen? Wenn man einander nicht vertraut und keine positiven Charaktereigenschaften, die einen redlichen Geschäftspartner auszeichnen, hat, nützt auch der beste Vertrag nichts. Wie oft werden heutzutage schon Vertragslücken bewusst eingebaut, die man dann zu seinem eigenen Vorteil auslegen kann?

Für mich ist es immer noch das Schönste, wenn ich einen Auftrag mit einem unbekannten Verhandlungspartner nur mit einem Handschlag besiegeln kann, ohne dass die Rechtsabteilungen mit der Erstellung seitenlanger Verträge beschäftigt sind. Leider haben diese Momente einen Seltenheitswert bekommen. Und ich spreche hier nicht über die Notwendigkeit von Verträgen, die eine schriftliche Absicherung darstellen, da sie über den Tod hinaus ihre Gültigkeit und somit auch ihre Berechtigung haben.

Nein, verstehen Sie mich bitte nicht falsch: Ich bin dafür, eine Zusammenarbeit schriftlich festzuhalten, Details, Deadlines, Zahlungsmodalitäten und so weiter müssen klar auf dem Tisch liegen, schwarz auf weiß. Aber wie in der Medizin gilt auch hier: Die Dosis macht das Gift und die Art der Kommunikation.

Auf unser Wirtschaftsleben heruntergebrochen bedeutet das, dass wir uns durch die Maßlosigkeit der Bürokratie sehr hohe Kosten und eine Unmenge an verlorener Zeit aufbürden, was die Wirtschafts- und Interaktionsprozesse deutlich hemmt. Und krank macht, denn das ist das Saatkorn des Burn-out-Prozesses! »Wenn es nicht notwendig ist, ein Gesetz zu erlassen, ist es notwendig, kein Gesetz zu erlassen«, sagte schon Montesquieu.

Besonders schade finde ich es, wenn generell böse Absicht, Betrug, Bereicherung oder was auch immer unterstellt wird. Wir glauben also nicht mehr an das Gute im Menschen, sondern erwarten das Schlechte.

Wir fokussieren uns in Verträgen nicht auf partnerschaftliche, dem Projekt dienliche Parameter, sondern auf strafrechtliche Hypothesen, Sanktionen, Strafen und Drohungen. Deswegen brauchen wir bis zu 60 Seiten, um jedwede noch so kleine Eventualität zu evaluieren und bei Nichteinhalten Strafszenarien auf Punkt und Beistrich festzuhalten.

Ich frage Sie: Muss das so sein? Wie können wir es gemeinsam ändern? Können wir nicht einmal darüber nachdenken, ob es vielleicht wieder die Möglichkeit einer Zusammenarbeit auf weniger digital-virtueller, bürokratischer, dafür auf menschlicher, persönlicher, empathischer, individueller Ebene gibt?

Haben wir die Zeit nicht mehr dazu oder wollen wir sie uns nicht nehmen? Haben wir es verlernt oder vielleicht gar nicht erlernt, wie man persönlich kommuniziert?

Egal, mit wem man über dieses Thema spricht, egal, welcher Businessbereich, welche Branche involviert ist – die Sehnsucht nach mehr Vertrauen, mehr Handschlagqualität und weniger Verwaltungswesen ist präsent, wie nie zuvor.

Ich wünsche mir daher, dass unsere ideellen Wertvorstellungen im Geschäftsleben wieder in den Vordergrund rücken, da die Arbeit dadurch nicht nur leichter und mit Freude von der Hand geht, sondern die Volkswirtschaft auch wieder stärker wachsen wird.

Und ich appelliere an diejenigen, die es in der Hand haben, den Mut dazu zu haben, wieder vertrauensvolle Vereinbarungen auf Augenhöhe zu schließen, partnerschaftlich und ethisch korrekt. Gerne auch mit einer kurzen schriftlichen Zusammenfassung der vereinbarten Leistungen, aber immer mit Handschlag!

Ich plädiere dafür, wieder danke zu sagen, die Arbeit von Partnern zu schätzen, faire Preise für gewünschte Leistungen zu zahlen und die zwischenmenschliche Komponente jeder Geschäftsbeziehung in den Fokus zu rücken.

Wussten Sie, dass 69 Prozent (!) aller Sales- und Marketing-Verantwortlichen der Top-500-Unternehmen mit Umsatzrückgängen und jeder Menge Kundenkritik bezüglich der neuen steril-distanzierten Kommunikationsformen konfrontiert sind?

Unkritisch und unsensibel exekutierte Business-Etikette schadet allen und hilft niemandem. Sinnvolle adäquate Regeln und Transparenz sind hier jedoch sehr wohl hilfreich.

Zukunftsforscher, Kommunikations- und Wirtschaftsexperten sind sich einig: Es braucht eine rasche Lösung, um Kundenbeziehungen wieder effizient, erfolgreich *und* menschlich-sympathisch zu machen.

Wertschätzung, nein danke!
Die Sache mit der Compliance oder
Wie man mit einem Glas Sekt ins Gefängnis kommt

Gleich zu Beginn, damit keine Missverständnisse aufkommen: Ich finde ein Anti-Korruptionsgesetz absolut richtig, wenn es sinnvoll eingesetzt wird und nicht jede Veranstaltung und jedes Zusammentreffen von zwei Businesspartnern unter Generalverdacht der Bestechung und Vorteilabsprachen steht. Ich spreche nicht von luxuriösen Geschenken, Aufenthalten in 5-Sterne-Spa-Tempeln für die gesamte Familie oder von wilden Partys auf

Ibiza, wobei sich diese Insel als prädestiniert gezeigt hat, um korrupte Politiker ins rechte (Video-)Licht zu setzen. 😑

Aber Richtlinien, die das Wohlfühlen im Arbeitsalltag an den Rand der Legalität bringen, Kontrollen, die gerade noch das Atmen erlauben, und Verträge, die man unterschreiben muss, ehe man einen Konferenzraum betreten darf – das ist nicht lustig. Vielmehr kontraproduktiv.

Das Problem: Aus Angst vor Fehlern, befeuert durch eine teils kontraproduktive Regulierung, zwängen sich fast alle Branchen, egal ob Pharma, Banken, Versicherungen, IT etc. in ein enges Korsett. Der eigentliche Verlierer ist der Endkunde, der eine offene, ehrliche Beratung und Betreuung bräuchte, stattdessen aber mit einer 0815-Digitalinformation und x-beliebigen Standardlösung ohne Individualität abgespeist wird. Wichtige Compliance-Regeln und rechtliche Vorgaben sind dabei nicht die eigentliche Ursache, ganz im Gegenteil.

Mir ist sehr wohl bewusst, dass der Kampf gegen zu viel Bürokratie und fehlende Flexibilität bei den großen Konzernen dieser Welt ein Kampf gegen Windmühlen ist, aber in Bereichen wie Klein- und Mittelbetrieben kann man (= wir) positive Aspekte setzen.

Wir brauchen wieder mehr Vertrauen in unsere Welt. Wir müssen in Sachen Vertrauen in Vorleistung gehen.

»Würden Sie mir bei meinem Problem behilflich sein?«
»Ja gerne, wie groß soll es denn werden?« 😑

Vor Jahren schickten wir 25 auserwählten Kunden zu Weihnachten eine kleine speziell und individuell verzierte Sachertorte als Dankeschön für eine gute Zusammenarbeit.

Ein paar bedankten sich und schickten uns Fotos beim Verspeisen, ein paar teilten uns mit, dass sie die Torte eigentlich nicht annehmen dürften aufgrund interner Anti-Bestechungsregulatorien (Anmerkung: Der Warenwert der Süßspeise betrug € 19,50), sie diese aber fachgerecht »entsorgt« hätten, nur baten sie uns, in Zukunft davon Abstand zu nehmen.

Die Mehrheit der Empfänger rührte sich gar nicht. Nach den Feiertagen fragten wir nach, ob die Torte angekommen sei, wie sie geschmeckt habe oder ob die Post hier vielleicht nachlässig gewesen sei und es zu keiner rechtzeitigen Zustellung gekommen war. »Ja, die Zustellung war zum richtigen Zeitpunkt«, erhielten wir als häufigste Antwort, »aber wir mussten sie im Müll entsorgen. Wir machen das ab jetzt immer mit Geschenken!«

Da bleibt einem die Luft weg. Mein Team und ich waren enttäuscht, gekränkt und fassungslos über ein derartiges Vorgehen. Wir haben unsere Lehren daraus gezogen. Jetzt fragen wir immer höflich nach, bei wem was erlaubt ist, halten aber an unserer Philosophie fest, anderen Menschen, Kunden, Partnern und Lieferanten, die wir besonders mögen, als Zeichen unserer Wertschätzung eine kleine Freude zu bereiten.

Wertschätzung darf nicht strafbar sein!

Ja, wir leben in einer lauten, turbulenten, hektischen, schnelllebigen Welt. Ja, wir sind Teil davon, aber müssen wir alle Regeln zur emotionalen Distanzerweiterung der sinnentfremdenden Empfehlungsjunkies und Regeldefinierer immer 1:1 umsetzen?

Jeden Vertrag, jede Vereinbarung kann ich brechen, wenn ich es möchte. Jeden Antikorruptionsparagrafen kann ich in einem Hinterzimmer neu definieren oder kreativ neu interpretieren. Wenn man es will. Aber die große Mehrheit der ehrlichen Businesspartner will es nicht!

Nur 1,6 Prozent der Businesscommunity betrügt, schädigt und unterschlägt. Sprich: Nur 1,6 Prozent aller Geschäfte erzeugen strafrechtliche Konsequenzen. Warum müssen dann

98,4 Prozent der kleinen und großen Unternehmen und deren Mitarbeiter drastische bürokratische und organisatorische Maßnahmen setzen und gemeinsam mit ihren Kunden unter Distanz, fehlender empathischer Nähe und abgeschaffter wertschätzender Face-to-face-Kommunikation leiden?

»Wohlfühlen mit Kunden? Hallo, das ist keine Party, sondern eine Info-Veranstaltung!«

»Es geht bei unseren Präsentationen um Daten, Zahlen, Fakten, da hat Freude, Wohlfühlambiente und gewollte Gastfreundschaft wahrlich keinen Platz.«

Das sind nur ein paar der üblichen Aussagen eines Compliance-Officers, eines CEOs oder eines verzweifelten Marketing Managers!

Es gibt es leider nicht mehr, das berühmte Fingerspitzengefühl. Führen wir es doch wieder ein, oder versuchen wir es zumindest! Und daher der Appell an alle, die dieses Buch lesen und etwas ändern können, weil sie in der Position sind, etwas zu ändern. Alle Abteilungschefs, CEOs, Vorstände: Bitte denkt nach, was wirklich sinnvoll ist, ein rechtlicher Rahmen ist Gold wert und auch goldrichtig, aber bitte malt das Bild in diesem Rahmen neu. Ethisch korrekt, 100 Prozent legal, aber auch kunden- und mitarbeiterfreundlich! Eben mit Herzverstand, Fingerspitzengefühl und Mut. Wohlfühlen darf kein gefühltes Delikt sein!

Ich glaube mehr denn je an eine Philosophie der wertschätzenden Kommunikation auf Augenhöhe, »von Mensch zu Mensch«. Ich finde, es macht Sinn, ganz bewusst einen Gegentrend zur Unruhe, Frustration und Demotivation in unserer Businesswelt zu setzen. Ich begrüße Transparenz, Kosteneffizienz und Wirtschaftlichkeit. Ich bin davon überzeugt, dass es gilt, aus Fehlern der Vergangenheit zu lernen.

Ich bin aber auch davon überzeugt, was viele aktuelle Studien, Kundenanalysen und Umfragen bestätigen, dass der Wunsch zur wiederentdeckten reellen, persönlichen Kommunikation im Business nicht nur enorm groß ist, sondern einer der wichtigsten wirtschaftlichen Erfolgsgaranten der unmittelbaren Zukunft sein wird.

Persönliche, detail- und zielgruppenfokussierte Kommunikation sowie individueller Informations- und Wissenstransfer haben entscheidende Vorteile, die Ihnen wieder den verlorenen Stellenwert verschaffen, den Sie verdient haben.

Ich mache Ihnen und mir nichts vor: Der unter anderem von Politikern immer wieder versprochene Bürokratieabbau wird niemals kommen, die Zahl der Gesetze und Regeln wird sicher noch zunehmen.

Ich bin kein Realitätsverweigerer und weiß, wie wichtig virtuelle, digitale Kommunikation geworden ist, und setze deswegen – ich sage es noch einmal – auf die emotionale Kombination beider Welten: wertschätzend, auf Augenhöhe, respektvoll und mit viel mehr menschlicher Nähe dazwischen. Und genau das tut allen gut!

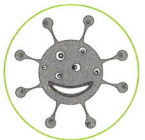 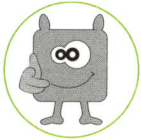 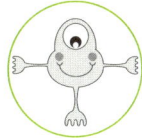

Wussten Sie schon …

… dass die Verwendung folgender Wörter Sie unheimlich schlau wirken lässt? Antizipativ, postfaktisch, bitte und danke!

… dass das Parkinson'sche Gesetz besagt, dass sich Arbeit genau in dem Maß ausdehnt, wie Zeit für ihre Erledigung zur Verfügung steht? ☺

… dass Optimisten in jedem Problem eine lösbare Aufgabe sehen und Pessimisten in jeder Aufgabe ein unlösbares Problem?

… dass es in Parteien besonders vor den Wahlen wie geschmiert läuft?

Warum uns gute Beziehungen in jeder Beziehung guttun

Die drei wichtigsten Fragen:

1) Hast du Sex?

2) Hast du Familie?

3) Bist du in Bewegung?

Dreimal »Ja« ist das Paradies, zweimal »Ja« brauchst du für dein Glück, einmal »Ja« zum Überleben. So hat der Film *Hierankl*, ein moderner Heimatfilm aus dem Jahre 2003, begonnen.

Ich finde diese Fragen und Aussagen sehr stark und berührend, zeigt sich doch einfach und plakativ darin, welche Bedürfnisse wir im Leben wirklich haben. Im Kapitel *Warum es uns guttut, Gutes zu tun* werde ich mich mehrheitlich auf das »Freude schenken« an andere, zum Großteil unbekannte Menschen aus nah und fern, konzentrieren. Zuerst aber möchte ich mit Ihnen meine Gedanken darüber teilen, wie und warum uns persönliche Beziehungen beruflich und privat, seelisch und körperlich guttun und extrem wichtig für unser Leben sind.

Auch hier gibt es Spielregeln. Beginnen wir dieses Kapitel mit dem Potenzial von beruflichen Beziehungen oder anders formuliert: wenn Geschäftspartner zu Freunden werden und Freunde zu Geschäftspartnern.

Ich habe immer wieder erfahren dürfen, wie inspirierend und motivierend es sein kann, wenn aus einer Geschäftsbeziehung eine freundschaftliche Bindung entsteht. Ich denke, wir spüren gerade bei längerer Zusammenarbeit recht schnell, ob die Chemie stimmt. Ist diese negativ (meist beidseitig), schalten wir auf den professionellen »Dienst nach Vorschrift-Modus«. Ist es umgekehrt, also ist die Stimmung positiv, spüren wir diese genauso, setzen jedoch weniger oft Akzente einer Intensivierung.

Der Trend, sich nur noch digital und nicht persönlich auszutauschen, unterstützt unser zögerndes Verhalten und Agieren.

Ich finde das schade, denn wenn man es richtig angeht und sensibel mit den beiden Beziehungsebenen umgeht, ist es enorm bereichernd, gute Geschäftspartner zu haben, mit denen man auch privat verbunden ist.

Selbstverständlich braucht es eine klare Trennung zwischen Beruf und Privatleben, und wahrscheinlich sind noch mehr Achtsamkeit in der Kommunikation und Abgrenzung im Detail gefragt.

Wie alles im Leben ist es Übungssache. Ich habe weitgehend positive Erfahrungen gemacht und bin stolz darauf, mittlerweile einige Kunden auch zu meinen Freunden zählen zu dürfen. Die beruflich-private Freundschaft bedeutet in der Regel, dass man sich in beiden Bereichen aufeinander verlassen kann, Verbindlichkeiten aufbaut und gemeinsame Philosophien, Werte und Interessen teilt.

Vorsicht ist aus meiner Sicht geboten, wenn Freunde, vielleicht sogar langjährige, zu Kunden oder Geschäftspartnern werden. Ganz ehrlich? Ich rate von einer geschäftlichen Beziehung ab. Das Risiko, dass die Freundschaft dabei in die Brüche geht, ist groß. Ebenso, dass das gemeinsame Geschäft mit einem Misserfolg endet, und das tut keinem der Beteiligten gut. Verbrannte Erde ist das traurige Endergebnis.

Freundschaft gehört zweifellos zu den wichtigsten Dingen im Leben. Aber warum ist Freundschaft so wichtig? Oft sind es unsere Freunde, Familienmitglieder, Kollegen und Mitmenschen, die den Unterschied zwischen einem »schlechten«, »guten« und »wundervollen« Tag ausmachen.

Da ist Ihr Kind, das Sie am Morgen mit einem strahlenden Lächeln begrüßt, Ihr bester Freund, der Sie zum Geburtstag mit Karten fürs nächste Fußballspiel überrascht, Ihre Oma, die Ihnen immer noch Ihren Lieblingskuchen bäckt, Ihre Lieblingsehefrau, die Ihnen nach einer langen Arbeitswoche im Ausland Ihre Leibspeise, eine Frittatensuppe (für unsere deutschen Leser: Das sind Flädle), zubereitet. Zu einem wesentlichen Teil wird unser Lebensglück durch die Beziehungen geformt und geprägt, die wir zu unseren engsten Mitmenschen führen. Erfüllte Beziehungen machen uns glücklich. Aus diesem Grund machen uns auch alle Verhaltensweisen glücklich, die zu erfüllenden Beziehungen führen, zum Beispiel Dankbarkeit, aber auch Freundlichkeit.

Ein Leben ohne Freunde? Unvorstellbar!

Eine kleine Gedankenreise: Sie lernen bei einem Businesstrip an der Hotelbar einen Menschen kennen, den Sie von der ersten Sekunde an sympathisch finden. Sie beginnen mit ihm zu plaudern. Er erzählt Ihnen beim zweiten Bier, er habe keine Freunde. Also vielleicht durchaus Kumpels, Bekannte, Leute zum Weggehen, aber keinen, von dem er behaupten kann: Das ist ein echter, wahrer Freund. Ein Freund, mit dem man alles teilen kann: Freude, Trauer, Sorgen, Spaß und das eine oder andere Geheimnis. Ich will mir gar nicht vorstellen, keine echten, wahren Freunde zu haben, so wichtig ist mir diese Beziehungsdimension, die das Leben schön macht.

Warum ist uns Freundschaft eigentlich so wichtig? Ich denke, heute ist echte Freundschaft wichtiger denn je; sie ist selten und dadurch besonders wertvoll geworden, in unserem turbulenten Leben auf der Überholspur. Oberflächlichkeit dominiert. Es gibt zwar Lebensabschnittsfreunde, die so schnell verschwinden, wie sie in unser Leben gekommen sind, aber immer weniger wirklich lange Seelenbeziehungen.

Wir leben im Überfluss einer 360°-Kommunikation. Es gibt das schnelle »Junk-Food-Miteinander«, das »Hallo, wie geht's – danke gut!«-Geplänkel, das weder den Sender noch den Empfänger emotional tangiert, und genau deswegen ist das Tiefe, das Innige, das Verbindende so wertvoll geworden, wonach wir uns im Grunde unseres Herzens sehnen.

Oft fehlt uns die Zeit, um eine Freundschaft so richtig »strategisch« 😊 aufzubauen, auszubauen und zu pflegen. Was ist ein Freund für uns und warum hat Freundschaft auch etwas mit Liebe zu tun? Wie schön ist es, wenn Menschen in Ihr Leben purzeln und mit voller Absicht dort bleiben!

Freundschaften muss man pflegen. Beide Seiten sind hier gefordert, wenn dies einseitig passiert, ist eine Freundschaft kurz oder mittelfristig zum Scheitern verurteilt.

Wer seine Kontakte dem Zufall überlässt, wird bald verlassen.

Die Methode, die der Isolation vorbeugt, heißt Friendship-Networking. Also, ein kleines, feines Netzwerk an wirklich *guten* Freunden genauso systematisch aufzubauen wie bei der beruflichen Karriere. Zuerst geben, dann nehmen!

Vier Gründe, warum uns freundschaftliche Beziehungen so guttun

WIR BRAUCHEN PAKTFÄHIGE VERBÜNDETE

Früher brauchte man wahre Freunde, um Pferde zu stehlen. Aber was sollen wir heute schon mit Pferden tun? Außerdem ist Tierdiebstahl nach wie vor strafbar. Das Sprichwort kommt übrigens aus der Zeit, als Pferde noch wertvolle Arbeitstiere waren.

Damals wurden Pferdediebe hart bestraft. Deshalb mussten sie besonders mutig sein und sich absolut aufeinander verlassen können. So, geneigter Leser, geneigte Leserin, wieder was fürs Leben gelernt. Ich glaube, ich hätte damals wahrscheinlich lieber Gold oder Diamanten mit meinem Kumpel geklaut. Die kann man besser verstecken. 😊

Ein wahrer Freund kennt einen in- und auswendig und lässt einen nie im Stich. Für einen guten Freund räumt man das Zimmer nicht extra auf, wenn er zu Besuch kommt. 😊 Ein guter

Freund braucht nicht unsere Inszenierung, wie wir sein wollen, kein Rollenspiel, kein Maskentheater – er akzeptiert uns so, wie wir sind, bei ihm können wir voll und ganz wir selbst sein und ihm vertrauen. Das ist nicht nur ein wunderbares Gefühl, sondern gibt auch Sicherheit – denn mit einem wahren Freund an der Seite ist man in guten wie in schlechten Zeiten nie allein.

Ob Verbündeter, Seelenverwandter oder Vertrauter – wahre Freunde braucht jeder Mensch, um glücklich zu sein.

WIR BRAUCHEN AKZEPTANZ UND EHRLICHES FEEDBACK

Ist es nicht so? Bei Ihren Problemen, bei Ihren Sorgen bekommen Sie viele unterschiedliche Antworten und Ratschläge von unterschiedlichen Menschen, und dennoch sind Sie mit Ihrem Latein am Ende. Sie helfen uns eben nicht, diese Fülle an bestimmt gut gemeinten, leider oft pseudoehrlichen, diplomatischen, freimütigen, einfachen, bequemen Antworten.

Eben keine Höflichkeitsfloskel, kein »nach dem Mund reden«, sondern Ehrlichkeit und Klarheit erwarten wir uns von unseren besten Freundinnen und Freunden. Wir brauchen mutige Lebensbegleiter, die uns mit den richtigen Worten neue Wege eröffnen und uns von falschen abbringen.

Jemandem ehrlich seine Meinung zu sagen und vice versa eine solche akzeptieren zu können, ist mutig – besonders wenn sie unangenehm ist und womöglich einen wunden Punkt trifft. Dazu gehören Vertrauen, Respekt und auch eine gewisse Form von Liebe.

Ein wahrer Freund sagt einem ehrlich seine Meinung, und weil wir ihm vertrauen, ihn ernst nehmen, nehmen wir seine Kritik und so manche ungeliebte Wahrheit an und können uns konstruktiv und zielorientiert mit Konflikten und deren Lösungen auseinandersetzen – um nicht zu sagen »anfreunden«.

Dafür braucht es Vertrauen, und das entsteht nicht von heute auf morgen. Die Investition in Vertrauen ist eine Investition in ein lang anhaltendes, tiefes gegenseitiges Verstehen und

Akzeptieren. »Einer für alle, alle für einen«, das haben schon die drei Musketiere gewusst! 😌

Freunde eröffnen auch neue Perspektiven, bringen neue Ideen ins Spiel des Lebens. Sind Vorbilder und Weggefährten in einer Person. Meine Freunde sind für mich die Menschen, die mir immer wieder neue Impulse geben, mich dazu bringen, mich selbst zu hinterfragen, mich neu zu erfinden, persönlich und geistig zu wachsen. Dies gilt vor allem für heikle Themen wie Partnerschaft, berufliche Herausforderungen oder gesundheitliche Veränderungen.

WIR BRAUCHEN MENSCHEN, MIT DENEN WIR FREUD UND LEID TEILEN KÖNNEN

Was gibt es Schöneres im Leben, als die kleinen und großen positiven und negativen Momente unseres Lebens mit den Menschen zu teilen, die wir lieben? Gemeinsam Erlebtes, Aufregendes, Lustiges, Berührendes, Verbindendes, Schulabschluss, den bestandenen Führerschein, den Abschluss der Ausbildung oder des Studiums, Hochzeiten, runde Geburtstage, unrunde Scheidungen 😌 ... aber auch negative Ereignisse wie den ersten Liebeskummer, den Tod eines lieben Menschen oder eine Krankheit. All das sind Meilensteine im Leben und Augenblicke besonderer Freude oder Trauer. Und diese sind tatsächlich noch viel schöner beziehungsweise erträglicher, wenn man sie mit Freunden teilt! Für mich gibt es kaum etwas Schöneres als mitzuerleben, wenn sich einer meiner Freunde freut – und das ist im besten Sinne ansteckend. So entstehen auch aus kleinen, scheinbar nebensächlichen Augenblicken großartige Erlebnisse, die wir nie vergessen werden.

WIR BRAUCHEN ERLEBNIS-JUNKIES! DIE SCHÖNSTEN ERINNERUNGEN SAMMELT MAN IMMER ZU ZWEIT

Wenn wir später von einer guten alten Zeit sprechen möchten, dann müssen wir heute und jetzt dafür sorgen!

Mit dem Partner oder der Familie ist man glücklich. Man teilt mit ihnen Lebenszeit, Alltag und Freizeit. Das ist wunderschön, denn die Freundschaft fügt eine Beziehungsebene hinzu, die noch mehr Potenzial für die Freuden des Lebens ermöglicht: gemeinsam frech, unbeschwert und auch ein bisschen unvernünftig zu sein. Manchmal kann es nämlich unheimlich viel Spaß machen, vernünftig zu denken und unvernünftig zu handeln. Glauben Sie mir, darin habe ich viel Erfahrung! 😑

Alles rauszulassen, etwas für sich zu machen und den Alltag aufzubrechen. Mit niemandem kann man das so gut wie mit guten Freunden. Gemeinsam etwas Spannendes oder Verrücktes zu erleben, verbindet, und zwar für immer – und es ist das ideale Mittel, um Gewohntes und Alltagsprobleme hinter sich zu lassen.

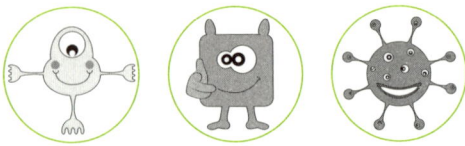

Ich genieße zum Beispiel seit Jahren mit zwei meiner besten Freunde eine Woche Männerurlaub – immer im selben tollen Club, unsere ganz spezielle »Auszeit« am Mittelmeer: ein Ort, eine Stimmung und ein Umfeld, die jedes Mal pure Lebensfreude garantieren.

Eigentlich bräuchten wir nur uns dort, da wir hier unsere eigenen Erlebnisdesigner sind. Gute Freunde kennen deine wildesten Geschichten. Die besten Freunde haben sie mit dir erlebt. 😑

Vielleicht lässt sich Freundschaft mit einem Baum vergleichen: Es kommt nicht darauf an, wie hoch er ist, sondern wie tief seine Wurzeln sind! Denn egal, wie glücklich man mit der Familie und dem Partner ist – Erlebnisse mit einem oder mehreren guten Freunden bringen doch wieder eine andere Form von Glück.

»Die Zeit bewegt sich in eine Richtung, Erinnerungen in die andere.« (William Gibson) Ich sehe es genauso! Gemeinsame Erinnerungen verbinden ein Leben lang und werden über die Jahre zu Kostbarkeiten, die in unserem Herzen einen festen Platz haben. Freunde sind besondere Begleiter unseres Lebensweges. Freunde machen gute Zeiten schöner und schlechte Zeiten erträglicher.

Für mich bedeutet das: Mit besonderen Freunden verbrachte Zeit schafft die besten Erinnerungen. Und die besten Erinnerungen sind die, die einem auch in der Gegenwart noch immer wieder ein Lächeln auf die Lippen zaubern.

Zusammen kann man in die Vergangenheit abtauchen, alte Zeiten hochleben lassen (solange wir uns noch erinnern können) und darüber reflektieren, was aus den vielen Lebensträumen von damals geworden ist. Und in wahren Lebensfreundschaften kann man frech behaupten: Die besten Erinnerungen haben wir noch vor uns! 😌

Als Vortragsredner und Bühnenmensch sage ich: Wahre Freundschaft ist mir viel mehr wert als der Applaus meines Publikums! Sie macht das Leben kostbar und schöner.

Und gesünder! Das hat unter anderen der Altersforscher Thomas Glass von der Harvard University im Rahmen einer Studie mit 2700 Menschen im Alter über 65 herausgefunden. Menschen, die sich glücklich fühlen, sind zumeist gesünder. Der Grund hierfür liegt nicht in Ansehen oder finanzieller Freiheit, sondern in der Fähigkeit, mit Freunden und liebenden Partnern in enger Beziehung stehen zu können. Vertraut man den Ergebnissen von Wissenschaftler Glass' Befragung, dann können Freunde unser Leben bis zu einem Drittel verlängern.

Wenn wir keinen Menschen, den wir mögen oder sogar lieben, an unserer Seite haben, erkranken wir eher oder sterben sogar. Die Ehe allein ist aber noch kein Garant für langes Leben, auch nicht für Gesundheit und Fitness im Alter. Was wir zum wahren Glücklichsein brauchen, sind außerdem gute Gene, ein gutes, von Wertschätzung geprägtes Umfeld und in jedem Fall vielfältige, kraftvolle, positive Beziehungen zu unterschiedlichen Menschen.

Fazit: Gute Freunde sind unbezahlbar. Und finden im richtigen Moment meist die richtigen Worte. Wir fühlen uns in ihrer Gegenwart stärker, glücklicher und können so sein, wie wir sind. Sie kennen unsere Macken, wissen meistens, was wir denken, und lachen selbst über unsere schlechtesten Witze. Freunde sind Balsam für die Seele!

Wenn man jeden Tag neben seinem Schatz aufwacht, ist man in einer glücklichen Beziehung ... oder Pirat

Das schönste Gefühl der Welt ist es, wenn aus einer Freundschaft Liebe wird und man beschließt, gemeinsam durchs Leben zu gehen, um, wie schon Karl Farkas so treffend bemerkte, »Probleme zu zweit zu lösen, die man allein nicht gehabt hätte«!

Auch ich bin mit Stand 2020 mit meiner Frau Margit 28 Jahre glücklich verheiratet. Also, sie ist glücklich und ich bin verheiratet! 😌

Nein, Quatsch, wir lieben uns wie am ersten Tag, haben wahrlich schon einiges erlebt und sie ist und bleibt meine Traumfrau! Ich glaube, eines unserer partnerschaftlichen Erfolgsgeheimnisse ist der Humor, der uns verbindet. Und wenn wir mal streiten, dann sucht jeder rasch auf seine Weise die Annäherung an eine *Lösung und auch das oft mit Humor,* denn recht haben macht nicht glücklicher, gemeinsam über ein Problem lachen zu können sehr wohl!

Unlängst sagte Margit zu mir: »Du, darf ich dir ein Kompliment machen?«

Ich: »Ja, sehr gerne.«

Sie: »Du hast einen extrem tollen Geschmack! Du hast eine fantastische Frau!«

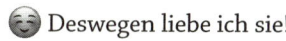 Deswegen liebe ich sie!

Ich weiß: Wenn man den gleichen Humor hat, kann man sehr tiefgründige und durchaus kontroverse Diskussionen führen und findet dennoch immer einen Konsens. Wer mit dem anderen lacht, kann nicht gleichzeitig auf ihn sauer sein! So schaut's aus!

Eine liebevolle Beziehung ist nicht nur gut für Hirn und Herz, sondern hat auch Hand und Fuß für unsere Gesundheit! Eine innige Partnerschaft optimiert unser Wohlbefinden. Vor allem wir Männer profitieren von der Ehe, dieser Zweisamkeit in geregelten gesetzlichen Bahnen. Also, Jungs, auf zum Standesamt!

Verheiratete Männer sind gesünder. Gerne würde ich als Arzt die Ehe auf Rezept verordnen. Ihre positive Wirkung wurde in vielen Studien bewiesen. Das englische Sprichwort »HAPPY WIFE – HAPPY LIFE« hat schon seine Berechtigung. In der westlichen Welt leben verheiratete Männer etwa acht Jahre länger als Junggesellen, obwohl sie durchschnittlich sogar dicker sind als Singles. Einer der Gründe könnte sein, dass Frauen viel mehr auf Vorsorgeuntersuchungen, die Gesundheit und einen gesunden Lebensstil ihres Partners achten als er selbst. Männer sind nach wie vor – leider, muss ich als Mediziner bemerken – Präventions- und Arztbesuchsverweigerer!

Witwer und geschiedene Männer haben dagegen mehr Verengungen in den Herzkranzgefäßen und dadurch ein höheres Infarktrisiko. Interessanterweise stellen auch Scheidungen insbesondere für jüngere Männer ein Gesundheitsrisiko dar.

Generell gilt für Männlein und Weiblein: Die gesunde Ehe ist eine »Zusatz-Lebensversicherung«. Das Sterberisiko verringert sich gegenüber Alleinlebenden um bis zu 16 Prozent, analysierten Forscher der Aston Medical School in England!

Eine andere groß angelegte, ebenfalls ältere Langzeitstudie der Michigan State University unter der Leitung von William J. Chopik mit Start 1992 und fast 2000 Paaren im Alter zwischen

50 und 94 liefert deutliche Indizien dafür, dass ein Zusammenhang zwischen der psychischen Verfassung des Partners und der eigenen Gesundheit besteht.

Jene Paare, die angaben, mit einem glücklichen Partner in Beziehung zu stehen, berichteten tendenziell von einem guten Gesundheitszustand, unabhängig davon, ob die Befragten selbst glücklich waren oder nicht.

Aber auch Gegenteiliges zeigte sich im Studienergebnis: Menschen, die eine Partnerschaft mit einem unglücklichen, griesgrämigen und vielleicht auch noch streitsüchtigen Menschen führten, neigten zu mehr Krankheiten! So fand man heraus: Je spannungsgeladener die Partnerschaft, desto höher das Risiko, an einem Herzinfarkt zu sterben. Auch ein interessantes Studiendetail: Regelmäßige Konflikte in einer Beziehung schwächen bei Frauen wie Männern durch die Erhöhung des Stresshormonspiegels die Abwehrkräfte und lösen zum Beispiel Erkältungen aus oder verlangsamen Wundheilungsprozesse.

Diese Probanden machten auch signifikant weniger Sport und stuften ihr allgemeines Wohlbefinden deutlich schlechter ein als Menschen, die mit einem glücklichen Lebenspartner zusammen waren.

Ein Grund könnte sein, dass sich glückliche, zufriedene Menschen weniger um sich selbst, sondern bewusst mehr um andere kümmern, während unglückliche Menschen eher stärker mit sich selbst und ihren eigenen Problemen beschäftigt sind. Zudem haben glücklichere Menschen eine positive Ausstrahlung und einen motivierenden Esprit, wenn es zum Beispiel um Bewegung, Sport und gesunde Ernährung geht.

Also: Eine gute Beziehung tut uns einfach gut. Eine gute Beziehung ist wie ein guter Haarspray: Perfekter Halt, ohne zu kleben! Fakt ist: Zu fühlen, dass man geliebt wird und sich umeinander kümmert, verbessert das emotionale Wohlbefinden, indem es Depressionen und Ängste verringert und psychische Kräfte wie Selbstachtung und Selbstvertrauen steigert.

Spielen Sie doch heute mit Ihrem Partner wieder einmal Armdrücken. Nehmen Sie Ihren Partner in den Arm und drücken Sie ihn!

Sie haben gerade geschmunzelt? Gut so, denn:

DAS WUNDERMITTEL FÜR GLÜCKLICHE BEZIEHUNGEN HEISST *HUMOR*. Nicht umsonst ist Humor einer der häufigsten Suchbegriffe auf Dating-Plattformen.

»Wir wollen bis ins hohe Alter gemeinsam lachen können!« Ja, das wollen meine Frau und ich auch! Wir haben keine Angst vor dem Älterwerden, da wir überzeugt sind, auch dann noch viel Unsinn machen zu können. Nur halt langsamer! 😌 Ich finde, eine Beziehung sollte wie ein heißes Bad sein: einlassen, genießen und bleiben, bis man schrumpelig wird! 😌

Ich frage mich oft, geht es nur uns so, sind wir Exoten im emotionalen Land des Lächelns? Andere Paare, die gefühlte Ewigkeiten zusammen sind – wie halten die es denn miteinander aus? Der Trick ist immer derselbe: locker bleiben und miteinander lachen. So oft wie möglich, so lang wie möglich! Denn das tut der Liebe gut.

Je älter, desto lustiger?

Dafür hat ein Psychologenteam rund um Professor Robert Levenson von der University of California 87 Paare ausgesucht, die entweder zwischen 40 und 50 Jahre alt und mindestens 15 Jahre miteinander verheiratet waren oder die 60 bis 70 Jahre alt waren und mindestens schon 35 Jahre Ehe hinter sich hatten.[7]

Diese Paare wurden über 13 Jahre hinweg von einem Forscherteam begleitet, ihre emotionalen Interaktionen, ihre Art der Kommunikation, ihre Körpersprache, ihre Stimmungslage etc. gefilmt und analysiert.

Ergebnis: Je älter die Paare wurden, desto mehr Humor und Zärtlichkeit gab es zwischen ihnen und desto weniger negative

Interaktionen zeigten sie. Anders gesagt: Es wird im Alter in der Liebe mehr miteinander gelacht als genörgelt. Das finde ich spitze!

Am Anfang der Verliebtheit Händchen zu halten ist keine Kunst. Sie im Alter bei Leid und Schmerz nicht loszulassen sehr wohl!

Auch interessant ist die Tatsache, dass ältere Menschen, obwohl sie in langen Ehen oft den Verlust von Freunden und Familienmitgliedern erlebt haben, verhältnismäßig glücklich sind. Sie leiden kaum an Depressionen oder Ängsten, wenn sie in der Partnerschaft einen gemeinsamen Humor entwickelt und kultiviert haben und ihn praktizieren und leben.

Je älter wir werden, desto mehr haben wir erlebt, werden gelassener und gnädiger mit uns und anderen. Im Alltag genauso wie in der Liebe. Ich finde, das ist auch eine Art Beweis dafür, dass wir uns mit jedem Jahr mehr auf das Gute in unserem Leben konzentrieren. Wobei ich denke, damit können wir nicht früh genug beginnen!

Weniger Wut, weniger Verachtung, mehr Augenzwinkern und mehr Schmunzeln. Man lebt in Beziehungen ruhiger, wenn man nicht alles sagt, was man weiß, nicht alles glaubt, was man hört, und über den Rest einfach lächelt.

Vielleicht stimmt es aber gar nicht, dass wir im Alter gelassener werden. Vielleicht vergessen wir nur schneller, worüber wir uns gerade aufregen wollten. 😌 Wenn es zum Erfolg führt, soll es mir recht sein!

Ein 92-jähriger Mann, der seine Frau immer noch mein Schatz, mein Goldstück, mein Engel nennt, wurde gefragt, was das Geheimnis ihrer Beziehung ist. Er meinte: »Seit circa zehn Jahren habe ich ihren Namen vergessen und traue mich nicht nachzufragen!« 😌

Selbstverständlich ist Humor allein kein Garant für eine lange und glückliche Beziehung. Dazu gehört noch eine ganze Reihe anderer Dinge – zum Beispiel Freundlichkeit und Respekt, Vertrauen und Freiheit.

Aber auch, wenn nichts im Leben und in der Liebe für immer und unveränderlich ist, kann es der seelischen Gesundheit zuträglich sein, im Alter einen anderen Menschen an seiner Seite zu haben. Jemanden, mit dem man über die zunehmende Schwerhörigkeit, ausgefallene Haare, die lieb gewonnenen Schrullen und die offensichtliche Vergesslichkeit scherzen kann.

Ja, das kann man, und ja, das tut gut.

Nachsatz: Mehr zu Humor und seiner vielseitigen Wirkung finden sie auch an vielen anderen Stellen im Buch. Sie haben es nicht anders gewollt!

Wussten Sie schon …

… dass der Kuss die schönste Form ist, gemeinsam den Mund zu halten? (Lilly Pulitzer)

… dass es immer eine Möglichkeit gibt, in einer Beziehung das letzte Wort zu haben? Wir können um Verzeihung bitten!

… dass die Frau fürs Leben nicht das Mädchen für alles ist?

… dass unser Gehirn in Beziehungen eine entscheidende und manchmal auch gefährliche Rolle spielt? Es arbeitet 24 Stunden am Tag, 365 Tage im Jahr. Vom Anfang des Lebens, bis zum Augenblick, in dem man sich verliebt.

… dass »Herzrasen« einerseits der Ausdruck einer emotionalen Entzückung sein kann, aber andererseits eine innovative Bezeichnung für übermäßige Brustbehaarung?

Gute Gedanken sind die besseren!

Sind Sie ein positiver Mensch, der mit Engagement und frischen Gedanken in der Welt steht und sich auf die Zukunft freut, also ein beispielgebender Optimist? Oder halten Sie es wie der Schauspieler Burt Lancaster und sind der Meinung: »Optimismus ist meist eine Folge ungenügender Information«?

Wenn Sie zu letzterer Gruppe zählen, sehen Sie das Leben nach diesem Kapitel vielleicht zwar nicht durch eine rosarote Brille, aber doch hoffnungsvoller als vorher. Das würde mich sehr freuen. Ich werde nämlich versuchen zu klären, wer im Vorteil ist: derjenige, der nicht mit Regen rechnet, oder derjenige, der bei jedem Wetter einen Regenschirm dabeihat.

Früher war es üblich, um nicht zu sagen kultig, ein bisschen schwermütig, nachdenklich und depressiv zu sein und das öffentlich zur Schau zu stellen. Jeder sollte wissen: »Ich bin nicht gut drauf und das ist gut so.« Gute Stimmung, Ausgelassenheit, Freude und Lachen galten als oberflächlich und ordinär im Sinne von einfach und trivial. Jemand, der mit finsterem, ernstem Gesicht durch seine Berufswelt geisterte, vermittelte so etwas Ähnliches wie Seriosität. Das war damals, oder?

Wenn ich heute in die vielen Büros, in die Chefetagen, in die Konzernzentralen unserer Zeit blicke, dann muss ich feststellen, dass dieses Phänomen leider noch lang nicht ausgestorben ist. Aus meiner jahrelangen Erfahrung als Berater, Trainer und Coach weiß ich, dass dadurch großes Erfolgspotenzial im Unternehmen ungenutzt bleibt, nämlich durch vorbildhaft gelebte gute Stimmung und positives Denken Herausforderungen zu meistern.

Um Klartext zu sprechen: Sicher nicht stimmt, dass Optimisten immer nur glücklich, fröhlich, gesund und erfolgreich sind und keine Probleme haben. Es hält sich auch nach wie vor das Gerücht, dass Krebs psychische Ursachen hat. Laut einer

Umfrage des Krebsinformationsdienstes des Deutschen Krebs-
forschungszentrums (DKFZ) glaubten ganze 61 Prozent der
Bevölkerung, dass seelische Belastungen und Stress Krebs auslösen können.[8] Hierzu gibt es keinen einzigen eindeutigen wissenschaftlichen Beweis. Wahr ist, dass man sehr oft den Kausal-
zusammenhang einer bösartigen Erkrankung mit diversen
potenziellen Noxen, wie Umwelteinflüssen, dem sozialen
Umfeld, diversen Expositionen beruflicher Art, nicht herstellen
kann.

Ebenfalls evident ist, dass auch negative Gedanken Wunder
bewirken können, weil sie uns zum Handeln bewegen und aus
unserer Lethargie reißen. Wenn die Dosis stimmt und die positive Gedankenwelt signifikant überwiegt, ist diese Form von
Pessimismus sinnvoll. Und das ist oft der Knackpunkt in einer
wahrlich turbulenten Zeit!

Optimismus oder Pessimismus – alles eine Frage der Perspektive

Statistisch gesehen irrt sich der Optimist genauso oft wie der
Pessimist, hat aber in der Regel mehr Spaß dabei! »Optimisten
sind überzeugt, dass wir in der besten aller Welten leben, und
Pessimisten fürchten, dass dies wahr ist.« (J. B. Cabell)

Wahrscheinlich ist es nicht gesund, alles Negative im Leben
auszublenden und Scheitern oder Niederlagen auf eine Pech-
strähne, andere Leute oder die eigene Faulheit zu schieben. Zu
viel Optimismus und ein Blick weg von der Realität können
sogar schaden und unsere Entwicklung im Berufs- und Privatleben lähmen, da von übertriebenem Optimismus getriebene
Menschen die lauernden Gefahren des Lebens nicht mehr rechtzeitig erkennen.

Die Psychologin Astrid Schütz zum Beispiel glaubt nicht,
dass Optimismus all unsere Probleme lösen kann. Im Buch *Posi-*

tives Denken – Vorteile, Risiken, Alternativen zeigt sie sehr eindrucksvoll die Vor- und Nachteile des positiven Denkens auf. So weiß Schütz, dass zwischendurch ein paar zielgerichtete negative Gedanken manchen Menschen sogar weiterhelfen, sie »aufwecken« und zu Veränderungsprozessen motivieren können.

Das ist durchaus nachvollziehbar. Auch ich nehme seit einem Laptop-Crash vor ein paar Jahren immer meine Vorträge auf mehreren USB Sticks mit, denke aber keine Sekunde mit Angstschweiß auf der Stirn daran, dass so etwas bestimmt wieder passieren wird. Das ist wohl eine Art positiver, defensiver Pessimismus, der einem ein gewisses Gefühl der Sicherheit verleiht.

Pessimisten sind vorsichtiger

Sie kennen es alle: Energiegeladene Menschen, die vor Kraft und Enthusiasmus nur so strotzen, sind deutlich risikobereiter. Im Sport, beim Autofahren und zum Beispiel auch im Glücksspiel. Es gibt Untersuchungen, die zeigen, dass Optimisten beim Glücksspiel riskanter agieren und sich eher überschätzen.

Eine weitere Tatsache, die gegen zu viel Optimismus spricht, hat für mich auch als Mediziner Relevanz: Optimisten sind viel mehr burn-out-gefährdet als Pessimisten. Ihr Drang, alles zu schaffen, lässt sie unreflektiert werden, sodass sie manchmal nicht merken, wenn sie sich überarbeiten. Dazu kommt, dass sie ihre Arbeit lieben, in ihr aufgehen und erste Überlastungszeichen nicht wahrnehmen (wollen).

Im Gegenteil: Sie nehmen auch jede weitere Aufgabe gerne an, bis sie irgendwann körperlich und seelisch massiv überfordert sind und der totale Zusammenbruch knapp bevorsteht.

Pessimisten hingegen kommunizieren schon bei kleinster Überlastung jedem, der es hören will (und jedem, der es nicht hören will): »Oh, das ist mir zu viel, das werde ich nicht schaffen!«

Sei realistisch – erwarte Wunder!

Nun aber zu den positiven Effekten, optimistisch durchs Leben zu gehen!

»Optimismus ist, bei Gewitter auf dem höchsten Berg in einer Kupferrüstung zu stehen und ›Scheiß-Götter‹ zu rufen!« (Terry Pratchett) 😌

Ja, Optimismus hat viele Vorteile, würden wir doch sonst aufgrund negativer Meinungen und Erfahrungen andere große Chancen unseres Lebens verpassen, da wir uns darauf nicht einlassen würden; heiraten zum Beispiel! 😌

Wenn es sich gut anfühlt, dann mach es

Es würde wohl niemand ein Start-up gründen, der gleich an das Scheitern desselben denkt. Ein unbändiger Optimismus treibt diese junge Community an, obwohl evident ist, dass elf von zwölf Neugründungen scheitern.

Ich finde auch das Konzept für einen moderaten Optimismus mit dem Titel »Die positive Illusion« sehr spannend, das die Motivationsforscherin Shelley Taylor im Rahmen mehrerer Studien entwickelt hat. Der Sukkus ihrer These lautet, dass der gesunde Mensch alles ein wenig positiver sieht oder sehen möchte, als es eigentlich ist. Also das Lebensglas halb voll, statt halb leer.

Wenn wir versuchen, möglichst oft negativen Situationen etwas Gutes abzugewinnen, dann ist das die Keimzelle für Innovation, für Kreativität, für lösungsorientiertes Denken und – für unsere Gesundheit!

Taylor hat herausgefunden, dass unser positives Gefühl, eine Situation unter Kontrolle zu haben, dort endet, wo wirkliche Gefahr droht. Das macht Sinn, denn dann werden wir augenblicklich zu Realisten. Das Interessante dabei: Positiv agierende

165

und im positiven Denken trainierte Menschen nutzen nach der Realitätsakzeptanz auch in ernsten Situationen wie zum Beispiel schweren Krankheiten rasch wieder ihre lebensbejahenden Fähigkeiten, um den Mut zum Kampf aufzubringen und neue Lebensenergie zu aktivieren. Menschen, die positiv gestimmt an ihre Krankheit herangehen, glauben an eine Heilung, sind kooperativer in der Zusammenarbeit mit den behandelnden Ärzten, nehmen eher an Behandlungen teil und steigern sich nicht in ihre Symptome hinein. Voraussetzung dafür ist natürlich die oben erwähnte Akzeptanz der Situation, denn nur, wenn ich etwas akzeptiere, kann ich darauf auch reagieren und agieren.

Aber nicht nur beim Kampf gegen Krankheiten hilft optimistisches Denken, sondern auch im Job.

Optimisten sind die besseren Führungskräfte

Gerne zitiere ich den großen Winston Churchill, der sagte: »Ein Optimist sieht eine Gelegenheit in jeder Schwierigkeit; ein Pessimist sieht eine Schwierigkeit in jeder Gelegenheit.«

Optimistische Leader nehmen Veränderungen weitgehend positiv auf, schöpfen Kraft aus bereits erfolgreich Geleistetem, legen den Fokus auf Dinge, die bereits da sind, und nicht auf das, was noch fehlt. Das eröffnet neue, zukunftsorientierte Denkweisen, der Blick wird bewusst auf das Gute, auf den Zug nach vorne gelenkt.

Positiv agierende Leitfiguren sind agiler im Handeln, suchen nicht zehn Gründe, warum etwas nicht funktionieren könnte, sondern einen Grund, warum und wie das Problem gelöst werden kann. Und genau dieses begeisterte Denken und Handeln steckt andere an und überträgt sich auf ganze Teams.

Mit Optimismus zum ewigen Leben?

Quatsch! Aber Optimismus trägt dazu bei, länger fit und rege zu bleiben, sagen immer mehr Wissenschaftler. Da hüpft das Herz des Internisten.

Rasmussen Reports hat in einer Metaanalyse aus dem Jahr 2009 im Rahmen von 83 überprüften Vergleichsstudien herausgefunden, dass Optimismus einer der wichtigsten Faktoren für eine positive Entwicklung der Gesundheit ist. Aktuelle Daten sind noch konkreter und beweisen dasselbe.

70 000 Krankenschwestern und 1429 Veteranen wurden über Jahrzehnte in zwei Datenbanken erfasst, ihr Gesundheitszustand und ihre Lebensführung dokumentiert. Verantwortlich für diese Großgruppenanalyse war das Team um Lewina Lee von der Boston University School of Medicine. Das Ergebnis: Optimismus wurde als eine oft entscheidende positive psychologische Eigenschaft definiert, um den Herausforderungen des Lebens mit heiterer Gelassenheit gegenüberzutreten.

Optimistische Menschen haben die prinzipielle Erwartungshaltung, dass ihnen gute Dinge passieren werden oder sie gute Erlebnisse sogar anziehen. Sie glauben auch daran, dass sie durch ihr Handeln und ihre Lebenseinstellung einen positiven Einfluss auf die Zukunft haben.

Ein weiteres Ergebnis dieser Studie: Optimistische Frauen leben um durchschnittlich 15 Prozent länger als die Probanden der pessimistischen Vergleichsgruppe. Bei den Männern betrug der Unterschied im Vergleich der Lebenszeit 11 Prozent.

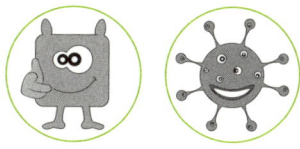

Die Leiterin des Forschungsteams meinte in einem Statement: »Diese Studie hat eine große Relevanz für die öffentliche

Gesundheit, weil sie nahelegt, dass Optimismus einer der psychologischen Faktoren ist, die ein Menschenleben verlängern können.«[9]

Die Hauptfaktoren für ein langes, gesundes Lebens sind auch in dieser Studie klar erkenntlich: Gesunde Ernährung, ausreichend Bewegung, gute Gene – und eben eine kräftige Dosis Optimismus!

Ein Gedanke vielleicht noch dazu: Wenn wir unsere eigene Lebenserwartung gesund und positiv erhöhen wollen, müssen wir unsere eigene Leistungserwartung senken!

Es macht also Sinn, will man seinem Körper langfristig etwas Gutes tun, einfach mal mit einem Lächeln und positiven Gedanken durch den Tag zu gehen. Optimistisch denken kann man lernen und üben.

Man kann sich zum Beispiel abends drei Dinge aufschreiben, die gut gelaufen sind. Denn die passieren meistens nicht von allein, sondern man selbst hat einen Anteil daran, dass etwas funktioniert, und darauf kann man stolz sein. Das motiviert zu weiterem positiven Denken und Handeln.

Ein Tipp noch, den Sie vielleicht schon an anderer Stelle dieses Buches gelesen haben und bestimmt noch an weiteren Stellen entdecken werden, weil er mir so wichtig ist: Menschen sind glücklicher, wenn sie von glücklichen Menschen umgeben sind! Meiden Sie negative Menschen, lassen Sie sich von diesen nicht Ihre Lebensfreude nehmen, egal, wie alt Sie sind. Wie gesagt gibt es Menschen, die man mit der Zeit vergisst, und Menschen, mit denen man die Zeit vergisst! ☺ Letztere sind die Glücksmagneten!

Wenn wirklich einmal etwas kräftig schiefläuft, hilft Gelassenheit: Manches ist gar nicht so schlimm und anderes einfach nicht so gut oder wie ich es in meinem letzten Buch formuliert habe: Versuchen Sie, alles halb so schlimm oder doppelt so gut zu finden!

Huch, ich bin nicht perfekt, wie ungeschickt von mir!

Ein sehr geschätzter Freund, Kollege und Sparringspartner auf meinem künstlerischen Weg ist Gaston Florin.

Er ist nicht nur Zauberweltmeister, Regisseur, Schauspieler, Moderator und Vortragender, sondern ein kreatives Energiebündel und ein unbändiger Ideenproduzent. Auch er weiß, wie gut uns positive Gedanken tun und dass der Drang zum Perfektionismus unser Leben wahrlich nicht immer bereichert.

Er hat die Kraft der Improvisation entdeckt, die Lust am Scheitern, um damit neue Perspektiven zu bekommen, neue Türen zu öffnen und Positives im Negativen zu finden. Es ist mir eine große Freude, dass Gaston hier seine Philosophie mit uns teilt. Mein lieber Gaston, du bist perfekt, denn du bist nicht perfekt! 😌

»Der Liebe leichte Schwingen trugen mich. Kein steinern Bollwerk kann der Liebe wehren. Und Liebe wagt, was irgend Liebe kann.« (*Romeo und Julia* von William Shakespeare)
Gaston Florin

Wenn man verliebt ist, ist alles leicht. Man sieht nur die schönen Dinge am anderen, an sich, an der Welt. Man nimmt das Universum als den wunderbaren Ort wahr, der er sein kann. Alle Menschen leuchten, überall sehe ich kleine und große Wunder und tanzend nehme ich die Chancen, die am Wegesrand liegen, an und verwandle sie in großartige Taten – ganz leicht.

Wenn man Liebeskummer hat, ist alles schwer. Überall begegnen einem nur Scheußlichkeiten, in mir, bei anderen, auf der gesamten Erde. Man nimmt unseren Planeten als den furchtbaren Ort wahr, der er sein kann. Alle Menschen verströmen übel riechende Energie, ich sehe Leid und Missbrauch und hängend lasse ich das alles über mich ergehen und beobachte den Untergang des Seins.

Welche Welt ist denn aber die wirkliche Welt und vor allem, welche Sicht hilft mir, mein Leben lebenswerter zu gestalten?

Mein Name ist Gaston Florin und ich bin Profikindskopf.

Ja, ich gestehe: Das bin ich. Beides! Ein Kindskopf und ein Profi. Und als solcher liebe ich es, zu staunen. Staunen über die Welt und über uns Menschen. Staunen über das ganz Alltägliche und das Außergewöhnliche. Ich finde es unwiderstehlich, die Verbindung zwischen realistischem Tiefgang und spielerischer Leichtigkeit zu suchen, zu finden und zu teilen.

Aber das Leben auf die leichte Schulter nehmen darf man natürlich nicht, nicht in Deutschland. In Deutschland muss es ernst sein. Und, ich denke, vielleicht ist es in Österreich nicht ganz so schlimm, aber Handlungsbedarf gibt es dort bestimmt auch. Auch hier beginnt der Ernst des Lebens spätestens mit Eintritt in die Schule, mit sechs. Und dann, dann hört er nicht mehr auf, der Ernst des Lebens. (Ich habe ihn übrigens kennengelernt, den Ernst des Lebens. Er war blond und sechs Jahre alt, genau wie ich, und konnte unglaublich gut Witze erzählen.)

Wirklich? Ist das unumstößlich? Oder lässt er sich kombinieren mit Freude, Leichtigkeit, Humor?

Ich sage aus ganzem Herzen: Ja, das geht!

Man kann es sogar üben, im Falle, dass man es kurzfristig verlernt hat (durch Schule, Ausbildung oder Beruf).

Ich bin ausgebildeter Schauspieler, zum Teil eher schwere Kost, Tiefgang ist gefragt, großer Tiefgang. Ich war kein Naturtalent, hab mich durchgewurschtelt, wurde kurz vor meinem Abschluss von der Schule geschmissen. Mit Leichtigkeit hatte das erstmal nichts zu tun. Aber dann habe ich ihn getroffen, meinen Meister, beim Improvisationstheater, Keith Johnstone. Er ist Großmeister in Sachen Leichtigkeit und Tiefgang. Improvisationstheater ist eine Art Echtzeittheater, Theater so zu spielen, dass im Moment, in dem der Schauspieler auf die Bühne geht, das Stück, die Inszenierung, die Figuren entstehen – ein bisschen wie im Leben, nur halt sehr viel kürzer.

Das Beste daran ist, dass es nicht nur etwas für Spinner, Naturtalente oder Gottbegabte ist. Jeder kann Improvisation lernen, denn dafür gibt es ein Regelwerk, eine Grammatik. Die Grammatik der Flexibilität und der Leichtigkeit. Diese Regeln sind mir auch Inspiration für mein Leben geworden. Sie verbinden für mich Flexibilität und Tiefgang mit Leichtigkeit. Und das Ganze macht noch dazu unglaublich viel Freude.

Hier meine Lieblingsregeln:
1. Sag Ja zu Chancen!
2. Alles kann eine Chance sein!
3. Bleib fröhlich, wenn etwas schiefläuft!
4. Gib nicht dein Bestes!
5. Die Liebe hilft immer.
Schauen wir uns diese Regeln einzeln und genauer an.

Regel Numero uno: »Sag Ja zu Chancen!«
Diese Aufforderung dient im Theater dazu, dass Kommunikation reibungslos verläuft, alle an einem Strang ziehen und gute Geschichten entstehen. Dazu ganz kurz zwei theatrale Beispiele, einmal ohne Chancenergreifung, einmal mit:

B: Na, Sohnemann. Machst du Hausaufgaben?
A: Nee, und du bist nicht mein Vater.
B: Doch, ich bin dein Vater.
A: Nein, bist du nicht.
B: Doch, bin ich schon.
A: Nein, bist du nicht.
B: Doch!
A: Nein!
B: Doch!
A: Nein!

B: Doch!

A: Nein!

B: Doch!

A: Nein!

B: Doch!

A: Nein!

B: Doch!

A: Nein!

B: Na, Sohnemann. Machst du Hausaufgaben?

A: Ja, Mathe. (seufzt)

B: Du warst doch immer so gut in Mathe.

A: Ja, schon. (seufzt)

B: Stimmt irgendwas nicht?

A: Der neue Lehrer, der ist so seltsam.

B: Dr. Schmidt? Soll ich mich darum kümmern?

A: Du würdest wirklich Giovanni fragen?

B: Ja, das ist doch eine Frage der Ehre, eine Frage der Familie, und Giovanni schuldet mir noch einen Gefallen.

A: Und wenn es der Direktor herausfindet?

B: Was bedeutet schon ein Schuldirektor mehr oder weniger.

A: Da hast du recht, Papa.

Sie merken schon, im Theater entstehen durch das Ja-zur-Chance-Sagen interessante Geschichten. Und im Leben?

Im Leben sind wir natürlich darauf geeicht, keine wilden Abenteuer zu erleben. Bedeutet es aber wirklich gleich den Untergang, öfter mal »Ja« zu sagen? Ab und zu mal zu erkunden, was als Nächstes passiert, öfter mal was Neues auszuprobieren? Vielleicht liegt der Mehrwert des Chancenergreifens und »Ja«-Sagens auch nur darin, zu lernen, dass man persönlich kein Fan von kulinarischen Herausforderungen wie »Seeigeln an Tomatenjuice« ist (habe ich gelernt).

»Ja«-Sagen heißt hier also nicht, Mitläufer zu sein, sondern meine Wahrnehmung neu zu justieren. So wird sichtbar, was in jedem Moment cool, schön oder heiter ist. Und damit sind wir ja quasi schon bei:

Regel Numero due: »Alles kann eine Chance sein!«
Es gibt Chancen, die liegen klar ersichtlich auf der Straße, wie zum Beispiel Hundert-Euro-Scheine, die einem auf dem Kopfsteinpflaster entgegenleuchten. Klare Chance – dazu kann man leicht »Ja« sagen. Wie sieht es aber aus, wenn man den Hunderter verloren hat? Das ist doch nur Mist, oder? Ich könnte es aber auch als Chance (und quasi Investition) sehen, endlich die unglaublich gut aussehende Bankangestellte wiederzusehen. Und diesmal lade ich sie endlich zum Kaffeetrinken ein. Oder ich freue mich für den Finder. Oder ich fahre doch mit der S-Bahn und nicht mit dem Taxi und lerne vielleicht einen spannenden Menschen kennen, also wenn ich ihn als Chance erkenne und »Ja« sage.

Ich habe für mich gelernt, dass wirklich so gut wie alles eine Chance sein kann! Egal, ob sie klar erkennbar oder als Irritation, Widerstand oder Störung verkleidet ist. Und diese ins Positive gedrehten Gedanken machen glücklich!

Selbst Pleiten, Pech und Pannen sind Chancen, das eigene Tun besser zu machen, Humor zu üben, zu produzieren und zu teilen. Damit sind wir dann auch schon bei:

Regel Numero tre: »Bleib fröhlich, wenn etwas schiefläuft!«
Das ist vielleicht der wichtigste Satz meiner beruflichen Karriere. Nicht nur, weil er mir schlussendlich zum Weltmeistertitel als Zauberkünstler in Stockholm verholfen hat, sondern vor allem weil er mir in unzähligen Situationen aus der Patsche geholfen hat. Wobei die Weltmeisterschaft schon sensationell war!

Ich möchte Ihnen die Geschichte dazu erzählen, auch wenn Sie nicht in die Gruppe der Illusionisten gehören.

Ich bin nervös, weil ich innerhalb weniger Tage meine Darbietung über den zaubersüchtigen »Gunther« zum zweiten Mal vorführen darf/muss. Es ist, als müsste ich denselben Witz für dieselben Leute erneut erzählen – mir wird flau. Flau, auch weil es tagsüber einen Rieseneklat zwischen den Fernsehmachern und der 2500 Personen zählenden Zauberfangemeinde gab. Die Stimmung war aggressiv.

Ich also auf die Bühne – etliche kleine Textänderungen im Gepäck. Die ersten Schritte laufen noch nach Plan. Plötzlich. WUUUMMMMS! Ich denk mir: »Die haben hinter der Bühne eine Großillusion umgeschmissen – ruhig bleiben – weiter machen.« WUUUMMMMS! »Die sind doch sonst nicht so schusselig, die Jungs von der schwedischen Backstage-Crew«, geht mir durch den Kopf.

Ich sag meinen Startsatz: »Hi, my name is Gunther!«, und Hunderte von deutschen Zauberern antworten: »Hi, Gunther!« Dieser Plan, etwas Neues in die Nummer zu zaubern, ist also schon mal aufgegangen – puuuuuh! – »This is my second meeting here in Stockholm.« – WUUUMMMMMS! – »Irgendwas läuft hier grade nicht nach Plan. Aber was? Wie war das noch? Was haben meine Lehrer immer gesagt? Ach ja, jede Störung ist eine Chance! Bau sie ein! Sag Ja!«, denk ich mir und integriere die Störgeräusche: »Strange noises!« – es gibt einen Lacher und es WUUUUMMMMMST fröhlich weiter.

Da erscheint der Moderator – und sagt, mein Mikrofon sei kaputt und ich dürfe noch mal anfangen. – Super! – Den Witz ein drittes Mal aufsagen. Die Techniker sind tief bestürzt – können aber nichts dafür – und weil wir alle ein ganz klein bisschen unter Adrenalin stehen, merkt keiner, dass beim Neuverkabeln meine geheimen Präparationen (ja, es tut mir leid, aber Zauberer tricksen) ganz leicht – aber doch – verschoben werden. Ich hab's dann später auf der Bühne gemerkt.

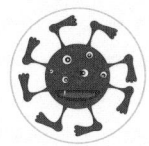

Also weiter. »Wo ist jetzt die Chance? Bleib fröhlich.« Ein drittes Mal also! »Spiel einfach so, als würde Gunther immer und immer wieder kommen, bis die Zuschauer ihm glauben, dass er aufhören will mit der Zauberei.« Guter Plan! So wird's gemacht.

Ich also wieder raus ohne GEWUMMSE. »Hi, my name is Gunther!« Zweitausend Zauberer antworten »Hi, Gunther!« und ich weiß, ich bin nicht allein. »This is my third meeting here in Stockholm« – alle freuen sich über den Gag, ich bin wieder auf Spur – denk ich. Irgendwo hör ich ein Kind leise wimmern und denk mir noch nichts.

Die nächsten Momente laufen ganz gut. Die diversen Requisiten sind zwar nicht mehr ganz dort, wo sie sein sollten, und ich erwisch nicht alle. »Is' nicht so schlimm. Bleib fröhlich!« Die Leute haben Spaß, wo aber ist die gottverdammte Zigarette, die ich jetzt zum Zaubern brauch? Nicht zu finden. Auch nicht auf dem Boden. »This is not my day today«, denk ich mir und sag es auch. »Fröhlich bleiben! Chancen sehen!« Die Zuschauer glauben, es gehört zur Show – ich weiß die Wahrheit und denk mir: »Das wird nix mit dem Titel nach all dem technischen Gemurkse.«

»Trotzdem, bleib fröhlich, such Chancen!« Kurz nachdem ich von Gunthers Sohn erzählt habe, den er nicht mehr sehen darf wegen seiner Zaubersucht, kurz nach dieser tragischen Erzählung fängt das Kind von vorhin lauthals an zu weinen. Jetzt ist mir alles egal. »Sollen sie mich doch disqualifizieren, die Chance ist zu großartig! Die Chance auf was ganz Neues!« – also auf geht's, Spaß haben.

Ich habe freudig resignierend ob des heulenden Kindes aufgehört, etwas zu machen, hab einfach mitgeheult aus »Einsamkeit« und weil Gunther in der Bühnengeschichte seinen Sohn nie wiedersehen darf. Und die Zuschauer haben mitgeweint – ein perfekter dramatischer Moment!

Danach pure Improvisation – zwar immer an der Richtschnur des armen Gunthers entlang, aber wenn mich heute jemand fragt, was ich eigentlich alles gesagt oder gemacht habe, ich weiß es nicht mehr – geheult, geflucht, getobt.

Es war großartig. Standing Ovations und der Titel.

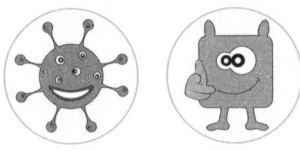

Nach all dem Chaos. Ich habe mich so gefreut, über die Absurdität des Moments, über die Zuschauer, die mir zur Seite standen wie eine Eins, über das Universum an sich und über meinen Meister, Keith Johnstone, der mich einst gelehrt hat: »Bleib fröhlich, wenn was schiefläuft!« Danke, Keith. Und danke auch für:

Regel Numero quattro: »Gib nicht dein Bestes!«

»Jetzt oder nie!«, »Reiß dich zusammen!«, »Es gibt keine zweite Chance für den ersten Eindruck!«, »Sei perfekt!«, »Du musst immer alles geben!«.

Ich kenne sie gut, diese treibenden Sätze, die ich mir beständig selbst zuflüstere. Aber helfen sie denn wirklich, hohe Qualität zu erzeugen?

Fragt man Sportler und auch Künstler: »Wann hast du deine beste Performance abgeliefert?«, bekommt man meist zur Antwort: »Im Training oder auf der Probe am Nachmittag, bei einem nicht sooooo wichtigen Wettkampf oder bei dieser Veranstaltung, wo ich in meiner alten Schule noch einmal aufgetreten bin.« Fragt man weiter, ob es ihnen bewusst gewesen sei, dass sie gerade ihre Bestform abrufen, bekommt man stets die Antwort, nein, sie hätten nicht darauf geachtet, nicht darüber nachgedacht, einfach nur gemacht.

Ich glaube, all die Sätze, die mich zur Perfektion treiben sollen, bewirken schlussendlich nichts anderes, als dass ein Teil meiner Konzentration, Kraft und Kreativität abgezogen wird – Energie, die mir dann fehlt, die Qualität abzurufen, die mir zur Verfügung stünde, um schneller zu laufen, weiter zu springen, besser zu spielen und einfach leichter zu leben.

Daher ist dieser Satz des wunderbaren Mr. Johnstone so unschlagbar effektiv: »Gib nicht dein Bestes, versuch einfach durchschnittlich zu sein.«

Denn dieser Satz umgeht die Treibersätze, gibt dir die Freiheit, einfach zu machen, und setzt so das tatsächliche Potenzial frei. Und Potenzial haben wir viel, vor allem, wenn wir Dinge gerne tun. Damit sind wir bei:

Regel Numero cinque: »Die Liebe hilft immer!«

Guckt man sich glückliche Menschen an, so entdeckt man meist, dass ein Feuer in ihnen lodert. Ein Feuer für ihr Thema, für ihre Firma oder ihre Familie, etwas das sie mit Leidenschaft erfüllt. Sie sind Feuer und Flamme.

Es ist ein bisschen, als wären sie verliebt in ihre Sache, ihre Strategie, ihre Idee. Diese Verliebtheit gibt ihnen die Kraft, auch Durststrecken zu überstehen, viele Chancen zu sehen, wo andere nur Mühsal wahrnehmen, oder mit unglaublicher Leichtigkeit und Freude vieles zu schaffen und sich dabei auch noch ausreichend Pausen zu gönnen.

Ja! Sie tragen mitunter eine latent rosa Brille, wie das Verliebte nun mal tun. Was könnten wir davon lernen? Und was tun, wenn ich grad nicht verliebt bin? Die Sache, die ich erledigen muss, ist nun mal nicht lustig. Echt nicht! Und mein Chef, mein Kollege, mein Sohn, mein Partner, die Frau an der Supermarktkasse haben echt einen an der Klatsche. Was tun?

Zwei Sachen helfen mir. Ich setze mir eine fiktive Brille auf. Manchmal ist sie rosa und findet nur die schönen und liebenswerten Aspekte einer Situation oder Person. Manchmal ist sie clownsnasenrot und entdeckt den Witz in der Situation.

Oder ich setz mir in meiner Phantasie Teufelshörnchen auf und frage mich, ob nicht auch das genaue Gegenteil all meiner Gedanken und Annahmen gerade wahr ist. Sehr heilsam. Oder ich greife zu einem sehr effektiven Mittel des Theaters: dem Mantra-Spielen. Dabei wiederholt man einen emotional aufgeladenen Satz ganz technisch immer und immer wieder.

Dadurch verändert sich die Ausstrahlung minimal, aber unglaublich wirkungsvoll.

Auf der Bühne schafft man so Charisma und Ausstrahlung jeglicher Couleur. Im Leben nutze ich positive Sätze, die ich im Geiste in Dauerschleife wiederhole, als eine Art emotionalen Espresso – die mir ermöglichen, schwierige Situationen und Zeitgenossen ins Positive zu drehen. Der wirksamste und damit mein Lieblingssatz ist:

I love you! I love you!

Dann tragen die leichten Schwingen einen durchs Leben – einfach so.

Gaston hat sehr eindrucksvoll und berührend geschildert, dass eine Krankheit unserer Zeit der Drang nach dem Perfekten ist und wie wir diesem begegnen können.

Ich glaube auch, dass uns in Wahrheit keiner zwingt, perfekt sein zu müssen – gut genug reicht auch. Und was gut genug ist, bestimmen wir selbst. Also kurz mal nicht gegrübelt, mal nicht nach der einzig wahren Lösung gesucht – zack, schon glücklich!

Fazit: Wo der Perfektionismus beginnt, hört der Spaß auf. Und die Kreativität! Und das Besondere! Und die Freude! Und wer will das schon? Sie? Nein, da bin ich mir ganz, ganz sicher! ☺

Wussten Sie schon ...

... dass alles besser gehen würde, wenn man mehr ginge?

... dass man als positiv denkender Mensch ein Ziel auch als Traum mit Termin definieren kann?

... dass es vielleicht das bessere Ziel ist, glücklich im Leben zu sein als perfekt?

Der gesunde Hausverstand

Ein Pärchen sitzt im Restaurant, die Kellnerin kommt und nimmt die Bestellung auf. Die Dame: »Also, wir essen keine Eier, kein Fleisch, keinen Fisch, keine Milch- und Weizenprodukte, vor allem Gluten geht gar nicht, Zucker ist ein No-Go und bei Bioprodukten sind wir mittlerweile auch sehr kritisch, was können Sie uns empfehlen?«. Darauf die Kellnerin: »Ein Taxi!«

Man kann auch intolerant sein, wenn man Laktose verträgt

Eines vorweg: Das ist ein Witz! Gerade als Mediziner möchte ich mich in keinster Weise über Menschen, die an einer Unverträglichkeit oder Allergie leiden, lustig machen, nichts liegt mir ferner. Ich bin mir absolut bewusst, dass ein wichtiges Umdenken in vielen Bereichen unseres Lebens, egal ob es um die Ernährung, den Umweltschutz oder das tägliche kulturelle und menschliche Miteinander geht, dringend notwendig und richtig ist.

Meine Gedanken gehen in eine ganz andere Richtung. Ist es nicht besser, die Dinge wieder etwas ruhiger anzugehen? Etwas sensibler und mutiger zugleich, um robuster, belastbarer und unempfindlicher zu werden?

Ein Beispiel: Warum reagieren Menschen in den letzten Jahren anscheinend massiv auf Umweltreize? Warum glauben wir manchmal, dass auch unser Körper (mit)reagieren muss? Wir haben Todesangst vor suszipierten Umweltgiften, bekeimten Salaten oder hormongetränktem Kalbfleisch! Ach, Fleisch vertragen wir ja prinzipiell nicht, also genmanipulierte Tofuwürfel? Wir täten's eh ganz gut vertragen, springen aber auf den Zug des Mainstreams auf: Eine Unverträglichkeit zu haben ist »in«, ich will auch eine!

Vielleicht bin ich etwas zynisch, aber brauchen wir all diese neuen »Wohlstands-Allergie-Intoleranz-Krankheiten«, um mitreden zu können? Ist man heute nicht mehr cool, wenn man nichts hat, alles Essbare schadenfrei verträgt und auch mal um 21 Uhr einen Schweinsbraten mit Kraut und Knödel unfallfrei zu sich nehmen will?

Allergologen und Umweltmediziner der Harvard University zeigen in einer groß angelegten Studie basierend auf 2,7 Millionen Patientenakten, dass nur etwa vier Prozent der Bevölkerung von einer Lebensmittelallergie betroffen sind.

Der Studienleiter Li Zhou meint: »Bei unseren Auswertungen konnten wir feststellen, dass viele dieser ›Ich habe eine Allergie‹-Aussagen nicht auf medizinischen Untersuchungen und Tests basieren, sondern auf rein subjektiven Angaben der Probanden, und auch viele der geschilderten Allergien und Nahrungsunverträglichkeiten in Wahrheit keine sind.«

Trotzdem geben mittlerweile zwischen 20 und 30 Prozent der Bevölkerung an, unter einer Lebensmittelallergie zu leiden. Beim Bio-Mittagssnack könnte es demnach so klingen: »Irgendwie finde ich das Sojasprossen-Soufflé komisch im Geschmack und ein bisschen übel ist mir auch schon, wird wohl doch eine Sojasprossenallergie sein!«

Man muss zwischen Allergien und Unverträglichkeiten unterscheiden. So schätzt zum Beispiel der Deutsche Allergie- und Asthmabund, dass gerade einmal an die sieben Prozent (!) der Bevölkerung an einer Lebensmittelallergie leiden, die behandelt werden muss.[10]

Betrachtet man jedoch Berichte, Artikel, Internetposts und die vielen Talkshows zum Thema, bekommt man den Eindruck, dass jeder Zweite im EU-Raum an einer bestimmt tödlich endenden Lebensmittelallergie leidet und dass dies gerade in den letzten Jahren zugenommen hat.

Ist man ein Outsider, ein Outlaw, eine aussterbende Rasse, wenn man alles verträgt und dazu noch das Essen genießt? Ach, Sie haben gar keine Allergien? Nicht mal Unverträglichkeiten? Das ist ja seltsam. Lassen Sie das noch mal untersuchen! Oder besser nicht. Vielleicht kommt sonst raus, dass da wirklich nichts ist.

Was haben die indonesische Schnabelbrust-Schildkröte, der Jangtse Glattschweinswal und der gesunde Hausverstand gemeinsam? Alle drei sind vom Aussterben bedroht.

Worum es mir geht, ist die Reanimation des *gesunden* Menschenverstandes. Manchmal ist er allerdings kein Geschenk, sondern eine Strafe. Man muss mit all jenen klarkommen, die keinen besitzen. Wenn man den Aussagen traut, haben heutige Kinder alle Allergien. Vielleicht kann man in ein paar Jahren eine Bank mit einer Erdnuss und einem Glas Milch überfallen?! 😕

Manchmal habe ich den Eindruck, ein gesunder Hausverstand ist wie ein Deo: Die Menschen, die es am nötigsten haben, benützen es nie!

Wo ist er nun, der gesunde Menschenverstand, wer hat ihn gesehen und weiß, wo er sich gerade aufhält?

LIFE GmbH, was sagt ihr dazu?

HUBERT HIRN: »Danke, dass wir hier wieder befragt werden! Also ich als rational denkender Experte möchte ...«

BETTINA BAUCH: »Da muss ich mich jetzt einschalten, lieber Hubert, ihr solltet viel öfter auf mich hören! Wie ihr wisst, aber vielleicht vergessen habt, habe ich ein komplexes neuronales Netzwerk in mir, ein Geflecht aus Erinnerungen und Erfahrungen, und darauf greife ich viel schneller zurück als du mit deinen Ganglien, Hubert.«

LENA LEBER: »Die Vernunft kann einem schon leidtun, die verliert eigentlich immer.«

MARKUS MAGEN: »Ja, und immer wenn das Wort *Bauchgefühl* fällt, öffnet sich irgendwo automatisch ein Kühlschrank. Genau meins, ha, ha!«

MARIE-THERES MUND: »Was geht dich das an, Lena? Das ist nicht dein Bereich, misch dich raus! Und Markus, du denkst auch immer nur an Essen und Verdauung! Hubert, ganz im Ernst, was sagst du zu Bettinas Statement?«

HUBERT HIRN: »OK, Bettina, du hast schon recht, aber mein Fachwissen ist auch wichtig ... außerdem bin ich hier der CEO!«

BETTINA BAUCH: »Zweifellos, aber ich würde mich freuen, wenn du öfters auf mich hörst, und du weißt ja: Gemeinsam sind wir am stärksten!«

HANNA HERZ: »Oh, spüre ich da eine sich anbahnende Liebesbeziehung? Bettina Bauch und Hubert Hirn? Da werde ich gleich eifersüchtig.«

BETTINA BAUCH: »Hanna, mach dir keinen Stress, wir mögen einander nur und wissen, was wir aneinander haben ... meistens.«

MARIE-THERES MUND: »Darf ich jetzt als Unternehmenssprecherin zusammenfassen: Das Gefühl von Bettina Bauch ist enorm wichtig und muss gehört und geschätzt werden, Hubert Hirn darf danach auch seinen intellektuellen Senf dazugeben!«

Danke, Bettina Bauch, Hubert Hirn. Wie immer perfekt auf den Punkt gebracht, Marie-Theres! Genau so machen wir das!

Wer nicht genießt, ist ungenießbar

Als Internist bin ich ein Verfechter von gesunder Ernährung. Viel Obst, viel Gemüse, viel Fisch, wenig Fleisch, wenig Kohlenhydrate, gesunde Fette wie Omega-3- und Omega-6-Fettsäuren und vor allem generell Nahrungsmengen mit Maß und Ziel. Selbstverständlich ist es richtig, vernünftig zu essen, um den Körper nicht zu überfordern, sondern zu fördern.

Ich versuche mich weitgehend gesund und ausgewogen zu ernähren. (Auf meinen Vortragsreisen bringen allerdings immer wieder die einzig noch geöffneten Imbissstände der Bahnhöfe in Kombination mit Heißhunger-Attacken mein Ernährungskonzept durcheinander.)

Ich achte auf meinen Körper, treibe regelmäßig Sport und bin stolz darauf, wenn die eine oder andere Problemzone kleiner wird!

Aber ich bin auch nur ein Mensch: Ein gutes Wiener Schnitzel mit Kartoffelsalat betrachte ich als ein Gedicht für den Gaumen und zähle nicht die Kalorien. Auch die Allergenliste der Wirte lasse ich mir nicht zeigen. Ich trinke gerne ein gutes Glas Wein und genieße hin und wieder einen Gin Tonic. Und bei roten Gummibären werde ich schwach. Ich grille für mein Leben gern, esse Kartoffeln, auch wenn sie nicht von zertifizierten Biobauern stammen, die noch dazu freilaufend sind! Wenn man zu viel nachdenkt, erschafft man Probleme, die es gar nicht gibt, davon bin ich überzeugt. An dieser Stelle möchte ich meinem Körper, meiner LIFE ORGANisation GmbH, danken, dass er Fruktose, Laktose, Gluten, Nüsse und vieles mehr verträgt.

Wir Menschen wurden als Allesfresser geplant und bringen, wenn wir uns an ein paar Spielregeln halten, alle Voraussetzungen mit, um gut gekaut und gut verdaut durchs Leben gehen zu können. Wenn wir es wollen. Ich habe den Eindruck, strenge Ernährungsregeln dienen immer mehr Menschen als eine Art Ersatzreligion. Die Menschen nehmen sich dadurch die Freude am Genuss und die damit verbundene Lebensenergie. Die Einteilung in gute und böse Lebensmittel gibt anscheinend eine Art Rückhalt in einer unübersichtlich gewordenen Gesellschaft.

Das Geheimnis: Unsere Nahrung muss ausgewogen, in der richtigen Menge sein, und wir sollten sie zu den richtigen Zeiten zu uns nehmen. Egal, ob Sie Veganer, Vegetarier, Fruktarier, Flexitarier, Paleo-Veganer, Clean Eater, Detoxianer oder Rohkost-Junkie sind! Und wie heißen eigentlich die, die alles essen und dennoch glücklich sind? Hm, habe ich mittlerweile vergessen!

Aber wer bestimmt eigentlich, was das Richtige ist? Der eigene Körper oder Ratgeber? Das Ablaufdatum? Ein Ablaufdatum bedeutet übrigens »sicher haltbar bis« und nicht »sicher tödlich ab«! Lassen Sie sich nicht durch Trends einreden, Sie dürften nichts mehr essen, weil alles potenzielle Todesgifte enthält. Der Markt der Verunsicherung ist riesengroß und die Propheten, Gurus und selbst ernannten Pseudo-Lebensmittelexperten schießen wie Pilze aus dem Boden. Pilze sollten Sie übrigens auch nicht essen. Die haben noch Strahlung aus Tschernobyl in den Myzelen.

Und vergessen Sie bitte nicht den Smog, das Ozonloch, den Feinstaub und die Dieselabgase, das Waldsterben, das Gammelfleisch und das Glyphosat, den falschen Käse, den Genmais, das Klonschaf, den Heuschnupfen, die Miniermotte, die Wanderzecke und den Borkenkäfer, Klimawandel, Rinderwahn und Schweinepest, Plastik und Plutonium. Warum wir überhaupt noch leben, ist mir ein Rätsel.

Aber es endet ja nicht beim Essen. Es ist nur ein sehr plakatives Beispiel, wie sehr wir uns von anderen manipulieren lassen und vergessen haben, auf unser »G'spür« zu hören. Wir überlassen nichts mehr dem Zufall, packen uns in Watte, und Kinder bekommen noch eine Schicht dazu – das Leben ist eben lebensgefährlich.

Früher tranken wir mit unseren Freunden bei den Studentenpartys gemeinsam aus einer Flasche und niemand starb an den Folgen. Ich kann mich noch daran erinnern: Hygiene war nicht unbedingt unsere Stärke, also, nicht gerade überbewertet, dafür haben wir jetzt ein funktionierendes Immunsystem. Und was ich mir von damals bewahrt habe: Die besten Nächte sind die, in denen man zu viel Spaß hat, um Fotos zu machen!

Passiert heute irgendwo in der Welt ein unglücklicher Vorfall, den es vielleicht noch nie gab (und ich spreche hier wahrlich nicht von verabscheuungswürdigem Terror), werden sofort neue Regeln oder noch schlimmer neue Verbote erlassen, damit das nicht mehr passiert. Bei der Gelegenheit suchen wir sofort einen Schuldigen, den wir verklagen können. Keiner lässt den Menschenverstand walten. Wie viel Präventionssinn steckt wirklich in einer neuen Verordnung?

Wie haben wir das früher gemacht? Wie haben wir, aber vor allem unsere Eltern und Großeltern eigentlich überlebt? Ich schätze den Fortschritt, die moderne Technik, die coolen Smartphones und Computer sehr, kann mir ein Leben ohne sie nicht mehr vorstellen und mich an das analoge Leben davor kaum noch erinnern. Aber ich frage mich oft, ob unsere Vorfahren und wir selbst früher nicht in mancher Hinsicht smarter waren, als wir es jetzt sind, glücklicher und befreiter. Sie haben ihre Erfahrungen und überliefertes Wissen gepflegt, es unter dem Namen Hausverstand in vielen Bereichen des Lebens eingesetzt. Ich will nicht zurück, aber wie cool wäre es, eine moderne Zeit mit der epochalen, evolutionsgeladenen Technik des Menschenverstandes zu matchen und einen gesunden Mittelweg zu gehen!

Manchmal ist ein Schritt zurück ein Schritt nach vorn. Unsere Generation hat eine Fülle von innovativen Problemlösern und Erfindern mit Risikobereitschaft hervorgebracht. Wir hatten Freiheit, Misserfolg, Erfolg und Verantwortung. Wir bekamen Lob und Wertschätzung, aber auch Tadel und Kritik. Von Menschen, nicht von Maschinen. Ich bin überzeugt, dass wir diesen Hausverstand bei vielen Entscheidungen in unserem Leben reaktivieren können, ja müssen. Er steckt in uns und wir sollten ihn unbedingt nützen und nicht nur das, sondern ihn an unsere nächste Generation »vererben«. Wie angenehm es sich denn auf unserer Erde leben ließe mit ein bisschen gesundem Menschenverstand, ein wenig Toleranz und einer richtigen Dosis Humor!

Nimm dir Zeit! Sie geht so schnell vorbei ...

Ziel muss es doch sein, das eigene Dasein auf diesem Planeten mit Vernunft und Weitblick, mit Respekt und Fingerspitzengefühl nicht nur zu fristen, sondern zu genießen. Zu genießen mit all seinen kleinen, feinen Herzschlagerlebnissen, seinen Glücksmomenten und seinen freudvollen Augenblicken. Anscheinend dürfte das allerdings ausgerechnet in unserer Wohlstandsgesellschaft immer schwieriger werden. Statt zu fragen, wofür wir leben, was der Sinn unseres Lebens ist, wollen wir meist nur noch wissen, wie wir möglichst lange leben.

Als Arzt sehe ich diese Einstellung vieler Mitmenschen sehr kritisch. Wir haben das Genießen verlernt, vor allem das kleine Genießen zwischendurch: den Spaziergang im Park, den Eisbecher in den ersten, warmen Sonnenstrahlen, das gemütliche Glas Wein mit netten Freunden nach Dienstschluss.

Was ich besonders schade finde: Für viele Menschen erfordert Genuss sogar eine Legitimation durch zuvor erbrachte Leistungen. Die Einstellung ist: »Wir müssen uns Genuss erst verdienen. Einfach so genießen, das geht doch nicht!«

Wir müssen daher wieder lernen, loszulassen, richtig loszulassen. Wir müssen wieder den Sprung wagen auf die vielen kleinen perfekten Genusswellen des Alltags. Gezielt etwas scheinbar Unvernünftiges tun, aus der erlebten Tristesse des Alltags bewusst ausbrechen. Uns das kleine Glück gönnen und nicht verhärmt auf das große Glück warten. Das kommt nämlich nur ganz, ganz selten ...

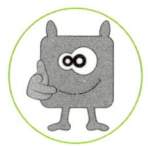 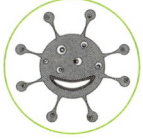

Warum in Zukunft der Glaube das Wissen ablöst

Eines ist unbestritten, wir leiden täglich darunter: Unsere Welt wird immer komplizierter, dreht sich viel schneller. Schwarz oder weiß, gut oder böse, richtig oder falsch – all das ist abgelöst worden von komplizierten Konstrukten, vernetzten Daten und Algorithmen, die niemand mehr durchblickt. Dazu das Internet, das Segen und Fluch zugleich ist, und seine Macht, Meinungsbildner, Richter, Anstifter und Bewahrer in einer virtuellen Person zu sein, Kriege auszulösen und jede Information ungefiltert in Sekundenschnelle in jedes kleinste Eck unseres Kontinents und unserer Erde zu verbreiten.

Der Teil, den wir von Informationen, Überlegungen, Statements, Berichten und Studien einfach glauben müssen, ohne die Erklärung oder die Hintergründe zu verstehen, wird immer größer. Damit kommt den Sendern also den Erklärenden, eine höhere Bedeutung zu als ihrer Erklärung.

Ich bin überzeugt: In Zukunft müssen wir mehr mit Bildern und Emotionen überzeugen als mit Argumenten. Sind unsere Argumente auch noch gut, valide, verständlich und nachvollziehbar, dann haben wir hier in der Zukunft einen entscheidenden Wettbewerbsvorteil.

Genießen wir die Zeit, die wir auf diesem Planeten haben, und achten wir dabei unbedingt darauf, dass nachfolgende Generationen diesen ebenfalls genießen können!

Am Ende dieses Kapitels muss ich mich outen: Ich bin süchtig nach Genuss und auch ich habe eine Allergie. Ich bin allergisch auf böse Menschen, auf unfaire Menschen, auf Menschen ohne Rückgrat. Aber ich habe ein perfektes Antidot gefunden. Ich verrate es Ihnen: Viel Zeit mit guten, lieben und herzlichen Menschen zu verbringen!

Warum es uns guttut, Gutes zu tun

Haben Sie sich schon einmal gefragt, was in Ihrem Leben wirklich wichtig ist? Ja, ich meine so wirklich, wirklich wichtig. Was sind die entscheidenden Faktoren dafür? Worauf kommt es an? Was oder wer entscheidet darüber, ob wir einen mittelmäßigen, einen guten oder einen wundervollen Tag haben?

Ich bin absolut sicher: Wir können mit kleinen positiven Aktionen und Ideen die Welt verändern. Ja, wir können die Welt ein klein wenig besser machen und uns selbst glücklicher und gesünder!

Warum gerade wir, die in einem Umfeld von Erfolgszwang, Leistungsdruck und steigender Ausgrenzung mit kleinen Dingen Großes bewirken können, wie wir anderen und damit auch uns selbst eine Freude bereiten können, erfahren Sie in diesem Kapitel.

Glücklich *und* gesund

Ich bin überzeugt: Es gibt eine Möglichkeit, wie Sie nicht nur sich selbst, sondern auch andere glücklicher machen können. Sie lautet schlicht: Gutes tun.

Vielleicht versuche ich zuerst zu definieren, was es für mich bedeutet, Gutes zu tun. Gutes tun hat viele Gesichter. Eine nette Geste, ein aufmunterndes Wort, ein Trost, eine Hand, die gereicht wird, sind genauso wertvoll wie ein guter Ratschlag, der weiterhilft. Jemandem emotional zu helfen, an seiner Seite zu stehen ist genauso wegweisend wie jemandem Geld zu leihen, zu spenden oder jemandem aus einer Notsituation zu helfen.

Es geht um mehr als nur um Hilfe. Es geht darum, Dinge wahrzunehmen und menschlich zu reagieren, zu unterstützen,

Verständnis aufzubringen, Probleme zu lindern und vielleicht einfach nur für den anderen da zu sein.

Dabei ist es fast egal, wie, wo, wann und womit Sie Gutes tun. Change your slippers. Gehe in den Schuhen der anderen, um zu spüren, wo Hilfe und Zuwendung nötig sind.

Wissen wir, was ein anderer braucht, ist dies der Anfang eines Prozesses, gleichsam das Fundament, wenn wir etwas Gutes tun möchten. Verständnis ist dafür enorm wichtig. Denn erst, wenn du jemanden verstehst, kannst du für ihn da sein.

Ich möchte nicht zum Heilsapostel werden, zum Gutmenschen, zum Guru der guten Tat. Auch nicht zum Pfadfinder, denn die *müssen* jeden Tag etwas Gutes tun, koste es, was es wolle! 😄

Ich glaube, dass viele Menschen prinzipiell etwas Gutes für andere tun möchten, nur haben wir leider im täglichen Stress und Alltagstrott die Scheuklappen fest montiert und sehen nur nach vorne und nicht mehr nach links und rechts.

Jeder entscheidet für sich selbst, was für ihn richtig und gut ist. In meinem Buch geht es darum, wie wir unser Leben bereichern können, mit kleinen und großen Dingen, wie wir positive Energie weitergeben und erhalten können. Und Gutes zu tun, bringt viel positive Lebensenergie und das in zahlreichen Richtungen. Gutes tun ist wie ein Bumerang: Es kommt Gutes zurück!

Auch wenn Sie Gutes nur aus Egoismus oder zur Beruhigung Ihres schlechten Gewissens tun, soll es mir recht sein. Denn selbst dabei kommt in irgendeiner Form Positives zu Ihnen zurück! 😌

Das Tolle dabei: Gutes zu tun braucht keine Planung! Offene Augen, offene Ohren und vor allem ein offenes Herz reichen aus. Spontanität ist gefragt! Ja, es gibt unendlich viele Möglichkeiten. Und: Gutes tun heißt Spuren im Leben zu hinterlassen!

Vielleicht sind es manchmal sogar nicht nur Spuren, sondern Eindrücke für die Ewigkeit.

Warum tut Gutes zu tun uns selbst gut?

Es gibt viele positive Einflüsse, die drei wichtigsten sind:

UNSER SELBSTWERTGEFÜHL WÄCHST

Helfen macht stolz, gibt Kraft, motiviert und stärkt intensiv wie nichts anderes unser Selbstwertgefühl. Wenn wir jemandem helfen, jemandem etwas Gutes tun, erkennen wir, dass wir etwas bewegen können. Wir sind stolz darauf, wir sind stolz auf uns und es relativiert in der Sekunde die eigenen kleinen Probleme des Alltags, wenn wir erleben, welche wirklichen Schicksale andere Menschen erleben müssen.

Da kommt rasch Demut auf. Genau hier machen wir die intensive und tiefgehende Erfahrung, dass wir wichtig und wertvoll für *andere* sind.

Es ist ein wunderschönes Gefühl, das durch den ganzen Körper geht. Der Selbstwert steigt und gerade in diesem sehr persönlichen Bereich haben wir im Druck der Zeit immer mehr Nachholbedarf …

DANKBARKEIT UND POSITIVE RESONANZ

Wir bekommen ein Danke, eine Umarmung, einen anerkennenden Blick oder einfach nur ein Lächeln geschenkt, wenn wir uns für andere einsetzen. Und ein echtes, ehrliches, von Herzen kommendes *Dankeschön* fühlt sich einfach richtig gut an!

ZUSAMMENGEHÖRIGKEIT! AUS ME WIRD WE!

Wenn wir mit Freude anderen etwas Gutes tun, spüren wir die Verbundenheit zwischen uns Menschen. Ich bin viel unterwegs, treffe viele Leute, unterhalte mich mit ihnen, und genau das ist es, was viele von uns vermissen: das Gefühl von Gemeinsamkeit, Zusammengehörigkeit und Füreinander-da-Sein!

Kennen Sie den Satz: »Die Nächstenliebe wächst mit dem Quadrat der Entfernung?« Es gibt in dieser Welt viele Schauplätze, an denen wir Gutes tun können, weit entfernt oder gleich bei unserem alten Nachbarn in der Wohnung nebenan. Wahrscheinlich ist es leichter, eine Einmalspende oder einen Dauerauftrag für ein Entwicklungsprojekt in Afrika zu tätigen, als eigene Zeit in ein soziales Projekt in der Heimatstadt zu investieren.

Das bleibt jedem selbst überlassen. Beides hilft, beides tut Gutes!

Wenn wir anderen helfen, erfahren wir Dankbarkeit und Wertschätzung, was uns enger zusammenrücken lässt. Bestimmt kennen Sie das Gefühl, dass Sie sich Menschen, von denen Sie wissen, dass sie regelmäßig etwas Gutes tun, stärker verbunden fühlen. Umgekehrt funktioniert es auch: Man fühlt sich sofort verbundener mit anderen, wenn man selbst etwas Gutes tut! Selbst mit jenen, die man überhaupt nicht kennt.

Nicht zuletzt können wir uns selbst glücklich machen, werden doch beim Helfen zahlreiche Glückshormone ausgeschüttet, spätestens dann, wenn wir sehen, wir sehr das Gegenüber sich freut.

Die positiven Effekte guter Taten

Wie so vieles hat man auch das Phänomen »Gutes-Tun« und dessen Auswirkungen wissenschaftlich untersucht. Ein paar der relevantesten Ergebnisse aus verschiedenen Tests und Studien hier kompakt zusammengefasst:[11]

♥ Wer sich selbst eine Freude macht, profitiert davon gesundheitlich nicht. Zumindest nicht nachhaltig, vielleicht kurzfristig. Wer allerdings regelmäßig anderen eine Freude macht, wird objektiv messbar gesünder. Auch die subjektive Wahrnehmung zeigt sich im gleichen Maße positiv verändert.

♥ Versuchspersonen, die sechs Wochen lang gezielt einmal pro Woche fünf freundliche Aktionen für andere ausführten, waren bedeutend glücklicher als Personen, die sich nicht für andere einsetzten.

Interessant bei diesem Experiment: Es war nicht relevant, welche guten Taten die Versuchspersonen vollbrachten. Manche arbeiteten für eine Wohltätigkeitsorganisation, andere kauften einem Obdachlosen eine warme Suppe, wieder andere halfen älteren Menschen beim Einkauf oder ihren Geschwistern bei den Hausaufgaben. Hauptsache, sie machten etwas für andere geballt an einem Tag, sodass sie den positiven Effekt tatsächlich spüren konnten.

♥ Patienten in Reha-Zentren, die anderen Kranken helfen, werden rascher gesund als jene, die das nicht tun.

♥ Senioren, die drei Mal pro Woche andere unterstützen, zeigen nach drei Wochen weniger Anzeichen von Depression und Angststörungen.

♥ Übergewichtige Jugendliche, die eine Stunde pro Woche Gutes tun, haben nach zehn Wochen bei ihrem Body-Mass-Index und Cholesterinspiegel bessere Werte und ein besseres Selbstbewusstsein, welches wiederum die Motivation steigen lässt, mehr für den eigenen Körper zu tun (Bewegung, bessere Ernährung und so weiter ...).

Prof. Michael Norton von der Harvard University machte ebenfalls eine interessante Entdeckung.[12] Auf die Frage, ob Geld glücklich macht, sagt er: »Ja, Geld kann sehr wohl glücklicher machen! Allerdings nicht durch den Kauf von Produkten, die wir uns selbst leisten, sondern wenn wir unser Geld in Erlebnisse und Erfahrungen investieren. Und besonders glücklich werden wir vor allem, wenn wir unser Geld für andere ausgeben.«

Als Beispiel vergleicht er unser Glücksgefühl bei der Investition in ein neues TV-Gerät mit der in eine ausgedehnte Reise.

Beim Fernseher stressen uns im Vorfeld des Kaufes die Preis- und Qualitätsvergleiche, die Anstrengungen, die richtige Marke und den optimalen Kaufzeitpunkt zu finden und so weiter. Fazit: Im Verlauf dieses Prozesses nimmt das persönliche Glücksgefühl ab.

Ganz anders bei der Reise. Durch das *Kopfkino*, wodurch unsere Reise schon im Vorfeld in vielen angenehmen Facetten erlebt wird, entsteht Vorfreude und es wird eine positive Gedankenwelt aufgebaut. Menschen empfinden laut Studien am Tag vor der Reise das größte Glücksgefühl – und schöne Erinnerungen.

Ähnliche Ergebnisse bekam der Forscher im Rahmen einer Studie zum Geldausgeben: Wenn man sein Geld für Mitmenschen statt für einen selbst ausgibt, bringt es uns deutlich mehr Zufriedenheit. Norton und seine Kollegen gaben Studenten Umschläge mit Geld, in denen sich 5 Dollar oder 20 Dollar befanden. Aufgabe für einen Teil der Studierenden war es, dieses Geld noch am selben Tag für sich selbst auszugeben. Die Aufgabe für die andere Hälfte lautete, das Geld für andere auszugeben. Es war unerheblich, was genau die jungen Versuchspersonen mit dem Geld machten, jede Gruppe musste sich nur an die Spielregel halten: für mich oder für andere!

Das tolle Ergebnis: Die Versuchspersonen, die das Geld für andere ausgegeben hatten, waren danach signifikant glücklicher als diejenigen, die sich selbst etwas geleistet hatten. Interessant auch, dass die Höhe des Geldbetrags dabei keine Rolle spielte.

Es zählte ausschließlich, dass sie mit dem Geld anderen etwas Gutes taten, egal ob sie jemanden zum Essen einluden, ihm eine Schokolade kauften oder ein anderes kleines Geschenk machten.

Dazu sagt Norton: »Diese Verhaltensänderung ist einfach zu erreichen. Wie Menschen ihre Zeit gestalten, ist viel schwieriger zu beeinflussen. Wenn ich also sage: ›Spenden macht glücklich, spende doch 100 Dollar an eine wohltätige Organisation‹, machen das viele Menschen. Wenn ich aber sage: ›Spenden macht glücklich, hilf doch eine Stunde in einer wohltätigen Organisation als Freiwilliger aus‹, werden das deutlich weniger Menschen tun. Denn plötzlich geht es um ihre Zeit und nicht mehr um ihr Geld.«

Und auf die Frage, ob er einen Tipp hat, wie man mit wenig Aufwand ein bisschen glücklicher werden kann, meint Norton sinngemäß: »Eine einfache Lösung ist folgende: Vor einem Kauf – egal ob online oder im echten Leben – sollten wir eine halbe Sekunde pausieren und uns überlegen, ob dieser Kauf uns glücklicher machen wird. Manchmal ist die Antwort ›Ja‹, und dann sollten wir den Kauf tätigen. Oft wird die Antwort aber auch ›Nein‹ sein. Wo wir nicht nachdenken sollten, ist, wenn wir jemandem mit geschenkter Zeit, mit Nähe, mit Zuwendung oder auch mit Geld helfen können.«

Sozial zu denken kann nicht früh genug beginnen

Heuer im Sommer traf ich meinen geschätzten Kollegen René Borbonus, der mit seiner Frau endlich meine geliebte Heimatstadt Wien besuchte. René ist nicht nur ein lieber Freund, sondern für mich *der* Experte im deutschsprachigen Raum für Rhetorik, Respekt und Achtsamkeit.[13]

Bei einem gemeinsamen Mittagessen waren wir beide in einer Diskussion derselben Meinung, nämlich dass junge Menschen nicht früh genug soziale Kompetenz, soziales Denken und Mitmenschlichkeit erlernen, spüren und erfahren sollten. Emotionale Kompetenz bedeutet, dass man in der Lage ist, mit den eigenen Gefühlen und den Gefühlen anderer Personen angemessen umzugehen. Im Einzelnen bedeutet das, dass unser Nachwuchs lernen muss, seine eigenen Emotionen bewusst wahrzunehmen, benennen, einordnen und regulieren zu können, um die Emotionen anderer zu entdecken und darauf eingehen zu können. Nur wenn man bereits als Junger emotional kompetent ist, kann man auch soziale Kompetenzen entwickeln.

Wir waren uns einig: Ein verpflichtendes soziales Jahr nach der Matura würde durch das Kennenlernen des wahren Lebens abseits vom behütenden Elternhaus, wahrer Werte und von Schicksalen anderer viel positives Denken und Handeln bewirken. Vielleicht ist es sogar eines der sinnvollsten Erlebnisse für junge Menschen, wenn sie in Altenheimen, in Obdachlosenunterkünften oder bei sozial schwachen Familien helfen und ihnen dabei symbolisch der Boden unter den Füßen weggezogen wird – um dann später mit beiden Beinen am Boden zu bleiben. Man kann nicht früh genug beginnen, Wertvolles und Gutes zu tun!

Ideen, um anderen eine Freude zu machen

Hier ein paar besonders nette Ideen, wie und wo man jemand anderem etwas Gutes tun kann, die ich im Rahmen einer Umfrage in meinem Netzwerk gesammelt habe. Vielen Dank an alle für die vielen tollen Ideen!

- ♥ Erkundigen Sie sich im Altenheim, ob jemand der Senioren beim Spaziergang begleitet werden oder *Mensch ärgere dich nicht* spielen möchte.
- ♥ Gehen Sie mit einen Hund aus dem Tierheim Gassi.
- ♥ Hinterlegen Sie am Abend auf Ihrem Büro-Schreibtisch einen 5-Euro-Schein mit einem Post-it für die Reinigungskraft: »Danke«.
- ♥ Schreiben Sie einem Kunden, der pünktlich gezahlt hat, einen kurzen, netten Dankesbrief (kann natürlich auch ein E-Mail sein, aber ein prähistorischer Brief sorgt für zusätzliche positive Überraschung beim Empfänger).

- ♥ Werden Sie Pate für ein Kind aus einer bedürftigen Familie.
- ♥ Spenden Sie Blut.
- ♥ Eine, wie ich finde, wundervolle Idee: Machen Sie, wenn Sie auf dem Friedhof sind, einfach das ein oder andere vereinsamte Grab, das dringend Pflege bräuchte, mit sauber und gießen Sie die Blumen. Viele ältere Menschen schaffen es nicht mehr, regelmäßig nach den Gräbern ihrer Lieben zu sehen, obwohl ihnen viel daran liegt. Sie freuen sich sehr darüber, wenn sie feststellen, dass jemand ihnen geholfen hat.
- ♥ Apropos Friedhof. Eine sinnvolle Idee eines Facebook-Freundes: Man kann auch noch Gutes tun, wenn man nicht mehr lebt. Als Organspender! Eine Organspende ist immer eine lebensrettende oder Lebensqualität verbessernde Maßnahme. In Österreich herrscht die sogenannte »Opt-Out-Regelung«. Das bedeutet, dass man eine Organspende zu Lebzeiten ausdrücklich schriftlich im sogenannten Widerspruchsregister ablehnen muss. In Deutschland beispielsweise gilt die umgekehrte Regelung, hier muss man sich explizit als Organspender registrieren lassen (Opt-In).

Hier noch ein paar Statements von meiner Facebook-Community zum Thema »Gutes tun«, die mich sehr berührt oder inspiriert haben:

- ♥ »Zuhören, aufpassen, hinspüren, was für jemanden gerade *jetzt* das Leben ein bisschen besser macht.«
- ♥ »Ich finde, es wäre ein großer Schritt, wenn niemand unnötigen Ärger macht. Also beispielsweise darauf verzichtet, die Verkäuferin in der Bäckerei anzupflaumen, nur weil man mit Kreuzschmerzen aufgestanden ist. Stattdessen freundlich grüßen und vielleicht sogar nett lächeln.«
- ♥ »Mehr Licht als Schatten in diese Welt zu bringen, etwas tun, das die Welt besser oder schöner macht, etwas Bleibendes hinterlassen.«

- »Ich will meinem Kind sagen können, dass ich alles in meiner Macht Stehende getan habe, um ihm und seinen Kindern einen besseren Planeten zu hinterlassen, als er jetzt ist.«
- »Gutes tun heißt für mich Achtsamkeit, Wertschätzung und Respekt gegenüber unserem Umfeld auszudrücken mit Worten, Gesten, Taten, Zeit und Komplimenten, die von Herzen kommen! Es heißt für mich, auch vom eigenen ›Wohlstand‹ etwas weiterzugeben an Menschen, für die es in diesem Leben nicht so gut läuft ...«
- »Wenn jeder Mensch nur einen einzigen Menschen glücklich machen würde, wäre die ganze Welt glücklich!«
- »Ich versuche, die Menschen so zu behandeln, wie ich selber gerne behandelt werden möchte.«
- »Gutes tun, heißt Liebe leben und somit auch weitergeben. Morgen setze ich mich sieben Stunden ins Auto, um meine Freundin auf ihrem letzten Weg mit ihrem Sohn zu begleiten.«
- »Jemand anderen zum Lachen oder Glücksweinen zu bringen. Ich heul' dann immer mit vor Freude.«
- »Hab grade einer kleinen Frau im Supermarkt etwas vom obersten Regal runtergeholt. Gutes kann ganz beiläufig passieren.«
- »Ich denke nicht nach, ob das, wobei ich helfen kann, für mich eine besondere Erfüllung ist, wichtig ist mir, Menschen zu helfen, die Hilfe benötigen. Ob ich mit der Nachbarin die Großeinkäufe erledige oder meinen Ex-Chef im Altersheim besuche, um über alte Zeiten in der Firma zu philosophieren.«
- »Eine ‚Raumpflegerin‘ in unserer Firma ist im Jugoslawien-Krieg mit ihrem Mann und ihren zwei kleinen Kindern nach Österreich geflohen, nach einigen Auffanglagern landete sie in Linz. Damit die Kinder studieren können, haben beide Eltern zwei Jobs. Kurz vor Weihnachten wurde unserer Mitarbeiterin beim Weihnachtseinkauf die Kreditkarte gestoh-

len und innerhalb einer Stunde 800 Euro abgebucht. Verzweifelt und weinend erzählte sie uns ihr Schicksal. Am nächsten Tag fand sie ein Kuvert mit 800 Euro in ihrem Spind. Sie fragte mich, ob ich für sie bei der Belegschaft sammeln war. Es war von mir persönlich und sie fragte erstaunt, wieso ich das mache? Meine Antwort: »Ich kann doch nicht miterleben, dass für zwei Kinder zu Weihnachten keine Geschenke unterm Weihnachtsbaum liegen.«

- ♥ »Sich Zeit nehmen. Für die Mutter, die nicht mehr so kann, wie sie möchte. Für die Kinder, die ihre Erlebnisse teilen wollen. Für Freunde und Nachbarn.«

- ♥ »Gutes tun? Für mich ist Gutes zu tun anders definiert. Einfach ein anständiger Mensch zu sein, darin ist alles enthalten! Da gehört nämlich Gutes zu tun an vorderster Front dazu!«

Unterstützen tut gut!

Es gibt so viele nette Möglichkeiten, andere zu unterstützen. Hier vielleicht als kleine Inspiration zwei Projekte abseits meiner CliniClowns, die mein Team und meine Wenigkeit seit Jahren unterstützen: Kennen Sie Crowdfarming? Nein? Sollten Sie aber! 😌

Coole, weitdenkende Landwirte des 21. Jahrhunderts haben Crowdfarming ins Leben gerufen. Sie schreiben auf ihrer Webseite:

»Herzlich willkommen bei der landwirtschaftlichen und sozialen Revolution, die die Menschen wieder mit ihren Lebensmitteln und den Landwirten, die diese anbauen, verbindet. Wir träumen als junge Landwirte davon, nur das anzubauen, was auch tatsächlich konsumiert wird, indem jeder Baum, den wir pflanzen, und jede unserer Bienenfamilien einen Besitzer haben. Unser Anbauprozess ist verantwortungsvoll und nachhaltig, um unsere Erde für diese und die nächste Generation zu bewahren.«[14]

Wir fanden diese Idee nicht nur originell und nachhaltig, sondern auch unterstützenswert.

Seit zwei Jahren fördern wir außerdem eine kleine Gruppe von Kleinbauern aus Valencia, die noch immer die Erde, wie es deren Väter und Großväter sie gelehrt haben, auf natürliche und nachhaltige Art und Weise bearbeiten. Wir kaufen bei ihnen frische, saftige Orangen ohne Reifekammern, ohne chemische Wachse und ohne Zwischenhändler.

Während der Saison bekommen wir die gewünschte Menge, das sind circa 80 Kilogramm Orangen, direkt vom Baum in unsere Agentur geliefert. Die Win-Win-Situation: ein gesunder, verbindender Vitaminboost für das ganze Team und eine gute Sache für die jungen Orangenbauern in Spanien.[15]

Helfen tut gut!

Ein weiteres Projekt, das ich mit großer Begeisterung immer wieder mit meinem Team unterstütze, ist eine Aktion der Caritas: »Eine Ziege in Burundi«. Burundi ist eines der ärmsten Länder der Welt. Eine einzige Ziege kann dort das Überleben einer ganzen Familie sicherstellen, gerade einmal ein Drittel der Bevölkerung hat ausreichend zu essen. Die Caritas verschenkt an die Ärmsten der Armen Ziegen, zuvor werden sie in die Haltung der Tiere eingeführt. Gibt es bei der Ziege Nachwuchs, muss das erste weibliche Zicklein an eine andere Familie abgegeben werden.[16]

Es ist ein wunderschöner Gedanke, Hilfe zur Selbsthilfe zu leisten und damit Menschen eine Chance zu geben, wieder eine Perspektive in ihrem Leben zu bekommen. Mit 40 Euro sind Sie dabei und als kleines Dankeschön bekommen Sie ein T-Shirt mit dem Aufdruck »Meine Ziege steht in Burundi«.

Ich glaube, mittlerweile haben wir in Burundi eine ganze Happy-&-Ness-Ziegenherde! 😌

Die Methode »Gutes tun, ohne es jemanden wissen zu lassen«

Klar freuen wir uns, wenn wir ein positives Feedback oder ein Dankeschön für unsere Hilfe bekommen. Aber es ist auch wunderschön, wenn nur wir wissen, dass wir etwas Gutes getan haben, und der Empfänger der Hilfe dies gar nicht mitbekommt beziehungsweise nicht weiß, wer dahintersteckt.

Random Acts of Kindness (zufällige Taten des Guten) hat sich weltweit als Handlungsmotiv etabliert. Ziel ist es, Menschen zu einer anonymen guten Tat im Alltag aufzurufen. Der Titel sagt schon alles: Konkret geht es bei der *Random Acts of Kindness (RAK)*-Bewegung um kleine, überraschende Aktionen der Freundlichkeit.

Das Motto geht auf die Autorin Anne Herbert zurück. 1982 schrieb sie den Satz »practice random kindness and senseless acts of beauty« (praktiziere zufällige Freundlichkeit und sinnlose Aktionen des Schönen) in Kalifornien auf ein Tischset. 1995 wurde die RAK-Foundation[17] in den USA gegründet, ihr Motto haben zahlreiche weitere Organisationen auf der ganzen Welt übernommen.[18]

Das Paradebeispiel für die kleine Überraschung zwischendurch: *der schwebende Kaffee*

Das Motto lautet: Ganz heimlich unheimlich schöne Momente für andere zu kreieren! Im Folgenden einige Beispiele, wie Sie nebenbei ein paar Menschen glücklich machen können. Eine Philosophie, die man, so glaube ich, mit geringem Aufwand in unser Leben integrieren kann, und der keine Grenzen gesetzt sind.

Die Idee stammt aus Neapel. Dort konnte man in den Arbeitercafés zusätzlich zu seinem Heißgetränk einen *Caffè sospeso*, einen *schwebenden Kaffee* kaufen. Diesen Kaffee kann später ein bedürftiger Gast, der kaum Geld hat, trinken. Cafés und Restaurants, die dieses Konzept übernommen haben, gibt es mittlerweile auch in Deutschland, Österreich und der Schweiz.[19]

Lust auf ein paar weitere geheime Ideen für Freude?

- ♥ Kaufen Sie am Bahnhof einfach so ein zusätzliches Ticket. Lassen Sie es im Ausgabefach des Automaten liegen. Der nächste Reisende freut sich bestimmt.
- ♥ Stecken Sie einen Lottoschein unter den Scheibenwischer eines fremden Autos.
- ♥ Werfen Sie eine Tafel Schokolade in den Briefkasten des Nachbarn. (Bitte nur nicht im Sommer! Über eine Mousse au Chocolat freut sich niemand! 😊)

♥ Lassen Sie die Münze im Einkaufswagen stecken und freuen Sie sich still und heimlich im Wissen, dass der Nächste sie findet.

Gehen Sie mit offenen Augen und der Sensibilität des Moments durch unsere Welt und Sie werden unzählige *Möglichkeiten finden,* anderen Menschen zu helfen, Lichtblicke zu schaffen oder anonym Gutes zu tun.

Geben macht glücklich

Ja, auch das kann ich aus vollster Überzeugung behaupten. Dazu möchte ich Ihnen am Ende dieses Kapitels eine sehr persönliche Geschichte erzählen, die mir vor circa 35 Jahren passiert ist.

Die Wurzeln meiner Bühnenliebe liegen in der Zauberkunst. Ich habe mit zwölf Jahren zu zaubern begonnen, zuerst als Hobby und dann als zweiter Beruf, da ich damit nicht nur mein Studium finanzierte, sondern auch nach dem Tod meiner Eltern meinen Bruder und mich etwas besser über Wasser halten konnte.

Ich habe schon damals als junger Mensch einiges von der Welt gesehen und nicht nur viel über Psychologie und die Faszination von Überraschungen gelernt, sondern auch, warum die Präsentation oft erst die Magie entstehen lässt. Damals lernte ich, dass durch Magie, wenn das scheinbar Unmögliche plötzlich möglich wird, auch Erwachsene im Bruchteil einer Sekunde wieder zu staunenden Kindern werden.

Ich hatte ein Gratisinserat in unserer Bezirkszeitung aufgegeben: »Zauberer für Familienfeste, Partys und Geburtstage zu buchen«. Ich denke, mein Honorar war zu der Zeit 300 Schilling, circa 22 Euro.

An einem Tag meldete sich eine Frau, die mich als Geburtstagsüberraschung für ihren sechsjährigen Sohn engagieren wollte, bei einem kleinen Fest mit drei, vier seiner Freunde in deren Wohnung.

Gerne sagte ich zu, die Adresse war nur wenige Minuten von mir entfernt. Als ich die kleine Wohnung betrat, sah ich gleich, dass hier arme Menschen wohnten. Die Einrichtung war karg und ziemlich abgewohnt, die Mäntel und Schuhe in der Garde-robe hatten auch schon bessere Zeiten erlebt.

Als ich das Wohnzimmer betrat und der Bub erfuhr, dass ich ein Zauberkünstler bin und damit sein lang ersehnter Geburtstagswunsch in Erfüllung ging, stürmte er auf seine Mutter zu, umarmte sie, rannte dann auf mich zu, umarmte mich ebenfalls und konnte kaum erwarten, dass meine Show begann.

Meine Darbietung dauerte etwa 40 Minuten. Natürlich gab ich dann noch für Markus, so hieß der kleine Zauberlehrling, und seine Freunde ein paar Zugaben, und auch das eine oder andere kleine Kunststück wurde gemeinsam einstudiert. In der Zwischenzeit waren noch ein Vater und eine Mutter der eingela-denen Kinder eingetroffen, welche die letzten Minuten meiner Show mitverfolgten.

Ich packte meine Sachen zusammen und die Mutter übergab mir ein Kuvert mit meiner Gage. Ein, zwei kleine Scheine und sonst nur Münzen, unüblich dachte ich mir.

Dann bat sie mich, noch am Tisch für einen kleinen Snack Platz zu nehmen, ich solle doch mit ihnen abendessen, nein, sie bestehe darauf, da sie ihren Sohn schon lange nicht so glücklich gesehen hatte.

Ich machte das sonst nie, aber diesmal blieb ich.

Diesen Abend werde ich in meinem Leben nicht mehr verges-sen. Mein erster Eindruck hatte nicht getäuscht. Die Familie, es gab noch eine etwas ältere Tochter, die später nach Hause kam, war arm, ich will fast sagen Not leidend. Der Vater war vor Kur-zem verstorben, die Mutter lebte von einem Teilzeitjob, da sie selbst auch gesundheitliche Probleme hatte.

Der Esstisch war sauber und liebevoll gedeckt, als ob es ein Festtag sei. Sie erzählte mir, dass Markus ein sehr lieber, verständnisvoller und bescheidener Bub sei und keine Ansprüche stelle. Einmal einen Zauberer bei sich zu haben, das war sein größter Wunsch. Ja, und vielleicht einen Zaubertrick von ihm zu lernen, damit er andere Menschen auch verzaubern kann, das wäre toll!

Ich blieb bis 21 Uhr, wir plauderten über Gott und die Welt und das eine oder andere Mal huschte ein dankbares Lächeln über die Lippen der Mutter. Markus kam vor dem Schlafengehen nochmals zu mir und zeigte mir stolz einen der erlernten Tricks. Die leuchtenden Augen des kleinen Knirpses, sein Strahlen, seine kindliche Begeisterung werde ich nie vergessen.

An diesem Abend erfuhr ich auch, warum so viel Kleingeld in meinem Kuvert war. Sie hatte den Teil des Geldes, den sie für meine Gage nicht hatte, in der Wäscherei, in der sie fallweise arbeitete, bei Ihren Kolleginnen gesammelt.

Ich packte ein zweites Mal meine Sachen zusammen, nahm das Kuvert, legte es auf den Tisch und sagte: »Kaufen Sie Ihren Kindern oder sich etwas darum, Sie brauchen es viel dringender als ich.«

Sie wollte es nicht annehmen, aber diesmal bestand ich darauf. Ich hätte in meiner damaligen Situation das Geld wahrlich gut gebrauchen können, aber dort, das wusste ich, war es viel, viel besser aufgehoben.

Das, was ich dort an diesem Nachmittag und Abend an Lohn bekam, war viel mehr wert als 300 Schilling. Ein glückliches Kind und eine Familie, der ich vielleicht ein paar Stunden ihren harten Alltag wegzaubern konnte. Ich hatte das wunderbare Gefühl erlebt, Menschen etwas Gutes getan zu haben, obwohl es mir selbst auch nicht besonders gut ging.

Am Heimweg überlegte ich, wie oft mich wohlhabende, reiche Kunden um meine Gage bringen wollten, mit mir verhandelten und mich im Preis drückten. Diese Frau hatte kein Wort gesagt, nie gefragt, ob ich es nicht etwas billiger machen konnte, obwohl ihr jeder Schilling weniger geholfen hätte.

Der Stolz und die Liebe zu ihrem Sohn haben mich sehr beeindruckt und für mein weiteres Leben geprägt. Es ist etwas Wunderbares, anderen Menschen helfen zu können. Es tut so gut, wenn es anderen guttut!

Wussten Sie schon …

… dass glücklich zu sein keine Frage der Veranlagung ist? Für dauerhaftes emotionales Wohlgefühl sind äußere Faktoren wie ein gesunder Lebensstil, der richtige Partner, aber auch das regelmäßige Bestreben, anderen etwas Gutes zu tun und Freude zu schenken, wichtiger als die genetische Veranlagung eines Menschen.

… dass man sich gewöhnlich in das Außergewöhnliche verliebt?

… dass laut Forschern der Northampton University Kühe »beste Freunde« haben und gestresst oder sogar aggressiv werden, wenn sie von ihren Freunden getrennt werden?

… dass 2005 eine Gruppe Frauen in Uganda den Opfern des Hurrikan Katrina 900 US-Dollar gespendet hat? Das Beeindruckende dabei ist, dass diese Frauen gerade mal 1,20 Dollar täglich verdienten, indem sie Steine zu Kies zerschlugen.

Anmerkungen

[1] https://www.nature.com/scitable/blog/labcoat-life/lovers_hearts_beat_at_the

[2] Effect of potentially modifiable risk factors associated with myocardial infarction in 52 countries (the INTERHEART study): case-control study. https://www.thelancet.com/journals/lancet/article/PIIS0140-6736(04)17018-9/fulltext

[3] https://www.communico.de/mahsa

[4] https://www.spiegel.de/lebenundlernen/uni/wut-forscher-erklaeren-wie-man-mit-aerger-richtig-umgeht-a-1004733.html

[5] Zitiert nach http://www.alfthedog.de/picasso-ueber-hunde/

[6] www.cornelia-dalsasso.at

[7] Age-related changes in emotional behavior: Evidence from a 13-year longitudinal study of long-term married couples. Verstaen A., Haase C. M., Lwi S. J., Levenson R. W.

[8] https://www.sn.at/leben/gesundheit/wie-viel-einfluss-hat-die-psyche-auf-krebs-23361640

[9] https://www.wienerzeitung.at/nachrichten/wissen/mensch/2024428-Optimisten-leben-laenger-als-Pessimisten.html

[10] https://www.sueddeutsche.de/gesundheit/lebensmittelallergie-von-wegen-allergisch-auf-nuesse-beeren-was-auch-immer-1.3528830

[11] Vgl. u. a. https://www.gluecksdetektiv.de/gutes-tun/

[12] Vgl. https://www.forbesdach.com/artikel/wie-man-beim-geldausgeben-gluecklich-wird.html, https://www.forbesdach.com/artikel/geld-richtig-ausgeben.html und Dunn, Elizabeth; Norton, Michael: Happy Money. The Science of Happier Spending. New York. 2014

[13] www.rene-borbonus.de

[14] Was alles hinter diesem Projekt steht und was Sie alles direkt vom Erzeuger bestellen können (Orangen, Oliven, Honig, eine Bienenpatenschaft und vieles mehr) finden Sie hier: www.naranjasdelcarmen.com/crowdfarming-de.

[15] Wenn Sie mehr über das Projekt wissen möchten, finden Sie hier nähere Informationen: https://de.naturvalencia.com

[16] Quelle: https://shop.caritas.at

[17] www.randomactsofkindness.org

[18] https://www.blueprints.de/gutes-tun/gutes-tun-ohne-es-jemanden-wissen-zu-lassen.html

[19] http://suspendedcoffee.de/shops/karte

Danke für Ihre Aufmerksamkeit – oder eine Handvoll Schlussworte

Jedes Buch hat seine guten Seiten, für manche ist es die letzte. Es sind auch meine letzten und ich hoffe, ich zeige mich von meiner besten Seite.

Ein Buch hat viele Mütter und Väter, Geburtshelfer, Wegweiser und Wegbegleiter. Der Weg von der ersten Idee über das erste Manuskript bis zum druckfertigen Werk ist gepflastert mit Impulsen, Gedanken, Anregungen von zahlreichen Menschen. Menschen, die mir sehr nahestehen und auch fremden Menschen, die durch ihre Art zu leben, zu denken und durch ihre Fähigkeit, Dinge auf den Punkt zu bringen, eine große Inspirationsquelle für mich sind und immer waren.

Wer das Privileg hat, solch ein Buch schreiben zu dürfen, steht vor der großen Herausforderung, all diesen lieben Menschen Wertschätzung entgegenzubringen und aus ganzem Herzen zu danken.

Danke für ein Gefüge von großartigen Menschen und deren Individualität, die es verstanden haben, mit Offenheit und Ehrlichkeit Dinge beim Namen zu nennen, konstruktive Kritik zu üben oder einfach motivierend und animierend da zu sein, wenn das kreative Hirn beschlossen hat, eine Schaffenspause einzulegen.

Ich bedanke mich an erster Stelle bei meiner Frau Margit, die mich durch diesen Buchprozess einmal mehr mit viel Umsicht, Einsicht und Weitsicht begleitet hat. Mich nicht nur immer wieder motiviert, sondern mir auch den nötigen Freiraum geschaffen hat, ohne den dieses Buch wohl in den nächsten Jahren nicht fertig geworden wäre! Mein liebe Maggie, ich liebe dich!

Ich bedanke mich beim Team meiner Agentur Happy & Ness, die zusätzliche Ideen textlicher und grafischer Art eingebracht haben.

Ein großer Dank gilt meinen geschätzten Kollegen, Freunden und Wegbegleitern, die mit ihren Ansätzen, Sichtweisen und Philosophien dieses Buch herzerfrischend bereichert haben. Mahsa, Katharina, Markus, Gaston und Wolfgang: Ihr seid die Besten!

Ein ganz kräftiges »Dankeschön« geht natürlich an Katarzyna Lutecka und Madeleine Pichler vom Amalthea Verlag, die viel Fingerspitzengefühl, Expertise und Engagement in unser Buchprojekt investiert haben.

Ein amüsantes Bonmot dazu: Was ich nicht wusste, war, dass sich mein Verlag in unserem Nachbarhaus befindet, und ich fragte – in Unkenntnis dieser Tatsache – bei unserem ersten Austausch, wie lange ich denn zu ihnen mit dem Auto bräuchte! 😌 Es gibt keine Zufälle! 😌

Ein Dank gilt all jenen, die mich jeden Tag aufs Neue motivieren, meinen Lebensweg so humorvoll mit Hirn und Herz weiterzugehen.

Ich bin dankbar und demütig, dass ich das tun darf, was ich tue: Menschen bei meinen Vorträgen, bei meinen Auftritten, bei meinen Seminaren oder wie hoffentlich Sie, werte Leserin und werter Leser, hier im Buch mit positiven Ideen zu inspirieren, wieder mehr auf Freude, Leichtigkeit und Humor zu setzen und damit nicht nur mehr Fröhlichkeit, sondern auch mehr Gesundheit in die Welt zu bringen. Denn unser Körper ist der einzige Ort auf dieser Welt, in dem wir uns unser ganzes Leben lang wohlfühlen sollten.

Ich bin aber auch so manchen Menschen dankbar, dass sie mir jeden Tag zeigen, wie ich niemals werden möchte.

Und allen, die bewusst oder unbewusst zum Erfolg dieses Buches beitragen, gilt mein besonderer Dank. Und denen, die denken, dass ich ihnen danken soll, denen, denke ich, danke ich auch!

Die allerwichtigste Botschaft des Buches für mich ist, dass wir es viel öfter selbst in der Hand oder im Herzen haben, unser

Leben mit Sinn, mit Freude, mit Fröhlichkeit und Wertschätzung zu füllen. Wenn wir diese Chance in der Gegenwart nicht ergreifen, werden wir in Zukunft auf unsere Vergangenheit zurückblicken und bedauern, nichts daran geändert zu haben.

Aber vielleicht sind wir schon ein klein wenig am richtigen Weg. Keiner von uns weiß, ob er morgen aufwacht. Trotzdem stellen wir den Wecker. So geht Hoffnung!

Wahrscheinlich ist am Ende eines jeden Tages nur wichtig, dass *ein* schöner Moment dabei war, der uns lächeln ließ. Und wenn es auch nicht immer Sinn macht, dann sollte es zumindest Spaß machen!

Neben Humor ist die Liebe die beste Medizin für alle Menschen. Und wenn irgendjemand zu Ihnen sagt: »Und was ist, wenn sie nicht wirkt?« Dann lächeln Sie und sagen: »Erhöhen Sie einfach die Dosis!« 😌

Sie waren hervorragend, ich werde Sie weiterempfehlen!

Ihr Dr. Roman Szeliga

Willkommen im Wortreich
oder Ehre, wem Ehre gebührt

Es wird immer schwieriger, trotz oder gerade wegen der Internet- und Google-Mania, alle jene Quellen zu finden, die Inputs für dieses Buch geliefert haben.

Ich habe dennoch versucht, all jene maßgeblichen und relevanten Studienautoren, Ideengeber und Impulslieferanten in meinem Buch zu erwähnen, um ihnen den nötigen Respekt zu zollen. Wenn ich jemanden vergessen habe, was mit hoher Wahrscheinlichkeit der Fall ist, dann auf keinen Fall in böser Absicht.

Falls Sie mehr über meine Gastautoren und Interviewpartner wissen möchten, finden Sie hier nähere Informationen:

www.communico.de/mahsa: Mahsa Amoudadashi

www.gaston-florin.de

www.markusgull.com

www.sexualpaedagogik.at: Wolfgang Kostenwein

www.nadjamaleh.com

www.katharinaturecek.com

Wenn Sie die CliniClowns mit einer Spende unterstützen möchten, wofür ich Ihnen schon jetzt herzlich danke, ist das die richtige Adresse: www.cliniclowns.at

Verein CliniClowns Austria

Erste Bank der österr. Sparkassen AG

BLZ: 20111 Kontonr. 829 831 591/00

IBAN: AT33 2011 1829 8315 9100

BIC: GIBAATWWXXX

oder:

Bank Austria Unicredit:

IBAN: AT32 1200 0006 5624 3300

BIC: BKAUATWW

Einige meiner Inspirationsquellen und Werke, die ich Ihnen empfehle

Hier finden Sie meine Empfehlung für weiterführende Literatur und Publikationen, die ich Ihnen in jedem Fall ans Herz und auf das Nachtkästchen legen möchte.

Humor

Arden, Paul: Egal was du denkst, denk das Gegenteil. Köln. 2007

Astor, Willy: Unverrichter der Dinge. Humor direkt vom Erzeuger: Geschichten und Verzeichnungen aus dem Schlawinerwald. 6. Aufl. München. 2006

Augustin, Eduard; Keisenberg, Philipp von; Zaschke, Christian (Hrsg.): Ein Mann ein Buch. München. 2009

Chaplin, Laura: Lachen ist der erste Schritt zum Glück. Hamburg. 2016

Close, Michael: That Reminds Me. Finding the Funny in a Serious World. Raleigh. 2012

Deuser, Klaus-Jürgen: How to be Lustig ... und kann man damit besser leben? Troisdorf. 2009

Dietz, Hanna: Männerkrankheiten. Schmutzblindheit, Mitdenkschwäche, Einkaufsdemenz und weitere unheilbare Leiden unserer echten Kerle. 9. Aufl. Berlin. 2012

Fränkl-Schekerka, Susanne (Hrsg.): Best of Comedy. Die besten TV-Jokes aus Samstag Nacht, Harald Schmidt, Jay Leno u. a. Hamburg. 2000

Hansmeier, Katrin; Ullmann, Eva: Humor. Das Manifest für verzögerte Schlagfertigkeit. Leipzig. 2019

Havas, Harald: Martha Pfahl am Marterpfahl. Die schlechtesten Witze und witzigsten Sprachspielereien. Berlin. 2007

Hermanns, Thomas: Das Tomatensaft-Mysterium. Fliegen in der Comedy Class. 3. Aufl. München. 2010

Hirschhausen, Dr. med. Eckhart von: Die Leber wächst mit ihren Aufgaben. Reinbek bei Hamburg. 2008

Holzer, Florian: Wien, wie es isst und wie es genießt. Ein Führer durch Wiens Lokale. Wien. 2006

214

Horne, Richard: 101 Dinge, die man getan haben sollte, bevor das Leben vorbei ist. Frankfurt am Main. 2005

Hütter, Mathias (Illustrator): Sprüche zum Könnenlernen. Salzhausen. 1995

Karasek, Hellmuth: Soll das ein Witz sein? Humor ist, wenn man trotzdem lacht. München. 2013

Kirchlechner, Richard: Kuntersurium. Wortspiele und Skurriles. Berchtesgaden. 2008

Leyner, Mark; Goldberg, Billy: Warum haben Männer Brustwarzen? Medizinisch korrekte Antworten auf skurrile Alltagsfragen. Kulmbach. 2016

Leyner, Mark; Goldberg, Billy: Warum schlafen Männer nach dem Sex immer ein? Medizinisch korrekte Antworten auf skurrile Alltagsfragen. Kulmbach. 2016

Maak, Michael: Comedy. 1000 Wege zum guten Gag. Leipzig. 2007

Müller-Michaelis, Mathias: »Als ich auf die Bremse treten wollte, war sie nicht da.« Lexikon der kuriosen Ausreden. Berlin. 2007

Naish, John: Hypochondrie kann tödlich sein. Handbuch für eingebildete Kranke. Reinbek bei Hamburg. 2005

N. N.: Die lustigsten Ärzte-Witze. Dresden. 2005

Peter, Norbert; Tekal, Ronny; Schönhofer, Claus: Ich lass mich doch nicht verarzten! Medizinsatire. Wien. 2013

Rabe, Hubertus; Thiele, Johannes; Schlie, Tania (Hrsg.): Die allerschönsten Geistesblitze. Die witzigsten Zitate und Sprüche der Welt. Berlin. 2005

Rademacher, Falko: Das zynische Gag-Lexikon. Berlin. 2000

Schönhusen, Helge: Der Bauplan des Humors. Wie Scherze, Gags und Witze funktionieren. Berlin. 2016

Schultz, Stefan: »Wer lacht, hat noch Reserven«. Die schönsten Chef-Weisheiten. Köln. 2012

Schunk, Werner: Der Professor verschreibt: 3x täglich herzhaft lachen. Jena/Plauen/Quedlinburg. 1999

Symons, Mitchell: Wussten Sie das auch schon …? München. 2005

Theorie/Wirtschaft/Business

Arden, Paul: Es kommt nicht darauf an, wer du bist, sondern wer du sein willst. Das erfolgreichste Buch der Welt von Paul Arden. Wien. 2005

Bernd, Jon Christoph; Henkel, Sven: Benchmarken. Wie Unternehmen mit der Kraft der Marke ganz nach vorn kommen – und die anderen auf Abstand halten. München. 2016

Braun, Walter H.; Meixner, Christian: Brauns Anti-Management-Handbuch. 2. Aufl. Bad Harzburg. 1990

Carnegie, Dale; Crom, J. Oliver; Crom, Michael: Der Verkäufer in Dir! Das Dale Carnegie Verkaufstraining. Frankfurt am Main. 2005

Cerwinka, Gabriele; Schranz, Gabriele: Nervensägen. So zähmen Sie schwierige Mitarbeiter, Chefs und Kunden. Wien. 2005

Cheung, Awai: 30 Minuten Business Qigong. 5., überarbeitete Aufl. Offenbach am Main. 2012

Crainer, Stuart: Die 75 besten Managemententscheidungen aller Zeiten. München. 2002

Danz, Gerriet: Neu präsentieren. Begeistern und überzeugen mit den Erfolgsmethoden der Werbung. Frankfurt am Main. 2010

Davis, Rick: Pause im Papierkorb. 75 Tricks für den totalen Office Fun. München. 2002

Dürrschmidt, Peter; Koblitz, Joachim; Mencke, Marco; Rolofs, Andrea; Rump, Konrad; Schramm, Susanne; Strasmann, Jochen: Methodensammlung für Trainerinnen und Trainer. 9. Aufl. Bonn. 2014

Ebert, Axel; Wirl, Christoph: Bullshit Busters. 21 Irrtümer und Mythen aus Vorträgen, TV und Büchern. Berlin/Wien. 2017

Fisher, Wolf: Die Kunst der Selbstdarstellung in Bühnenfigur, Vermarktung und Auftritt. Berlin. 2008

Förster, Anja; Kreuz, Peter: Nur Tote bleiben liegen. Entfesseln Sie das lebendige Potenzial in Ihrem Unternehmen. München. 2010

Förster, Anja; Kreuz, Peter: Spuren statt Staub. Wie Wirtschaft Sinn macht. Berlin. 2008

Foster, Jack; Corby, Larry: Einfälle für alle Fälle. Erfinden, Ausdenken und andere Möglichkeiten, Ideen in die Welt zu setzen. München. 2005

Frenzel, Karolina; Müller, Michael; Sottong, Hermann: Storytelling. Das Praxisbuch. München. 2014

Geffroy, Edgar K.: Machen Sie Ihre eigene Konjunktur. Schneller als der Kunde. Weinheim. 2010

Görg, Ulrich: Claims. Claiming als Wertschöpfungsinstrument der Markenführung. Offenbach am Main. 2005

Hall, Stacey; Stringer, Jan: Das Leuchtturm-Prinzip. Wie Sie die richtigen Kunden gewinnen. Offenbach am Main. 2006

Häusel, Hans-Georg: Brain View. Warum Kunden kaufen. Freiburg. 2008

Häusel, Hans-Georg: Think Limbic! Die Macht des Unbewussten nutzen für Management und Verkauf. 5. Aufl. Freiburg. 2014

Hinterhuber, Hans H.; Krauthammer, Eric: Leadership – mehr als Management. Was Führungskräfte nicht delegieren dürfen. 4. Aufl. Wiesbaden. 2005

Kartmann, Siegfried W.: Aktiv zuhören und clever fragen. Erfolgreiche Kommunikationstechniken für Führung und Verkauf. Offenbach am Main. 2005

Klein, Zamyat M.: Kreative Geister wecken. Kreative Ideenfindung und Problemlösungstechniken – ein Seminarkonzept für Trainer. 3. Aufl. Bonn. 2006

Klinger, Michael; Schwaninger-Thill, Mireille; Klier, Felix A.: Der begeisterte Patient. Praxisleitfaden für Organisation, Kommunikation, Marketing, Wirtschaftlichkeit und Internetnutzung in der modernen Arztpraxis. Wien. 2002

Knoblauch, Jörg; Hüger, Johannes; Mockler, Marcus: Ein Meer an Zeit. Die neue Dimension des Zeitmanagements. In vier Wochen zu mehr Gelassenheit. Frankfurt am Main. 2005

König, Stefan: Warming-up in Seminar und Training. 45 Übungen zur Unterstützung von Lernprozessen. Weinheim. 2008

Krauthammer, Eric; Hinterhuber, Hans H.: Wie werden ich und mein Unternehmen die Nr. 1? München. 1999

Lalouschek, Wolfgang: Raus aus der Stressfalle. Die besten Strategien gegen Burnout & Co. Graz. 2013

Malik, Fredmund: Gefährliche Managementwörter. 2., komplett überarbeitete Auflage. Frankfurt am Main. 2017

Maro, Fred: Mitreißende Meetings und gelungene Events. Aufbruchstimmung in Ihrem Unternehmen. Regensburg. 2002

Mikunda, Christian: Marketing spüren. Willkommen am Dritten Ort. 3. Aufl. München. 2012

Rachow, Axel: Spielbar II. 66 Trainer präsentieren 88 Top-Spiele aus ihrer Seminarpraxis. Bonn. 2002

Remy, Volker: Wie man Aufträge angelt und mit Fischen spricht ... 3. Aufl. Berlin. 2007

Ridderstråle, Jonas; Nordström, Kjell A.: Karaoke-Kapitalismus. Fitness und Sexappeal für das Business von morgen. München. 2005

Röthlingshöfer, Bernd: Werbung mit kleinem Budget. Der Ratgeber für Existenzgründer und Unternehmen. 2. Aufl. München. 2008

Schmidt, Thomas: Kommunikationstrainings erfolgreich leiten. Der Seminarfahrplan. 8. Aufl. Bonn. 2013

Siewert, Horst H.: Teste deine Intelligenz! Das systematische Übungsprogramm zum Erkennen und Bestehen von Intelligenztests. Augsburg. 1998

Spitzer, Manfred: Digitale Demenz. Wie wir uns und unsere Kinder um den Verstand bringen. München. 2014

Urban, Dieter: Kreativitätstechniken für Werbung und Design. Berlin. 1994

Verra, Stefan: Die Macht der Körpersprache im Verkauf. Überzeugend wirken und mitreißend kommunizieren. München. 2011

Wallenwein, Gudrun F.: Spiele: Der Punkt auf dem i. Kreative Übungen zum Lernen mit Spaß. 5., neu ausgestattete Aufl. Weinheim. 2003

Weidenmann, Bernd: Handbuch Active Training. Die besten Methoden für lebendige Seminare. 2., erweiterte Aufl. Weinheim. 2008

Wiseman, Richard: Quirkologie. Die wissenschaftliche Erforschung unseres Alltags. 3. Aufl. Frankfurt am Main. 2008

Zanetti, Daniel: Vom Know-how zum Do-how. Ein Buch für Macher. Berlin. 2006

Persönlichkeit

Birkenbihl, Vera F.: Stroh im Kopf? Vom Gehirn-Besitzer zum Gehirn-Benutzer. 50. Aufl. München. 2010

Dobelli, Rolf: Die Kunst des guten Lebens. 52 überraschende Wege zum Glück. 8. Aufl. München. 2018

Fischedick, Mathias: Wer es leicht nimmt, hat es leichter. Wie wir endlich aufhören, uns selbst im Weg zu stehen. München. 2014

Förster, Anja; Kreuz, Peter: Alles, außer gewöhnlich. Provokative Ideen für Manager, Märkte, Mitarbeiter. 10. Aufl. Berlin. 2007

Groth, Alexander: Der Chef, den ich nie vergessen werde. Wie Sie Loyalität und Respekt Ihrer Mitarbeiter gewinnen. Frankfurt am Main. 2014

Lütz, Manfred: Lebenslust. Wider die Diät-Sadisten, den Gesundheitswahn und den Fitness-Kult. München. 2002

Precht, Richard David: Wer bin ich und wenn ja, wie viele? Eine philosophische Reise. 26. Aufl. München. 2007

Tschiedl, Sigrid; Szeliga, Roman F.: KommUNIKATion. Persönlichkeit wirkt einzigartig. Wien. 2018

Wiseman, Richard: Wie Sie in 60 Sekunden Ihr Leben verändern. 11. Aufl. Frankfurt am Main. 2010

Rhetorik/Kommunikation

Beermann, Susanne; Schubach, Monika; Tornow, Ortrud: Spiele für Workshops und Seminare. Freiburg. 2013

Borbonus, René: Klarheit. Der Schlüssel zur besseren Kommunikation. Berlin. 2015

Borbonus, René: Relevanz. Was warum wann für wen wichtig wird. Berlin. 2019

Borbonus, René: Respekt! Wie Sie Ansehen bei Freund und Feind gewinnen. 12. Aufl. Berlin. 2011

Buchacher, Walter; Wimmer, Josef: Das Seminar. Wirksam vortragen und lebendige Seminare gestalten. Wien. 2006

Collett, Peter: Ich sehe was, was du nicht sagst. So deuten Sie die Gesten der anderen – und wissen, was diese wirklich denken. 4. Aufl. Köln. 2010

Gersbacher, Olaf: Erfolgreich reden – besser überzeugen. München. 1999

Helmich, Peter; Richter, Kerstin: 50 Rollenspiele als Kommunikationstraining für das Arzt-Patienten-Gespräch. Hohenwarsleben. 2003

Hermann-Ruess, Anita: Speak Limbic – Wirkungsvoll präsentieren. Präsentationen effektiv vorbereiten, überzeugend inszenieren und erfolgreich durchführen. 2. Aufl. Göttingen. 2009

Jay, Ros: Überzeugend präsentieren. Top-Tools für Führungskräfte. Upper Saddle River, New Jersey. 2001

Kellner, Oliver Alexander: Showtime! Standing Ovations für Ihre Präsentation. Menschen begeistern, überzeugen und bewegen. München. 2005

Klein, Zamyat M.: Kreative Seminarmethoden. 100 kreative Methoden für erfolgreiche Seminare. 7. Aufl. Offenbach am Main. 2003

Koch, Axel: Infotainment in Seminar und Präsentation. Mit Stand-Up Comedy witzig und informativ präsentieren. Bonn. 2004

Kushner, Malcolm: Erfolgreich präsentieren für Dummies. 2., überarbeitete Aufl. Weinheim. 2005

Molcho, Samy: Alles über Körpersprache. Sich selbst und andere besser verstehen. München. 2002

Mörtenhummer, Monika; Mörtenhummer, Harald (Hrsg.): Zitate im Management. Das Beste von Top-Performern und Genies aus 2000 Jahren Weltwirtschaft. Wien. 2008

Pöhm, Matthias: Kontern in Bildern. Schlagfertig antworten in Metaphern. Bonstetten. 2006

Pöhm, Matthias: Präsentieren Sie noch oder faszinieren Sie schon? Der Irrtum Powerpoint. München. 2006.

Pöhm, Matthias: Vergessen Sie alles über Rhetorik. Mitreißend reden – ein sprachliches Feuerwerk in Bildern. München. 2013.

Rosenberg, Marshall B.: Gewaltfreie Kommunikation. Eine Sprache des Lebens. 10. Aufl. Paderborn. 2012

Schimmel, Stefan: Authentisch präsentieren. Natürlich wirken und inhaltlich bestechen bei Vortrag, Rede und Präsentation nach dem Intomedi-Prinzip. Wien. 2008

Schmettkamp, Michael: Die perfekte Präsentation. Checklisten und Mustervorlagen auf CD. Freiburg. 2002

Schmidt, Lothar: Kurzzitate für Führungskräfte. Berlin. 2002

Schulz von Thun, Friedemann: Miteinander reden. 1. Störungen und Klärungen. 2. Stile, Werte und Persönlichkeitsentwicklung. 3. Das innere Team und situationsgerechte Kommunikation. 3 Bände. Reinbek bei Hamburg. 2008

Seifert, Josef W.: Visualisieren. Präsentieren. Moderieren. Der Klassiker. 33. Aufl. Offenbach am Main. 2011

Topf, Cornelia: Präsentations-Torpedos entschärfen. So überleben Sie persönliche Angriffe, Pannen, dumme Zwischenfragen und andere Störfaktoren. München. 2010

Wagner, Stefan: Das intoMedia-Prinzip. Strategische Inszenierung von Image und Inhalt in den Massenmedien. Wien. o. J.

Watzlawick, Paul; Beavin, Janet; Jackson, Don: Menschliche Kommunikation. Formen, Störungen, Paradoxien. 13. Aufl. Göttingen. 2016

Der Autor

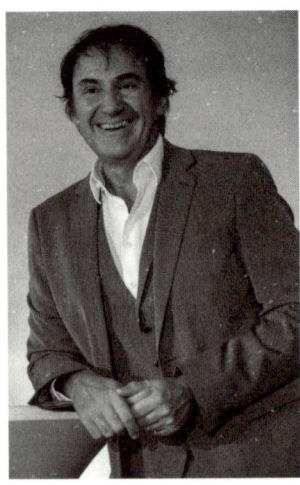

© Christian Husar

Dr. med. Roman Szeliga, geboren in Wien, ist Arzt, Manager, Moderator, Vortragender und Autor. Die Klammer, die all das zusammenhält, ist der Humor als soziale Kompetenz, die in der Lage ist, Menschen zu motivieren, mitzureißen und zu führen. Als Mitbegründer der CliniClowns erkannte Roman Szeliga die positiven Auswirkungen des Humors auf die Heilung schwerkranker Kinder.

Heute setzt er sich dafür ein, dass auch Unternehmen das Potenzial des Humors erkennen und nutzen. Was das Wundermittel Humor im Berufs- und Privatleben alles bewirken kann und wie er das Potenzial der Digitalisierung ergänzt, erzählt Roman Szeliga in seinen rund 150 Vorträgen, die er pro Jahr in Deutschland, Österreich und der Schweiz hält.

Er ist Launeus-Preisträger, Top Speaker of the Year und Mitglied in der Hall of Fame der German Speakers Association.

www.roman-szeliga.com

Das Online-Seminar HEITER BILDUNG von Dr. Roman Szeliga

24 informativ-fröhliche Seminar-Videoclips, dazu zahlreiche Texte, Vorlagen, Tipps und Tricks über die Kraft des Humors als einer der Erfolgsfaktoren unserer Zeit.

Sie lernen und erfahren unter anderem, wie man …

- ♥ … mit Humor seine Kompetenz und Überzeugungskraft unterstreicht.
- ♥ … Humor strategisch und lösungsorientiert einsetzt.
- ♥ … sich und andere motiviert und für Themen und die Arbeit begeistert.
- ♥ … Schlagfertigkeit trainiert.
- ♥ … mit Humor Stress reduziert und damit die Gesundheit unterstützt.

Kosten für den Intensivkurs: € 390,– (inkl. USt.)

Mit diesem **GUT**SCHEIN-CODE: **Hirnmitherz**
erhalten Sie das komplette 24-teilige Online-Seminar
im Wert von € 390,– bis 31.12.2020 zum Preis
von nur € 99,– inkl. USt.!

Bestellung und Infos über Roman Szeliga & das Seminar:
www.roman-szeliga.com/heiterbildung

Meine Ideen-Tankstelle

Und wenn Sie mehr zu meinen Vorträgen, Seminaren und Coachings wissen möchten und vielleicht Lust auch auf meine anderen Bücher haben, dann sind Sie hier genau richtig:
www.roman-szeliga.com

   Staunen Sie mal rein!

edition suhrkamp 2315

W0069103

Is this real?
Die Kultur des HipHop

Von Gabriele Klein
und Malte Friedrich

Suhrkamp

edition suhrkamp 2315
Erste Auflage 2003
© Suhrkamp Verlag Frankfurt am Main 2003
Originalausgabe
Alle Rechte vorbehalten, insbesondere das
des öffentlichen Vortrags
sowie der Übertragung durch Rundfunk und Fernsehen,
auch einzelner Teile.
Kein Teil des Werkes darf in irgendeiner Form
(durch Fotografie, Mikrofilm oder andere Verfahren)
ohne schriftliche Genehmigung des Verlages reproduziert
oder unter Verwendung elektronischer Systeme verarbeitet,
vervielfältigt oder verbreitet werden.
Satz: Jung Crossmedia, Lahnau
Druck: Druckhaus Nomos, Sinzheim
Umschlag gestaltet nach einem Konzept
von Willy Fleckhaus: Rolf Staudt
Printed in Germany
ISBN 978-3-518-12315-7

3 4 5 6 7 8 – 13 12 11 10 09 08

Inhalt

Einleitung

Das Phänomen: Die »Realworld« HipHop

Ethnizität/Authentizität

Globalisierung/Lokalisierung

Wirklichkeit, Bild und Erfahrung

Einleitung

Real scheint heute erst das zu sein, was auch so bezeichnet wird, zumindest wenn man Songtiteln, Produktnamen oder Werbeslogans Glauben schenkt: »Real Love«, »Real Audio«, »Real Bourbon«. »The Real World« heißt eine Fernsehsendung, die *MTV* schon seit 1992 ausstrahlt und die Vorbild für so manche »Reality Show« werden sollte: Sie zeigt Jugendliche, die, von Kameras begleitet, einige Monate in einem Haus zusammenleben. Als Leitsatz der Realitätsdeutung im Zuge einer Virtualisierung des Sozialen könnte eine Zeile im Stück »I'm real« der Latino-Soul-Sängerin *Jennifer Lopez* gelten: »I'm real, what you get is what you see.«[1] Hier gilt schlicht das Gesehene als das Reale. Manchmal aber ist es komplizierter: Mit der Vermischung von inszenierten und simulierten Wirklichkeiten wächst die Unsicherheit darüber, was echt oder unecht, künstlich oder natürlich, glaubhaft oder unglaubwürdig ist.

»Is this real?« ist eine Frage, die immer dann bedeutsam wird, wenn zwischen Wirklichkeit und Künstlichkeit nicht mehr eindeutig getrennt und die bloße Existenz von Wirklichkeit nicht mehr als gegeben angenommen werden kann. Diesen Zustand sahen medienkritische Stimmen bereits mit dem Einzug des Fernsehens in die Wohnzimmer gekommen, die neuen digitalen Bildmedien, so heißt es, hätten die Problematik einer Trennung von Wirklichkeiten noch verschärft, wenn nicht radikalisiert. Daß die Notwendigkeit, zwischen Bild und Wirklichkeit unterscheiden zu können, mittlerweile zu einer alltäglichen Kompetenz und Routine geworden ist, davon handelt dieses Buch.

Realness ist ein zentrales Qualitätskriterium der HipHop-Kultur. Etwas ist (neudeutsch) ›real‹, wenn es als authentisch gilt – und dies kann ein Film oder ein Videoclip genauso sein wie ein geglückter Auftritt vor dem heimischen Publikum oder eine bestimmte Verhaltensweise im Alltag. »Keeping it real!« bedeutet, den echten, guten, authentischen HipHop zu bewahren. Für das, was als ›real‹ gilt, gibt es zwar keine eindeutige Check-Liste, aber eine Vielzahl von Kriterien, so beispielsweise den Bezug

---

1 Jennifer Lopez: *I'm real*, von der LP *J.Lo* (2001).

auf die Tradition des HipHop als eine Ghetto-Kultur ethnischer Minderheiten, das Akzeptieren und Beherrschen der Konventionen bei HipHop-spezifischen Events, die eigenen Fähigkeiten und Fertigkeiten als *DJ, Rapper, Breakdancer* oder *Graffiti-Maler* sowie die Glaubwürdigkeit ihrer Darstellung.

HipHop entsteht in den 1970er Jahren in der New Yorker Bronx und breitet sich seit Anfang der 1980er weltweit aus. Einen wesentlichen Beitrag dazu leistet *Wild Style* (1982), ein Film, der die Praktiken und Ideale der Ghetto-Kultur HipHop in Szene setzt. *Wild Style* beschreibt den Alltag eines New Yorker Graffiti-Malers, er zeichnet das Bild eines subkulturellen Lebensstils, der zum Authentizitätsgaranten für die erste Generation von Graffiti-Malern wird. Kurz darauf folgt mit *Beat Street* (1984) der Film, der den weltweiten Durchbruch für die erste *Breakdance*-Welle bringt. Knapp zwanzig Jahre später erscheint mit *8 Mile* (2002) ein Film, der den weißen Rapper *Eminem* in den Mittelpunkt stellt. Auch diese Hollywood-Produktion will ›real‹ sein, der Film betont, die Lebensgeschichte des erfolgreichsten weißen Rappers in der mittlerweile 25jährigen Geschichte des HipHop zu erzählen. Die Story spielt mit allem, was Authentizität verspricht, wenn auch mit umgekehrten Vorzeichen: Da sind zwar die Bilder des Ghettos, 8 Mile, einem Detroiter Viertel an dem gleichnamigen Highway, der die Innenstadt von den weißen Vororten trennt. Die Hauptperson ist aber kein Schwarzer, sondern Angehöriger des *white trash* und damit innerhalb der *black community* des HipHop Mitglied einer ethnischen Minderheit: ein Weißer, der sich in einer schwarzen Kultur durchsetzt, weil er sich zu seiner eigenen Herkunft bekennt. Der Rapper Jimmy Smith, so *Eminems* Filmname, ist politisch korrekt, er macht keinen Gebrauch von Schußwaffen, verteidigt Homosexuelle und bekämpft Gewalt gegen Frauen. Ironischerweise vertritt die Filmfigur damit so ziemlich das Gegenteil jenes Wertekanons, der den provokativen *Eminem* an die Spitzen der Hitparaden brachte. Kritiker und Publikum sprechen Eminem wie Jimmy, also der Bühnen- und der Filmfigur Authentizität zu. Schließlich ist Jimmy, wie Eminem, ein Vorbild für die amerikanische Jugend, weil er den amerikanischen *crossover dream* verwirklicht hat: Man wird nicht als Wunderknabe geboren, man muß sich erst dazu machen.

Der Film *8 Mile* unterstützt den Traum so mancher Straßenkids, als Rapper zu den Königen des Ghettos aufzusteigen. Denn keine andere Jugendkultur drückt in den letzten Jahrzehnten das Lebensgefühl der verlassenen und vergessenen Jugendlichen besser aus als HipHop, jene Kunstform, wo mit Worten, Tanzfiguren oder Wandmalereien gekämpft wird statt mit Fäusten und Waffen und wo *knock-outs* eher durch *styles* als durch Kinnhaken erzielt werden. HipHop beschwört die Macht der Bilder, Töne, Gesten und vor allem der Worte. »Is this real?« meint hier auch immer den Glauben an die Authentizität der medialen Inszenierung.

Realness im HipHop ist eine Inszenierungsstrategie. Sie ist eine Herstellungspraxis, die den Normenkodex des HipHop performativ bestätigt. Die Antwort auf die Frage »Is this real?« lautet in diesem Buch: Real ist das, was glaubhaft in Szene gesetzt wird. Realness wird somit als theatrale Kategorie vorgestellt.

Das Buch bündelt die Ergebnisse eines Forschungsprojektes, das im Schwerpunktprogramm der Deutschen Forschungsgemeinschaft *Theatralität. Theater als kulturelles Modell in den Kulturwissenschaften* beheimatet war. Ausgehend von der Überlegung, weniger popkulturelle Werke als popkulturelle Praxis in den Blick zu nehmen und diese kulturtheoretisch zu deuten, richtete sich das Projekt auf die Skizzierung einer Theatralitätstheorie des Pop. Empirisch untermauert wurde diese theoretische Zielsetzung durch eine Vielzahl von alltagsethnographischen Forschungen, Bewegungsbeobachtungen und -analysen, Interviews mit Produzenten und Konsumenten sowie Gruppendiskussionen mit lokal aktiven HipHoppern, durchgeführt zwischen 1999-2002. Ergebnis ist eine mit dem Theatralitätskonzept operierende Kulturanalyse. Sie stellt HipHop als eine Kultur vor, die sich über die Begriffspaare Ethnizität und Authentizität, Globalität und Lokalität, Bild und Erfahrung, Theatralität und Realität, Ritualität und Performativität beschreiben läßt. Die zentralen Thesen lauten:

HipHop ist eine hybride Kultur. Als Jugendkultur ethnischer Minderheiten ist HipHop bis heute geprägt durch ein kulturelles Spannungsfeld zwischen afroamerikanischer ›Ghetto-Kultur‹ und lokaler Kulturtradition sowie zwischen US-amerikanischer Popkultur und der Herkunftskultur der Jugendlichen.

Über ein gelungenes Dazwischen im Spannungsfeld von Original und Adaption, Vorbild und Neugestaltung definiert die HipHop-Kultur Authentizität, die als zentraler Bewertungsmaßstab quer durch alle Szenen gilt. Authentizität ist eine Herstellungspraxis, die sich performativ vollzieht.

Die HipHop-Kultur ist eine glokale Kultur. Sie ist global verbreitet und besteht aus einer Vielzahl differenter lokaler Kulturen. Die HipHop-Kultur konstituiert sich über einen wechselseitigen Prozeß von global zirkulierenden sowie medial vermittelten Stilen und Images einerseits und deren lokaler Neukontextualisierung andererseits. Lokale HipHop-Kulturen entstehen in und über global zirkulierende Bilderwelten und nicht, wie im Jugend- und Popdiskurs oft unterstellt, in Opposition zur globalen Kulturindustrie. Die HipHop-Kultur ist ein Beleg dafür, daß kulturelle Globalisierung nicht, wie in der Globalisierungsdebatte oft angenommen, automatisch zu kultureller Vereinheitlichung führt.

Die HipHop-Kultur ist eine Kultur der Produzenten. Im Unterschied zu anderen Popkulturen steht hier nicht eine geringe Zahl von Produzenten einer weltweit verbreiteten Millionenschar von Konsumenten gegenüber. HipHop stellt die medienkritische These in Frage, daß Medienkonsum zwangsläufig kreativitätshemmend sei. Ob Videoclips, CDs, Schallplatten oder Graffitizeitschriften – diese Medien dienen in der HipHop-Kultur zur Anregung für eigene Produktionen und Stilbildungen. Über Prozesse mimetischer Identifikation wird die in den Medien repräsentierte Bilderwelt körperlich-sinnlich erfahrbar. Die HipHop-Kultur veranschaulicht, daß Medienkonsum und eine eigenständige jugendkulturelle Praxis nicht zwangsläufig im Widerspruch stehen müssen. Sie kritisiert jene monolithisch wirkenden kulturkritischen Thesen, die eine alleinige Vereinnahmung der Konsumenten durch Kulturindustrien unterstellen.

HipHop ist wertkonservativ, leistungsorientiert und männlich dominiert. Die auf soziale Stabilität bedachten Gemeinschaften der HipHop-Kultur widerlegen jene soziologischen Thesen, die mit den jüngsten Individualisierungsschüben die Herausbildung flüchtiger und wenig verbindlicher Gemeinschaften verbunden sehen. Die szenespezifischen Events erzeugen zudem ein kollektives Gefühl von Jugendlichkeit und damit eine generationsspezifische distinktive Welt, die das soziale Konstrukt Jugend performativ bestätigt.

HipHop ist eine theatrale Kultur, die sich über eine Anzahl kultureller Performances bildet. Eine Vielzahl von Inszenierungspraktiken, von Szenebildungen oder Darbietungsorten verweisen auf die fragile Grenze zwischen Theatralität und Realität in der Kultur des HipHop. Das, was als real gilt, formuliert sich nicht jenseits des theatralen Rahmens, sondern in Auseinandersetzung mit der Glaubwürdigkeit der Inszenierung. Zugleich ist HipHop im Selbstverständnis seiner Mitglieder eine ›Realworld‹, die sich durch ein klares Ordnungssystem, einen tradierten Wertkanon und kollektiv geteilte Ideale auszeichnet. Jede gelungene Performance aktualisiert die Grundregeln, Werte und Ideale der HipHop-Gemeinschaft und bestätigt zugleich den theatralen Charakter der HipHop-Kultur. Die HipHop-Kultur entkräftet die gängige These jugendkultureller Studien, daß Popkulturen Scheinwelten seien, die lediglich der Flucht aus einem als unerträglich oder profan empfundenen Alltag dienten.

HipHop ist eine performative Kultur. Erst in der Performanz wird die theatrale Darbietung von dem Publikum als authentisch geglaubt, erst auf diese Weise werden globale Bilder des HipHop in die eigene lokale Praxis integriert und damit die Traditionen des HipHop fortgeschrieben. Eine zentrale Rolle spielt dabei der Körper: Über Verleiblichung und Habitualisierung wird ein globalisierter Pop-Diskurs zur körperlich-sinnlichen Erfahrung. In der Verkörperung der habitualisierten Muster wird der Normenkodex immer wieder aktualisiert und performativ bestätigt. Und dies erfolgt in der HipHop-Kultur seit ihren Anfängen immer wieder über die Frage: »Is this real?«

Das Phänomen: Die »Realworld« HipHop

> »All they do is talk about things that are going on. They may not be pleasant, but they're real.«[1]
>
> *Rick Rubin*

Die Städte sind mit *graffiti gebombt*. Überall *tags*, schnell geschriebene Autorenkürzel und *pieces*, ausgefeilte und größere Namenszüge, meist über Nacht auf Häuserwände, Züge, Brücken oder Bahnhöfe gesetzt, teilweise schnell und einfach, teilweise ausgeschmückt, differenziert, bunt, dreidimensional, komplex. Die *writer* markieren Territorien mit ihren Namen und erklären die Stadt zur HipHop-Bühne. Das verärgert Hausbesitzer, Stadtväter und Verantwortliche bei Bus und Bahn. Aber Sokos und Reinigungsdienste haben es bislang nicht geschafft, auf Dauer erfolgreich gegen die »Wandschmierereien« und deren Verursacher vorzugehen. Selbst eine Politik des *law and order*, wie sie New York City, die Heimat des HipHop, seit den 1990er Jahren erfolgreich vorführt, hat daran nichts ändern können. Die Zeichen des HipHop prägen mittlerweile die Stadtbilder überall auf der Welt.

HipHop erobert nicht nur die Stadt, sondern auch die Popkultur. Rock-Bands integrieren DJs in ihr *lineup*. Deutsch- und englischsprachiger *Rap* gehört mittlerweile zum Standardrepertoire der auf Pop konzentrierten Radiosender. Musiksender wie *MTV*, *VIVA* und *VIVA+* verbreiten tagtäglich die neusten Rap-Stücke. *Sampling* und *mixing*, die Verwendung schon bestehender Musikfragmente und deren Transformation in neue Kompositionen, einst von HipHop-DJs erfunden, sind längst gängige Techniken elektronischer Musikproduktion geworden.

Die einst szenespezifische HipHop-Kleidung – extrem weite, tief heruntergezogene Hosen, weite Sportjacken oder Sweatshirts, Sneakers und Baseballcaps – ist seit mehr als 20 Jahren eine wichtige modische Inspirationsquelle der jungen Generation. Aber nicht nur das: Die *streetwear* des HipHop avancierte in den späten 1990er Jahren auch zum Modehype bei den ar-

---

1 *Rick Rubin*, Gründer von *Def Jam Records* in einem Interview mit dem *Rolling Stone*, zitiert nach: Lommel 2001, S. 79.

beitsfreudigen Mitarbeitern der zu dieser Zeit aufstrebenden New Economy: Eine geborgte Glaubwürdigkeit, die eine coole Herangehensweise ans globale Finanzbusiness im Windschatten der *street-credibility* signalisieren wollte. Auch die Werbung profitiert von dem HipHop-Boom. Bereits Anfang der 1980er bewarb ein Pharmakonzern eine Kopfschmerztablette mit dem Berliner Breakdancer *Storm*, der in dem Werbespot einen fulminanten *headspin* vorführte. Und die deutsche Telekom schreckte im Jahre 2002 nicht davor zurück, die ehemaligen Tatort-Kommissare Manfred Krug und Charles Brauer ihre Werbebotschaft als Rap-ähnlichen Sprechgesang vortragen zu lassen.

Rap, made in Germany, ist seit Jahren die Erfolgsgarantie der deutschen Popmusikindustrie. Rap scheint das möglich zu machen, was im Stiefland des Pop nie recht gelingen wollte: anglo-amerikanischen Pop mit deutscher Sprache zu versöhnen. Gruppen wie die *Absoluten Beginner* und *Fünf Sterne Deluxe* aus Hamburg, *Freundeskreis* und *Massive Töne* aus Stuttgart, *R. A. G.* aus dem Ruhrgebiet, die *Spezializtz* aus Berlin oder *Curse* aus Minden erobern zumindest die deutschen Charts und bringen Schwung in das eher betuliche deutsche Popgeschäft.

Breakdance erlebt, nach einer kurzen Flaute in den 1990er Jahren, ein Revival und taucht, wie schon in seiner ersten Hochphase Anfang der 1980er wieder regelmäßig in Musik-Videos auf. Ob bei der Eröffnung der Olympischen Spiele in Los Angeles 1984, bei der Expo 2000 in Hannover, der Documenta 11 in Kassel oder bei den alljährlichen Tanz- und Theaterfestivals – damals wie heute fehlen Breakdancer bei kaum einer größeren Kulturveranstaltung.

Breakdance-Veranstaltungen wie der *Battle of the Year* und HipHop-Festivals wie *Maximum HipHop* in Hamburg, *MTV HipHop Open* in Stuttgart oder *Splash* in Chemnitz verbuchen Zuschauerrekorde. Auch zu Beginn des 21. Jahrhunderts ist der kommerzielle Erfolg von heimischen Rap-Produktionen und das damit einhergehende Interesse an HipHop ungebrochen. Dabei gerät leicht in Vergessenheit, daß HipHop längst kein jugendkultureller Hype mehr ist, sondern bereits ein Evergreen. Seit mehr als zwanzig Jahren prägt HipHop jugendkulturelle Stile überall auf der Welt. Schon 1983 tauchen in deutschen Städten Graffiti auf, 1984 überflutet die erste große Breakdance-Welle Deutschland. Mit der *ZDF*-Reihe *Breakdance* mit *Judith*

13

Jagiello und *Eisi Gulp* erobert der neue Modetanz nicht nur die Wohnzimmer, er verlockt in der gerade aufschäumenden Fitnesswelle zum Selberprobieren vor den Polstermöbeln. Sonderausgaben der Zeitschrift *Bravo* machen die neue Jugendkultur einem jüngeren Publikum schmackhaft. 1991 kommen schließlich die ersten Tonträger mit deutscher Rap-Musik – interessanterweise von der türkischen Gruppe *Fresh Family* – auf den Markt und begründen das, was später, nicht ohne Stolz, ›deutscher HipHop‹ heißen wird. Rap-Musik ist seit *Jetzt geht's ab*, dem Debüt der Gruppe *Die Fantastischen Vier* von 1991 in Deutschland kommerziell erfolgreich. Seit Mitte der 1990er Jahre wird der deutsche Markt mit den entsprechenden Tonträgern überschwemmt.

Der jahrzehntelange Hype beschert HipHop die zweifelhafte Auszeichnung, die Popkultur zu sein, die bislang am längsten ihren Hype bewahren konnte. Diese Langlebigkeit steht in einem spannungsreichen Widerspruch zu dem, was gemeinhin unter Pop verstanden wird. Pop ist, qua Ideologie, kurzlebig, aber intensiv, purer Augenblick. HipHop dagegen zeigt Konstanz, gibt sich traditionsbewußt und wertorientiert. Und damit ist HipHop anders als alle Jugend- und Popkulturen zuvor. All jene (Sub-)Kulturen, die die Geschichte des Pop seit den 1960er Jahren geprägt haben, existieren zwar weiterhin oder erleben halbherzige Revivals. Aber egal ob Rocker, Teds, Mods, Hippies oder Punks – die Höhepunkte der jeweiligen ›Wellen‹ liegen Jahrzehnte zurück. Während diese Jugendkulturen durch kurze Hochphasen und lange Auflösungsprozesse gekennzeichnet sind, ist die HipHop-Bewegung langsam gewachsen und aktualisiert sich permanent. Über mehr als 20 Jahre hinweg haben sich die Prinzipien, Regeln, Organisationsformen und Wertsysteme des HipHop allmählich etabliert und verfestigt, nicht zuletzt gerade deshalb, weil HipHop auf Tradition setzt.

His-Story

HipHop ist Mitte der 1970er die erste Straßenkultur, die sich in der South Bronx von New York City, einem der ärmsten Ghettos der USA entfaltet. Historischer Ausgangspunkt sind die *urban dance parties* der 1970er Jahre, bei denen DJs über ihre herkömmliche Rolle als Plattenaufleger hinauswachsen und selbst Musik produzieren, indem sie Platten manuell bewegen und mit Hilfe mehrerer Plattenspieler verschiedene Sounds ineinander mixen. Auf diese Weise gelingt es ihnen, die Musik zu verfremden, die instrumentalen Phasen der Stücke zu verlängern und der Musik die individuelle Note des DJ zu verleihen. Dies ist die Geburtsstunde der DJ-Musik, die, zunächst als reine Tanzmusik gedacht, eine weltweite Tanzbewegung auslöst, die in den 1990er Jahren in der Techno-Bewegung einen vorläufigen Höhepunkt finden wird. Zunächst aber provozieren die Techniken des *scratching* und *mixing* mit Breakdance einen spezifischen Tanzstil, der gekennzeichnet ist durch den permanenten Wechsel von simultanen und sukzessiven Bewegungen. Die Techniken des *locking* und *popping* und die akrobatischen *power moves* machen den Tanz zu einem sportiven und rasanten Spiel mit Körperzentren und -achsen. DJs und Breakdancer (*B-Boys*) sind schon in diesen Anfängen nicht nur Afroamerikaner, sondern auch Einwanderer aus Lateinamerika. Zu ihnen gesellt sich der *MC* (*Master of Ceremony*), der die Tänzer über Sprecheinlagen zum Weitermachen motiviert. Als Rap entwickelt sich diese Animationstechnik zu einer eigenständigen kulturellen Praxis.

Das *rapping* selbstgereimter Verse steht in der Tradition des für westafrikanische Kulturen charakteristischen Umgangs mit Rhythmen und Tonsprachen, die in den schwarzen Ghettos Nord-Amerikas eine eigene Grammatik gefunden haben und von der performance-orientierten Poesie des *black arts movement* der 1960er und 1970er Jahre ästhetisiert worden sind. Rap ist ein Sprachspiel voller ironischer Übertreibungen, Wortspiele und Slang-Fragmente, bei dem nicht nur rhythmisch gesprochen, sondern auch mit Tempo, Tonhöhe und Klangfarbe gespielt wird. Rapping findet zunächst nur auf der Straße statt, wird dort aber bald akustisch verstärkt durch tragbare Kassettenrecorder, die *boombox* oder – wie man etwas abfälliger zu sagen pflegt: den *ghettoblaster*. Zu diesen informellen, spontanen öffentlichen Darbietungen gesellt sich der Breakdancer, der das den Text zerlegende Sprachspiel des Rappers auf den Körper überträgt.

Etwa zeitgleich mit den neuen Sprach-, Musik- und Tanztechniken entsteht, ebenfalls ausgehend von New York City, die

Bildtechnik des Graffiti. Mit der illegalen Kulturpraxis beginnen die jugendlichen *writer* – auch sie nicht ausschließlich afroamerikanischer Herkunft – sich den öffentlichen Raum symbolisch anzueignen. *Super Kool* nennt sich, ganz treffend, der erste, der 1972 in New York City ein *masterpiece* fabriziert. Aus der anfänglichen Beschriftung mit Namenszeichen (Tags) entwickeln sich dreidimensional gestaltete Schriftzüge und Bilder, die sogenannten *pieces*, die Anfang der 1980er Jahre Eingang in den avantgardistischen Kunstdiskurs und mittlerweile auch als legitimierte Kunstpraxis in Museen gefunden haben.[2] Für Jugendliche ist Graffiti als Maltechnik vor allem an nächtliche illegale Aktionen gebunden, in denen sie ihr Dasein sichtbar machen können innerhalb anonymisierter Stadtlandschaften. Sie verstehen Graffiti als szenespezifischen Sprachcode, der wie ein Kommunikationsnetz die Stadt durchzieht.

Was auf den Straßen der New Yorker Bronx beginnt, entwickelt sich Ende der 1970er Jahre zu einer Party-Kultur, die eine subkulturelle Alternative zu der gleichzeitig tosenden kommerziellen Disco-Welle darstellt. Als 1978 im Glanzjahr des Discogeschäftes allein in den USA 36 Millionen Tanzsüchtige in 20 000 Discotheken ihrem Idol John Travolta nacheifern, finden in der South Bronx die sogenannten *block parties* statt. Hier wird das Breakdancing unter den Vorgaben des DJ und des rappenden Master of Ceremony (MC) zu Wettbewerben zwischen einzelnen Personen oder Gangs ausgebaut. Diese subkulturellen, ritualisierten Veranstaltungen basieren auf dem *call-and-response*-Prinzip, das aus der schwarz-amerikanischen Erzähltradition stammend eine lebendige Interaktion zwischen DJ, MC und dem tanzenden Publikum herstellt. Die einst spontanen *urban dance parties* kommerzialisieren sich. MCs und DJs schleppen ihre Verstärkeranlagen zunehmend in Schulen, Gemeindezentren oder angemietete Tanzsäle. Mit dem ersten Super-Hit *Rapper's Delight* der *Sugar Hill Gang* von 1979 verläßt HipHop das lokale Ghetto und folgt den Marktgesetzen einer sich globalisierenden Kulturindustrie.

Als Mitte der 1980er Jahre das Potential des sogenannten *old school rap* erschöpft ist, entstehen – wiederum im subkulturellen

2 Zur Geschichte des HipHop-Graffiti vgl. Castleman 1999. Zur Kunstform Graffiti vgl. z. B. Bianchi 1984.

Milieu – neue Szenen außerhalb von New York. Während die *old school* ausschließlich auf die New Yorker Bronx konzentriert ist und die enge Verbindung von Rap und Breakdancing kultiviert, entsteht die *new school* auch in Los Angeles. Mit ihr wird Rap politisch, erzählt von der ausweglosen Situation schwarzer Jugendlicher, von Rassismus und Gewalt. *Public Enemy* ist hierfür wohl das prominenteste, der gleichzeitig an der Westküste entstandene *gangsta rap* von *N. W. A.*, *Ice Cube* oder *Ice T* das wohl problematischste Beispiel. Vor allem Los Angeles wird ab Ende der 1980er Jahre zur zweiten ›Hauptstadt‹ des Rap, berühmt durch die Etablierung eines eigenen *west coast sounds* und den Gangsta-Rap. Mit der geographischen Ausweitung verbreitet sich auch das musikalische Spektrum. Durch ungewöhnliche Samples und die Verfeinerung der Aufnahmetechnik entstehen *crossover-tracks*, ein Stilmix von Rap und Rock. Auch Frauen melden sich zu Wort – und damit wird neben Rassismus auch Sexismus zum zentralen Thema des Rap. Zeitgleich mit der Politisierung des Rap vollzieht sich dessen Kommerzialisierung. Neue Käuferschichten entstehen. Rap wird von der Musikindustrie, aber auch von der Film- und Fernsehindustrie entdeckt. Auch hier widerspricht die Kommerzialisierung nicht der Politisierung des HipHop. 1988 erscheint der Film von Spike Lee *Do the right thing*, den *Public Enemy* mit dem Rap *Fight the power* eröffnen. Und im selben Jahr startet der Musiksender *MTV* in den USA seine erste Hip-Hop-Sendung *Yo! MTV Raps!*, die zu einem durchschlagenden Erfolg wird. Aufgrund der rasanten Vermarktung des politisierten Rap scheint bis Mitte der 1990er Jahre sein provokantes Potential erschöpft, HipHop-Musik sitzt fest in den Händen der sechs großen Plattenkonzerne, die 90 % des Popgeschäftes kontrollieren und den Markt der Film-, Fernseh- und Videoproduktionen über Popmusik beherrschen.

Interessanterweise wird Rap in dieser Zeit diskursfähig. Obwohl David Toop bereits 1984 in dem, mittlerweile zum Klassiker gewordenen, Buch *Rap Attack* auf die Parallelen des Rap zu den westafrikanischen *griots*, professionellen Sängern, die über Jahrhunderte Neuigkeiten und Geschichten verbreiteten, hingewiesen hatte, erfährt Rap in den kulturkritischen Debatten erst Mitte der 1990er Jahre die ihm gebührende Aufmerksamkeit: Die einen mystifizieren ihn als ›reinen‹ Ausdruck ›schwarz‹-

amerikanischer Mentalität. Damit ist der Mythos des schwarzen Rap geboren und wird nun kulturtheoretisch untermauert – ein Vorgang, der bis heute andauert. Rapper wie *Chuck D* und *Sister Soulja* unterstützen diese Ansicht einer substanziellen Qualität des spezifisch schwarzen Sounds. Rap, so heißt es, »is that soul within us«. Andere erwidern, daß diese Sichtweise auf eine Exotisierung von ›Schwarzen‹ und eine Naturalisierung von ›Schwarz-Sein‹ hinauslaufe. Sie betonen, daß es sich bei der postulierten ›ethnischen Differenz‹ um eine durch die rassistischen Bedingungen urbanen Lebens provozierte Verhaltenseinstellung und Handlungsdisposition handele.[3] Zwei Konzepte von Ethnizität konkurrieren seitdem in der Debatte um HipHop: Eine essentialisierende Vorstellung, die ethnische Zugehörigkeit als quasi naturgegeben vorstellt und damit ontologisiert, und eine konstruktivistische Sicht, die ethnische Zugehörigkeit als kulturell hergestellt begreift und nach den Bedingungen und Formen der Herstellung von ethnischer Differenz fragt.

Erst seit Anfang der 1990er Jahre, als mit der Globalisierung des HipHop der interkulturelle Transfer auf ethnische Minderheiten zunächst in Europa und dann in den anderen Kontinenten einsetzt, wird HipHop nach der Phase seiner Politisierung wieder Tanzmusik und zugleich Sprachrohr für verschiedene jugendliche Minderheitenkulturen. Es ist interessanterweise jene Zeit, als Ethnizität zum neuen Codewort kultureller Diskurse avanciert. Nicht selten wird Rap als populär- und jugendkulturelles Beispiel herangezogen, um die These zu untermauern, daß globale Migration ethnische Differenz zur Folge hat. In Frankreich rappen Algerier, in England Jamaikaner, in Holland Surinamesen, in Deutschland Türken – und dies zumeist nicht in der Pop-Sprache Englisch, sondern in der Sprache, die ihrer kulturellen Herkunft oder ihrem aktuellen Wohnort entspricht. HipHop zeigt: Die Globalisierung des Pop führt nicht zwangsläufig zur kulturellen Homogenisierung von ehemals sozial und ethnisch differenten Kulturen, sondern auch zu lokaler und ethnischer Ausdifferenzierung. Diese heterogenen Strukturen der Szene manifestieren sich vor allem in den einzelnen urbanen Zentren. Globalität und Lokalität, Homogenität und ethnische Differenz, Mainstream und Subkultur, Overground und Un-

3 Vgl. dazu: Jacob 1993, 1996.

derground bilden seitdem die spannungsreichen Pole dieser Popkultur.

Der Mythos: Wild Style

>»I think the only ones that can really tell you the story are Herc, Bam, Breakout and myself. Either you can hear history, or history, and the only way you gonna hear the real historical views on it is by the people who were actually there – who actually took it from nothing and built into whatever it became to be. Some people don't dig deep enough to find out what happened back then. They just fix it so it's comfortable for the reader, which is really dangerous.«[4]

Grandmaster Flash

1979, als Punk den subversiven Pop in Europa regiert und immer mehr Gruppen, ohne die Instrumente zu beherrschen, ihren Haß auf die Welt und sich selbst möglichst laut kundtun, als der Philly-Sound die Glitzer-Discos beschallt, landet die *Sugar Hill Gang* mit dem Stück *Rapper's Delight* auch in Deutschland einen Hit. In einer Art Sprechgesang preisen drei Sänger ihre Fähigkeiten als Unterhalter an, untermalt vom Diskostück *Good Times* von *Chic*. Zu diesem Zeitpunkt deutet nichts darauf hin, daß Punk genauso schnell wieder verschwinden wird, wie er von Malcolm McLaren erfunden wurde, und das Ende der Disco-Ära unmittelbar bevorsteht, *Rapper's Delight* aber den Beginn eines neuen Musikstiles markiert. Den Beginn eines neuen, kommerziell erfolgreichen Genres der Popmusik vermag damals niemand in dem netten, selbst schon als Konservenmusik produzierten Song der *Sugar Hill Gang* erkennen, der lediglich vermarktet, was die Musikkultur schwarzer Jugendlicher in der New Yorker Bronx bereits seit längerer Zeit beherrscht: DJ-Musik. Diese aber war bis dato eine performative Kunst, die nur im Moment der Aufführung existierte. Sampling und Mixing können nicht mit identischen Ergebnissen wiederholt werden; sie sind auf einen theatralen Rahmen und den Dialog mit dem

4 *Grandmaster Flash*, in: George 1993, S. 44.

tanzenden Publikum und den Rappern angewiesen. Das Pressen der DJ-Musik auf Vinyl markiert daher weit mehr als nur den Beginn ihrer Kommerzialisierung. Der Ereignischarakter der DJ-Musik geht verloren. DJ-Musik wird Text, der unabhängig von Autor und Publikum existiert. Die weltweite Erfolgsgeschichte der DJ-Musik, ausgelöst durch *Rapper's Delight*, beginnt mit einem Verrat an den Idealen des realen, authentischen HipHop, des HipHop als performative Kultur.

Die Musikindustrie produziert weitere wegweisende Stücke, u. a. des Rappers *Kurtis Blow*, *Afrika Bambaataa and the Soul Sonic Force* und von *DJ Grandmaster Flash*, dem Erfinder des Scratchens. Aber nicht nur die Musik, die in den nächsten Jahren vor allem von diesen beiden weiterentwickelt wird, trägt zum weltweiten Siegeszug des HipHop bei. Es sind vor allem zwei Filme, die HipHop weltweit bekannt machen und seinen Mythos mit begründen helfen. Der Graffiti-Film *Wild Style* (1982) und der Breakdance-Film *Beat Street* (1984) sind bis heute die wichtigsten Bilddokumente des HipHop. Während *Beat Street* einen *battle* zwischen der *Rock Steady Crew* und den *New York City Breakers* zeigt und Breakdancer weltweit zu neuen Tanzfiguren und -bewegungen anregt, gilt der Film *Wild Style* bis heute als zentrale »Quelle der Inspiration«[5] für die Weltanschauung der HipHop-Szene. Diese Einschätzung, mit der der Mailorder-Vertrieb MZEE den Film bewirbt, teilt auch der Hamburger Maler Daim, wenn er ironisierend bemerkt:

»›Wild Style‹ war der große Fehler. Es ist witzig, daß es wirklich dieser Film ist, der in so vielen Ländern etwas ausgelöst hat. Wenn man bedenkt, daß sie nur diesen einen Film hätten verbieten müssen.«[6]

Wild Style erzählt in einer einfach gestrickten Geschichte die Erlebnisse des puertoricanischen Writers *Zoro*, gespielt vom Graffiti-Maler Lee Georges Quinones. Zoro lebt in der von Schwarzen und Hispanics dominierten Bronx. Nachts zieht er los, um in den *yards* der *subway* seinen Namenszug auf Züge zu sprühen. *B to t* (*bottom to top*) oder *e to e* (*end to end*). Tagsüber begutachtet er die von ihm bemalten Züge und philosophiert

---

5 Internet-URL: http://www.mzee.com/shop/info/produkt/757364762000/index.html, Stand: 3. 4. 2003.
6 *Daim*, Graffitimaler aus Hamburg, eigenes Interview.

über das Gefühl, den ›eigenen‹ Zug durch die ganze Stadt fahren zu sehen und überall bekannt zu werden. Abends verabredet er sich mit Freunden und besucht Clubs, hier trifft sich die *posse* mit all den anderen, die sich der HipHop-Gemeinde zugehörig fühlen. Rapper und DJs unterhalten die *crowd*, die Zoro für seine coole Tat Respekt zollt. Er hat *fame*. Durch eine Reporterin wird eine East-Village-Galeristin auf ihn aufmerksam. Aber Zoro, der urbane Einzelkämpfer, begreift, daß die Anerkennung durch seine Freunde aus der *neighbourhood* ihm wichtiger ist als der Erfolg in der Galerien-Szene des hippen East-Village.

Die Botschaft des Films ist einfach. Selbst wenn das Leben hart ist, man kann und muß sich durchsetzen, seinen Style kreieren, ihn öffentlich präsentieren. Nur so besteht die Chance, der Ausweglosigkeit des Ghettos und der Anonymität der Großstadt zu entkommen. Und dies nicht als Einzelkämpfer, sondern als Teil einer Gemeinschaft, der Posse. Das ist *wild style*.

Das Drehbuch, seine Umsetzung und die schauspielerischen Leistungen sind alles andere als überwältigend. Dennoch überzeugt der Film, weil er wie ein Dokument, ein reales Abbild der HipHop-Szene New York Citys daherkommt und seinen Charakter als fiktive Geschichte eher verschleiert. Das liegt nicht zuletzt an der Beteiligung bekannter DJs wie *Grandmaster Flash* und *Grand Wizard Theodor*, der Rapper *Grand Master Caz and The Cold Crush Bros* und *The Chief Rocker Busy Bee*, der Breakdance-Gruppe *Rock Steady Crew* und des Graffiti-Malers *Fab Five Freddy*.[7] Der Film sorgt dafür, daß HipHop auch in Deutschland als Lebensweise, als *real life* verstanden wird. HipHop, heißt es von nun an, ist nicht nur eine neue Art zu tanzen, Musik zu machen oder zu malen. HipHop ist Pop und Pop ist Leben. HipHop ist keine Scheinwelt, in die man abtaucht, um das eintönige Leben zu vergessen, sondern *realworld*. Und so wundert es nicht, daß die Protagonisten des Films zu mythischen Figuren des *real HipHop* werden.[8] Gerade jene Szenen,

---

7 *Fab Five Freddy* moderierte später die auf *MTV* ausgestrahlte Rap-Sendung *Yo! MTV Raps!*.

8 Die Web-Site von Rhino-Records verkündet z. B. anlässlich des Re-Release des Films auf Video: »WILD STYLE is an authentic documentation of the early days of hip-hop in the boroughs of New York; everything in it is *real* – the story, style, characters, and most of the actors, are drawn

die DJs, Rapper, Breaker und Writer bei ihrer Arbeit zeigen, sind für die Konsumenten die wichtigen Bilder des Films. Sie geben bis heute den HipHop-Aktivisten in aller Welt Orientierungshilfe. Auch die zentrale Filmszene, eine im Freien stattfindende *jam*, bei der das Bild von *Zoro* als Bühnenbild fungiert, ist bis heute die Vorlage für die Gestaltung und Beurteilung aller weiteren Jams, Partys und Konzerte geblieben: *Wild Style* – das ist kein Film, sondern echter HipHop.

Das Ghetto

HipHop, so zeigen *Wild Style* und *Beat Street* ist *street culture*, eine kulturelle Praxis, um in der unübersichtlichen, harten und anonymen Welt der gigantischen Stadt New York City, und vor allem in ihrem ärmsten Stadtteil, der Bronx, zu überleben. Bodo Falk, Mitherausgeber des deutschen HipHop-Magazins *Backspin* erinnert sich:

»Das war für mich New York. Ich bin nicht in ärmlichen Verhältnissen aufgewachsen, aber die hatten gar nichts und da ging es nur ums Malen, um Freundschaften und Zusammenhalt und ein bißchen das Geheimnisvolle. Dunkel und draußen, das war für mich damals faszinierend.«[9]

Bis heute ist das Ghetto die wichtigste Bildfigur des HipHop. Plattencover, Musik-Videos, Presse-Fotos – überall die gleiche urbane Kulisse: Häuserschluchten, Hinterhöfe mit Basketball-Korb, belebte Straßen, überfüllte Mülleimer, kaputte Autos und Industrieschrott. In den Straßen: Gewalt, Glücksspiel, Polizeipräsenz, Drogendeal und Drogenkonsum. Und mittendrin die HipHop-Posse, Stärke demonstrierend und Sicherheit garantierend. Der HipHopper erscheint stets als Gewinner, denn er kann im Ghetto überleben oder er hat den Weg hinaus geschafft, verfügt über Geld, Kontakte und schöne Frauen. Es ist ein männliches Stereotyp, das im Bild des Ghettos in verschiedenen Varianten erscheint und ein relativ standardisiertes Bildrepertoire des HipHop generiert. Im HipHop dominiert der Mann.

from the community.« Internet-URL: http://www.rhino.com/HotPress/72892pr.html, Stand: 3. 4. 2003.
9 Bodo Falk, eigenes Interview.

Er ist Kämpfer im feindlichen Dschungel der nachindustriellen Megastadt. Vor allem die lebensweltliche Erfahrung verspricht Respekt und gilt bis heute als Garant für Authentizität. Und so verweisen Rapper gern auf ihre soziale Herkunft, auf die *projects* oder den Stadtteil, in denen sie aufwuchsen, und auf die schwierige Lebenssituation, der sie durch ihre Kunst entkommen sind.

Was heißt das für die junge deutsche HipHop-Szene Anfang der 1980er Jahre, wenn in New York auf der Straße getanzt und die Subway bemalt wird? Offensichtlich wird der Wunsch geweckt, den Ghetto-Kids nachzueifern, die eigene Stadt zu erobern und auf sich aufmerksam zu machen – ob in Hamburg, Heidelberg, Lüdenscheid, Wanne-Eickel oder Kiel. Warum nicht auch hier verschworene Gemeinschaften gründen, bei denen es um mehr geht, als sich auf der Straße kopfüber im Kreis zu drehen oder eine Wand zu besprühen? Obwohl es in Deutschland nur wenige Stadtviertel gibt, die eine ähnliche Konzentration sozialer Probleme aufweisen wie die Schwarzenviertel US-amerikanischer Großstädte, spielt das Ghetto für HipHopper in Deutschland eine nicht minder wichtige Rolle. Die einen nutzen es als Stilmittel für Videoclips: Auch hier berichten Rapper vom rauhen Leben in der Stadt und posieren auf der Straße vor heruntergekommenen Häusern oder demonstrieren ihren neu erworbenen Reichtum durch teure Luxusschlitten, in denen sie durch die Stadt *cruisen*. Die anderen, zumeist Jugendliche, die aus ethnischen Minderheiten stammen oder in sozial segregierten Stadtteilen wohnen, nehmen hingegen ihre lebensweltliche Erfahrung als Bezugsrahmen für ihre Glaubwürdigkeit, für Anerkennung und Respekt. Dabei verfügen auch ihre Wohnquartiere nicht über Eigenschaften, wie sie Viertel kennzeichnen, die seit der Einrichtung von jüdischen Bezirken in Italien Anfang des 16. Jahrhunderts Ghetto genannt werden: Orte, die durch xenophobe Ausgrenzung, soziale Benachteiligung, Überwachung und Kulmination sozialer Probleme ihren Bewohnern kaum Lebensperspektiven oder gar Überlebenschancen bieten.

Auch wenn HipHop von schwarzen Ghetto-Jugendlichen erfunden wurde: Mittlerweile ist das Ghetto vor allem eine Bildfigur, die Hoffnungslosigkeit, Gewalt und Angst ebenso transportiert wie eine Ästhetik der Möglichkeiten, der Befreiung und des Erfolgs. Der Bezug auf dieses Bild begründet den Ursprungsmythos des HipHop, es dient der Legitimation einer authentisch wirkenden künstlerischen Produktivität. Für die meisten Szenemitglieder aber ist das Ghetto längst zu einem Klischeebild geronnen. Da viele von ihnen aus dem wohlbehüteten Mittelstand stammen und ihnen die Randgruppenerfahrungen fehlen, verstehen sie die Reduzierung von HipHop auf das Ghetto als Medieninszenierung. Die Hamburger Breakerin Jennifer z. B. berichtet: »Wir sollten auch mal ein Interview geben, da sollten wir sagen, wir sind die ärmsten Leute. [...] Ich hab denen kein Interview gegeben. Ich bin doch ich, und ich bin nicht Jennifer aus dem Ghetto. Ich bin so, wie ich aufgewachsen bin, so ist das nun mal. Es ist ja auch immer, daß die Medien dieses Klischee einfach haben wollen.«[10] Aber gerade weil es sich um ein beliebig abrufbares Klischee handelt, das in den Medien wie in der Szene selbst immer wieder aktualisiert wird, ist es eine der wirkungsmächtigsten Bildfiguren des HipHop.

Der schwarze HipHopper

Wenn das Ghetto der mythische Ort des HipHop ist, dann ist der schwarze männliche HipHopper die zentrale mythische Gestalt. Auch wenn es mittlerweile eine Anzahl prominenter *queens* wie *Roxanne Shanté, Queen Latifa, Sister Soulja, Lil Kim* oder *Missy Elliott* gibt, die eine Geschichte des weiblichen HipHop geschrieben und teilweise seit den 1980er Jahren Sexismus zum Thema des HipHop gemacht haben, ist HipHop vor allem eins: eine Männerwelt, von Männern – für Männer. Der ›schwarze Mann‹ stellt ihren Prototyp dar und ihr Ideal. HipHop ist nicht nur quantitativ von Männern dominiert, er reproduziert einen Männlichkeitskult und eine traditionelle Geschlechterhierarchie, in der Frauen Männern untergeordnet sind. HipHop dreht sich um den Mann und, wie Breakdance zeigt, dieser sich mitunter um sich selbst.

In allen Sparten des HipHop gibt es männliche Idole und legendäre Gestalten: Breaker wie *Crazy Legs* oder Maler wie *Taki 183*, der New York City die besten Tags bescherte, bevor *Super Kool* diese Kürzel dreidimensional verkomplizierte. Heute

10 Jennifer, eigenes Interview.

24

kommen die Vorbilder der deutschen HipHop-Szene zwar nicht mehr ausschließlich aus den USA. In Deutschland ansässige Rapper wie *Torch*, *Sammy Deluxe* oder *Curse* haben hierzulande teilweise größere Berühmtheit und Bekanntheit erlangt als *Method Man* vom *Wu-Tang-Clan* oder *Nelly*. Aufgrund der männlichen Ahnengalerie ist aber bis heute der schwarze Rapper die mythische Figur, die als Identitätsmuster weltweit fungiert. Rap-Musik hat sich in ihrer über dreißigjährigen Geschichte immer wieder verändert und eine Vielfalt von Stilen hervorgebracht, die sich in eine Anzahl von Subgenres unterteilen lassen.[11] Für jedes einzelne fungiert ein schwarzer HipHopper als Prototyp, der zur Ikone des jeweiligen Rap-Stils wird, indem er ihn als Lifestyle präsentiert: der Party-Rapper, der Pimp-Rapper, der Polit-Rapper, der *gangsta* und schließlich der mit der Popwelt verbandelte Rapper.[12]

In den Anfängen, darin sind sich die Chronisten des HipHop einig, ist DJing und Rap vor allem eins: Party-Musik. Die ersten DJs der sogenannten Old School wollen vor allem das Publikum unterhalten und buhlen um dessen Gunst. Sie wollen, daß die Leute zu ihrer Musik tanzen und nicht zu der eines anderen DJ. Deshalb mixen und scratchen sie, verändern und verlängern die Stücke. Unterstützung finden sie im Rapper, der zuerst einmal verhindern soll, daß das Publikum dem DJ bei seiner Arbeit nur zuschaut und zu tanzen vergißt. Diese Aufgabe erfüllt der MC, indem er, rhythmisch auf die Musik abgestimmt, in einem Sprechgesang den DJ lobt und die Menge zum Tanzen auffordert. Einer der bekanntesten Party-Raps stammt von *Kurtis Blow* aus den Anfängen der Old School:

»*Throw your hands up in the sky/And wave 'em 'round from side to side/ And if you deserve a break tonight/Somebody say alright!/(All right) Say ho-oo!/(Ho-oo!) And you don't stop/Keep on, somebody scream!/ (Owwwww!) Break down.*«[13]

---

11 Detaillierte Übersichten liefern: Dufresne 1992; Fernando jr. 1994; Toop 2000; Keeley 2001; Lommel 2001. Für die Rap-Geschichte an der West Coast vgl. Cross 1993; Shaw 2002.
12 Vgl. Krims 2000, S. 46-92.
13 *Kurtis Blow*, von der Single: *The Breaks* (1980), zitiert nach: ohhia. The Original Hip-Hop Lyrics Archive, Internet-URL: http://www.ohhla. com/anonymous/kurt_blw/rm_bside/breaks.blw. txt, Stand: 3. 4. 2003.

Der Erfolg des Party-Rap läßt den DJ in den Hintergrund treten. Der Rapper wird zum Star der Veranstaltung und seine Erzählungen zur Hauptattraktion des Events. Von vielen – nicht
zuletzt von den DJs – beklagt, dominieren die Rapper seitdem
die Musik, ihr Sprechgesang wächst zu einem eigenen Genre
heran. Party-Rap ist Feierabend-Rap. Es geht hier – damals wie
heute – eigentlich nur um eine Sache: Entspannen und feiern,
Spaß und Sex. Der Party-Rapper inszeniert sich als Entertainer
und Animateur, Rapper wie *Doug E. Fresh*, *Biz Markie* oder der
kommerziell äußerst erfolgreiche *Will Smith* sind auf diese
Weise bekannt geworden.

Der Pimp-Rapper hingegen pflegt die Rolle des Selbstdarstel-
lers. Er inszeniert sich als Frauenheld, Sunnyboy oder gleich als
Zuhälter. *LL Cool J*, *Big Daddy Kane*, die *2 Live Crew* oder
Bay-Z sind vor allem bekannt geworden, weil sie in Rap-Texten
mit ihrem Erfolg bei Frauen prahlen und sich als sexuell potente
Dauerbeischläfer anpreisen. Pimp-Rapper bezeichnen Frauen
als *bitches*, der von ihnen propagierte Lebenssinn des Mannes
besteht in seiner permanenten Suche nach sexueller Befriedigung. In den Videos der Pimp-Rapper tauchen Frauen oft als
willige Gehilfinnen auf, die sich widerstandslos der Stärke des
Mannes unterordnen und ihm zu Diensten sind. In der Mitte der
Rapper, um ihn herum eine stattliche Anzahl sexuell aufreizen-
der Frauen.

Party und Sex sind ein Thema des Rap, ein anderes ist Politik
und das Leben der Schwarzen. Im Polit-Rap ist die ›harte‹ Realität des Ghetto-Lebens das dominierende Thema. Der Track
The Message von *Grandmaster Flash and The Furious Five* aus
dem Jahre 1982 markiert die Kommerzialisierung des Raps, der
sich als ein Sprachrohr der politischen Situation von Schwarzen
versteht. Und dies mit eigenem Dialekt, voller Sprachwitz, An-
deutungen, Ironisierungen und Übertreibungen. So heißt es in
The Message:

»*Don't push me, cause I'm close to the edge/I'm trying not to loose my
head/It's like a jungle sometimes, it makes me wonder/How I keep from
going under.*«[14]

14 *Grandmaster Flash and the Furious Five*, von der Single *The Message*
   (1982), zitiert nach: Internet-URL: http://geocities.com/lekdrol/the-
   message.html, Stand: 3. 4. 2003.

Der DJ und Produzent *Afrika Bambaataa* ist bis heute wohl der prominenteste HipHopper, der HipHop nicht nur als Kunst, sondern als politisches Medium verstanden wissen will. Legendär ist er, weil ihm nachgesagt wird, den Battle-Gedanken im HipHop etabliert und damit gewalttätige, rivalisierende Straßengangs in Crews verwandelt zu haben, die nur noch spielerisch gegeneinander kämpfen. Bambaataa, der Gründer der bis heute aktiven *Zulu Nation*, einer religiösen Vereinigung, die für Gleichberechtigung und bessere Bildungschancen für Schwarze eintritt, ist das wandelnde gute Gewissen des HipHop, weil er zum Nachdenken, zu Drogenverzicht und verantwortungsvollem Leben aufruft. Ein Film, der 2002 auf der Kasseler Documenta 11 lief, belegt seine zentrale Rolle und beweist zudem, daß HipHop in Zeiten postkolonialer Kunst zur Kunstform aufsteigt.

Konsequent auf die afroamerikanische Traditionen des Hip-Hop beziehen sich Gruppen wie *De La Soul*, *A Tribe Called Quest* oder *Gang Star*. Sie kombinieren ihre Musik mit der schwarzen Tradition der Jazz-Musik, setzen sich kritisch mit dem Hardcore-Image anderer Rapper auseinander und verstehen HipHop nicht als reine Ghetto-Kultur, sondern als kritisches, künstlerisches Ausdrucksmittel von Afroamerikanern. Gruppen wie *X-Clan* inszenieren ihre afrozentrische Position, indem sie sich in afrikanische Gewänder hüllen.

Die Ikone des politischen Rap ist wohl *Public Enemy*. In radikalen Texten, aggressiver Musik und einer ›Begleitarmee‹, der *S1W* (*Security of The First of World*), die, orientiert an der Black-Panther-Bewegung, militärisch anmutende Uniformen tragen, prangern *Public Enemy* die Benachteiligungen von Afroamerikanern an. *Chuck D*, der Frontmann der Gruppe, vertritt afrozentrische und afronationalistische Positionen. Sein Satz, er sei stolz, ein Schwarzer zu sein, hat Rap-Geschichte geschrieben. In dem Stück *Fight the power*, das den Film von Spike Lee *Do the right thing* eröffnet, heißt es:

»*Elvis was a hero to most/But he never meant shit to me you see/Straight up racist that sucker was/Simple and plain/Mother fuck him and John Wayne/Cause I'm Black and I'm proud/I'm ready and hyped plus I'm amped.*«[15]

15 *Public Enemy: Fight the Power*, von der LP: *Fear of a Black Planet* (1990), zitiert nach: Internet-URL: http://www.publicenemy.com/lyrics/lyrics/ fight-the-power.php, Stand: 3.4.2003.

Das bekannteste und am kontroversesten diskutierte Image von Rappern ist aber nicht der erzieherisch wirkende Polit-Rapper sondern der Gangsta-Rapper. Auch Gangsta-Rap erzählt vom harten Leben im Ghetto, von alltäglichen, rassistischen Übergriffen der Polizei, den Drogenkriegen der Gangs in der Bronx oder in den Armenvierteln von Los Angeles, wie South Central oder Compton. Vor allem West Coast Rapper wie *Ice-Cube*, *Ice-T* oder *Snoop Doggy Dog* inszenieren sich als Kämpfertypen, die durch kriminelle Energie und einen mit Gewaltbereitschaft gepaarten Überlebenswillen zu den Siegern gehören wollen. Ihre Sprache ist oft sexistisch, ordinär, gewaltbereit und verwendet Slang. Schon 1988 textet die Gruppe *N. W. A. (Niggaz With Attitude)* unter dem Titel *Gangsta Gangsta*:

»*Do I look like a mutha fuckin role model?/To a kid lookin' up ta me/Life ain't nothing but bitches and money./Cause I'm tha type o' nigga that's built ta last/If ya fuck wit me I'll put a foot in ya ass/See I don't give a fuck 'cause I keep bailin/Yo, what the fuck are they yellin.*«[16]

Gangsta-Rap ist ein radikaler Tabubruch mit der weißen Kultur Amerikas, mit bürgerlichen Konventionen und gesellschaftlichen Grundregeln. Gangsta-Rap glorifiziert Drogenkonsum, erzählt von illegalen Geschäften als notwendigem Mittel im Überlebenskampf und von *drive by shooting*. Gerade diese Grenzüberschreitung hat dazu beigetragen, daß Gangsta-Rap viele Jahre eines der kommerziell erfolgreichsten Rap-Genres gewesen ist. Zu den Fans zählen gerade jene Käuferschichten, die noch nie ein Ghetto betreten haben, aber in dieser Musik ihr aggressives Potential kanalisieren können. Trauriger Höhepunkt des Gangsta-Rap war die Ermordung der Rapper *Tupac Shakur* und *The Notorious B. I. G.* Mitte der 1990er Jahre. Diese bis heute nicht aufgeklärten Morde scheinen vor dem Hintergrund der medial aufgeheizten Auseinandersetzung zu stehen, wer die bessere Rap-Musik produziert: East Coast oder West Coast. Zugleich werden sie als Beweis für den Realitätsgehalt des Rap herangezogen, zeigen sie doch, wie die Fiktionen des Rap und die Realität der Straße sich miteinander vermischen.

16 *N. W. A*: *Gangsta, Gangsta*, von der LP *Straight Outta Compton* (1988), zitiert nach: http://www.purelyrics.com/index.php?lyrics=okkiefwu, Stand: 3. 4. 2003.

Der kommerzielle Erfolg brachte die Rap-Musik auch auf den globalisierten Popmarkt. Eine der Ikonen des erfolgreichen Pop-Business ist der Rapper und Produzent *Puff Daddy*. Er hat Rap mit gängigem Pop aus den 1980er Jahren zusammengemischt und sich bei Songs von Diana Ross bis Sting bedient. *Puff Daddy* oder *P. Diddy*, wie er sich seit einigen Jahren nennt, ist immer wieder vorgeworfen worden, er zerstöre mit seinen Anleihen beim Mainstream-Pop endgültig den echten HipHop. Dieser Vorwurf bezieht sich nicht allein auf die Musik, sondern auch auf seinen aufwendigen Lebensstil, denn *P. Diddy* liebt das Geld und treibt die Darstellung von Reichtum, wie sie schon immer jene Rapper auszeichnete, die schwere Goldketten und opulente Ringe trugen, auf die Spitze: *P. Diddy* wohnt im reichen, ehemals nur von Weißen bewohnten Long Island, verfügt in Florida über eine Villa mit allein 19 Toiletten. Er umgarnt schöne Frauen und sitzt bei den Prêt-à-porter-Shows in der ersten Reihe, dort wo einst die handverlesenen Mitglieder des weißen Erb- und Geldadels Platz nahmen. Für seine Partys gilt ein detailliertes Regelwerk: Als *P. Diddy* in einen New Yorker Luxusclub einlud, schrieb er den Frauen vor, sich zuvor einer Maniküre und Pediküre zu unterziehen. Bei den männlichen Rappern bestand er auf polierten Schuhen, sauber geschnittenem Haar und glatter Rasur. Für alle war gepflegte Designer-Mode Pflicht.

Der kommerziell erfolgreichste Rapper allerdings ist nicht ein Schwarzer, sondern der aus Detroit stammende, weiße Rapper *Eminem*. Zwar konnten bereits zuvor weiße Rapper wie *Vanilla Ice*, die *Beastie Boys* und *House of Pain* beachtliche Erfolge erzielen, *Eminem* aber ist einer der wenigen jungen weißen, männlichen Superstars, die die Popmusik überhaupt in den letzten zehn Jahren hervorgebracht hat. Der Erfolg von *Eminem* besteht darin, daß er etwas macht, das vorher noch kein anderer gewagt hat: sich als Weißer wie ein schwarzer Gangsta-Rapper zu benehmen. In seinen Texten beschimpft er Frauen, Schwule und seine Familie, gibt sich als harter Typ, der dem Ghetto entkommen ist. *Eminem*, das ist die Gangsta-Rap-Variante des *white negro*.[17]

Wie Eminem sind auch alle anderen Rapper immer die Macher. Jungs, die dem harten Leben trotzen. Großstadthelden. Es

17 Vgl. Mailer 1971.

ist ein männliches Muster, das die Bildfigur des schwarzen Rappers zur Ikone erklärt hat, aber längst nicht nur von afroamerikanischen Rappern gelebt wird, sondern ein globales Bild-Stereotyp des Rappers ist.

Styles

> »Man will halt flowmäßig und stylemäßig derbe am Platz sein.«[18]

Rapper aus Hamburg

Genres

HipHop ist nicht Rap. HipHop meint die Synthese aus Sprache, Bild, Musik und Tanz. Oder anders ausgedrückt: aus Rap, Graffiti, DJ-Techniken und Breakdance.[19] Rap ist das bekannteste und kommerziell erfolgreichste Feld des HipHop, seine Protagonisten sind die berühmtesten unter den HipHop-Aktivisten und stehen im Rampenlicht der Medien. Unmittelbar danach folgen auf der Popularitätsskala die DJs, die Artisten des Mixens und Scratchens. Sie bedienen sich der Kunst des *breakbeat*. Der Break bezeichnet die musikalische Sequenz, in der nur Rythmusinstrumente, Bass und Schlagzeug zu hören sind. Indem der DJ die gleiche Platte auf zwei Plattenspieler legt und wechselnd nacheinander abspielen läßt, kann er den bei Tänzern beliebten Teil des Stücks verlängern. *Kool DJ Herc* ist Mitte der 1970er Jahre der erste, der die Breaks ausdehnt und dadurch die heute als Breakbeat bezeichnete Musik kreiert. DJ *Grandmaster Flash* perfektioniert diese Technik durch das Scratchen, ein schnelles manuelles Hin- und Herbewegen der Schallplatte. Zwei Plattenspieler und ein Mischpult sind die neuen Musik- und Arbeitsinstrumente des DJ, dessen Praxis sich vom reinen Plattenauflegen zum quasi schöpferischen Prozeß wandelt. Der DJ wird zum Künstler: Durch Ein- und Ausblenden von Musikfragmenten,

18 Eigenes Interview.
19 Dies sind die im öffentlichen Diskurs um HipHop gängigen Begriffe, in der Szene sind die folgenden Bezeichnungen üblich: Rapping, Writing bzw. Painting, DJing und B-Boying.

durch Wiederholung einzelner Passagen und das Vermischen der Sounds schafft er seine individuelle Musik.

Im Gegensatz zu den Rappern und DJs erreichen die Maler aufgrund der Illegalität ihrer Aktionen meistens nur in der Szene einen gewissen Ruhm. Zwar sind die ins Stadtbild eingeschriebenen Graffiti die materiell beständigsten Zeichen des HipHop, das Autorenkürzel aber bleibt für die meisten Betrachter verschlüsselt. Die Grundregel des Malens ist einfach: ›Schreib mit dicken Filzstiften oder Sprühdose Deinen Namen und markiere Dein Gebiet im öffentlichen Raum‹. Die Brandbreite des Malens reicht vom einfachsten Namenszug bis zum dreidimensionalen Bild, das nicht nur aus der Kennung des Writers besteht, sondern auch Figuren, Gebäude, Situationen und Phantasiewelten zeigt. Es ist für das Ansehen in der Szene sehr wichtig, wo das Tag oder Piece plaziert wird. Auch hier ist die Regel einfach: Je sichtbarer, risikoreicher und waghalsiger, desto besser. Gelingt es, den Respekt der Szene zu gewinnen, wird Deine Wand nicht *gecrosst*, d. h. übermalt. Wenn nicht, wird das Zeichen nur ein kurzfristig sichtbarer Kommentar bleiben. Diese Regel nutzen manche Hausbesitzer und machen aus ihrer Not eine Tugend: Sie beauftragen Graffiti-Maler, die Hauswand zu bemalen, in der Hoffnung, daß das Kunstwerk nicht überschrieben oder überklebt wird. Diese Bilder sind die öffentlichen Visitenkarten der ansonsten illegal wirkenden Künstler. Auch Schulen und Jugendheime versuchen, die oft sehr jungen Maler der Illegalität zu entziehen und sie vor drohenden Haftstrafen zu schützen, indem sie Wände für Sprühaktionen zur Verfügung stellen. Meistens erfolglos, weil gerade die Idee des Films *Wild Style* und mit ihm die Illegalität der Sprühaktion den Reiz des Besonderen ausmacht und Anerkennung verspricht.

Gleichermaßen revolutionär wie Graffiti in der Geschichte der bildenden Kunst ist Breakdance in der Geschichte des Kunsttanzes. Breakdance führt die Tradition des afroamerikanischen Tanzens weiter und multipliziert dessen Elemente Polyrhythmik und Polyzentrik. Indem er Achsen und Zentren überall im Körper vorstellbar macht, bricht er radikal mit der Tradition des europäischen Tanzes. Zugleich revolutioniert Breakdance den ebenfalls aus der afroamerikanischen Tanztradition stammenden Rock 'n' Roll und dekontextualisiert den nur auf ein Zentrum aufbauenden Körperbegriff des modernen

Tanzes. Hatte schon Rock 'n' Roll durch seine rasanten Rollfiguren die Vertikale im Körper überwunden und mit den drei Achsen des Körpers gespielt, so radikalisiert Breakdance diese Entwicklung – im Headspin dreht sich nicht nur der Tänzer auf dem Kopf, diese Figur ist auch eine Metapher für die Umdrehung des Körperkonzeptes der Tanzmoderne. Indem der Breakdance überall im Körper Achsen und Zentren vorstellbar macht, eröffnet er ganz neue Spielräume für bis dahin unvorstellbare Körper-Figuren. Nicht nur deshalb bemerkte der Dekonstruktivist unter den modernen Ballett-Choreographen, William Forsythe, die Zukunft des westlichen Kunsttanzes liege im Breakdance.

Die Grundlage des Breakdance ist eine einfache Schrittfolge, die in wenigen Minuten zu erlernen ist. Alles weitere ist kompliziert, erfordert viel Körperbeherrschung und Training. Mitunter schon im Alter von sieben Jahren fangen die Breaker an, nach Anleitung der erfahrenen Tänzer zu üben. Jugendzentren sind hierfür wichtige Orte. Sie bieten Trainingsstunden an und garantieren auf diese Weise der Breaker-Szene nicht nur akzeptablere Trainingsbedingungen, sondern auch eine Location, wo sich die Tänzer-Szene treffen kann. Breakdance ist Männersache. Gerade die bekannten und spektakulären *uprocks* und *spins*, wirbelnde Kreisbewegungen um die eigene Körperachse, seien von Frauenkörpern nicht zu leisten, betonen viele Breaker und meinen, damit die männliche Dominanz bei öffentlichen Breakdance-Battles legitimieren zu können.

Breaking entstand in der Bronx. Ursprünglich hieß es B-Boying. Diesen Begriff prägte der legendäre *Kool DJ Herc* für jene Break-Boys, die tanzen, wenn er seine Beats cuttet.[20] Breaking erinnert an Kung Fu und Karate, gerade Martial-Arts-Filme waren hilfreich, um Tanz-Figuren zu lernen. Es finden sich aber auch Anklänge an den Mix aus Musik und Kampftanz

20 Der Breaker *Crazy Legs* erzählt: »See, the whole thing when hip-hop first started (...) was the music was played in the parks and in the jams for the dancers, and those dancers were B-Boys. And when those break [beats] would come on, it would be like, ›B-Boys, are you ready?‹ And a B-Boy very specifically was a break boy, not a break-dancer; that's media terminology. So B-Boys were the guys that walked around with their bell-bottom Lees rooled up to the side, and the graffiti piece on the other side, with the 69er Pro Keds, and, yunno, you were a B-Boy.« Zitiert nach: Fernando jr. 1994, S. 17.

im Capoeira. Im 16./17. Jahrhundert wurde Capoeira als Kampfform von Sklaven in Brasilien erfunden, um sich ohne Waffen, aber mit spitzen Gegenständen zwischen den Zehen, verteidigen zu können. Heute gehört er in das Feld der alternativen Bewegungskultur und ist in die Kursprogramme von Tanzschulen und Fitnesstudios eingegangen.

Einem breiteren Publikum ist Breakdance gerade durch die ihm eigenen körperintensiven Bewegungsfiguren bekannt geworden. Bei der Eröffnung der Olympischen Sommerpiele in Los Angeles im Jahr 1984 tritt die *Rock Steady Crew* (*RSC*) auf, die bis heute bekannteste und wichtigste Breakdance-Gruppierung, die sich 1977 in New York City als Nachfolger der von *Afrika Bambaataa* gegründeten *Zulu Kings* und *Zulu Queens* formiert und 1984 in dem Film *Beat Street* mitwirkt. ›Ghetto-Celebrities‹ wie *Jimmy D., Jimmy Lee, Jo-Jo, Spy* und *Mongo Rock* sind bei diesem Film mit von der Partie. Mit ihnen wächst die weltbekannte Breaker-Größe *Crazy Legs* heran, der bereits im Alter von zehn Jahren zu tanzen beginnt und sich in einem Battle gegen den damaligen Leader der *RSC* durchsetzt. Das war seine Eintrittskarte in die erste Liga des Breakdance. *Crazy Legs* und *Frosty Freeze*, später ebenfalls Mitglied der *RSC*, sind die mythischen Gestalten des Breaking. Ohne sie, so heißt es, hätte Breaking nicht überlebt. Zusammen mit zwei weiteren *RSC*-Mitgliedern, *Ken Swift* und *Mr. Wiggles*, bekommt *Crazy Legs* auch im professionellen Kunsttanz Anerkennung: 1991 erhält er den »Bessie Award for Choreography«.

Breaking ist nur einer der drei Stile des Breakdance. Popping und Locking, in ihrer Kombination *poplocking, electric boogie* oder *electric boogaloo* genannt, entstehen gemeinsam mit Breaking bereits in den 1960er Jahren an der US-amerikanischen Westküste, genau genommen in San Francisco und Los Angeles. Der von der Straßenpantomime beeinflußte *Charlie Robot* ist der erste, der diesen Tanz 1972 vorführt. Michael Jackson sollte diese Tanztechnik weltweit berühmt machen. *Moonwalk* und *backslide*, die ihm von den Poplockern *Popping Pete* und *Popping Taco* beigebracht worden waren, wurden seine tänzerischen Markenzeichen. Popping ist ein langsamer, roboterähnlicher Platztanz, der auf der Isolationstechnik aufbaut und mit der Idee des mechanisierten und digitalisierten Körpers spielt: Roboterbewegungen in Fernsehshows, Science-Fiction-Figuren, Computeranimationen und Videospiele dienen als Inspirationsquellen dieses Tanzes. Aufbauend auf der Technik der Pantomime spielt die Technik mit der Idee der Illusion. Aber anders als bei der Pantomime, die auf die Sichtbarmachung unsichtbarer Gegenstände zielt und dies vor allem über eine ausgefeilte Technik der Hände erreicht, wird Illusion beim Popping allein über die angedeuteten Bewegungen des Körpers hervorgerufen. Der Tänzer *Special FX*, der sich vor allem auf diese Technik konzentriert, sagt: »Popping, that's the illusion dance.«

Im Vergleich zu Popping ist Locking der ausdrucksstärkere Tanz. Locking beruht auf rhythmusbetonten Grundschritten, betont die *off-beats*, ist pantomimisch und ironisierend. Die Tanztechnik spielt mit Spannung und Entspannung. Sie erinnert an jene kleinen, an Fäden aufgezogenen Spielzeugfiguren, die auf einem Sockel stehen, der sich von unten mit dem Daumen eindrücken läßt. Die Figur fällt in sich zusammen. Läßt man den Daumen wieder los, schnellt sie in ihren ursprünglichen Zustand zurück. *The Lockers* waren es, die den Tanzstil berühmt machten, indem sie in TV-Werbespots und Fernsehshows wie der Sendung *Soul Train* auftraten. Während Breaking der Tanz der East Coast war, stehen Popping und Locking unmittelbar in Zusammenhang mit dem Gangsta-Rap der West Coast. Der Tänzer *Freeze*:

»Du konntest als Gang-Member Respekt erlangen, indem Du ein großer Gangster wurdest – oder ein guter Poplocker. Es gibt noch heute moves, die sich auf die Gangster beziehen. Das ist zum Beispiel ein Schritt, der heißt Crip-Walk. Das ist ein Schritt aus dem Popping, der mit der Art und Weise, wie die Crips damals gelaufen sind, zusammenhängt.«[21]

Mode

Es reicht im HipHop nicht, rappen, mixen, scratchen, malen oder tanzen zu können. Wer ein echter HipHopper ist, so heißt es, spürt dies im Herzen, er lebt HipHop. HipHop ist eine Lebenseinstellung und innere Haltung, nicht Scheinwelt und Fassade. Entscheidend ist, was Du machst und fühlst, sagen die HipHopper, nicht was Du Dir anziehst und nach außen trägst.

21 *Freeze*, zitiert nach Rode 2002, S. 144.

Trotzdem hat die Kleidung auch im HipHop einen hohen Stellenwert. Es gilt das gleiche Prinzip wie bei den anderen Aktivitäten: Sei individuell, aber akzeptiere die Konventionen, die die HipHop-Gemeinschaft vorgibt. Im Unterschied zur Techno-Szene wird im HipHop Mode zwar nicht vorgeführt, aber es ist wichtig, welche Kleidung man trägt, welche Marken man kauft, welchen Stil man ›fährt‹. Mode ist auch hier ein elaborierter Code, dessen Zeichen flottieren und deshalb eine hohe Aufmerksamkeit verlangen. *Tim ›Beam‹*, PR-Manager bei *Eimsbush Records* aus Hamburg, sagt dazu:

»Einen Klamottenkodex gibt's auch im HipHop. Auf der einen Seite ist es so: Die Leute müssen so eigen sein wie nur möglich, auf der anderen Seite muß es aber im Rahmen dieser ganzen HipHop-Bewegung liegen, es darf nicht komplett rausfallen.«[22]

Der HipHop-typische Kleidungsstil besteht vor allem aus extrem weiten, herunterhängenden Hosen, weiten, an Basketball erinnernden Shirts, Pullovern und Jacken, oft mit den Logos der gängigen Marken. Obligatorisch sind Sneakers, gern mit offenen Schnürsenkeln getragen, mitunter Baseballcaps oder Wollmützen, wiederum gern mit Logos versehen. Die Kleidung ist – auch bei den Frauen – mitunter so weit geschnitten, daß die Person in ihr fast zu verschwinden scheint.

Daß HipHop die wichtigste und einflußreichste Jugendkultur der letzten Jahrzehnte gewesen ist, läßt sich auch am durchschlagenden Erfolg des Kleidungsstils ablesen: HipHop-Mode ist – trotz vieler kleiner Mode-Labels, die nur in spezifischen Läden zu erhalten sind – Massenmode geworden, gehört schon längst zur Kollektion der auf Jugend abgestellten Modefirmen und zur Standardausstattung großer Kaufhäuser und hat auf diese Weise auch den Kleidungsstil der älteren Generation verändert. Doch immer noch verweist der Kleidungsstil auf das Leben im Ghetto: Die herunterhängenden Hosen und der Verzicht auf Schnürsenkel in den Turnschuhen resultiert, so der Mythos, aus der Solidarität der HipHopper mit jenen Mitgliedern, die im Gefängnis saßen: Dort sind Gürtel und Schnürsenkel wegen der Selbstmordgefahr verboten. Der Kapuzenpullover ist eine Art Arbeitsjacke von Graffiti-Malern, um bei illegalen Aktionen

22 *Tim ›Beam‹*, eigenes Interview.

notfalls den Kopf verhüllen zu können. Die Aufdrucke und Schriftzüge auf Jacken, T-Shirts und Mützen waren ehemals Logos der eigenen Crew oder des lokalen Basketball -Teams, jenen Gruppen also, mit denen sich die einzelnen HipHopper identifizieren. Turnschuhe eignen sich zum Tanzen, aber notfalls bei Gefahr auch zum Weglaufen. Die Mützen dienen den Breakern zum Schutz ihres Kopfes, wenn sie Headspins oder andere rasante, kopfgefährliche Bewegungsfiguren machen. Und die mittlerweile nur noch selten getragenen dicken Ringe und Goldketten mit goldenen Anhängern sind Symbol des kommerziellen Erfolgs: Auf ihnen steht der eigene Name oder der Name der Crew.

Anfangs, als die szenespezifischen Konventionen und der Kleidungsstil noch nicht gefestigt, nicht kommerzialisiert waren, genügte schon das Tragen einer Baseballcap, eines Jogginganzugs oder einer Frottee-Mütze der Firma *Kangol*. Mittlerweile gibt es eine unüberschaubare Markenvielfalt mit den bekannteren Labels *Southpole*, *carhartt*, *Ilmatic Designz* oder *Stüssy*, dann Marken wie *Aerosoul Clothes*, die speziell für Graffiti-Maler produzieren, oder Marken von bekannten HipHop-Gruppen wie *Wu Wear* vom *Wu Tang Clan*. Auch hier trifft zu, was generell für Kleidung gilt: Sie ist ein- und ausgrenzend, individuell und konventionell zugleich. Und so legen nicht wenige HipHopper Wert auf coole Klamotten, zum einen, um damit anzugeben, zugleich aber auch, um Zugehörigkeit und Individualität zu demonstrieren. Auch im HipHop ist Kleidung der Garant für die Authentizität ihres Trägers. Nicht zufällig ist eine der wichtigsten Werbestrategien der Verweis auf das, was die Szene »Realness« nennt. *Ruffneck Jeans* werben mit dem Slogan »The Game is real!«, *Southpole* erstellt eine »Authentic Clothing Collection« und bekannte Rapper wie z. B. der aus New York City stammende *Method Man* oder der Heidelberger Rapper *Torch* sind Werbeträger für *Jonny Blaze NYC* und *Muchostylez,* um die Authentizität der Marke zu unterstreichen.

Sprachcode

Für jede szenerelevante Technik, jedes Verhalten, jede Haltung, jedes Ideal und jedes Gefühl kennt die HipHop-Szene einen spezifischen Begriff. Vieles ist der englischen Sprache entnommen; HipHop ist neudeutsch. Der Maler ist ein Writer, der Wettkampf ein Battle, der Tänzer ein Breaker oder B-Boy. Versteht sich jemand mit jemandem gut, ist er *down* mit ihm. Abhängen ist *chillen*, genießt jemand Anerkennung, hat er *fame*, und ist etwas richtig gut, ist es ein *burner*, wenn nicht, dann ist es *wack*. Aber es gibt auch Eindeutschungen englischer Redewendungen und Begriffe. In geradliniger Übersetzung des »What's going on?« ist »Was geht'n?« mittlerweile eine gängige Begrüßungsformel, in Anlehnung an *nigger* spricht man von *digger*, wenn es um Freunde geht. Wenn man mit etwas beginnt, ist man »am Start«. Bei *Tim ›Beam‹* heißt das so: »Die Crew, die muß auf jeden Fall so tight sein wie die Leute, die am Start sind. Das ist derbe wichtig. Jeder von unseren Homies, der mit uns chillen will, muß den Ehrgeiz haben, irgendwas zu entwickeln, von sich persönlich. Es kann jeder zu uns kommen, von unseren Freunden, das kann auch ein Skater sein, der sagt: Ey, laß uns mal nen Eimsbush Skateteam machen! Ich bin derbe am Start, ich hab die und die Jungs. Und flasht drauf. Dann würden wir das sofort irgendwie supporten, weil das unser Homie ist.«[23]

Sprache hat im HipHop – wie in keiner anderen Popkultur zuvor – zentrale Bedeutung, und dies nicht nur wegen des Sprechgesangs Rap. Auch die alltägliche Sprechweise ist ein Sprachspiel, das die Realworld HipHop herstellt und bestätigt sowie die einzelnen Sprecher sozial positioniert. Es ist gerade die subtile Szenesprache, die ein- und ausgrenzend wirkt: Wer die Begriffe nicht locker im Repertoire hat, outet sich als Außenstehender, zumindest als jemand, der das Lebensgefühl HipHop nicht verinnerlicht hat. Auch der Sprachcode verweist auf Traditionsbewußtsein und normative Kontinuität: Wie die szenespezifischen Begriffe aus dem Ursprungsland des HipHop stammen, übernehmen HipHopper von dort auch das Stilmittel des Sprechens im Dialekt. Elaborierter Code ist tabu. Die Mischung aus englischem Slang und lokalem Dialekt verweist auf die Hybridität der lokalen HipHop-Kulturen. Besonders deutlich wird dies in Rap-Texten: Rap ist inszeniertes alltägliches Sprechen. Verpflichtet darauf, ständig neue Reime *kicken* zu müssen, sind gerade Rapper verantwortlich für begriffliche und stilistische

23 Ebd.

Neuerfindungen und die Dynamik des szenespezifischen Wortschatzes. Der Rapper *Das Bo* reimt in seinem Stück *türlich türlich* aus dem Jahr 2000:

> »Man, Alder, was willst du von mir?/Mensch denkst du wirklich du rulest hier/Ejh, nich wenn ich noch Platten mach/denn das Bo das bleibt angesagt/Ich ziehn derben Style an Deck/und lauf auf kein'n vorm Biter weg/ Der Style aus Hamburg-Beach der is ›sweet, sweet, sweet‹/Das was du hörst mein Freund heißt Hit/die Ärsche gibt's im Videoclip/Ich sach, ihr braucht nich sauer sein/nur der Sound zählt, hört genauer rein.«[24]

Kulturelle Praxis

Wertekanon

> »Die deutsche HipHop-Szene ist immer noch ein kleiner Denver-Clan.«[25]
>
> *Smudo* von den *Fantastischen Vier*

Ob Rock 'n' Roll, Heavy-Metal oder Techno – die Geschichte der Popkultur ist die Geschichte einer Konsumentenkultur. Wenigen Produzenten steht eine unüberschaubare Menge an Konsumenten gegenüber, die sich Platten und Merchandising-Produkte kaufen, zu Konzerten und in Clubs gehen, einfach nur dabei sein wollen. HipHop ist nicht in erster Linie, wie andere Popkulturen, eine Konsumentenkultur, obwohl eine solche durch den kommerziellen Erfolg weltweit entstanden ist. Um ein HipHopper zu sein, reicht es nicht, korrekt angezogen und dabei zu sein. HipHop ist performativ, eine Kultur des Machens und Produzierens: Selber texten, malen, tanzen oder Platten auflegen, eine Party organisieren, einen Plattenladen betreiben oder ein Fanzine publizieren – in der Verpflichtung, aktiv zu sein, besteht die normative Kraft des Faktischen. Gerade diese Aktivitäten Einzelner begründen die soziale Verbundenheit der loka-

---

24 *Das Bo*: *türlich türlich*, von der Single: *türlich, türlich (sicher, Dicker)* (2000), zitiert nach: Internet-URL: http://www.hiphoplyrics.de, Stand 3.4.2003. Der Ausdruck »Biter« wurde korrigiert, da er sich auf das *biten*, das Kopieren eines Stils bezieht. In der Quelle steht »Byter«.

25 Interview mit *Smudo* von den *Fantastischen Vier*, in: Krekow/Steiner 2000, S. 46.

len Szenen und deren Dynamik. Machen ist ganz einfach, sagen die HipHopper: Nimm eine Sprühdose, und mal etwas, nimm ein Mikrofon und erzähl aus Deinem Leben, guck in Deine Plattensammlung und mix ein paar alte Songs zu neuen Stücken zusammen. Lern die Grundschritte des Breakdance in zehn Minuten und fang an zu tanzen.

Und warum? Warum sich die Mühe machen, zu lernen, wie man möglichst schnell ein Bild malt, und sich freuen, wenn man nicht dabei erwischt wird? Warum die Gelenke bis zur Schmerzgrenze belasten und Schürfwunden und Prellungen oder ernsthafte Verletzungen akzeptieren, nur um gegen die Schwerkraft durch Körperdrehungen anzukämpfen? Warum Ideen in Reime fassen und zu den Beats vortragen, wenn es Monate dauert, bis man den *flow* drauf hat? Warum überhaupt soll man sich mit irgendeiner Technik öffentlich präsentieren? Dieser Zwang zur öffentlichen Inszenierung ist neu in der Geschichte des Pop. Die Kunst des Machens ist, wie eine Hamburger Rapperin deutlich macht, immer auch eine Kunst der Selbstinszenierung und Selbsterhöhung: »Ich will schon größer sein, als ich bin, und deshalb nehme ich ein Mikrofon, dann bin ich lauter. Ich stelle mich auf eine Bühne, dann bin ich größer. Man will größer sein, als man ist, und das ist aber nicht nur was für Männer.«[26]

Nicht zufällig ist ein wichtiges Stilmittel des Rap das *boasting*. Das Angeben, mitunter ironisiert, stammt aus dem schwarzen Rap. Man behauptet, der beste Rapper und Entertainer der Welt zu sein, die besten Texte zu haben und den besten DJ, die schönsten Frauen zu kennen, am besten auszusehen, den meisten Spaß zu haben und auch sonst allen MCs für alle Zeiten überlegen zu sein. Es gibt Rapper, die die Technik der Selbsterhöhung noch multiplizieren, indem sie vorgeben, derjenige zu sein, der am überlegensten behauptet, überlegen zu sein. So etwa *Samy Deluxe*:

»*Mein Name ist Samy Deluxe, nein, nicht der bekannte MC,/mein Name ist Samy Deluxe, das verkannte Genie./Und so gut wie ich jetzt schon bin, werden die anderen nie./Und ich steigere mich noch weiter, weil scheinbar keiner hier sieht,/es gibt sogar Leute die meinen, ich soll mal nicht übertreiben,/wenn ich sag, ich will, daß sie meinen Namen in Geschichtsbücher schreiben./Straßen nach mir benennen und Denkmäler errichten,/*

26 Eigenes Interview.

und zwar schnell, sonst müßt ihr auf den Trendsetter verzichten./Weil ich auf alles scheiß,/ich weiß mein Style ist dreist,/doch auch da scheiß ich drauf/und daß viele denken, ich sei so arrogant, das weiß ich auch,/ihr könnt mir nichts Neues sagen,/könnt mich nichts Neues fragen.«[27]

Selbsterhöhung schielt nach Aufmerksamkeit und Anerkennung, dies auch im HipHop. Aber hier geht es um mehr als um Selbstdarstellung: um Fame, Credibility und Respekt. Der Berliner Breaker *Hawk* berichtet:

»Ein Hauptgrund war, diesen Respekt zu bekommen, dafür, daß man sich mit Bewegung, mit Tanz ausdrücken kann. Respekt bekommt man dafür, wie sehr man trainiert, wie kreativ man ist. Man macht sich mit der ganzen Kreativität einen Namen, in welche Richtung auch immer, ob gut oder nicht gut.«[28]

Respekt hat man nicht, sondern man bekommt ihn. Respekt gibt es für die Entwicklung eines eigenen Styles, für gute Aktionen oder gelungene Performances, z. B. für einen eigenen Sound, einen komplizierten *spin* oder für ein besonders waghalsiges Graffiti. Respekt bekommt derjenige, der sich Mühe gibt, an sich und seinem Style arbeitet, sich persönlich weiterentwickelt und seine *skills* verbessert. Und Respekt gebührt denen, die sich in der lokalen HipHop-Community engagieren, sowie den Pionieren der ersten Generation, die noch die ursprünglichen Ideale und Werte des HipHop verkörpern und sie an die Jüngeren weiterleiten wollen. Wer Respekt gibt, weiß, warum er dies tut, er kennt die Regeln und Werte des HipHop. Wer Respekt gibt, ist dazu autorisiert: er genießt selbst Respekt. Respekt muß man verdienen und Respekt ist vergänglich. Respekt ist wie ein knappes Gut, das nur begrenzt zur Verfügung steht. In seinem Stück *Zehn Rapgesetze* geht der Rapper *Curse* auf die Bedeutung von Respekt ein:

»*Und das führt uns direkt zu Nummer Sieben:/Du mußt HipHop lieben als wärst Du immer nur Fan geblieben/Der Fame und die ganze Scheiße ist geil und man soll's genießen/doch ohne feste Basis Typen wäre keiner*

---

27 *Samy Deluxe: Der Beste*, von der LP *Samy Deluxe LP 2001* (2001), zitiert nach: http://www.hiphoplyrics.de, Stand: 3. 4. 2003.
28 *Hawk*, eigenes Interview.

40

von uns gestiegen/Nummer Acht ist so ähnlich wie sieben, und ziemlich
easy:/gib Respekt an die Breaker, die DJs und an Graffiti.«[29]

Das Gegenteil von Respekt ist das *dissen* (Abkürzung für *dis-respect*), die Beschimpfung oder Beleidigung einer Person, der Unfähigkeit oder Charakterschwäche vorgeworfen oder deren Style als Plagiat angesehen wird. Gedisst wird vor allem der, der keinen Respekt verdient. Dissen hat Wettbewerbscharakter: Wird jemand gedisst, dann reagiert dieser, indem er noch beleidigender zurückdisst. Eine Kette von Beschimpfungen ist vorprogrammiert: Dissen provoziert Streit und Dissen ist das Mittel, einen Streit auszutragen. *Beefs*, lange Streits gehören zum Alltag des HipHop und genuin zu dessen Geschichte, wie die erwähnten Konkurrenzen zwischen West Coast und East Coast oder New School und Old School.

Es ist auch häufig strittig, wem Respekt gebührt oder wem nicht genügend Respekt gezollt wird. Insbesondere im Generationenkonflikt ist es ein zentrales Thema, ob die *toys* die älteren HipHopper genügend respektieren. Unbestritten ist aber, daß die Auseinandersetzung um die Verteilung von Respekt eine zentrale Rolle im sozialen Ordnungssystem des HipHop spielt. Respektbekundungen symbolisieren, daß jeder Einzelne etwas Besonderes machen und sein kann und daß ihm ein bestimmter sozialer Status gebührt. Respekt hängt zumeist, aber nicht zwangsläufig, mit dem Bekanntheitsgrad in der Szene zusammen. Wer Fame hat, bekommt Respekt, wer Respekt hat, wird bekannt und berühmt. Fame hat der, der einen eigenen, besonders ausgefallenen Style entwickelt oder etwas macht, was sich vorher noch niemand traute: einen riskanten Power-Move, ein außergewöhnliches Piece oder eine neue Reimtechnik. Selbst besonders sexistische Texte, wie sie der Rapper *Kool Savas* vorträgt, versprechen eine – mitunter zweifelhafte – Berühmtheit. Kommerzieller Erfolg und Medienpräsenz sind wichtige Indizien für Fame: Wie viele Tonträger ein Rapper oder eine Gruppe verkauft, wie gut die Konzerte besucht werden und ob und wie oft die Videos im Musikfernsehen laufen, belegen, wie es um den

---

29 *Curse*: *Zehn Rapgesetze*, aus dem Album: *Feuerwasser* (2000), in: Buhmann/Haeseler 2001, S. 84.

Fame bestellt ist. Auch den Gewinnern eines der etablierten DJ-oder Breakdance-Battle ist Fame gewiß.

Der Kampf um Fame ist nicht selten mit Risiken verbunden. Der Maler *Daim* erinnert sich:

»Wir haben irgendwie unser eigenes Ding gemacht. Plötzlich ging es darum, Fame zu kriegen, indem man besonders gefährliche, krasse Aktionen gemacht hat. Man hat hohe Strafen in Kauf genommen. Mit dem Ursprung des Graffiti hat dies überhaupt nichts zu tun. Du bist in New York damals Anfang der 1970er Jahre am Nachmittag in die Depots gegangen und hast Dein Bildchen auf einen Zug gemalt, und hast dabei noch irgendwie einen Picknickkorb mitgehabt und Deinen Ghettoblaster und hast Musik gehört. Das hatte doch nichts mit illegal und mit Nervenkitzel zu tun oder mit der Idee: Wir machen das hier, um den Staat zu destabilisieren.«[30]

Durch besonders krasse Aktionen oder ausgefallene Ideen kann man Respekt bekommen, Fame haben hingegen nicht viele. Meistens sind es jene wenigen Szene-Celebrities wie in Deutschland der Breakdancer *Storm*, der Graffitimaler *Loomit* oder der Rapper *Torch*. Selbst sie sind nicht gefeit davor, daß jemand versucht, ihnen ihren Platz streitig zu machen und sie deshalb zum Battle herausfordert. Eigentlich entspricht es nicht der Konvention, einen älteren Breaker zu gewagten Moves aufzufordern oder das Graffiti eines bekannten Malers zu crossen. Daß solche Regeln generell eingehalten werden, zeigt sich im Berliner Mauerpark am Prenzlauer Berg. Hier findet sich ein Bild, daß vor mehreren Jahren von *Loomit* gemalt und bisher nicht gecrosst wurde. Kein Writer würde sich trauen, das Bild dieses bekannten Malers zu übermalen und auf diese Weise zu demonstrieren, daß er die Verdienste nicht würdigt, die dieser sich durch illegale Aktionen auf der Straße erworben hat.

HipHop ist, qua Tradition, Street-Culture. Straße, das ist ein Synonym für das wirkliche Leben, für den alltäglichen Kampf in der Großstadt, für Anonymität und soziale Probleme. Street-Credibility verspricht von daher Respekt. Street-Credibility hat der, der durch seine Lebenserfahrung die Codes und Regeln der Straße kennt, also vor allem jemand, der soziale Marginalisierung am eigenen Leib erfahren hat. Street-Credibility ist aber

30 *Daim*, eigenes Interview.

nicht nur ein Effekt sozialer Erfahrung, sondern auch die Folge von bestimmten Handlungen: illegale Graffiti sprühen, auf der Straße batteln, oder in einem Jugendhaus eines heruntergekommen Stadtviertels trainieren. Street-Credibility, so sagen manche Pioniere, muß man erwerben, um richtig gut zu werden, und versuchen diese alte Idee des HipHop der jüngeren Generation, die schon längst nicht mehr von der Straße kommt, nahezu bringen. Dennoch gilt auch für sie: Graffiti ist nicht nur einfaches Sprühen, sondern Kunst. Was letztlich zählt, ist nicht nur das Wagnis des Illegalen, sondern der Style.

Respekt, Street-Credibility und Fame – das klingt nach Anstrengung, Auseinandersetzung und Kampf. Aber: im HipHop geht es relaxt zu. Man ist *cool*. Als cool gilt, wer sich nicht anstrengt, sich entspannt gibt, egal, was passiert. Jemand, der cool ist, läßt sich nicht provozieren. Alles was er tut, macht er überlegen und ohne viel Mühe. Und erzählt er den anderen davon, geschieht das ganz nebenbei. Coolness ist Blasiertheit als Stil. Wer cool ist, schafft es, zwei Ebenen miteinander zu verbinden: Ruhe und Gelassenheit zu entwickeln und diese durch Kleidung, Körperhaltung und Verhalten in Szene zu setzen. Cool sein meint, wie das Lebensgefühl HipHop überhaupt, einen Gefühlszustand *und* eine Inszenierungspraxis. Wer cool ist, darf nicht den Eindruck erwecken, daß er nur auf cool macht. Das wäre typisch für andere Szenen, in denen es wichtig ist, lässig und unnahbar zu wirken, z. B. durch Tragen einer Sonnenbrille. Cool im HipHop meint hingegen eine gefühlte Distanz zu den Reaktionen des Umfelds. Die entsprechende Gestik und Mimik ist spärlich, die Körperhaltung introvertiert, die Bewegungen reduziert, langsam und entspannt. Daher auch die mitunter betäubt wirkende Gangart der Hip-Hopper und die oft abwartende und desinteressiert erscheinende Haltung.

Die Inszenierung von Coolness wird sozial nur dann wirksam, wenn sie nicht als Demonstration einer Verhaltensnorm, sondern als selbstverständliche Haltung einer Person anerkannt wird. Cool-Sein ist aber dennoch keine der Persönlichkeit zugehörige Eigenschaft, sondern eine Auszeichnung, die von den anderen immer wieder neu verliehen wird. Cool ist eine Zuweisungspraxis. Deshalb kann man sich auch nicht selbst cool finden, sondern immer nur cool für ein Publikum sein. Ulf Poschardt[31] vertritt die These, daß Cool-Sein eine Gegenstrategie zur zunehmenden Rationalisierung sei. Gegen die Abkühlung und Reduzierung menschlicher Kontakte sei Coolness, verstanden als »emotionale Dissidenz«, ein Schutzmantel. In einem Klima sozialer Kälte ziehe man sich nicht warm an, sondern halte mit der Inszenierung von Kälte dagegen. Aber Cool-Sein ist nicht nur Abschottung, sondern erfordert auch sinnliche Fähigkeiten. Als Strategie der Anerkennung provoziert Coolness Ambivalenzen: Cool-Sein als soziale Abwehrstrategie bewirkt eine verstärkte Gleichgültigkeit gegenüber der Umwelt. Andererseits aber ist Coolness nicht zu verwechseln mit Apathie, denn Gleichgültigkeit als Haltung zur Welt bedarf oft hoher Aufmerksamkeit für das, was einen nicht berühren darf. Cool ist Relaxtheit im Tun und Nichtstun.

Das Abhängen im HipHop ist nicht einfach ein Nichtstun, sondern eine Aktivität, die man nicht allein, sondern gemeinsam ausübt. Chillen nennen nicht nur die HipHopper diese Art der Beschäftigung. Wer chillt, entspannt sich. Wer chillt, tut vor allem möglichst nichts – wenig Bewegung, wenig Aktion, wenig Aufregung. Chillen kann man immer und fast überall. Man chillt mit anderen zu Hause und richtet sich mitunter zu diesem Zweck neben dem Gemeinschaftszimmer einen Raum zum Chillen ein. Oder man trifft sich mit anderen in der Stadt, hängt in der Fußgängerzone oder im Park ab. Chillen geht auch vor und nach Konzerten oder Partys. Es gibt keine rigiden Regeln, was beim Chillen geschehen soll, außer, daß es keinen Stress geben darf. Man schlägt keine Aktivitäten vor, macht keine Pläne. Trotzdem kommt keine Langeweile auf, denn Chillen ist die Kultivierung des Nichts-Tuns, das Übungsfeld zum Cool-Sein und die notwendige Erholungspause für all die anderen Aktivitäten.

Szene-Events: Jams & Battles

Die spezifischen Dynamiken der lokalen HipHop-Szenen beruhen auf Events[32], vor allem den Jams und Battles.[33] Ein Battle (zwischen DJs, MCs, B-Boys oder Sprayern) kann spontan bei

31 Poschardt 2001.
32 Events werden zumeist von HipHop-Aktivisten selbst organisiert. Als Aufführungsorte dienen Clubs oder Rock-Konzertsäle, aber auch Ju-

einer Jam entstehen (Freestyle-Battle) oder bereits als solcher organisiert und angekündigt sein. Jams und Battles beruhen auf dem dialogischen Call-and-Response-Prinzip, das eine permanente Interaktion zwischen DJ, MC, B-Boy und dem Publikum herstellt. Deshalb spielt die Fähigkeit des Akteurs, mit dem Publikum in einen Dialog zu treten und dieses zum Mitmachen anzuspornen, eine zentrale Rolle. Genau das dialogische Prinzip von Jams und Battles unterscheidet diese zentralen HipHop-Events von anderen jugendkulturellen Szene-Ereignissen wie beispielsweise Konzerten oder Discos. Wenn die Globalisierung des HipHop über Medien erfolgt, so werden die lokalen Geschichten des HipHop vor allem über diese körperbezogenen ›Erzähltechniken‹, die dialogisch weiterentwickelt werden, fortgeschrieben.

Juice-Club, Hamburg-Altona, Frühjahr 2001: Angekündigt ist eine Jam mit DJs, Rappern und Breakern. Am Eingang wird man abgetastet, im Club stehen zur angekündigten Anfangszeit nur zwanzig HipHopper herum, die meisten Männer, lässig auf den Beginn der Veranstaltung wartend. Sie tragen fast alle weite Kleidung, dicke Steppjacken, Wollmützen und übergroße Rucksäcke. US-Rap läuft, aber keiner tanzt. Langsam füllt sich der Club. Die Garderobe ist leer, alle behalten ihre dicken Jacken und Rucksäcke an. Die Frauen, vielleicht ein Fünftel des Publikums, tragen eng anliegende Kleidung, fast alle haben lange Haare, zum Zopf gebunden. Wenige *queens*, vor allem *chicks*. Der Club ist das Gegenteil eines hochdekorierten Techno-Clubs der 1990er Jahre: keine hippen Einrichtungsgegenstände, Lichteffekte oder Bühnenaufbauten, als Dekoration nur Tags auf den Toiletten. Langsam füllt es sich. Die Begrüßungsrituale sind un-

gendhäuser. Jugendhäuser unterstützen HipHop-Gruppen, zum einen, weil sie Beschäftigung, Lernen und Auseinandersetzung mit sich selbst ermöglichen, zum anderen, weil sie ansonsten den Kontakt zur Jugendkultur vollständig zu verlieren fürchten. Vgl. dazu auch: Caglar 1998.
33 Jams sind organisierte oder spontane Veranstaltungen der HipHop-Szene, Battles sind organisierte Veranstaltungen, bei denen ein Wettstreit zwischen gleichgesinnten Akteuren, ob im DJing, Rapping oder B-Boying stattfindet. Die Urform der Battles war ein Wettbewerb zwischen DJs, mittlerweile aber sind die Breakdance-Battles die bekannteste Form des Battles. Unter Partys versteht man hier entweder regelmäßige, halb-öffentliche Veranstaltungen in einschlägigen Clubs oder auch privat organisierte Zusammenkünfte.

terschiedlich, manchmal ein kaum sichtbares Nicken, manchmal ein Handschlag: mitunter ein lockeres Händereichen mit schwachem, flüchtigem Händedruck, teilweise ausgefeilte Begrüßungsrituale.

Plötzlich, ohne formelle Ankündigung, gehen zwei MCs auf die Bühne und beginnen zu rappen. Die anderen wenden sich zur Bühne. Die Rapper scheinen noch nicht oft aufgetreten zu sein. Nach dem Rap legt ein DJ nordamerikanischen Rap auf, gefolgt von einer Breakdance-Show, danach treten wieder andere Rapper auf und der Ablauf beginnt von vorn. Alles verläuft relativ spontan. Niemand weiß, wann der nächste Rapper auftreten oder wie lange der DJ Platten auflegen wird. Das Publikum schaut den Rappern relativ regungslos zu. Nur einige aus dem Publikum unterstützen die Rapper. Aber auf Zurufe wie: »Altona, wo seid ihr?«, »Macht Alarm« oder »Ich will Eure Hände sehen« reagiert das Publikum. Nur bei wenigen Rappern auf der Bühne entsteht richtig Stimmung. Für kurze Zeit steigt der Aktivitätsgrad. Das Publikum hüpft und springt und reagiert auf die Rapper. Die Idee davon, was HipHop-Feeling sein kann, wird wach. Aber auch Rapper, die das Publikum nicht zum Tanzen bringen, werden mit gebührendem Beifall belohnt. Keiner der Anwesenden scheint sich zu langweilen. Wem das Programm auf der Bühne nicht zusagt, unterhält sich mit Mitgliedern der Posse oder steht herum. Wenn der DJ auflegt, füllt sich die Tanzfläche. Die Tänzer bewegen sich vergleichsweise rudimentär auf der Stelle. Alles etwas langsam und cool. Kiffer-Atmosphäre.

Am Schluß der Veranstaltung gibt es ein *open mic*. Jeder, der will, kann auf die Bühne kommen und rappen. Schnell bildet sich eine kleine Schlange. Nur eine Minute Zeit, um einen *freestyle-rap* vorzutragen. So mancher kann sich kaum vom Mikrofon trennen, das Mikro wird ihm deshalb aus der Hand gerissen. Manche rappen darüber, daß sie das Publikum unterhalten wollen, erzählen kleine Alltagsgeschichten und behaupten, sie können besser rappen als alle, die noch in der Schlange stehen. Das provoziert. Das Publikum, wieder aufgewacht, unterstützt die guten Freestyler mit lauten Zurufen und Beifall. Mit diesem Abschluß-Freestyle ist die Jam noch lange nicht beendet. Vor der Tür des Clubs stehen Grüppchen herum, manche verharren hier schon den ganzen Abend. Hier interessiert sich niemand dafür, was drinnen passiert. Auch nach dem Ende der Jam stehen viele noch ein wenig herum. Zum Morgengrauen löst sich auch hier alles auf.

HipHop-Jams sind im Unterschied zu Battles selten geworden. Früher, so wird berichtet, gab es jedes Wochenende in irgendeinem Jugendhaus in Deutschland eine Jam. Dort reiste man hin, alle seien gekommen, Sprüher, Breaker, Rapper und DJs. Konzerte, Festivals und wöchentliche Club-Partys hätten es den Jams schwer gemacht. Im Unterschied zu den auch in anderen Musikszenen bekannten Jams sind Battles ein Spezifikum der HipHop-Szene. Battles finden selten spontan statt, sie sind zumeist angekündigte, gut durchorganisierte Veranstaltungen. *Eißfeld* von den *Absoluten Beginnern* bringt HipHop auf eine einfache Formel: »HipHop ist nur Konkurrenz. Es ist nur ein Battle.«[34] Der Battle ist der sportliche Wettkampf des HipHop. Aber hier geht es nicht um Meister, Meter und Rekorde, sondern um Ehre, Anerkennung und Respekt. Aus dieser Perspektive ist jeder Rap eine Kampfansage, jeder Move ein Angriff, jedes Graffiti ein Raumgewinn. Ein nie endender Wettbewerb, der den HipHoppern größte Aufmerksamkeit abverlangt: aufpassen, beobachten, schnell reagieren, parieren und austeilen. Jeder Sieg ist Verteidigung, jede Anerkennung kann schnell wieder zunichte gemacht werden.

International Battle of the Year 2000, Preussag Arena Hannover, Gelände der Expo 2000: Eine Halle, groß genug, um auch Konzerte der Scorpions, von Herbert Grönemeyer oder U2 bewältigen zu können. Einer der größten Breakdance-Battles aller Zeiten findet hier statt, etwa 11 000 Zuschauer, 9000 davon in der Halle und 2000 draußen vor einer großen Leinwand. Die Bühne mit aufwendigen Lichteffekten ausgestattet, an der Seite ein großes DJ-Pult. Fünfzehn Breakdance-Crews aus der ganzen Welt treten an, von denen sich viele in nationalen Vorentscheidungen qualifizieren mußten. Die Veranstaltung ist prominent besetzt. Viele der weltbesten Breakdancer sind zu sehen, und mit ihnen auch Szeneberühmtheiten: *Leacy*, *Z-Trip* und *Mirko Machine* fungieren als DJs, die Rap-Gruppen *The Pharacyde*, *Saian Supa Crew* und *Curse* zusammen mit den *Stieber Twins & Der Klan* treten zwischen den Battles auf. Ein *showcase*

---

34 Eißfeld, eigenes Interview.

gibt den Breakerinnen eine kleine Chance, ihre Skills vor großem Publikum zu präsentieren.

Wer im Breakdance die Zukunft des Kunsttanzes sieht, kann sich hier bestätigt fühlen. Während die Breakdance-Crews auf der Hauptbühne ihre atemberaubenden Shows abliefern, die so spektakulär sind, daß nach etwa drei Stunden nur noch extrem schwierige Power-Moves überhaupt vom Publikum mit Beifall bedacht werden, finden überall in der Halle kleinere spontane Breakdance-Battles statt. Teilweise stehen ihre Performances der Kunst der Breaker auf der Bühne in nichts nach. Auf der Bühne entscheidet eine Jury über Anerkennung und Respekt, in der Halle das Publikum. Um einige Breaker bilden sich Halbkreise. Neugierige schauen zu, klatschen Beifall oder beginnen selbst zu tanzen. Durch die spontanen Battles am Rande ist überall etwas los, viele konzentrieren sich während der Veranstaltung auf die Nebenschauplätze und nicht unbedingt auf das Geschehen auf der Bühne.

Nach langen Vorentscheidungen steht gegen Mitternacht das Finale zwischen den *Flying Steps* aus Berlin und den *Waseda Breakers* aus Japan an. Bei dem direkten Battle wechseln sich jeweils die Tänzer aus den Crews ab. Jeder Tänzer will die letzte Vorführung des Tänzers der anderen Crew überbieten. Noch einen besseren Move oder einen anderen Style kicken. Einige versuchen sich einen Vorteil zu verschaffen, indem sie die Tänzer der anderen Crew veräppeln und pantomimisch deren Moves ins Lächerliche ziehen. Die Regel des Battles schreibt vor, daß die anderen nicht berührt werden dürfen, also kommen die Tänzer der gegnerischen Crew so gefährlich nahe, daß es den Eindruck erweckt, als würden sie gleich übereinander herfallen. Erst knapp vor der anderen Crew *freezen* sie, d. h. sie verharren bewegungslos. Die Performances der eigenen Crew-Mitglieder werden mit Beifall unterstützt und das Publikum aufgefordert, ebenfalls Unterstützung zu leisten. Diesen *Battle of the Year* gewinnen, fast zu erwarten, die *Flying Steps* aus Berlin. Obwohl sie eine der prominentesten deutschen Breakdance-Crews sind, spendet das Publikum erstaunlich wenig Beifall. Der Final-Battle scheint vielen nicht gefallen zu haben. Das geht auch *Vartan* von den *Flying Steps* so:

»Aber was das Battle gegen die Japaner angeht, bin ich mit unserer Leistung nicht zufrieden gewesen. Ich weiß, daß die Gruppe *Flying Steps* normalerweise zu mehr im Stande ist. Wir hätten sie von der Bühne fegen müssen. Als wir gegen *Amox* gebattelt haben, mußte jeder mehr leisten als gewöhnlich. Von den Japanern ging kein Reiz aus, weil sie die ganze Zeit nur irgendwelche Spielchen gemacht haben und ich mich die ganze Zeit nur gefragt habe, wann die endlich anfangen zu tanzen. Da war kein Burner, der uns zum Ausrasten hätte bringen können.«[35]

Ob es sich um spontane, kleine, relativ private Jams oder um Groß-Events wie den *Battle of the Year* handelt, beide haben strukturelle Gemeinsamkeiten. Der Ablauf ist prinzipiell gleich: Beim Battle sind die Breaker, DJs und Rapper auf der Bühne, die HipHop *representen*, bei einer Jam sind potentiell alle aktiv. Aber: Alle Elemente des HipHop sollen vertreten sein. Es kommt ein zweites, zentrales Prinzip hinzu, das sich auf allen HipHop-Veranstaltungen finden läßt: Call-and-Response. Der Dialog zwischen Akteur und Publikum hat seine Wurzeln in der afroamerikanischen Erzähltradition. Seine Beherrschung ist geradezu die Vorbedingung, um als Rapper Berühmtheit zu erlangen. Der Rapper gibt eine Zeile vor, und wenn er das Publikum zu motivieren versteht, wiederholt es diese Zeile. Das Spektrum reicht vom einfachen »Say Ho«, »Say Yo Ho, Say Yo Ho Ho«, bis hin zum komplexen Dialog von Freestyle-Rappern. Call-and-Response ist eine performative Technik, die jeder Rapper, Breaker oder Moderator einer Veranstaltung benutzt, um das Publikum zu gewinnen und zum Mitmachen zu animieren. Jeder Text, jede Bewegung, jedes Bild ist immer auch die Aufforderung zu reagieren und selber weiterzumachen.

Die Konkurrenz untereinander, der Wille, es sich selbst und den anderen zu zeigen, treibt die Stilbildung im HipHop permanent voran und bewirkt stilistische Ausdifferenzierung und Qualitätssteigerung. Breakdance ist extrem trainingsintensiv und erinnert an die Vorbereitungen von Hochleistungssportlern oder professionellen Kunsttänzern, die Maltechniken werden immer anspruchsvoller und komplexer, jeder DJ versucht, mit neuen Techniken und einem bis dato nicht gekannten stilistischen Mix sein Publikum zu begeistern, und schließlich sind

35 *Vartan* von den *Flying Steps*, in: *Flying Steps. Neun Tänzer ohne Furcht und Tadel*, Backspin 30, Okt/Nov, 2001, S. 8.

auch die Qualität der Texte anspruchsvoller und die Techniken des Sprechens ausgefeilter geworden. Die Formel »Alles ist Battle« kann in bestimmter Hinsicht wörtlich genommen werden. Es gibt keine Regeln, keine ästhetischen Maßstäbe, die objektivierend wirken könnten. Wenn es darum geht, besser als die anderen zu sein, dann steht auch immer die Frage im Raum, was dieses ›Besser-Sein‹ ausmacht. Woran bemißt sich der bessere Rap, der bessere Text? Was gilt als das gewagtere Piece, als der risikoreichere Move? Da die Antworten auf diese Fragen sehr unterschiedlich ausfallen, kommt es mitunter zu ernsthafteren Streitigkeiten um Verfahrensfragen oder die Entscheidungsprinzipien der Jury, die sich bei organisierten Battles zumeist aus Respektpersonen der Szene zusammensetzt, wie beispielsweise bei der regionalen Ausscheidung für den *Battle of the Year* 2000 in der Berliner Volksbühne, wo etwa einstündige Beschuldigungen und Drohungen gegen die Jury fast zu einer Schlägerei auf der Bühne geführt hätten.

Da die ästhetischen Kriterien weitgehend fehlen, haben etablierte Battles oder jene, die zwischen Szene-Berühmtheiten ausgetragen werden, einen symbolischen Wert für die ethische und ästhetische Orientierung der Szene. Wenn zum Beispiel *DJ Stylewarz*, der schon seit langem aktiv ist, und *DJ Tommek*, der vor allem in den letzten Jahren kommerziell erfolgreich gewesen ist und mit weltbekannten Rappern zusammen arbeitet, sich in Interviews gegenseitig Engstirnigkeit oder die Produktion von wenig *phaten* – d. h. guten – Beats vorwerfen, dann gilt dies nicht nur als Battle, sondern ist auch eine symbolische Auseinandersetzung um gute und schlechte Musik und um die Bedeutung von kommerziellem Erfolg. Ähnlich battelten *Samy Deluxe* und das Magazin *Juice*, als *Samy* der Zeitschrift vorwarf, nicht objektiv über seine Musik zu berichten.[36] Hier ging es vor allem um Autorität und Respekt. *Samy* führte den Battle auf einer Platte fort, *Juice* antwortete in seinem Medium. Wenn sich Personen oder Crews längere Zeit Auseinandersetzungen liefern, ist von *beef*, im nordamerikanischen Slang der Ausdruck für Meckern oder Streit, die Rede. Beef, sagt *Tim ›Beam‹*, »das ist auch wieder das mit dem Respektieren und Dissen. Beim HipHop ist es so, wenn die Leute Beef haben, dann wird ein

36 Vgl. *S. O. S. Sell out Samy?*, *Juice*, Heft 5, 2001, S. 22.

Battle ausgetragen und dann ist das Entertainment und dann gibt's einen Gewinner und der andere muß einstecken.«[37]

Die Formel »Alles ist Battle« ist aber zugleich auch etwas verkürzt. Denn HipHop ist nicht nur Konkurrenz und Kampf, sondern vor allem eins: eine an ethischen Prinzipien orientierte Wertegemeinschaft. Wettbewerb und Konkurrenz sind zwar wichtige Szene-spezifische Motoren, wenn es um die Frage der Stilbildung und der sozialen Positionierung geht, aber dies nicht um jeden Preis und mit allen Mitteln. Fairness ist das oberste Gebot, nur so erreicht man Respekt und Anerkennung. Geld und reine Selbsterhöhung sollen hingegen eine untergeordnete Rolle spielen. Battles sind nicht nur öffentliche Bühnen zur Demonstration des Besser-Seins, sondern auch Möglichkeiten, den eigenen Style zu entwickeln und seine Skills zu verbessern. Negativ konnotiert ist *biten,* das Kopieren eines fremden Stils. Nicht die bloße Nachahmung von noch so komplizierten Skills, sondern deren Veränderung verschafft Respekt. Bei Battles und Jams sind die Einhaltung von Regeln, die Achtung der Normen, Werte und Traditionen des HipHop von besonderer Bedeutung. Darauf achten vor allem die Pioniere des HipHop. Gerade ihnen ist der Gemeinschaftsgedanke wichtig, den sie an die Jüngeren weitergeben wollen. HipHop ist keine Kultur von Einzelkämpfern, sondern eine Gemeinschaft von Gleichgesinnten. Crews, jene Gruppen, deren Mitglieder miteinander üben, arbeiten und *performen,* oder Posses, jene lockeren sozialen Netzwerke von Freunden und Bekannten, spielen hierfür eine wichtige Rolle. Die für den Fortbestand des »real HipHop« so wichtige Akzeptanz wird hier geschult.

Vor einer so langlebigen Popkultur wie HipHop hat der Generationenkonflikt nicht haltgemacht. Auch hier klingt der wohlbekannte Satz an: Früher war alles anders. Damals, so heißt es, hätte es noch ›richtige‹ Jams gegeben, da wären noch alle weit gereist, um sich zu treffen. Man hätte noch nicht alles in Hip-Hop-Läden kaufen können, es wäre um mehr gegangen als heute. Damals war HipHop noch ›echt‹, das Real-Life. Der typische Verlauf, den eine Subkultur nimmt, wenn sie von der Industrie entdeckt wird, sei auch bei der HipHop-Kultur zu beobachten. Aber, so *Iriscience* von der Rap-Gruppe *Dilated*

37 *Tim ›Beam‹,* eigenes Interview.

Peoples aus Los Angeles, in einem Interview: »HipHop ist nichts Ethnisches, Geographisches oder Ökonomisches. Es ist deine eigene Entscheidung, ob du die Kultur erforscht, bevor du Teil davon wirst. [...] Gibst du dich aber als HipHopper aus, mußt du auch die Kultur anerkennen, seine Geschichte kennen, die Gegenwart verstehen und kämpfen, daß seine Zukunft besser wird.«[38]

38 *Iriscience* von der Rap-Gruppe *Dilated Peoples*, in: *Juice*, Heft 6, 2000, S. 54-56, hier S. 56.

Ethnizität/Authentizität

»Fälschung wie sie ist, unverfälscht«[1]

Ob Jazz, Rock 'n' Roll oder Funk, die populären Musikstile und ihre Tänze sind im 20. Jahrhundert häufig afroamerikanischen Ursprungs. Die Dekontextualisierung einer Kultur von Schwarzen in andere Kulturen – zunächst in die Kultur der Weißen in den USA und in Europa, dann auch in die Populärkultur Asiens – ist kein Vorgang, der nur für HipHop typisch ist. Seit den 1970er Jahren hat sich ein Diskurs etabliert, der die Dekontextualisierung von kulturellen Praktiken in andere kulturelle Felder als einen Verlust an Authentizität charakterisiert. Diese These wird vor allem von den *Afro-American Studies* untermauert, wenn sie die Transformation ehemals schwarzer Kulturpraxis in andere kulturelle Kontexte beschreiben. Aus dieser Perspektive muß der Transfer des ›schwarzen HipHop‹ in die ›weiße Kultur‹ zwangsläufig einhergehen mit Entpolitisierung und einem Verlust an Authentizität. Dieses Kapitel thematisiert die Dekontextualisierung von kulturellen Praktiken am Beispiel des Transfers des ›schwarzen HipHop‹. Die grundlegende These lautet, daß HipHop schon immer eine hybride Kultur war.

HipHop ist auch ein beliebtes Kampffeld intellektueller Auseinandersetzungen um Original und Fälschung, Echtheit und Authentizität, Politik und Show. In diesen diskursiven Kämpfen spielt das Phänomen, daß HipHop trotz seiner jeweiligen Verankerung in verschiedenen ethnischen Kulturen immer auch auf seinen afroamerikanischen Ursprung verweist, eine besondere Rolle.

Die Kunst- und Literaturtheorie der Moderne legitimiert den Gedanken des Originals aus der Autorschaft, der Einzigartigkeit des Werkes und seiner Datierung. Diese drei Faktoren machen ein Kunstwerk zu einem Unikat. Originalität bezieht sich in der Differenz von echt und falsch auf das Werk selbst, in der Unterscheidung von Original und Imitation hingegen auf die

---

1 Titel eines Solos des flämischen Theaterautors und Regisseurs Jan Fabre für die Schauspielerin Els Deceukelier aus dem Jahre 1992.

Autorschaft. Eine klare Grenzziehung zwischen Original und Fälschung war bereits vor der Einführung der Reproduktionstechnologien nur schwer zu treffen, wird aber seitdem um so schwieriger und als Differenzkriterium umso fragwürdiger. Was in der Kunsttheorie spätestens seit Walter Benjamins Aufsatz über *Das Kunstwerk im Zeitalter seiner technischen Reproduzierbarkeit*[2] im Jahre 1936 äußerst umstritten diskutiert wird, hat mit transnationalen Migrationsprozessen und globaler Kulturindustrie die Populärkultur erreicht. Mit dem Transfer lokaler kultureller Praktiken in andere kulturelle Räume hat auch im Pop die Frage von Originalität und Fälschung, von Echtheit und Imitation eine besondere Brisanz erlangt, zumal hier vor allem die politischen Implikationen dieses kulturellen Transfers diskutiert werden.

Ist also die Transformation einer lokalen Kulturpraxis von Schwarzen in andere Kontexte zwangsläufig als Verlust von Originalität und Authentizität zu werten? Und: Ist mit diesem Verlust automatisch eine Entpolitisierung der transferierten Kultur verbunden? Diese Fragen werden auf der Folie der – in den 1970er Jahren durch die britischen *Cultural Studies* formulierten – Subkulturtheorie eindeutig beantwortet. Demnach ist das Original an seinen historischen, sozialen und geographischen Ursprung geknüpft: HipHop also an die South Bronx von New York City. Weil HipHop als eine originär afroamerikanische Kultur verstanden wird, gilt Rap als ein politisches Ausdrucksmedium von Schwarzen. Die ästhetische Praxis des HipHop wird als grundlegend politisch begriffen, weil das Politische als Beleg von Authentizität und diese umgekehrt als Voraussetzung für das Politische angeführt werden kann.

Basierend auf dieser grundlegenden These, die das Politische eng an das Authentische knüpft, lassen sich im Diskurs um den Transfer von HipHop in andere Kontexte vier konkurrierende Lesarten herausfiltern: Da ist zunächst die Verteidigung eines ›Originals‹, die besagt, HipHop sei nur politisch und authentisch, solange er afroamerikanisch bleibe. Die zweite Lesart schlägt sich auf die Seite der ›Fälschung‹ und behauptet, daß die globale Kultur des HipHop längst nicht mehr als afroamerikanisch begriffen werden kann, sondern als eine hybride Kultur

2 Benjamin 1963.

verstanden werden muß. Authentizität sei nicht essentiell gegeben, sondern müsse im jeweiligen Kontext hergestellt werden. Die Kultur des HipHop sei politisch gerade dadurch, daß sie dies leiste. Die dritte Lesart, der vor allem die deutschen Printmedien folgen, überträgt die Unterscheidung von ›Original‹ und ›Fälschung‹ auf HipHop in Deutschland, je nachdem, ob er von ›Ausländern‹ oder von ›Inländern‹ gemacht wird. Sie essentialisiert die soziale Situation von ethnischen Minderheiten, wenn sie behauptet, daß deren Lebenssituation per se der von Schwarzen in den USA gleichkomme, türkische Jugendliche beispielsweise deshalb glaubwürdiger seien, wenn sie politisch motivierten und authentischen HipHop präsentierten. Eine letzte, vor allem von den deutschen HipHoppern vertretene These will das Politische und Authentische nicht an der sozialen Situation messen, sondern an dem Grad der Verinnerlichung des Lebensgefühls HipHop. Es ist in der Debatte um Ethnizität vielfach darauf hingewiesen worden, daß Ethnizität eine politische Kampfvokabel sei und insbesondere hier die Argumentation stark von der Position der Autoren abhänge. Auch die vier Lesarten sind Diskursstrategien, die mit den sozialen Positionen ihrer Autoren korrespondieren, denen von afroamerikanischen Wissenschaftlern, Wissenschaftlern außerhalb der USA, Journalisten in Deutschland und schließlich Aktiven aus der HipHop-Szene.

Die Erzählung des Ursprungs

HipHop steht in der Tradition der afroamerikanischen Kultur – diesen Satz wird wohl kaum jemand bestreiten, der sich mit der HipHop-Kultur beschäftigt hat. Ob Mitglieder ganz verschiedener Szenen in unterschiedlichen Ländern, Regionen und Städten, ob Musikkritiker, Journalisten oder Wissenschaftler – sie alle verweisen auf die afroamerikanische Tradition des HipHop, die auch sie als originär schwarze Kulturpraxis verstehen wollen. Die Erzählung der ›Wurzeln‹ des HipHop ist entsprechend übereinstimmend: HipHop ist eine Jugend- und Popkultur, deren Anfänge zu Beginn der 1970er Jahre in den USA zu verorten sind.

Die USA sind die erste Industrienation, die eine Reihe von Transformationsprozessen zu spüren bekommt, die sich erst später auch in Europa bemerkbar machen und unter dem Stichwort ›Globalisierung‹ gehandelt werden. Was sich hinter diesem Schlagwort verbirgt, sind die international wirksamen Erscheinungen einer De-Industrialisierung: weltweiter ökonomischer Wettbewerb, technologische Innovation, wachsende Bedeutung globaler Telekommunikationssysteme, zunehmende Relevanz internationaler Finanzströme für die Ökonomie und neue Wellen von Arbeits- und Flüchtlingsmigrant/innen. Diese Prozesse provozieren nicht nur weltweite Neustrukturierungen von wirtschaftlichen, sozialen und politischen Einheiten, sondern forcieren auch die umfassende Krise vor allem städtischer Agglomerationsräume. Große industrielle Ballungszentren erleben einen rasanten wirtschaftlichen Niedergang, Kürzungen der Budgets im Bildungs- und Ausbildungssektor beschleunigen die Jugendarbeitslosigkeit. Auf Bandenwesen und Kriminalität folgt eine Militarisierung der Großstädte nach dem Prinzip des Law and Order. Betroffen von der Krise der postindustriellen Gesellschaft sind in erster Linie die ethnischen Minderheiten, in den USA vor allem ›Blacks‹ und ›Hispanics‹ – und hier besonders die Jugendlichen.

Hier, so die Ursprungserzählung des HipHop, liegen die sozio-ökonomischen Rahmenbedingungen des HipHop. Seit den späten 1970er Jahren, just zu der Zeit, als die Droge Crack immer mehr Heranwachsende in ihren Bann zieht, finden schwarze Jugendliche neue Ausdrucksformen für das schwierige Leben im Kreislauf von Jugendarbeitslosigkeit, Kriminalität und Drogenabhängigkeit. In den Ghettos von Detroit, Chicago und in der Bronx von New York City entfalten sich subkulturelle Szenen, die auf verschiedenste Weise soziale Erfahrungen in einen ästhetischen Ausdruck formen: HipHop in der Bronx, House in Chicago, Techno in Detroit. All diese Szenen reifen zu ethnischen Mikrokosmen postindustrieller Städte heran. Denn: Die neuen Musikstile stehen in der Tradition schwarzer Musik von Blues und Jazz, Funk, Soul und Reggae. Es sind, so der schwarze Musikkritiker Nelson George, »America's first post-soul kids«[3], die diese neuen Musikstile kreieren, welche die ästhetische Klammer neuer subkultureller Szenen werden sollten. Die subkulturellen Szenen bilden sich vor allem

3 George 1998, S. xi.

an jenen Orten, die die Industriegesellschaft bereits verlassen hat und die von der neuen Eventkultur noch nicht als musealisierte Industriekultur genutzt werden: in Lagerhallen und leerstehenden Häusern, in Parks und Turnhallen, auf Sportplätzen und Müllhalden.

Entstanden als eine Straßenkultur von schwarzen Ghetto-Jugendlichen – und hier endet die Ursprungserzählung –, diffundiert HipHop allmählich in die Kultur von Weißen und wird kommerzialisiert. Insofern symbolisiert auch HipHop die für die Konstitution von Popkulturen seit den 1960er Jahren so typische Amerikanisierung und Globalisierung, die sich als Absorbierung schwarzer Musik- und Tanzstile durch kulturindustrielle Vermarktungsstrategien vollzieht. HipHop ist von daher immer auch ein Beispiel für eine Kulturpraxis, die äußerst umstritten diskutiert wird: Während die einen HipHop als eine rein schwarze Kultur positionieren wollen, deren Neukontextualisierungen lediglich mehr oder weniger gelungene Annäherungen an das Original seien, verstehen die anderen HipHop als eine hybride Kulturform, bei der sich US-amerikanische und europäische Traditionen, Elemente von schwarzer und weißer Kultur vermischen und in verschiedenen lokalen Räumen eine sehr spezifische Ausformung finden.

Das Original! Kulturelle Ursprünge des afroamerikanischen HipHop

>»Hip hop style is black urban renewal.«[4]

Tricia Rose

Vor allem Vertreterinnen und Vertreter der *Black Studies* und *Afro-American Studies* verstehen den Transfer der schwarzen Kultur HipHop in andere Kulturen als eine reine, zumeist kommerzialisierte Nachahmung des Originals. HipHop in Deutschland beispielsweise erscheint ihnen als Anähnelung, als eine Mimesis an das Original, wenn schon nicht als Fälschung, dann zumindest als nur bedingt glaubwürdige Nachbildung.

---

4 Rose 1994a, S. 61.

Demgegenüber wird in diesem Buch die These vertreten, daß die Ursprungserzählung des HipHop und ihre permanente Aktualisierung wesentlich dazu beitragen, ethnische Differenz zu formulieren und in neuen kulturellen Kontexten ›reale‹, jeweils authentische Formen des HipHop zu etablieren. Die Ursprungserzählung wird von den verschiedenen Akteuren immer wieder aktualisiert, und dies geschieht auf verschiedenen Ebenen: als Diskurs und als Performance.

Dieses Kapitel beschäftigt sich mit den verschiedenen Diskursfeldern des HipHop.[5] Da ist zunächst der Wissenschaftsdiskurs. Seit den 1990er Jahren ist HipHop gerade im angelsächsischen Raum ein virulentes Thema der Kulturwissenschaften. Hier geht es zum einen um jene Elemente des HipHop, die ihn als spezifisch afroamerikanische Kulturpraxis ausweisen; zum anderen steht die seit Punk immer wieder erörterte Frage nach den politischen Implikationen von Jugendkulturen zur Debatte.[6] Interessanterweise wird das ›Schwarze‹ des HipHop vor allem anhand des Rap, seiner Entstehungsgeschichte und seiner sozialen Ausdrucksfunktion diskutiert. Breakdance, DJing oder Graffiti sowie das komplexe Zusammenwirken dieser Formen des Sprechens, Musizierens, Bewegens und Malens spielen im Wissenschaftsdiskurs eine untergeordnete Rolle. Rap gilt hier als das entscheidende Sprachspiel, über das schwarze Jugendliche ihrer Lebenssituation Ausdruck verleihen. Die Folge ist, daß wissenschaftliche Analysen zum HipHop vor allem auf inhaltsanalytischen Untersuchungen von Rap-Texten oder Interviews mit Rappern beruhen[7] und diese ›Texte‹ dann in einen sozialen Kontext stellen. Die Sprache des Tanzes bleibt im kulturwissenschaftlichen Diskurs zumeist ausgeklammert. In Auseinandersetzung mit dem gängigen wissenschaftlichen HipHop-Diskurs folgt dieses Kapitel der Konzentration auf den Sprechgesang Rap. Im weiteren Verlauf des Buches rückt der Performance-Charakter des HipHop und mit ihm der theatrale Aspekt dieser Kulturpraxis stärker in der Vordergrund.

5 Zur Aktualisierung von Tradition als Performanz siehe Kapitel 5-7.
6 Vgl. Lusane 1993; Gilroy 1994, S. 72-110; Abrams 1995; Henderson 1996; Keyes 1996; Martinez 1997.
7 Vereinzelt gibt es auch musikwissenschaftliche Analysen des Sprechgesangs, z. B. Krims 2000.

Vor allem die afroamerikanische Kulturwissenschaftlerin Tricia Rose[8] hat Rap als ein originär politisches Ausdrucksmedium von Afroamerikanern im Kontext der postindustriellen Ära vorgestellt. Ihrer Ansicht nach verweist Rap auf eine lange Tradition populärer afroamerikanischer Kulturpraktiken, die beim Rap mit Hilfe neuerer Technologien neu kontextualisiert und damit aktualisiert würden.[9] Anhand der Analyse von Rap-Texten und der Produktionsform von Rap-Musik stützt sie ihre These, daß Rap mit der Betonung des Rhythmus, über Wiederholungen, die mit Variationen vorgeführt werden, über die Lagerung von Melodien in tiefere Frequenzen und schließlich über Unterbrechungen in der Tonhöhe und in der Zeit die Grundprinzipien afroamerikanischer Musik in die Ära elektronischer Musiktechnologien transportiere. Es wirkt wie eine Anleihe an die Benjaminsche These einer technologischen Reproduzierbarkeit von Kunst, wenn Rose die technologische Reproduktion musikalischer Tradition hervorhebt, die mit Hilfe von Samplern, digitaler Musiktechnologie und technologischer Übersteuerung erfolgt. Allerdings sieht sie in der technologischen Reproduzierbarkeit afroamerikanischer Kulturpraxis die Aura des Originals nicht als verloren an. Ganz im Gegenteil: Rose formuliert die für den Ursprungsmythos des HipHop zentrale Figur eines Crossover von Kulturtradition und Technologie, wenn sie wiederholt betont: »Hip hop artists used the tools of obsolete industrial technology to traverse contemporary crossroads of lack and desire in urban Afrodiasporic communities«. Oder: »Rap production resonates with black cultural priorities in the age of digital reproduction« bzw. »Rap is a complex fusion of orality and postmodern technology«.[10]

Gerade weil Rap als Kulturtechnik verstanden werden könne, die im Zwischenbereich von oraler Kulturtradition und reproduzierbarer Medientechnologie anzusiedeln ist, könne er zum spezifischen politischen Ausdrucksmedium von Afroamerikanern werden. Tricia Rose versteht Rap als ein »black idiom that prioritizes black culture and that articulates the problems of black urban life«.[11] Das poetische Sprachspiel des Rap sei nicht

8 Rose 1994a, 1994b.
9 Rose 1994a, S. 25.
10 Ebd., S. 35, 75, 85.
11 Ebd., S. 4.

nur Effekt einer spezifischen sozio-ökonomischen Situation von schwarzen Ghetto-Jugendlichen, die einen Ausweg aus dem kriminellen und von Drogenhandel geprägten Gang-Leben suchten; sei nicht nur, wie Cheryl L. Keyes meint, Ausdrucksmedium jener schwarzen Jugendlichen, die es leid waren, an weißer Jugendkultur nicht teilhaben zu können, weil sie nicht in die Discos der Weißen durften.[12] Rap ästhetisiert, Rose zufolge, die sozialen Erfahrungen der marginalisierten, entfremdeten und rebellierenden schwarzen Jugendlichen im urbanen Raum des postindustriellen Amerika. Rap gilt ihr als ästhetisches Medium des Widerstandes und als subversiv, weil er die Sprache der kulturellen Rebellion spreche, Ausdruck des Widerstandes und Medium der Befreiung schwarzer Jugendlicher sei. Und dies selbst bei einem kommerzialisierten schwarzen Rap.[13]

Die zentralen Argumentationsfiguren von Rose – HipHop sei eine spezifische Bewegung der Schwarzen, der Rapper sei das Sprachrohr ethnischer Minderheiten, Rap sei ein spezifisches Medium für den Gewinn von ethnischer Identität und schwarzem Gruppenbewußtsein – werden von verschiedenen Autoren bestätigt, differenziert oder zugespitzt. So glaubt Errol Henderson im Rap eine Form des positiv gewerteten Rassismus zu erkennen.[14] Sein Plädoyer richtet sich auf die Rückkehr des Rap zu den Grundformeln eines schwarzen Nationalismus, wie er in den ersten Formen des HipHop, den *garage-parties* und im Konzept der *Zulu-Nation* angelegt war. Aus dieser essentialisierenden Perspektive, die HipHop nicht als ein kulturelles Konstrukt versteht, sieht Henderson die Aufgabe des HipHop darin, nicht nur ein Sprachrohr für eine afrikazentrierte politisch-ökonomische und kulturelle Entwicklung zu sein. Im HipHop ginge es nicht nur um die Proklamation der schwarzen Kultur, sondern letztendlich um den Kampf für eine schwarze Nation.

Die Rolle des Rappers für die Bildung und den Bestand von schwarzen Gemeinschaften beschreibt Nathan D. Abrams[15] als die eines politischen Führers und bedient sich dazu bei Antonio Gramscis Konzept des »organischen Intellektuel-

12 Keyes 1996, S. 228.
13 Vgl. Rose 1994a, S. 19.
14 Vgl. Henderson 1996.
15 Vgl. Abrams 1995.

len«.[16] Schwarze Rapper beschreiben sich selbst als »ghetto revolutionaries voicing«, als »the only consistent radical urgings from a black America in crisis«[17], die an der ›Front‹ des rassistischen Kampfes stehen. Zugleich sind sie, so Abrams, mit der Community verwachsen. Aus diesen gewachsenen Gemeinschaften hervorgehend und deren Sprach- und Symbolsystem nutzend, würden sie erzieherisch auf die ›schwarze Community‹ einwirken und diese zur Selbstreflexion anregen. Solcherart könnten Rapper nicht nur gemeinschafts- und identitätsstiftend wirken, sondern zugleich die Position einer ethnischen Differenz zum Ausdruck bringen und auf diese Weise widerständig wirken. Gerade mit dieser Aufgabe reihe sich, so Theresa Martinez[18], HipHop in die Tradition afroamerikanischer Kultur ein, die sich immer schon als eine oppositionelle Kultur verstanden habe. Bereits Sklaven hätten ihren Spirituals ironisierende und verfremdende Aspekte eingefügt, indem sie zwar christliche Symbole und Zeichen übernommen, diese aber mit afrikanischen Elementen kombiniert hätten. Das, was sich hier als hybride Kulturpraxis andeutet, läßt sich mit Erving Goffmans Begrifflichkeit von Vorderbühne und Hinterbühne kennzeichnen: Dem angepaßten Verhalten auf der Vorderbühne habe bereits zu dieser Zeit auf der Hinterbühne ein oppositionelles Verhalten gegen die hegemoniale Kultur der Weißen und der christlichen Religion gegenübergestanden.[19]

Das Diskursmuster, das der Ursprungserzählung des ›schwarzen Originals‹ zu Grunde liegt, ist eine mythische Erzählung. Bronislaw Malinowski[20] hat darauf hingewiesen, daß Mythen auf einer Urgeschichte beruhen, einer Geschichte, die auch Verhaltensvorschriften für eine Anähnelung des Lebens an die Le-

---

16 Vgl. Gramsci 1996; vgl. auch Karabel 2002, S. 23-36. Auf Gramscis Konzept beruft sich auch Jeffrey Louis Decker (1994, S. 102): »Hip hop nationalists are organic *cultural* intellectuals to the degree that their activities are directly linked to the everyday struggles of black folk and their music critically engages the popular knowledge of which they are a part. The music and video images of hip hop nationalists must do more than mirror the interests of their urban constituency. They must actively shape popular knowledge in a manner that contests U.S. nationalism from within the black community.«

17 Lusane 1993, S. 37.

18 Martinez 1997.

19 Vgl. ebd., S. 268.

20 Malinowski 1986b.

bensweisen der Ursprungserzählung transportiert. Mythen sind keine fiktiven Geschichten. Mythische Erzählungen schaffen eine eigene Welt, die als gelebte Wirklichkeit vorgestellt wird. Gerade deshalb entwickeln sie eine normative Kraft. Mythische Erzählungen sind Bestandteil oraler Kulturtechniken.[21] Nicht der Text selbst, sondern die Darbietung der Erzählung ist ihr Medium. Die Glaubwürdigkeit von Mythen stellt sich her, indem diese in der Darstellung immer wieder aktualisiert und bestätigt werden. In den Stammeskulturen haben Mythen, so Malinowski, keinen fiktionalen Charakter, sondern sind sowohl erzählte Geschichte wie gelebte Wirklichkeit. Der Glaube, daß Mythen ihren historischen Ursprung in der Urzeit haben, ist stark ausgeprägt.[22]

Moderne Mythen hingegen beziehen sich oft auf einen konkreten historischen Zeitpunkt. Im Unterschied zu archaischen Mythen beschreibt Gert Mattenklott die Mythen der Moderne zwar als in sich »plausible Vorstellungsfigure[n]«[23], diese sind aber ausdifferenziert und pluralisiert. Die Ursprungserzählung des ›schwarzen HipHop‹ hat den Charakter einer mythischen Erzählung, nicht nur weil sie die mit ›schwarzem HipHop‹ verbundenen Regeln als normative Vorgaben eines authentisch wirkenden HipHop vorstellt, sondern auch, weil sie die Erzählfigur ›schwarzer Rapper‹ als Bewertungsmaßstab für den mittlerweile globalisierten HipHop etabliert. Ob Wissenschaftler, Musikkritiker oder Szenemitglieder – über verschiedene Diskursfelder und performative Techniken verweisen eine Vielzahl von Akteuren im Feld des HipHop immer wieder auf die Ursprungserzählung, sie aktualisieren und bestätigen die Welt, die in der Ursprungserzählung angelegt ist. So auch Meli (Rapperin aus Stuttgart): »Also im HipHop ist es ja so, daß der von den Schwarzen in Amerika kommt. Deshalb sind die Leute im HipHop auch total locker drauf und respektieren dich. Die sehen keine Farben und beurteilen dich nach deinem Charakter und nach dem, wie du bist.«[24] Über die Ursprungserzählung wird HipHop essentialisiert und der Glaube an Authentizität hergestellt.

21 Vgl. Voges 1989, S. 259.
22 Vgl. Malinowski 1986a, S. 143.
23 Vgl. Mattenklott 1989, S. 27.
24 *Meli*, in: *Juice*, Heft 8, 2001, S. 39-42, hier: S. 40.

Über die permanente Aktualisierung der Ursprungserzählung wird die kulturelle Praxis des HipHop als Kultur von ethnischen Minderheiten essentialisiert und mit ihr ethnische Zugehörigkeit ontologisiert. Die Ursprungserzählung des HipHop weist dessen Ästhetik als spezifische Fähigkeit und Fertigkeit von ›Schwarzen‹ aus, obwohl HipHop mittlerweile in verschiedenen Kulturen verankert ist. Nicht die Hautfarbe, wie in Rassentheorien, sondern tradierte Kulturtechniken, ob Werte, Sprachstile oder Religion, werden nunmehr bemüht, um die Besonderheit des ›schwarzen HipHop‹ zu kennzeichnen. Dieser Verweis auf die Eigenart ›schwarzer Kultur‹ ähnelt nicht nur Kampfformeln wie Samuel Huntingtons *Kampf der Kulturen*.[25] Auch Louis Farrakham, der ›Sprecher‹ der *Nation of Islam*, und mit ihm viele HipHop-Anhänger folgen dieser Diskursfigur, indem sie kulturelle Differenzen festschreiben und für alle Mitglieder einer ethnischen Gemeinschaft, in diesem Fall: für alle schwarzen Rapper, als verbindlich erklären.

Das Ethnische als eine essentialisierende Kategorie vorzustellen bedeutet, kulturelle Kategorien zu verabsolutieren und mit ihnen Kulturtechniken als Wesensmerkmale zu begreifen. Interessanterweise findet diese Position bei schwarzen HipHoppern viele Anhänger, geht doch mit der Essentialisierung kultureller Praktiken oft auch eine Aufwertung der eigenen Ethnie einher. Rapper wie *Ice Cube* oder Gruppen wie *Public Enemy* haben es verstanden, über die Essentialisierung des Kulturellen einen positiven Rassismus in Form einer Selbstpositionierung des Schwarz-Seins zu kreieren und eine schwarze Identität zu proklamieren. Jan Nederveen Pieterse[26] hat unter Verweis auf Benedict Anderson auf die Rolle des Imaginären für die Konstruktion einer ethnischen Gemeinschaft aufmerksam gemacht. Er beschreibt Ethnizität als eine Kategorie des kollektiv Imaginären. Erst als kollektives Imaginäres wird Ethnizität wirksam, indem es in der sozialen Praxis ausgehandelt und dadurch immer wieder aktualisiert wird. Erst der Verweis auf HipHop als eine Ghetto-Kultur schafft demnach die historische Kontinuität und Aktualität von HipHop als Kultur ethnischer Minderheiten.

25 Vgl. Huntington 1996.
26 Pieterse 1996.

Die Fälschung?: Kulturelle Neukontextualisierungen des HipHop

> »Wenn man uns anbieten würde, in Amerika zu arbeiten, würden wir unsere Originalität verlieren. Man wird blind, man lebt nicht mehr die Realität von HipHop. [...] HipHop ist schwarz, kommt aber nicht vom schwarzen Kontinent«[27]
>
> *Positive Black Soul (PBS)* aus dem Senegal

Bis in die 1990er Jahre ist der Diskurs um HipHop von der Ursprungserzählung geprägt. Die europäische HipHop-Szenen orientieren sich unmittelbar an den schwarzen Vorbildern. Mit der kulturellen Neukontextualisierung und einer lokalen Neu-Konturierung des HipHop in den 1990er Jahren steht dessen Adaption in andere Nationen, Kulturen und Geografien zur Debatte. Fragen nach dem politischen Potential des HipHop in den jeweiligen kulturellen Formationen und nach seiner identitäts- und gemeinschaftsstiftenden Funktion spielen auch hier eine große Rolle. Vor allem aber geht es um die Möglichkeit und Form des Transfers schwarzer Symbole in neue kulturelle Kontexte und damit um die zwangsläufige Differenzierung und Modifizierung der Ursprungserzählung des HipHop.[28] Vehement wird die Frage erörtert, ob eine Neukontextualisierung von schwarzer Kultur in einem weißen Kontext zwangsläufig einen Verlust an Authentizität mit sich bringe. Im Unterschied zu dem als ursprünglich und originär vorgestellten schwarzen HipHop werden die kulturellen Neukontextualisierungen zumeist als hybride Kulturen ausgewiesen.

Im Rahmen jüngerer Globalisierungsdebatten und postkolonialer Diskurse hat der im 19. Jahrhundert entstandene Begriff der Hybridität an Aktualität gewonnen. Hybride Kulturen bezeichnen kulturelle Mischformen, wie sie zum einen durch steigende Mobilität im Zuge von Arbeits- und Fluchtmigration sowie der Globalisierung der Wirtschaft entstanden sind, zum

---

27 *HipHop ohne Tamtam*, taz mag, 37.Woche, Nr. 104, 18./19. 9. 1999.
28 Vgl. z. B. Jacob 1993, S. 206-225; Hüser 1997; Elflein 1998; Bennett 1999; Greve 2000; Kaya 2001; Hesmondhalgh/Melville 2001; Mitchell 2001a, 2001b; Prévos 2001; Schwedenburg 2001; Urla 2001; Wermuth 2001.

anderen aus dem vermehrten Einsatz transnationaler Mediennetzwerke hervorgegangen sind. Im Unterschied zu Begriffen
der Kreolisierung oder der Melange[29], die ebenfalls Vermischun-
gen von Kulturen bezeichnen, ist Hybridität ein politischer
Kampfbegriff – und als solcher entsprechend umstritten.[30] Hybride Kulturen, so die einen, habe es aufgrund von Migrations-
bewegungen schon immer gegeben; auch die sich als zivilisiert
verstehenden, industrialisierten Gesellschaften seien hybride
Kulturen. Aus der Perspektive vom Zentrum auf die Peripherie,
von Kolonisierern auf Kolonisierte hätten sich aber Homogeni-
sierungs- und Assimilationsprozesse zugunsten der Bildung nationaler Identitäten vollzogen, welche die Sichtbarkeit ethnischer Differenzen und mit ihr die Sichtbarkeit der Hybridität
der vorgeblich nationalen Kulturen verschleiert hätten. Post-
strukturalistische Autoren wie Stuart Hall, Homi K. Bhabha
oder Gayatri Spivak betonen den hybriden Charakter einer jeden Kultur.[31] Sie verstehen Hybridität nicht als einen Sonderfall,
der vor allem Einwanderungsgruppen betrifft und hier zumeist –
verbunden mit der Angst vor dem Verlust nationaler kultureller
Identität – negativ im Sinne von Verunreinigung oder Degene-
rierung gedacht wurde. Sie begreifen Hybridität als eine grundlegende Erscheinungsform von Kultur, die sie als einen dynamischen Prozeß verstehen. In dieser posi-tiv gewendeten Form
macht der Begriff des Hybriden darauf aufmerksam, daß sich
kulturelle Identität grundsätzlich über Aushandlung und Differenzproduktion herstellt, kulturelle Identität demnach immer
mit Brüchen und Widersprüchen einhergeht. Hybridität ist – im
Unterschied zu Ethnizität – kein Begriff, der auf das eine ethnische Gruppe Verbindende abhebt oder die Differenzen zwischen Gruppen betont. Hybridität thematisiert die Differenz innerhalb kultureller Gemeinschaften.

Diese positive Wendung des Begriffs der Hybridität machen
sich vor allem jene Autoren zu eigen, die die kulturellen Neukontextualisierungen des HipHop untersuchen. Kulturelle Neukontextualisierungen finden sich zwar auch bereits innerhalb der
USA durch die Transformation in die Kultur weißer Jugendli-

29 Pieterse 1998; Hannerz 1991.
30 Vgl. dazu die Aufsatzsammlungen von Werbner/Modood 1997; Bron-
   fen/Marius/Steffen 1997; sowie Bhabha 2000.
31 Vgl. kritisch dazu: Friedman 1997.

cher, sie werden aber vor allem im Verhältnis zwischen dem Ursprungsland USA und Europa diskutiert. So betont beispielsweise Ayhan Kaya[32] die Hybridität des türkischen HipHop in Berlin. Deutsch-türkischer HipHop sei eine kulturelle Bricolage, da er sich aus drei Traditionssträngen zusammensetze: Zum einen aus der anatolischen Kultur, die als authentisch imaginiert wird, zum zweiten aus global zirkulierenden Zeichen und Symbolen des HipHop. Zum dritten seien türkischstämmige Jugendliche grundsätzlich an dem Lebensstil ihrer deutschen jugendlichen Peer Groups orientiert, der ebenfalls in der deutschtürkischen HipHop-Szene imitiert wird. Die Inszenierungen türkischer Rapper betrachtet Kaya aus drei Perspektiven. Er beschreibt die Rapper – ebenfalls mit Gramsci – als organische Intellektuelle, deren Aufgabe es sei, die Idee einer friedlichen Gemeinschaft von jugendlichen Migranten zu zeichnen, die sich jenseits von sozialer Ausgrenzung, räumlicher Segregation und Rassismus formieren könne.[33] Sie seien in der Lage, lokale Gemeinschaften zu mobilisieren und sich gegen hegemoniale Kräfte zur Wehr zu setzen. Rapper hätten aber nicht nur propagandistische und motivationale Funktionen. Auf der Folie des Benjaminschen Begriffs des *storyteller*, jenes Erzählers, der aus eigener Erfahrung spricht[34], beschreibt Kaya sie auch als intellektuelle Geschichtenerzähler: Rapper erfüllen eine erzieherische Funktion, indem sie den Wertekanon des HipHop, seine Tradition und Gebräuche immer wieder in Worte fassen und damit zugleich motivierend auf die Bildung von lokalen Gemeinschaften wirken. Schließlich sieht Kaya in der Figur des Rappers Anknüpfungspunkte an die türkische Tradition der fahrenden Sänger, die im 16. und 17. Jahrhundert durch die Lande zogen und in ihren Texten die Herrschaft der Ottomanen anprangerten. Effekt der Vermischung verschiedener Traditionslinien in der deutsch-türkischen HipHop-Kultur ist demnach eine hybride Kultur des HipHop. Es sei gerade dieser hybride Status, der die Herausbildung einer diasporischen Identität erlaube, die sich im Zwischenfeld von Tradition und Transfer, Authentizität und Synkretismus, Transkulturalität und Transnationalismus entwickele.[35]

32 Kaya 2001.
33 Vgl. ebd., S. 180.
34 Vgl. Benjamin 1977a.
35 Vgl. Kaya 2001, S. 175.

Eine vergleichbare Argumentationsfigur nutzen David Hesmondhalgh und Caspar Melville[36] in ihrem Anliegen, HipHop in Großbritannien nicht nur als Nachahmung vorgegebener Stilelemente zu betrachten. In den durch HipHop beeinflußten Musikrichtungen wie *British Asian HipHop*, *Acid House*, *Jungle*, *Drum 'n' Bass* und *TripHop* unterstellen sie eine kulturelle Bricolage, wenn sie diese als eine Synthese der Kultur von Schwarzen in Großbritannien, der Karibik und den USA begreifen, die im lokalen Kontext der weißen Kolonialmacht Großbritannien neue Formen findet. Hesmondhalgh und Melville widersprechen der Ursprungserzählung eines afroamerikanischen HipHop. Sie folgen Paul Gilroys[37] These des ›Black Atlantic‹, wenn sie den Transfer des HipHop von den USA nach Großbritannien nicht als Einbahnstraße, sondern als komplexes und gebrochenes, fragmentiertes und vermitteltes Geflecht von internationalen Einflüssen verstehen. Gilroy stellt schwarze Kultur als ein dynamisches Gebilde vor. Sie verweise nicht auf einen klar definierbaren Ursprung und sei nicht eindeutig lokalisierbar, sondern kontingent und grundsätzlich durch ein permanentes Spiel von Aneignung, Verschiebung, Wiederaneignung und Umwandlung gekennzeichnet. Indem der ›Black Atlantic‹ nur als Alterität beschrieben werden kann, als etwas, das nur in und durch seine Wandlung gleich bleibt, widerspricht Gilroy der These, daß schwarze Kultur etwas Ursprüngliches, Unberührtes habe. Seiner Ansicht nach kann die Kultur von Schwarzen in der postmodernen Gesellschaft nicht über Essentialisierung, sondern nur in den Polen von Kontinuität und Bruch, von Stabilisierung und Destabilisierung beschrieben werden.[38] Die Kultur von Schwarzen, das ist »The changing same«.

Zum Teil mit Verweis auf Gilroy kommen auch andere Autoren zu dem Schluß, daß HipHop nicht als eine rein afroamerikanische Kultur zu begreifen sei. Ihrer Ansicht nach ist HipHop eine globale Kultur. Von Grönland bis Neuseeland sei HipHop ein Feld, das hybride Identitäten provoziere; in Europa, Kanada und Australien eng verknüpft mit dem Kampf von Migrant/innen um soziale Anerkennung.[39] HipHop in anderen Ländern

36 Vgl. Hesmondhalgh/Melville 2001.
37 Vgl. Gilroy 1994, S. 72-110.
38 Vgl. ebd., S. 101.
39 Vgl. Mitchell 2001 a.

könne nicht lediglich als Kopie des schwarzen Originals verstanden werden, zugleich sei in allen lokalen HipHop-Kulturen Authentizität gewährleistet. Daß HipHop trotz Dekontextualisierung authentisch sei, zeige sich auch in den europäischen HipHop-Kulturen: Dietmar Hüser[40] beispielsweise will Rap als den französischen Chanson der 1990er Jahre verstanden wissen. Ähnlich wie afroamerikanische Rapper in der eigenen Kultur versteht er die französisch-algerischen Rapper als autorisierte Sprecher der sozial Marginalisierten in den Banlieues französischer Städte. Mit André J. M. Prévos[41] teilt er die Ansicht, daß französischer Rap sich zwar vergleichbarer Techniken bediene wie schwarzer Rap, aber spätestens seit den 1990er Jahren eine eigene Entwicklung zeige. Rapper und Gruppen wie *MC Solaar, IAM, NTM, Alliance Ethnik* oder *Menelik* verfolgten die französischen Traditionslinien des Rap, wie *Hardcore, Zulu* und *Pharaoism*[42], zwar in unterschiedlicher Weise, trotz des kulturellen Stilmix seien sie aber authentisch. Denn: Rapper verstünden sich auch hier als Chronisten, Lehrer, Sprecher, Botschafter multiethnischer Gemeinschaften, die Rap als ein sozial integrierendes Medium nutzten. Hüser betont die assimilierende Kraft des Rap, wenn er dessen soziale Integrationskraft selbst in dessen Sprache sieht: *Black-blanc-beur-Gruppen* rappen auf Französisch, das sie durch Amerikanismen, Regionalismen und Verlan-Dialekte modifizieren. Eine Sprache, die jedes Banlieue-Kind verstehen würde.

Auch den HipHop in Italien sieht Tony Mitchell[43] als eine hybride Kultur. Italienischer HipHop sei eine Mischung aus regionaler mediterraner Volksmusik, dialektischem Sprechen und distinktiver Subkultur, die sich als neue politische Opposition verstünde, eine »nationale populäre Kultur«[44], die in ihrer Vermischung authentisch sei. Mitchell bemüht ebenfalls Gramsci, wenn er die italienischen Rapper als organische Intellektuelle verstanden wissen will. Das niederländische Pendant zu den französisch-algerischen Rappern sind ethnische Minderheiten wie die Surinamesen oder Unterschichtsjugendliche, die in un-

40 Vgl. Hüser 1997.
41 Vgl. Prévos 2001.
42 Vgl. ebd., S. 46-48.
43 Vgl. Mitchell 1996, S. 137-172, Mitchell 2001 b.
44 Vgl. Mitchell 2001 b, S. 210, 217.

terprivilegierten städtischen Räumen wie dem Stadtteil Bijlmermeer in Amsterdam oder Schilderswijk in Den Haag leben. Vergleichbar mit Frankreich und Deutschland habe sich auch in den Niederlanden, so Mir Wermuth[45], nach 1990 gerade in diesen urbanen Räumen eine eigenständige HipHop-Kultur herausgebildet, was sich darin zeige, daß seitdem auch in niederländischer Sprache gerappt wird. Wermuth betont die essentialisierende Praxis des HipHop in den Niederlanden und sieht von seiten der Szene Authentizität immer dann gewährleistet, wenn Rapper als Schwarze oder als sozial Marginalisierte einen Ghetto-Hintergrund vorweisen können, zumindest wenn sie Mitglied einer derartigen Posse seien. Er gibt an, mehrfach von HipHop-Anhängern gehört zu haben: »If you didn't have that ghetto feel, you were a fake. If you're down with hip-hop you may be white, but at least you must be part or a posse of gang from 'da hood.«[46]

Adaption des schwarzen HipHop bedeutet aber nicht nur einen Transfer afroamerikanischer Kulturpraxis in andere Kulturen, sondern betrifft auch den Transfer religiöser Vorstellungen des Islam in europäische Kontexte. Ted Schwedenburg[47] weist darauf hin, daß schwarze islamische Bewegungen im HipHop wie die *Zulu-Nation* oder die *Nation of Islam* bei europäischen HipHop-Gruppen wie *Fun Da Mental* mit asiatischen Formen des Islam kombiniert werden. Diese Rap-Stücke sind ein Gemisch aus arabischen Worten, mittelöstlicher Rhythmik, gesampelter arabischer Musik und populären europäischen Musikstilen. Auch hier wird mit Bezug auf den Islam die Vision einer »pan-mediterranean black Islamic culture«[48] entworfen.

Während also in der Ursprungserzählung des HipHop dessen Authentizität mit der Tradition schwarzer Kulturtechniken und der sozialen Situation von Schwarzen legitimiert wird, bedienen sich die Autoren, die die kulturellen Neukontextualisierungen des HipHop beschreiben, anderer Diskursfiguren. Ausgehend von der These, daß HipHop eine globalisierte Kulturpraxis sei, die bereits in ihren Anfängen als kultureller Mix afrikanischer und amerikanischer Kulturtechniken hybrid gewesen sei, sehen sie das politische Potential des HipHop gerade in seiner Vielfalt

45 Vgl. Wermuth 2001.
46 Ebd., S. 158.
47 Vgl. Schwedenburg 2001.
48 Ebd. S. 71.

und Hybridität. Authentizität äußert sich dementsprechend darin, das Hybride der eigenen kulturellen Identität sichtbar zu machen. Authentizität ist keine Wesenhaftigkeit oder Eigenschaft, sondern muß aufgrund der Fragilität kultureller Identität immer wieder neu hergestellt werden. Mit dieser Auffassung verwerfen die Autoren zugleich die These, daß Ethnizität eine Essenz im Sinne eines stabilen Merkmals von Gemeinschaften sei. Sie untermauern hingegen die von Frederic Barth, Richard Jenkins, Stuart Hall u. a. formulierte Annahme, daß Ethnizität durch Differenzsetzung immer wieder hergestellt werden müsse. Ethnizität ist demnach relational, ein Ergebnis von Interaktionen. Ethnizität ist eine Kategorie des kollektiven Imaginären, die in der Praxis immer wieder bestätigt werden muß. ›Doing Ethnicity‹ könnte das Aushandlungsprinzip lauten, wenn Jugendliche ethnischer Minderheiten in ihrer Heimatsprache rappen und den Rap mit der Tradition ihrer Herkunftskultur verbinden.

Die Fälschung als Original: Der Mediendiskurs über HipHop in Deutschland

> »Unser Hochhaus ist doch Kult.«
>
> *B-Seite*[49]

Der Diskurs um HipHop wird vor allem von zwei Fraktionen bestimmt: Während die *Black Studies* und *Afro-American Studies* in den USA das Originäre und Ursprüngliche des Rap betonen und auf die verbindende Kraft des Ethnischen als Ursprungsform abheben, betonen jene Studien, die HipHop in anderen Geographien, Kulturen und Nationen ins Visier nehmen, eher das Hybride, das kulturelle Dazwischen des HipHop. Beide meinen im HipHop politisches Potential auszumachen und stellen HipHop damit in die Tradition jener Jugendkulturen, die wie Punk als politische Jugendkulturen angesehen werden. Beide insistieren auf den Authentizitätsgehalt des HipHop, sind aber gezwungen, das Authentische unter-

---

49 Rapper von der Hamburger Rap-Gruppe *Reim Banditen*, in: *Wenn Surfer rappen, Tempo*, 1. 9. 1993.

schiedlich zu bestimmen: Die einen gehen davon aus, daß in dem als ursprünglich verstandenen afroamerikanischen Rap Authentizität essentiell und quasi natürlich gegeben sei. Die anderen favorisieren einen Begriff von Authentizität, der auf hybride Kulturformen bezogen ist. Dieser Sichtweise zufolge muß Authentizität in den jeweiligen Kontexten erst hergestellt – und glaubhaft dargebracht werden.

Credibility ist entsprechend der zentrale Bewertungsmaßstab für HipHop in Deutschland. Hier wird der Diskurs um Hip-Hop weniger auf den akademischen Schauplätzen, sondern vor allem im journalistischen Kampffeld ausgetragen. Musikkritiker, Kultur- und Feuilletonjournalisten tragen aber auch hier dazu bei, den Ursprungsmythos zu aktualisieren. So sprechen beispielsweise Günther Jacob[50] oder Wolfgang Karrer[51] dem HipHop in Deutschland dann Authentizität und subversives Potential zu, wenn er sich an den »historischen Ursprüngen« des HipHop orientiert, wie dies z. B. die sogenannte Old School in Deutschland für sich reklamiert[52], oder wenn sich HipHopper objektiv oder subjektiv in einer ähnlichen oder vergleichbaren Lebenssituation befinden wie jene schwarzen Jugendlichen, die den Mythos des HipHop begründet haben.

Der Mediendiskurs konzentriert sich ebenso wie der Wissenschaftsdiskurs zumeist auf Rap[53] und verhandelt die Frage, ob Rap in Deutschland überhaupt politisch und authentisch sein könne. Diese Debatte wird vor allem entlang zweier Diskursfiguren geführt. Zum einen geht es um die Assoziationskette: *USA – Ghetto – Gewalt – Politik – Authentizität – ethnische Minderheiten – Türken,* zum anderen wird die Figur: *Deutschland – Medien – Mittelklasse – Spaßorientierung – Politikverdrossenheit* aufgebaut. ›Deutscher Rap‹ wird mit Spaß und Kommerz in Verbindung gebracht, deutsch-türkischer HipHop

50 Jacob 1993.
51 Karrer 1996.
52 Vgl. Verlan/Loh 2000.
53 Die folgenden Ausführungen beruhen auf einer diskursanalytischen Auswertung der deutschsprachigen Printmedien von 1989-2000. Alle Beiträge zum Thema HipHop konzentrieren sich auf die deutsche Szene und hier vor allem auf Rap-Musik. Nicht berücksichtigt wurden Beiträge in Zeitschriften der HipHop-Szene, da der Fokus der Analyse auf der Frage nach der sozialen Konstruktion des Phänomens HipHop aus der Perspektive der medialen Öffentlichkeit lag.

hingegen mit Politik, Gewalt und Ghetto. Authentisch sei Rap auch in Deutschland als »Volksmusik der an den Rand gedrängten Jugendlichen« und »Ventil« für aufgestaute Emotionen.[54] Entsprechend werden die aus vermeintlich ähnlichen Lebensverhältnissen wie ihre schwarzen Vorbilder stammenden Rapper – und dies sind laut Medienberichten zumeist deutsch-türkische Jugendliche – als politisch und authentisch bewertet, deutsche Rapper hingegen als ichbezogen. Sie erzählten in ihren Raps nur von sich selbst; ihnen ginge es nur um Spaß. Diese Dichotomisierung findet ihre argumentative Kraft über den Bezug zum Ursprungsmythos und dessen imaginierte mythische Figuren. Es ist der Verweis auf den ursprünglichen HipHop und damit auf die Vorstellung eines essentiellen Authentischen, das mit Primärerfahrungen gegeben sei, der die Grundlage dafür liefert, all jenen Authentizität abzusprechen, die nicht vergleichbare Lebenssituationen erfahren haben.

Die Zweifel an der Authentizität deutscher Rapper beruhen dementsprechend auch in der deutschsprachigen Presse auf dem Glauben an den Ursprungsmythos des HipHop: HipHop entstamme den Ghettos der USA und sei dementsprechend generell mit Gewalt konfrontiert, die es in dieser Form in Deutschland nicht gäbe. »Berlin ist nicht L.A., und weder Kreuzberg noch Treptow sind mit South Central oder Compton zu vergleichen. So mußten hier Nichtigkeiten wie Wasserpistolen als Auslöser herhalten, um Krawall-Lawinen à la ›Boyz 'N the Hood‹ loszutreten.«[55]

Wenn es überhaupt authentischen HipHop in Deutschland gibt, dann sind das, folgt man dem Mediendiskurs, ethnische Minderheiten, und das heißt: türkische Jugendliche aus türkischen Innenstadtghettos. Der Prototyp eines solchen Ghettos ist Berlin-Kreuzberg. Hier beruhe HipHop – wie in den USA – auf einer gewaltbereiten »Straßenbanden-Szene« in den von Türken dominierten Kiezen.[56] Auch hier herrsche Diskriminie-

54 *Agitpop aus dem Ghetto*, *Der Spiegel*, Nr. 17, 24. 4. 1995.
55 *Es rappelt in der Kiste*, *Tip*, Nr. 16, 30. 7. 1992.
56 »Die jungen Türken lieferten sich nicht nur Straßenschlachten mit verfeindeten deutschen Gangs, sondern manche von ihnen mischten auch im Drogenkleinhandel und im Autoknackergeschäft mit – deshalb gab es bald Ärger mit professionellen Ganoven und mit der Polizei.« *Agitpop aus dem Ghetto*, *Der Spiegel*, Nr. 17, 24. 4. 1995.

rung, Armut, Isolierung und Gewalt. Die Jugendlichen hätten Sprachprobleme, geringe Bildungschancen und kaum Perspektiven auf dem Arbeitsmarkt. Wie in den USA lägen auch hier die Gründe für die Bildung ethnischer HipHop-Szenen. So zitiert die *Berliner Zeitung* den HipHopper *Storm* alias Nils Robitzky: »Die ärmsten Bezirke mit dem größten Ausländeranteil sind jeweils die größten Hip-Hop-Bezirke. So wächst der kreative Teil der Szene oft in einem kriminellen Umfeld auf.«[57] HipHop sei, so die *Neue Zürcher Zeitung*,[58] gerade in Stadtteilen wie Berlin-Kreuzberg eine Gegenbewegung zu kriminellen Aktivitäten. »Und Boe B. war der DJ, er war dafür zuständig, den Leuten zu zeigen, daß wir auch Parties feiern können. Kreuzberg, SO 36, die späten achtziger Jahre: Gemeinschaft, Nestwärme, bedingungslose Solidarität«.[59] Türkischer HipHop scheint qua Lebenssituation per se politisch.

Die Wahrnehmung des deutsch-türkischen HipHop folgt also der Assoziationskette: *Ghetto – Aggression – Kriminalität – Gewalt* und wird unterschiedlich bewertet. Positiv, wenn HipHop als Ausdruck sozialer Marginalisierungserfahrung gefeiert wird. Politisch sei beispielsweise die türkische Rap-Formation *Cartel*. Mit ihren Raps, in denen sie auf die Probleme als Türken in Deutschland hinweisen, seien sie Sprachrohr einer politischen Gegenbewegung zu den hegemonialen Machtverhältnissen. So schreibt die *taz* 1995: »Man ist ›Türke‹ und findet es gut, trägt den Halbmond im Bandlogo und verschwört sich in Banden gegen die Festlegungen eingeschworener Definitionsmächte.«[60] Oder, wie im selben Jahr *Der Spiegel* zu berichten weiß: »Tatsächlich scheint es, als biete die Rapmusik den jungen Türken in Berlin und anderen deutschen Großstädten eine Artikulationsplattform, auf der sich der Zweifrontenkampf gegen einengende türkische Traditionen und gegen ausländerfeindliche Diskriminierung offen austragen läßt.«[61] Dem Muster politischer Bildung und sozialer Integrationspolitik folgend scheinen solche

57 *Die Ritter des HipHop*, Berliner Zeitung, 12. 12. 1997.
58 Vgl. *Auf den Beats, zwischen den Stühlen. Mit Hip-Hop finden deutsch-türkische Jugendliche ihren Platz in der Popkultur, Neue Zürcher Zeitung*, Nr. 56, 9. 3. 1998.
59 Ebd.
60 »*Du kannst es dir nicht aussuchen*«, taz, 27. 6. 1995.
61 *Agitpop aus dem Ghetto, Der Spiegel*, Nr. 17, 24. 4. 1995.

HipHop-Projekte der sozialen Einbindung türkischer Vorstadt-Jugendlicher zu dienen. Als Bedrohung bürgerlicher Ordnung und Moral gilt HipHop dann, wenn er als ästhetischer Reflex einer kriminalitätsnahen Ghetto-Existenz ethnischer Minderheiten vorgestellt wird, wie etwa Mitte der 1990er Jahre, als auf dem Höhepunkt des Gangsta-Rap und nach einer Reihe harter US-amerikanischer Ghetto-Filme wie *Colors* (1987), *Boyz N The Hood* (1991) oder *Manace II Society* (1993) auch in Hamburg und Berlin gewalttätige Auseinandersetzungen zwischen rivalisierenden Gangs stattfanden. Für türkische Jugendliche scheint HipHop also zwei Alternativen zu bieten: entweder moralisch einwandfreien und politisch korrekten HipHop oder rassistischen, sexistischen HipHop voller Gewalt- und Kriminalitätserfahrungen.

Türkischsprachiger Rap allerdings konnte sich trotz der Hochphase von *Cartel* Mitte der 1990er Jahre nicht durchsetzen, türkische Rapper singen wieder auf deutsch. Obwohl das zunächst kommerziell vielversprechender schien, haben auch diese Rapper auf dem deutschen Musikmarkt keine Rolle mehr gespielt. Durch den Erfolg des ›Deutschen Rap‹ sind Migranten eher vom Musikmarkt verdrängt worden. Hannes Löh und Murat Güngör zitieren eine Anzahl türkischer Rapper, die keine Plattenverträge bekommen haben.[62] Mit der Erfindung des ›Deutschen HipHop‹[63] ist die enge Beziehung des HipHop an ethnische Minderheitenkulturen gelockert worden. Deutscher Rap kann auch von Liebe, Träumen und Spaß handeln. Ein Ghetto-Bezug ist nicht mehr zwingend vorgeschrieben. Für die einen ist auch dieser Rap Authentizität verheißend, die anderen sehen hier den Verrat an der Echtheit des HipHop.

Die Zuordnung des deutsch-türkischen HipHop folgt dem Muster der diskursiven Positionierung des schwarzen HipHop: Allein ihre soziale Situation als ethnische Minderheit bringt politisch motivierten und authentischen HipHop hervor. Deutscher HipHop hingegen positioniert sich im popkulturellen Feld grundsätzlich anders: Die deutschen Rapper leben nicht im ›Ghetto‹, ihnen fehlt also die essentielle soziale Erfahrung der Diskriminierung und des Ausgeschlossen-Seins, so die Grund-

62 Vgl. Loh/Güngör 2002.
63 Siehe dazu Kapitel 3.

aussage der Medien. Die kleinen brodelnden lokalen subkulturellen Szenen nicht im Blick, unterstellen sie, orientiert am Subkulturmodell der *Cultural Studies*, den deutschen HipHoppern mangelnde Lebenserfahrung. Da ihr Dasein nicht an die Situation der schwarzen HipHopper anschlußfähig sei, sei auch ihre Authentizität grundsätzlich fragwürdig, ihre Glaubwürdigkeit stehe folglich unter Beweisnot.

Deutsche Jugendliche sind durch das Bildmedium Fernsehen sozialisiert. Entsprechend seien sie vor allem an der Bildhaftigkeit des HipHop orientiert. So weiß *Die Welt* zu berichten: »In Deutschland kommt der HipHop aus Frankfurt-Rödelheim und Pinneberg, aus Ulm-Söflingen und Stuttgart-Heslach. ›We are from the Mittelstand‹, haben die *Fantastischen Vier* auf MTV erklärt. Kein Ghetto, nirgends. Keine brennenden Mülltonnen. Keine Gangster, die mit abgesägten Flinten aus dem Auto hängen.«[64] Ganz im Gegenteil: Deutscher HipHop, so heißt es, produziert HipHop als Fake. Das Authentizitätsversprechen sei dahin. So schreibt *Die Woche* unter dem für Schlager populären Titel *Melodien für Millionen*: »Geklonte Hip-Hop-Stars plaudern mit der gleichen Selbstverständlichkeit über das raue Straßenleben wie die sogenannten authentischen Hip Hopper. In beiden Fällen kann man sich nicht sicher sein, ob es mehr ist als eine Pose. Glaubwürdigkeit als Image – zumindest so weit muß jeder die Spielregeln des Hip-Hop-Geschäfts befolgen, um am Markt eine Chance zu haben.«[65]

Die Macht des Ursprungsmythos und den Legitimationsdruck eines deutschen Mittelschichtsrappers scheint auch *Bo*, Rapper von *Fünf Sterne Deluxe* zu spüren, wenn er in der *taz* zugibt: »Die Straße ist da, wo man herkommt. Ich komme aus Horst bei Elmshorn. Da gibt es die Drogenprobleme nicht, also kann ich auch nicht drüber reden. Meine Straße ist schon eher die Sesamstraße.«[66] Von Comics und Computerspielen bis hin zu alltäglichen Belanglosigkeiten handelten die deutschen Rap-Texte, sie werden dementsprechend als oberflächlich und spaßorientiert, mithin als weniger authentisch abgewertet. Deutscher Rap sei nicht das »authentische Nacherzählen amerikanischer

64 *Die Kunst des verbalen Amoklaufs. Rappen in Deutschland, Die Welt*, Nr. 230, 2. 10. 1999.
65 *Melodien für Millionen, Die Woche*, Nr. 9, 27. 2. 1998.
66 *Die Straße ist dort, wo man herkommt, taz*, 12. 4. 1995.

Low-Culture, sondern deren Übersetzbarkeit von Brooklyn an die Reeperbahn.«[67] Übersetzung, das meint zum einen die Bezugnahme auf die Zeichenwelt des Ghettos[68] und deren Transformation zu einem Lifestyle-Element. Deutsche Rapper würden nicht für voll genommen, weil ihre Texte nur die eigene Gefühlswelt thematisierten. Anders als das afroamerikanische Original beschäftigten deutsche Rapper sich nicht mit sozialen Marginalisierungserfahrungen ethnischer Minderheiten. Ihnen ginge es allein um Selbstinszenierung und die Offenlegung der eigenen Emotionen.[69] Daß auch dies an eine alte Tradition des Rap anknüpft, wird dabei nicht bedacht. Während den deutsch-türkischen Jugendlichen aufgrund ihrer Lebenssituation noch das Recht zugestanden wird, Gehör zu finden, wenn sie über ihre soziale Situation rappen, wird deutscher Rap in den Medien zumeist als eine unpolitische und banale, nicht besonders aufregende jugendkulturelle Praxis betrachtet.

Mit der Neukontextualisierung des HipHop in einem bürgerlichen Bezugsrahmen sei eine Verwässerung des schwarzen Originals vorprogrammiert. Die Entauratisierung des ursprünglichen HipHop wird gern an der Stuttgarter Crew *Die Fantastischen Vier* diskutiert, der wohl kommerziell erfolgreichsten deutschen Rap-Gruppe und Aushängeschild des ›deutschen HipHop‹. *Fanta 4*, das seien »schlecht kopierte Images und überzogene Texte«.[70] Die Gruppe halte sich nicht an die Regeln des HipHop: Sie gebe ihre Samples nicht bekannt und sie produziere CDs – und dies widerspreche den Grundregeln bereits des schwarzen HipHop: »Schließlich fußt Hip-Hop-Kultur originär auf schwarzem Vinyl, dem durch die CD von der Industrie der Garaus gemacht werden soll.«[71]

67 Ebd.
68 Siehe dazu Kapitel 3.
69 Das gilt sogar teilweise für türkische Jugendliche. Der oben erwähnte Rapper *Boe B.* hat z. B. türkische Eltern.
70 *Vier, zu geil für diese Welt, Die Woche*, Nr 46, 11. 11. 1993.
71 Ebd.

Das Original als Fälschung:
Stimmen aus der HipHop-Szene

»Bulle-fuck, komm her, isch drehda in de Sack.
Gäbbt's nix ze lache, muscht nidd mache mid deinem
Didi-Schnäuz.«

Blackeyed Blonde aus Saarbrücken

Wie schwierig die Herstellung des Glaubens an das Authentische ist und wie fragil die Kriterien, an denen der Authentizitätsgehalt der HipHop-Akteure gemessen wird, zeigt sich vor allem in der Szene selbst. HipHop-Szene, das sind in erster Linie kleine, lokal agierende Einheiten. Die ihnen angehören, gehen im Unterschied zu Ravern feste soziale Bindungen in ihren Peer-Groups ein und wollen zumeist HipHop als Lebensform verstehen. Für sie spielen das Vorbild des schwarzen Rap, eine politisch korrekte Haltung, Authentizität und Glaubwürdigkeit eine besonders wichtige Rolle. Von daher wundert es nicht, wenn die Szene-Mitglieder zur Bewertung des eigenen Lebensstils den afroamerikanischen Ursprung des HipHop als Referenzpunkt wählen. Obwohl die Einsicht vorherrscht, daß HipHop mittlerweile andere Konturen angenommen hat und längst mehr ist als eine radikal schwarze Kulturpraxis, müssen sich die HipHop-Akteure doch selbst immer wieder über das Verhältnis zur schwarzen HipHop-Kultur legitimieren. Der Bezug zur imaginierten Welt des schwarzen HipHop, zu Ghetto-Dasein und sozialer Grenzerfahrung, verspricht auch hier unhinterfragt Authentizität, gilt als Maßstab von Echtheit und Glaubwürdigkeit. So gestehen die *Fantastischen Vier*: »HipHop wird immer noch mit Schwarzen identifiziert, und die machen's auch am besten.«[72] Oder wie *Sengior Rossi*, Rapper der Kölner *Microphone Mafia* meint: »Es gibt überhaupt keinen ›Deutschrap‹, es gibt nur deutschsprachigen Rap. Tut mir leid, aber Rap kommt aus Amerika.«[73] Wie sehr das Bild des schwarzen Rap essentialisiert ist und Schwarz-Sein als Eintrittskarte in die Welt des authen-

---

72 *Michi Beck* von den *Fantastischen Vier*, »*Ich liebe Stuttgart: die Stadt ist so angenehm wie Zubettgehen*«, Stuttgarter Zeitung, Nr. 301, 31. 12. 1997.
73 *Segnior Rossi*, in: Loh/Güngör 2002, S. 91.

tischen HipHop gilt, bestätigt der türkische DJ *Derezon*: »Bei einem weißen MC wollen die Leute, daß Du Dich beweist. Du mußt doppelt so gut sein wie ein mittelmäßiger schwarzer Rapper.«[74]

Daß Schwarz-Sein lediglich ein Image ist und die Essentialisierung von schwarzem HipHop sowie die Inszenierung von Schwarzen als authentischen Vertretern des HipHop auch kommerziell ausgeschlachtet werden, zeigt sich an den Vermarktungsstrategien des ›deutschen HipHop‹. Die Bildfigur des deutschen Rappers beschreibt Timo, Rapper bei *Da Force* aus Berlin:

> »Der Rapper muß weiß sein, er muß große Hosen tragen, Kapuzenpullover, und er muß über das rappen, was meine Kinder auch hören können. Aber das ist nicht HipHop, und so hat HipHop auch nicht angefangen. Und das versuchen wir durchzuboxen, denn Rap ist nie so entstanden. Da sind nicht ein paar Leute relaxt aufgestanden, haben erst mal gefrühstückt, sind dann zur Schule und danach ins Studio. Die haben doch nie was erlebt, außer daß sie beim Fangenspielen mal hingefallen sind. Rap ist immer durch Struggle, durch Probleme entstanden, die man in Zeilen verpackt und wo man sich dann auf positive Basis gebattelt hat.«[75]

Ganz im Sinne eines alten kolonialistischen Diskurses scheint der schwarze Rapper den Struggle wohl am ehesten zu repräsentieren. So weiß die *Szene Hamburg*: »Weil die Käufer am liebsten einen Schwarzen auf dem Cover sehen, haben Farbige die besten Chancen.«[76] Hier geht es nicht mehr um authentische Lebenserfahrungen, sondern um eine gelungene mediale Inszenierung des Authentischen. Erst als Bild und nicht als soziale Praxis erscheint das Authentische glaubwürdig, dies gerade dann, wenn es unmittelbar an den Ursprungsmythos ankoppelbar ist. Die mediale Inszenierung des Authentischen setzt nicht so sehr auf eine wesenhafte Echtheit, sondern eher auf die Glaubwürdigkeit, die sich in der Akzeptanz durch den Zuschauer erst herstellt. Authentizität erscheint hier nicht substanzialisiert, sondern als Gegenstand von Verhandlung.

Bei dieser bildhaften Inszenierung des Authentischen spielt der Körper eine große Rolle. Er ist der ›Ort‹, an dem die Essentialisierung des Ethnischen sichtbar wird. Anders formuliert: Erst über die Materialität des Körpers wird das Ethnische als

74 *Mach was draus!*, Tip, Nr. 22, 26. 10. 1989.
75 *Timo*, in: Loh/Güngör 2002, S. 116.
76 Der Beat der B-Boys, Szene Hamburg, 1. 8. 1990.

Bild glaubhaft dargebracht. Aber nicht nur der Glaube an die Sichtbarkeit über das Körperlich-Materielle ethnischer Zugehörigkeit, sondern auch der Glaube an das ›richtige‹ Gefühl für ›echten HipHop‹ erscheint als Garant für Authentizität und zugleich als Beleg für die Wirksamkeit des Ursprungsmythos. Authentizität läßt sich demnach nicht nur an der vermeintlichen Sichtbarkeit der ethnischen Zugehörigkeit erkennen, sie läßt sich auch fühlen. Und genau hierin unterscheiden sich die Selbstpositionierungen der deutschen Rapper von der Ursprungserzählung. Originalität und Authentizität stellt sich für sie nicht so sehr über soziale Erfahrungen als ethnische Minderheit her, sondern über eine Lebenseinstellung. Das Ghetto, so auch viele Konsumenten, spiele im HipHop längst keine Rolle mehr. »Wenn man das feeling hat, ist es egal, ob man schwarz oder weiß ist«, meint Philippe Hulin von den Münchener *Raw Deals*.[77] Ähnlich resümiert der US-amerikanische Rap-Star Erik Schrody alias *Everlast* seine Zeit mit *House of Pain*: »Wir haben von Anfang an klargestellt: ›Hey, wir sind die weißen Jungs aus den Vorstädten. Wir mögen HipHop und wir werden HipHop machen, egal was ihr davon haltet.‹ Und das wurde sowohl von den Weißen als auch von den Schwarzen respektiert.«[78] Die *Fantastischen Vier* bewegen sich auch auf dem Weg zur Selbstlegitimierung ihres kommerzialisierten HipHop: »Ursprünglich stand der alltägliche Rassismus, die Probleme auf der Straße in den schwarzen Ghettos im Vordergrund. Wir haben es eigentlich nie anders gemacht. Nur daß wir eben nicht im Ghetto aufgewachsen sind und nicht schwarz sind.«[79] Gerade ihnen wird vorgeworfen, »›deutschen HipHop‹ als Marketing-Konzept zu benutzen und nichts weiter zu tun als Hitparadenpop mit Sprechgesang«, so Akim Walta, ehemals Chefredakteur des HipHop-Magazins *MZEE*, das mittlerweile in einen Mail-Order-Versand von HipHop-Artikeln umgewandelt wurde.[80] Ein sozial marginalisiertes Leben wie die Schwarzen wollen al-

---

77 Vgl. *Schwarze Musik aus Schwabing und Laim, Süddeutsche Zeitung*, 20. 5. 1992.
78 *Die wunderbare Wandlung des Erik S., Kölner Stadtanzeiger*, Nr. 43, 20. 2. 1999.
79 Michi Beck von den *Fantastischen Vier, »Ich liebe Stuttgart: die Stadt ist so angenehm wie Zubettgehen«, Stuttgarter Zeitung*, Nr. 301, 31. 12. 1997.
80 *Ein Räp. Drei, vier…, Musik Express*, Nr. 2, 1. 2. 1993.

lerdings die wenigsten. Ihnen geht es um ein Paradox: Ein au-
thentisches Lebensgefühl zu haben, ohne entsprechende soziale
Erfahrung in Kauf zu nehmen. Christian, ein HipHop- und
Streetball-Fan: »Wir wollen nur wie Schwarze denken.«[81]

HipHop als hybride Kultur: Zur Konstruktion von Ethnizität und Authentizität

> »Diese Idee, daß man alles erst mal ins Deutsche transfe-
> rieren muß, daß man hier was abschneiden und hier noch
> was nachkleben muß, damit es schließlich paßt. Ich hab
> immer das Gefühl, daß die Leute etwas nicht einfach so
> adaptieren können, so eins zu eins, sondern das erst mal
> für sich zurechtlegen müssen. Aber dadurch entsteht
> immer eine Verfälschung der Kultur, sodaß das Bild nicht
> mehr das wahre ist. Ich will nicht sagen, daß HipHop
> ausschließlich für Migranten zu sein hat, aber der pro-
> zentuale Anteil ist einfach sehr groß.«[82]

Afrob, afrodeutscher Rapper

HipHop ist von seinen Anfängen an eine hybride Kultur, die
entstanden ist als eine Kultur von ethnischen Minderheiten *und*
als eine postindustrielle, technologisierte Praxis. Als eine sich
globalisierende Kultur etabliert sie ihren hybriden Charakter in
den verschiedenen kulturellen Kontexten immer wieder neu.
Dies bestätigt auch *Kutlu*, Rapper bei der Kölner *Microphone
Mafia*: »Als wir die Filme Wild Style und Beat Street gesehen haben, da war es so, daß sich die Türken und Italiener und so sofort
mit den Puerto-Ricanern identifizieren konnten und die Afrodeutschen eben mit den Schwarzen. Das war irgendwie allen sofort klar.«[83] Ihr Charakter als eine Kultur ethnischer Minderheiten spielt bei dem Prozeß der Neukontextualisierung eine
besondere Rolle: Über die Kategorie der Ethnizität wird zum einen diskursiv Tradition aktualisiert, indem die Mitgliedschaft zu
einer ethnischen Minderheit als Ein- oder Ausschlußkriterium
ins Feld geführt wird. Zum anderen verläuft über Ethnizität der

---

81 *Street Ball, Sports*, Nr. 10, 1. 10. 1993.
82 *Afrob*, in: Loh/Güngör 2002, S. 42.
83 *Kutlu*, in: Loh/Güngör 2002, S. 23.

Prozeß der Vereinheitlichung einer an sich heterogenen Kulturpraxis, wie das Beispiel des deutsch-türkischen Rap zeigt. Eine verbreitete Auffassung besagt, daß sich aus der Erfahrung sozialer Marginalisierung das politische Potential und der Authentizitätsgehalt des HipHop ableitet.

Selbst- und Fremdthematisierung der HipHop-Kultur kreisen um die Begriffe soziale Marginalisierung, politisches Potential und authentischer Gehalt. Diese sind die zentralen Orientierungspunkte zur Bestimmung dessen, was als echter HipHop gilt. Damit läßt sich der HipHop-Diskurs einreihen in einen Diskurs um die ästhetische Praxis von Jugendkulturen, den das *Center for Contemporary Cultural Studies* in Birmingham in den 1970er Jahren eröffnete – mit dem Unterschied, daß es damals um jugendliche Klassenkulturen und nicht um ethnische Minderheitenkulturen ging. Forscher wie John Clarke, Dick Hebdige, Paul Willis oder Angela McRobbie haben sich als erste den Stilbildungen und ästhetischen Praktiken von Jugendlichen zugewandt. Sie formulierten den Topos von der Jugend als einer kulturproduzierenden Kraft, indem sie in Anlehnung an Claude Lévi-Strauss' Begriff der Bricolage die Jugendlichen als Bastler verstanden, die ihre Stile selbst bildeten. Im Gegensatz zu jenen kulturkritischen Stimmen, die in der Nachfolge der Kulturindustriethesen Adornos und Horkheimers die Jugendlichen von der Popindustrie vollständig manipuliert und verblendet sahen, formulierten sie die Auffassung, daß subkulturelle Stile ihre Basis in den alltäglichen Lebenserfahrungen von Jugendlichen hätten. Sie könnten von daher keineswegs als bloße Nachahmung eines kulturindustriell produzierten Standards verstanden werden, ihnen sei vielmehr subversives Potential und Dissidenz zuzuschreiben. In Anlehnung an Stuart Halls medientheoretisch formuliertes Encoding/Decoding-Modell, demzufolge medial erzeugte Produkte nicht unbedingt so entziffert werden, wie sie kodiert wurden, sondern erst im Rahmen der eigenen Sinnwelt mit Bedeutung versehen werden, verbanden die britischen Jugendforscher stilistische Authentizität und politische Aussagekraft mit der lebensweltlichen Erfahrung von Jugendlichen. Im Auge hatten sie dabei vor allem die damals junge Punkbewegung. Wie schon Rock 'n' Roll begriffen sie diese jugendliche Subkultur als Klassenkultur und von daher als Gegenkultur sowohl zur hegemonialen Kultur als zur Kultur von Erwachsenen derselben Klasse.

Diesem Grundmuster einer subversiven Subkultur folgt auch der HipHop-Diskurs, mit dem Unterschied, daß die enge Verklammerung von Authentizität, Stil und Politik nicht mehr über die Kategorie der Klasse hergeleitet wird, sondern über Ethnizität. HipHop ist die erste Jugendkultur, deren Ursprung nicht in der Erfahrung von Klassenantagonismen gesehen wird, sondern in der Erfahrung ethnischer Differenz. Aber: Bereits Punk entsprang nicht originär der britischen Arbeiterklasse, seine Ästhetik ging vor allem aus den avantgardistischen Provokationen von Malcom McLaren und Vivienne Westwood hervor. Ebenso wie die Vorstellung von Punk als einer genuin proletarischen Kultur eher eine im wissenschaftlichen Feld geborene Legende darstellt, ist die Ursprungserzählung des HipHop als einer Ghetto-Kultur schwarzer Jugendlicher, die sich einen Ausweg aus dem Kreislauf von Arbeitslosigkeit, Kriminalität, Gewalt und Drogen suchten, eine mythische Erzählung.

Die mythische Erzählung des HipHop stellt schwarze Ghetto-Kultur als Original einer ethnischen Minderheitenkultur vor. Als Bild ist das schwarze Ghetto ein Orientierungsrahmen für diejenigen, die sich als Teil der HipHop-Bewegung verstehen wollen. Über HipHop setzen sie ethnische Differenz in Szene und bestätigen soziale Grenzen über Stilbildung. Zugleich ist das Bild des schwarzen Ghettos auch der sinnweltliche Rahmen für die Imagination einer globalen Gemeinschaft jener Jugendlichen, die zwar verschiedenen kulturellen Traditionen entstammen und diese auch in unterschiedlichen HipHop-Stilen aktualisieren und verfestigen, sich aber aufgrund ihrer sozialen Erfahrungen oder ihres Lebensgefühls der globalisierten Welt der HipHopper zugehörig fühlen. Gerade dann, wenn Authentizität nicht mehr aus der Erfahrung sozialer Marginalisierung hergeleitet, sondern über das Lebensgefühl HipHop hergestellt wird, kommt der essentialisierenden Kraft der mythischen Erzählung des Ghettos eine besondere Rolle zu: Das Ghetto wird zum theatralen Mittel, das in den Texten und Bildern als inszenatorischer Verweis auf Tradition dient. Das Bild wird essentialisiert, indem es sich als Glaube an die Wirklichkeit, als ›Illusio‹ in den körperlichen Habitus einschreibt: Nicht mehr die soziale Erfahrung einer ethnischen Minderheit gilt nunmehr als Garant von Authentizität, sondern das scheinbar qua Natur gegebene Lebensgefühl. Gerade weil es weniger um die Erfahrung sozialer Marginalisierung, sondern eher um deren inszenatorischen Wert geht, den der Bezug auf den Ursprungsmythos verspricht, kommt dem Vorgang der Essentialisierung eine so wichtige Rolle zu. Erst in der Essentialisierung wird das hergestellt, was als echt, als authentisch geglaubt wird.

Wenn aber die HipHop-Kultur eine global verbreitete Kultur ist, deren Vorbild nach wie vor die schwarze Ghetto-Kultur des ursprünglichen HipHop darstellt, dann stellt sich die Frage, wie Authentizität in den einzelnen HipHop-Szenen immer wieder hergestellt wird. Diese Frage verweist zum einen auf das Verhältnis von Globalität und Lokalität im Feld des HipHop, zum anderen auf das Verhältnis von Diskurs und Praxis, von Erzählung und Performanz, von Inszenierung und Glaubwürdigkeit. Es geht also um die Frage »is this real?«, nämlich um eine Erklärung dafür, daß die Redeweisen über HipHop als Wirklichkeit geglaubt werden.

Globalisierung/Lokalisierung

> »To the slogan ›Think globally, act locally‹, we may thus
> add the slogan ›Think locally, act globally‹«[1]
>
> *Douglas Kellner*

Pop ist eine hybride Kultur, die sich immer schon im Spannungsfeld von Globalisierung und Lokalisierung entfaltet hat und nur in Zusammenhang mit und nicht gegen Kommerzialisierung und Medialisierung gedacht werden kann – das unterscheidet die Popkultur wesentlich von allen anderen kulturellen Feldern, ob Hochkultur, Massenkultur oder populäre Kultur. Und es gilt für HipHop, eine der erfolgreichsten und am weitesten verbreiteten Popkulturen, in besonderem Maße: HipHop existiert im Spannungsfeld von Globalem und Lokalem, dies ist neben Migration ein weiterer Grund für die Hybridität von HipHop-Kulturen.

Das Spannungsfeld des Pop zwischen Globalem und Lokalem wird von den in der Jugendforschung oder Subkulturforschung zumeist benutzten Begriffen wie Jugendkultur, jugendliche Subkultur oder jugendliche Musikkultur nicht ins Blickfeld gerückt. Hier wird zumeist entweder die Seite der Produktion oder der Rezeption, des kulturindustriellen Outputs oder der lebensweltlichen Aneignung betrachtet. Dieses Kapitel will die Kultur des HipHop hingegen inmitten des Spannungsfelds von globalisierter Kulturproduktion und lokaler Aneignung vorstellen. Dabei werden, im Unterschied zu kritischen Kulturtheorien der Moderne lokale Popkulturen nicht lediglich als lokale Repräsentationen einer globalisierten Kultur verstanden. Vielmehr soll hier die These entfaltet werden, daß erst in der performativen Aushandlung im Feld des Lokalen die global zirkulierenden popkulturellen Symbole und Images ›wirklich‹ werden, indem sie hier lebensweltlich verankert werden. Das Kapitel knüpft damit an die durch Stuart Halls Encoding/Decoding-Modell etablierte zentrale These der *Cultural Studies* an, die dem Prozeß der Aneignung und damit den lebensweltlichen Handlungszusammenhängen der Akteure mehr Macht zuweist, als es kritische

[1] Kellner 1998, S. 37.

Theorien in der Nachfolge von Horkheimers und Adornos Kulturindustriethesen[2] vorsehen. Das Kapitel zielt zugleich darauf ab, diese These der *Cultural Studies* zu spezifizieren und zu modifizieren, indem es das Spannungsfeld von Globalem und Lokalem in den Mittelpunkt rückt: Wie läßt sich unter den Bedingungen globalisierter Kulturindustrien das Verhältnis von globalisierter Produktion/Distribution und lokaler Aneignung beschreiben?

Globalisierter HipHop

Breakdance-Battles zur Expo in Hannover, Rap im Senegal, Graffiti in Peking, Jams in Rio de Janeiro – HipHop ist weltweit gestreut und mittlerweile in unterschiedlichen kulturellen Kontexten beheimatet. Die globalisierte Praxis des HipHop läßt sich deshalb durch das kennzeichnen, was Anthony Giddens »Entbettung« nennt und worunter er das »›Herausheben‹ sozialer Beziehungen aus ortsgebundenen Interaktionszusammenhängen und ihre unbegrenzte Raum-Zeit-Spannen übergreifende Umstrukturierung«[3] versteht. Wie alle Popkulturen sind auch HipHop-Kulturen globalisierte Kulturen, insofern sie fast mühelos regionale und nationale Grenzen überspringen und wenig an spezifische Orte gebunden scheinen, obwohl sie freilich – ebenso wie Techno in Detroit oder Chicago, Punk in London oder die Love Parade in Berlin – ihren Entstehungshintergrund in bestimmten Städten haben. Aber wie in keiner anderen Popkultur provoziert die Globalisierung des HipHop die Herausbildung differenter lokaler Popkulturen, die sich wiederum in und mit spezifischen urbanen Räumen entwickeln. Kulturelle Globalisierung bewirkt also nicht nur die Loslösung kultureller Praktiken von lokalen Orten. Vielmehr befördern Medien- und Kulturindustrien die Zirkulation von Produkten, Bildern und Symbolen und werden damit auch zum Anlaß für die Bildung neuer lokaler kultureller Praxisformen, mittels derer die global zirkulierenden Produkte in den kulturell disparaten Ausdrucks- und Lebensformen verankert werden. Die globale Verbreitung

---

2 Horkheimer/Adorno 1986.
3 Giddens 1995, S. 35.

von US-amerikanischem HipHop hat zwar einerseits zur Kommerzialisierung des afroamerikanischen HipHop geführt, andererseits nahezu überall auf der Welt die Bildung lokaler HipHop-Szenen angeregt, die wiederum ihre eigenen Stile entwickelt haben. Es ist dieses Spannungsverhältnis von Globalisierung und Lokalisierung, in dem sich das popkulturelle Feld des HipHop so erfolgreich und beständig entfalten konnte.

Die Globalisierung des HipHop erfolgt, ganz nach dem Muster kultureller Globalisierung, im wesentlichen über die Medialisierung popkultureller Stile. Global agierende Mediennetzwerke sorgen dafür, daß die Musik und mit ihr die Stile des HipHop weltweite Verbreitung finden. Da alte (Film und Fernsehen) und neue Medienindustrien (digitale Bildmedien) als Agenten der zwar global operierenden, aber vor allem von den USA gesteuerten und in westlichen Industrienationen verankerten Kulturindustrien gelten, wird kulturelle Globalisierung nicht selten mit Amerikanisierung und diese wiederum mit der imperialistischen Durchsetzung westlicher Werte und Normen gleichgesetzt.[4] Mit der Globalisierung der Produktionsweisen US-amerikanischer Kulturindustrien drohe, so George Ritzer[5], eine »McDonaldisierung« der Welt. Das Prinzip einer auf Standardisierung, Quantifizierung und Profitmaximierung ausgerichteten Waren- und Konsumwelt, das die weltweit präsente Fast-Food-Kette *McDonald* paradigmatisch perfektioniert habe, gelte mittlerweile für die gesamte Kulturproduktion, -distribution und -konsumtion. Denn: Weltweit verzweigte Konzerne wurden als *global player* den internationalen Markt der Medien- und Kulturangebote kontrollieren und die Welt mit den westlich geprägten Medieninhalten beliefern. Die Globalisierung, so ließe sich diese These auf Pop übertragen, bewirke zwangsläufig eine Zerstörung lokaler kultureller Traditionen zugunsten einer homogenisierten, standardisierten und ›westlich‹ geprägten Warenkultur des Pop.

An dieser Argumentationslinie, die vor allem von der Produktionsseite her entwickelt ist, üben vor allem die Arbeiten der aus der Birmingham School der 1970er Jahre hervorgegangenen *Cultural Studies* Kritik: Ihr Augenmerk richtet sich auf die Re-

4 Schiller 1989.
5 Ritzer 1996.

zeptionsseite.[6] Nicht die Produktion und globale Zirkulation, sondern die lokale Aneignung von Kulturwaren stand und steht hier im Vordergrund. Ausgangspunkt ist die These, daß kulturelle Globalisierung nicht auf Amerikanisierung und (Kultur-) Imperialismus zu reduzieren sei. Vielmehr stärken die z. T. empirisch untermauerten Projekte die Annahme, daß die kulturindustrielle Produktion und weltweite Distribution von Kulturwaren nicht zwangsläufig eine einheitliche Konsumtion nach sich zieht. Einer homogenisierten und standardisierten Produktion von Kultur stehe eine lokal differente Aneignung von Kulturwaren und eine entsprechend ausdifferenzierte Rezeption von Medienangeboten gegenüber.[7] So spielen bei der Rezeption von globalen Medieninhalten die lokalen Rahmenbedingungen eine zentrale Rolle.[8] Selbst die Verbreitung von nordamerikanischen Sendeformaten wie der Soap-Opera könne nicht mit einer Homogenisierung gleichgesetzt werden, weil auch sie den unterschiedlichen sozialen Kontexten angepaßt werde und regionale Varianten hervorbringe.[9]

Im Unterschied zu dem aus ökonomischer und militärischer Dominanz westlicher Industrienationen resultierenden weltweiten Hegemoniestreben bewirkt kulturelle Globalisierung nicht einseitig den alleinigen Export ›westlicher‹ Kulturwaren und Stile in andere Kulturen und Kontinente. Obwohl die US-amerikanische Kulturindustrie zweifelsohne eine hegemoniale Position im Kampf um kulturelle Globalisierung einnimmt, ist diese nicht mit Amerikanisierung gleichzusetzen. Dies beweist nicht nur die indische Filmindustrie, sondern auch die Ausweitung des Popmarktes auf die Kinderkultur: Die japanische Popkultur, die mit Tamagotchis, Pokémons und Co. in den 1990er Jahren die Kinderzimmer erobert, bestätigt exemplarisch den Einfluß Asiens auf die globalen und lokalen Welten des Pop.[10]

Daß kulturelle Praxis unter den Bedingungen von Globalisierung lokale Differenz produziert, veranschaulicht die Popkultur. Rock 'n' Roll, Techno oder HipHop sind in ihren Anfängen

6 Vgl. Hebdige 1979; Chambers 1985, 1986; Willis 1991; Fiske 2000.
7 Zusammenfassend vgl. Elteren 1996.
8 Vgl. Friedman 1990; Breidenbach/Zukrigl 1998.
9 Vgl. Straubhaar 1997.
10 Vgl. Klein 2001a.

Kulturen von Migranten; sie etablieren sich als hybride Kulturen. Sie sind fragile, uneinheitliche und uneindeutige Gebilde, gerade weil sie sich im ›Dazwischen‹ von Globalem und Lokalem konstituieren: Popkulturelle Stile werden an bestimmten Orten und in kulturellen Räumen entwickelt, als kulturindustrielle Ware global verbreitet, in verschiedenen Gegenden der Welt angeeignet. An diesen Orten bilden sich wiederum lokale Stile heraus, die auf die globale Produktion zurückwirken.

Die Folgen dieses Wechselspiels von Globalem und Lokalem für den Erhalt einer spezifischen und authentischen lokalen Praxis werden allerdings unterschiedlich bewertet. So befürchtet der Kulturkritiker Christian Höller eine vollständige Vermarktung des Lokalen:

»Nicht allein der global vermittelte Transfer lokal verankerter Musikstile ist hier von Interesse, sondern auch die losgelöste Bildhaftigkeit solch vermeintlicher Verankerungen. Im selben Maß, wie Communities immer mehr zu virtuellen Zusammenhängen werden, sind lokale Stile in immer weitläufigere Vertriebskonnexe eingebunden, innerhalb derer Orts- und Community-Bezüge überwiegend als Bilder zirkulieren. Die Poesie des Lokalen ist innerhalb dieser Prozesse selbst zu einem mächtigen Marketinginstrument geworden.«[11]

Aber auch diese von den Kulturindustrie-Thesen geprägte Ansicht argumentiert eindimensional aus der Perspektive globaler Produktion. Sie berücksichtigt nicht die Frage, ob kulturindustriell verbreitete Waren im Prozeß der Aneignung neu lokal kontextualisiert und dabei popkulturelle Stile auch modifiziert, ausdifferenziert, neu gedacht und weiterentwickelt werden, ob die »Poesie des Lokalen«[12] auf diese Weise wieder zu einer lebensweltlichen Erfahrung wird. Dieser Aspekt der lokalen Rekontextualisierung wird aber gerade dann wichtig, wenn kulturelle Differenz erklärt werden soll. Zum Beispiel, daß nicht in der Popsprache Englisch, sondern in der eigenen Sprache gerappt oder etwa Salsa mit House-Musik und Banghra mit Drum 'n' Bass gemischt wird. HipHop-Kulturen, so zeigen diese Beispiele, sind in ihren vielen Facetten ein sehr anschauliches Beispiel für hybride Kulturen: Am Beispiel HipHop erweist sich, daß es keinen Sinn macht, von der Popkultur als einem einheit-

11 Höller 2001, S. 21.
12 Lipsitz 1999.

lichen Gebilde zu sprechen. Popkultur ist nicht singulär, sondern pluralistisch, nicht homogen, sondern different.

Die hybriden Kulturen des HipHop belegen auch, daß es eine eindimensionale Perspektive ist, kulturelle Globalisierung hegemonietheoretisch aus der Perspektive der lokalen Loslösung kultureller Praktiken und ihrer Vereinnahmung durch die Kulturindustrien zu betrachten. Um die unabdingbaren Wechselwirkungen zwischen Globalem und Lokalem zu beschreiben, hat Ronald Robertson den Begriff »Glokalisierung«[13] eingeführt. Die Kultur des Lokalen ist demnach abhängig vom Globalen, wie umgekehrt lokale Kulturpraxis einen Einfluß darauf hat, wie sich kulturelle Globalisierung inhaltlich gestaltet.[14] Aus der Perspektive der ›Glokalisierungsthese‹ sind lokale Orte zwar Bestandteile der globalen Logik der Warenproduktion, die lokale Praxis des Pop geht aber nicht vollständig in der Logik der Ware auf. Mit dieser These einer glokalen Kultur untermauert Robertson die Thesen der *Cultural Studies*, daß Aneignungsprozesse sich entsprechend der sinnweltlichen Rahmungen der Lebenswelten von Rezipienten vollziehen.

Glokale Popkulturindustrie

Die globale Vermarktung des Pop basiert auf den Techniken und Strategien kulturindustrieller Produktion. Folgt man den Kulturindustriethesen Horkheimers und Adornos, beutet (Pop-)Kulturindustrie lokale Praxis systematisch aus, indem sie lokale kulturelle Stile in Ware verwandelt und über die Ware Kultur Bedürfnisse steuert und manipuliert. Aber: Diese Sicht berücksichtigt nicht die Wirkung der Ware Pop im Kontext ihrer lokalen Aneignung: Kulturindustrielle Produktion und -distribution bringen die Option eines lokalen HipHop erst hervor, indem sie lokale Stile weltweit bekannt machen und damit die Voraussetzungen schaffen, neue lokale Praktiken des HipHop zu konstituieren und zu bestätigen. Zudem beschreibt das noch von Adorno und Horkheimer formulierte monolithische Konzept der Kulturindustrie nicht mehr ganz treffsicher die Pro-

13 Vgl. Robertson 1998.
14 Vgl. Kellner 1998.

89

duktionsweisen der global agierenden Kulturindustrie. Während für Marx im 19. Jahrhundert Kultur noch der Überbau der Ökonomie ist, beschreiben Horkheimer und Adorno im 20. Jahrhundert Kultur selbst als Industrie und dies in zweierlei Hinsicht: Zum einen wird der ›Inhalt‹ des Kulturellen, in Form von Geschichten, Bildern und Tönen, zunehmend zum Zwecke der Vermarktung produziert, zum anderen erscheint Kultur durch Massenproduktion und -distribution zunehmend technologisch.

Scott Lash hat die Differenzen zwischen der Auffassung Horkheimers und Adornos zur Kulturindustrie und den globalen Kulturindustrien postindustrieller Gesellschaften heraus gearbeitet.[15] Demnach transformiert sich mit der globalen Kulturindustrie das Verhältnis von inhaltlicher und technologischer Produktion der Kulturwaren. Während die frühe Popkulturindustrie Inhalt und Technik, Technologie und Kultur noch fein säuberlich trennte, verschmelzen in der globalen Kulturindustrie diese Bereiche. Früher wurde die Musikaufnahme erst gemacht und danach auf eine Menge Vinylplatten gepreßt, die man dann vermarktete. Waren hier noch der Inhalt der Schallplatte und deren technologische Produktion voneinander unterscheidbar, da die Schallplatte selbst zwar technologisch produziert, aber keine Technologie war, vermischen sich mit der Konvergenz von digitaler Medientechnik, Telekommunikation und Unterhaltung in der globalen Kulturindustrie Technologie und Inhalt.

Fernsehmogule wie Ted Turner, Rupert Murdoch oder einst Leo Kirch haben erreicht, daß die Inhalte der Medientechnologie folgen, indem sie sich die Kontrolle über Fernseh-Kabelnetze gesichert und durch den Erwerb von Exklusivrechten Inhaltsmonopole aufgebaut haben. Konzerne wie Microsoft haben entsprechend agiert, indem sie eine Monopolstellung im virtuellen Raum errichtet haben. Globale Kulturindustrien, so Lash, machen Kultur nicht zu einer industriellen Ware, sondern sie benutzen zwei Arten von Technologie, über die sie Inhalte erst hervorbringen: Telekommunikation und Informationstechnologie (z. B. Software für Betriebssysteme und ihre Anwendungen). War die Erfindung der Schallplatte, also die frühmoderne

15 Lash 1998.

kulturindustrielle Produktion, die grundlegende Voraussetzung für die Technik des DJing, so beginnt dessen Geschichte und die der elektronischen Dancefloor-Music mit dem Mischpult und dem Technics-Plattenspieler SL-1210MK2. Gerade die DJ-Musik des HipHop zeigt die Verschmelzung von Inhalt und Technologie, da die Technologie selbst zur Voraussetzung für die Produktion von Inhalt wird. In radikalerer Weise als das Grammophon beweisen die digitalen musiktechnologischen Geräte die Abhängigkeit des ›Inhalts‹ von der technologischen Verfügbarkeit und Machbarkeit: Technologie ist hier zugleich Voraussetzung und Ergebnis der Reproduktion von Inhalt.

Sind globale Monopole und langfristige Abhängigkeiten, die Verschmelzung von Inhalten, Telekommunikation und Informationstechnologien die eine Seite der globalen Kulturindustrie, so ist die andere Seite durch Kreativität und zunehmende Differenz gekennzeichnet. In der Popkulturindustrie zeigt sich dies vor allem in der Eigenständigkeit kleinerer Subfirmen gegenüber den Oligopolen der Popmusikindustrie, in jenen kleinen Unternehmen also, die unterschiedliche lokale Musikszenen betreuen und kreativ und schnell mit neueren Entwicklungen umgehen können, ihre Werbestrategien, Produktausstattungen und -gestaltungen schnell den lokalen Gegebenheiten anpassen.[16] Auch Multimedia-Firmen sind ein Beispiel dafür, daß kreative Inhaltsproduktion für die globalen und lokalen Dynamiken der Popkulturen eine große Rolle spielt. Als junge Marketing-Unternehmen sind sie mitunter selbst Bestandteil der lokalen popkulturellen Szenen. Sie arbeiten mit Trendscouts und können neuere lokale Entwicklungen unmittelbar medial verarbeiten.

Hier zeigt sich der zwar über Differenzproduktion agierende, aber dennoch – oder gerade deshalb subtil wirkende – manipulative Charakter der globalen Kulturindustrien. Nicht zufällig wurde der Begriff ›glokal‹ von japanischen Managern eingeführt, lag doch diese Annäherung zwischen einer global agierenden standardisierten Produktion und den lokalen Koloriten der ursprünglichen Bedeutung des Begriffs ›glokal‹ zu Grunde.[17] Als mediale Trendsetter des globalisierten Pop sind diese Marketingstrategien wegweisend geworden für Medien im

16 Vgl. Lash/Urry 1994, S. 111-144.
17 Vgl. Robertson 1998, S. 197.

Zeitalter globaler Kulturindustrien. Es liegt die Schlußfolgerung nahe, daß die globalen Kulturindustrien auf viel subtilere Weise die lokalen Szenen ausbeuten, indem sie viel mehr mit ihnen verbunden sind. Denn: Die Kulturindustrien produzieren Bilder, Texte und Töne, die sie im Spannungsfeld von Werbung, Kunst und Technologie entfalten. Ein Musikclip ist nicht nur kaum von einem Werbespot zu unterscheiden, er dient der Bewerbung eines Produkts. Das Crossover von Kunst und Kommerz ist hier längst zur Normalität geworden.[18]

War noch zu Marx' Zeit, dem Gutenberg-Zeitalter, Kultur auf Text ausgerichtet, so verdrängte im 20. Jahrhundert das Bild den Text und das schauende Publikum den Leser. Mit den globalen Kulturindustrien des 21. Jahrhunderts werden allmählich alle Kulturformen nach dem Modell der digitalen Medien und der Interaktivität ausgerichtet. In diesem Prozeß verschwindet die klare Trennung zwischen Akteur und Zuschauer, zwischen aktiver Gestaltung und passiven Konsum. Bei HipHop-Kulturen gilt dies in besonderen Maße: Ähnlich wie Fußballfans sich als Teil des Clubs sehen, verstehen sich HipHopper nicht in erster Linie als Publikum oder als Konsumenten, sondern als Teil der weltweiten und digital gut vernetzten HipHop-Gemeinschaft. Auf den lokalen Events interagieren sie mit ihren Idolen.[19] Wie in den USA zur Zeit getanzt wird, welche Pieces in Rotterdam neu sind, was die Szene in Mexico City macht – all dies kann problemlos im Internet nachgelesen und nachgesehen werden. Videos und Platten bestellt man per Mail-Order. Informationen über HipHop-Veranstaltungen aller Art sind öffentlich gemacht. Auf HipHop-Events schafft das Call-and-Response-Prinzip als strukturelles Grundmuster ein unmittelbares interaktives Verhältnis zwischen Rappern, DJs und Publikum. Gerade diese Interaktivität stellt die These einer einseitigen Manipulation von Produzentenseite erneut in Frage.

Popkulturen gehören nicht nur zu den Wegbereitern der globalisierten Kulturindustrien, sie haben sich auch vom Repräsentationsmodell der Darstellung gelöst und Pop als Performanz, als Machen, als Lebensstil formuliert und inszeniert. Nicht zufällig entsteht Pop in den 1960er Jahren, jener Zeit also, in der die

18 Vgl. Klein 2001 b.
19 Vgl. Abercrombie/Longhurst 1998.

92

Krise der Repräsentation nicht nur in den Wissenschaften virulent wurde. Pop ist performativ, er entsteht und ›ist‹, wenn er gelebt wird. Pop zu ›leben‹ gilt keineswegs nur für die Popstars, sondern auch für ihre Fans. Sie tun dies im Feld des Lokalen, vor allem in der HipHop-Szene, spielt doch gerade hier die Frage von Schein und Sein, von Original und Fälschung, von Authentizität und Realness eine so große Rolle.

Die Wirkungsweise heutiger globaler Kulturindustrien widerlegt die monolithisch anmutende These Horkheimers und Adornos. Es ist nicht das alleinige Kennzeichen der globalisierten Kulturindustrien, Homogenität zu produzieren, Standardisierung zu befördern und damit lokale popkulturelle Stile zu verdrängen. Lokale Popkulturen sind zugleich Voraussetzung und Resultat der globalisierten Popkulturindustrien. Als solche bleiben sie immer auch different zur globalisierten Warenproduktion und -zirkulation. In diesem Spannungsfeld von Vereinnahmung des Lokalen durch das Globale und Aufrechterhaltung der Differenz zwischen beiden liegt die Ambivalenz der ›glokalisierten‹ Popkulturindustrien. Das Verhältnis von globalen Kulturindustrien und lokalen Popkulturen läßt sich demnach nicht mehr eindimensional in Dichotomien von Standardisierung und Authentizität, Opportunismus und Subversion, Mainstream und Widerstand beschreiben. Der Kulturwissenschaftler Dick Hebdige thematisiert die differenzproduzierenden Effekte kultureller Globalisierung:

»Globalisierung bedeutet zum einen eine Effektivitätssteigerung, mit der der Kapitalismus das Lokale transformiert, zum anderen aber auch die Entdeckung, daß wir nicht alle auf die gleiche Weise zu den gleichen Rhythmen tanzen. Daß die Differenzen nicht bloß in einem synchronen Raum – einem globalen Dorf – bestehen, sondern tatsächlich auch räumlich sind.«[20]

Ob Hamburg, Berlin, Stuttgart oder Mannheim – lokaler HipHop besteht auch in Deutschland aus einem Bündel ortsgebundener Szenen, die verschiedene Räume der Stadt nutzen und durch ihren Bezug auf Wohnort und Nachbarschaft eine starke lokale Identität aufweisen. Die lokalen Szenen gründen sich auf ›realen‹ Gemeinschaften, den Gangs, Posses oder Crews, und

20 Hebdige 1997, S. 161.

diese inszenieren sich als Gemeinschaft vor allem im theatralen Raum der für die lokalen Szenen wichtigen Events. Die dynamischen Strukturen der differenzierten lokalen Einheiten sind die Voraussetzung für die Globalisierung der HipHop-Kultur, wie umgekehrt die Existenz eines globalisierten HipHop die Bedingung für die Ausdifferenzierung und Integration global zirkulierender Stile im Bereich des Lokalen darstellt. Die erneute lokale Verankerung des HipHop widerlegt die typische Verlaufskurve des ›Ausverkaufs‹, die Jugendkulturtheorien von der Entwicklung jugendlicher Subkulturen zeichnen, wenn sie im Anschluß an die Kulturindustriethesen Horkheimers und Adornos die These der Standardisierung und Vereinnahmung lokaler Stile vertreten. Lokaler HipHop bietet die Möglichkeit einer Identifikation mit einer global verbreiteten Popkultur, ohne zu gewachsenen lokalen Kulturpraktiken in Distanz treten zu müssen. Das Eigene im Gemeinsamen suchen, dies ist die Grundmaxime der lokalen HipHop-Szenen. Wie aber werden kollektive Identitäten im Spannungsfeld von Globalisierung und Lokalisierung geschaffen? Bei der »Produktion von Lokalität«[21] lassen sich vor allem zwei Formen ausmachen: Das Nationale und das Städtische.

Die Produktion des Nationalen: Deutscher HipHop

Theorien der Globalisierung betonen, daß die Durchsetzung globaler Produktionstechniken seit den 1960er Jahren von einer Wiederentdeckung und Neuerfindung lokaler, regionaler und nationaler Kulturen begleitet wird.[22] Diese Tendenz sei zurückzuführen auf eine befürchtete Zerstörung von Lokalität durch den globalen Weltmarkt, durch expandierende Massenmedien und Kulturindustrien. Zudem beruhe die Rekonstitution des Lokalen auch auf identitätsstiftenden Momenten. Im Lokalen kommt das Bedürfnis nach Heimat und der Wunsch nach einer Reduktion kultureller Komplexität ebenso zum Ausdruck, wie von hier fundamentalistische und modernitätskritische Bewegungen ihren Ausgang nehmen.

21 Appadurai 1995.
22 Vgl. Smith 1990; Featherstone 1995.

Die Nation ist eine solche identitätsstiftende Figur des Lokalen. Als politische, soziale und ökonomische Einheit hat sie im Zuge des globalen Zusammenwachsens zwar an Bedeutung verloren, als Interpretationsrahmen und identitätsstiftende Kategorie aber ist sie nach wie vor wichtig. Autoren wie Benedict Anderson, Stuart Hall oder Mike Featherstone beschreiben die Nation als eine »imagined community«.[23] Im Unterschied zur Vorstellung ethnischer Gemeinschaften ist der Begriff der Nation nicht nur territorial verankert, sondern auch als Bewußtseinsprozeß medial produziert. Benedict Anderson verweist darauf, daß die Entstehung eines nationalen Bewußtseins nicht vorstellbar gewesen sei ohne Medien – in diesem Fall: ohne die Expansion der durch den Papierdruck ermöglichten Zeitschriften, Journale, Plakate und Bücher.

Pop ist eine globalisierte Kulturpraxis, sie war und ist gerade deshalb ein probates Mittel, nationale Identitäten zu überschreiten. Ob die *Beatles* oder *Oasis* ›British Pop‹ sind oder Madonna die weibliche Ikone des ›American Pop‹, ob Herbert Grönemeyer ein deutscher Rockstar ist oder die türkische Gruppe *Cartel* aus Deutschland kommt, spielt im weltweiten Popdiskurs eine recht marginale Rolle. Zugleich hat Pop nicht nur die Erosion nationaler Identitäten zu uneinheitlichen, hybriden Kulturen verstärkt, sondern auch zu einer Revitalisierung des Begriffs des Nationalen beigetragen. Mit jenen Konsequenzen, die Stuart Hall insgesamt für kulturelle Identität in Zeiten von Globalisierung beschrieben hat: Entweder werden nationale oder ethnische Identitäten im Widerstand gegen Globalisierung gestärkt, oder es bilden sich unter dem Einfluß global zirkulierender Stile neue hybride Identitäten im lokalen Feld heraus.[24] Die These Halls trifft vor allem auf HipHop-Kulturen zu. Auch hier werden einerseits die ›geschlossenen‹ Identitäten einer nationalen Kultur zerstört und neue hybride Formen von Kultur produziert, andererseits finden sich Reaktivierungen des Nationalen. Wie sich in den USA die *Nation of Islam* als widerständige, aber fundamentalistische Reaktion des schwarzen HipHop auf Globalisierung lesen läßt, verweist auch die mediale Konstruktion eines deutschen HipHop auf eine Revitalisierung des Begriffs der Nation.

23 Anderson 1996.
24 Hall 1999.

Die Geschichte des HipHop in Deutschland läßt sich so skizzieren: Was einst auf den Straßen der New Yorker Bronx als spontane Urban Dance Parties oder illegale Mal-Aktionen beginnt, verläßt als standardisierte Formensprache des HipHop das schwarze Ghetto und folgt – vor allem durch den Erfolg der Rap-Musik – den Marktgesetzen einer sich globalisierenden Kulturindustrie. Verstärkt wird dieser Prozeß der Kommerzialisierung und Globalisierung durch die Medialisierung der HipHop-Techniken. Neue lokale Zentren und Szenen entstehen zunächst vor allem in den großen Städten der USA, seit ungefähr 1983 etablierten sich auch die ersten HipHop-Szenen in Europa. Wie in anderen europäischen Ländern verankert sich HipHop in Deutschland wie keine andere Popkultur zuvor auch bei Jugendlichen aus ethnischen Minderheitenkulturen. Ihren symbolischen Ausdruck findet die lokale Neukontextualisierung des Globalen darin, daß nicht durch englische Texte die Anbindung an internationale Popmusik symbolisiert wird, sondern auf deutsch oder türkisch gerappt wird.

Die Texte, Beats und Sounds symbolisieren das, was der in Bombay aufgewachsene und in den USA lehrende Ethnologe Arjun Appadurai eine »Produktion von Lokalität« unter den Bedingungen kultureller Globalisierung nennt. Wenn, wie im türkischen Rap, deutsche Schlagermusik mit europäischer Kunstmusik oder orientalischer Musik gesampelt und gemixt werden, zeigt sich: Lokale Identität ist im popkulturellen Kontext nur vorstellbar über die Integration globaler kultureller Symbole, sie ist eine glokale Identität und als solche hybrid. Gerade in dieser Hinsicht veranschaulicht die HipHop-Kultur, daß die Globalisierung des HipHop regionale Dialekte und die Wiederentdeckung ethnischer Traditionen befördert. Dies zeigt sich nicht nur in den lokalen Bezügen und Problematiken, die im Rap thematisiert werden, sondern ebenso in der symbolischen Aneignung des urbanen Raumes durch Graffiti und in der Umfunktionierung von Straßen und Plätzen zu Tanzflächen. Auf diese Weise wird nicht nur die ›Heimat‹ als abstrakte Lokalität, sondern auch der urbane Raum als konkreter Ort lokaler Identifikation mit Bedeutung aufgeladen und zu einem Knotenpunkt im globalen Netzwerk erklärt.

Auch im HipHop stellt sich das Nationale als imaginäre Figur vor allem über Medien her. Stuart Hall benennt verschiedene mediale Inszenierungsformen zur Erzeugung des Nationalen. Dazu zählen die in Medien und im Alltag immer wieder vorgetragenen Nationalgeschichten, der Verweis auf den Ursprung, auf Kontinuität und Tradition, auf den Gründungsmythos und zugleich auf die Zeitlosigkeit.[25] Da das Nationale eine fiktive Figur von Ethnizität beschreibt, unter der verschiedene Ethnien vereinheitlicht werden, muß es als eine »spezifische Ideologie-Form«[26] immer wieder hergestellt, verinnerlicht und geglaubt werden. Die Reaktualisierung von Ideologie betreibt die Hip-Hop-Kultur, indem sie einerseits auf den Ursprungsmythos rekurriert, andererseits aber auch nationale Identitäten hervorbringt und damit Differenz zum ›Original‹ produziert.

Es ist die spezifische Performanz der Medien, die sowohl bei der Herstellung von HipHop als eines nationalen Stils wie auch in dessen Rezeption zum Tragen kommt. Vor allem HipHop-Sendungen im Radio und im Fernsehen rufen die Imagination eines deutschen HipHop hervor – und mit ihm die Diskussion um dessen Authentizitätsgehalt –, indem sie über ›deutsche‹ Rapper berichten, also Rapper, die in dem territorial definierten Gebiet Deutschland leben, und die durch Sprache und Sendegebiet das Imago einer deutschen Gemeinschaft wachrufen. Zu sagen: ›Das ist deutscher HipHop‹, stellt den Bezug zu dem Imago einer Deutschen Nation her, denn es ist eine performative Aussage, ein Satz, der im Akt des Sprechens ›Wirklichkeit‹ herstellt. Die Performanz des Sprechaktes bewirkt, daß Rezipienten diese Aussage glauben und eine bestimmte Ästhetik als deutschen HipHop imaginieren. Tim ›Beam‹ erläutert:

»Ich finde, Deutschrap ist so die erste Subkultur, die sich so wirklich abhebt in Deutschland. Alles andere waren bis jetzt immer nur Importkulturen. Ich meine HipHop kommt auch nicht aus Deutschland, es wurde auch lange Zeit nur konsumiert. Aber es gibt inzwischen – ich will noch nicht mal von einer Deutschrapszene sprechen, aber es gibt auf jeden Fall mindestens 10 Gruppen in Deutschland, die wirklich durchreift sind und am Start sind.«[27]

Es ist kein Zufall, daß in Deutschland HipHop nicht zuletzt über die Rundfunksender der hier stationierten, vornehmlich schwarzen US-Soldaten und über deren Musikgeschmack po-

25 Ebd., S. 419.
26 Balibar 1992.
27 Tim ›Beam‹, eigenes Interview.

pulär wurde. Auch über den Hörfunk wird der Ursprungsmythos des HipHop weitergetragen und Kontinuität zu den neuen
lokalen Szenen hergestellt. Neben Berlin bilden sich entsprechend die Zentren des HipHop in Heidelberg, Frankfurt, Stuttgart und Mannheim heraus, jenen Städten, in deren unmittelbarer Nähe amerikanische Soldaten stationiert waren. Vor allem
aber popularisieren Bildmedien wie *MTV* den schwarzen Hip-
Hop auch hierzulande. Der kulturelle Transfer von schwarzem
US-amerikanischem HipHop führt auch in Deutschland zur
Entstehung hybrider Kulturen als spezifisch lokalen Synthesen
globalisierter Stile und Praktiken.

Das erste deutsche Rap-Video der *Fantastischen Vier* lief
noch auf *MTV Europe*. Damals existierte weder *MTV Deutschland* noch der deutsche Musiksender *VIVA*. Gegründet vor allem, um mehr Tonträger von deutschen Interpreten zu verkau-
fen, erobert *VIVA* seit 1993 den lukrativen Medienmarkt des
Pop, indem er sich erfolgreich gegen *MTV* positioniert. Die erste HipHop-Sendung auf *VIVA* heißt *Freestyle* (1993-1995),
moderiert u. a. von Szene-Celebrities wie *Storm* und *Torch*. Man
zeigt – nicht nur hier – deutsche HipHop-Videos und kreiert
damit einen nationalen Stil. Deutscher HipHop – das ist eine Erfindung von *VIVA* in Zusammenarbeit mit der deutschen Musikproduktion, und diese ist außerordentlich erfolgreich. ›Deutscher HipHop‹ ist eine vereinheitlichende Figur, die großzügig
über den disparaten Charakter der einzelnen HipHop-Szenen hinwegsieht. *Linguist*, früher Rapper bei der Heidelberger
Gruppe *Advanced Chemistry*, hält dagegen:

»Das Einzige, was ich wirklich halbwegs durchgehen lasse, sind diese
ganzen Oriental-Geschichten. Das ist spezifisch deutsch. Das ist das Einzige, was deutsch ist am Deutschrap. Wenn die Deutschtürken orientali-
sche oder Türkpop-Samples nehmen und darüber auf Deutsch über ihr
Dasein als Deutschtürken rappen – das ist deutsch. Aber die ganzen
Funk- und Soulsamples, die dann genauso editiert werden, wie es DJ Pre-
mier oder andere amerikanische Produzenten machen ... daran ist nichts
Deutsches.«[28]

Die imaginierte Figur eines nationalen HipHop befördert eine
rückwärtsgewandte Identitätspolitik, indem sie Wir-Bilder herstellt, die Einheitlichkeit und Eindimensionalität suggerieren,

28 *Linguist*, in: Loh/Güngör, S. 146.

wo im Alltag Mehrdimensionalität und Hybridität vorherrscht. Kein Wunder, daß die HipHopper selbst sich unter ›deutschem HipHop‹ so recht nichts vorstellen können[29], erleben sie doch vornehmlich die Differenzen, die zwischen den einzelnen städtischen Szenen und selbst zwischen einzelnen Stadtteilen bestehen. Das marktstrategische Unternehmen einer nationalen Identitätsproduktion liest sich wie ein Versuch, eine kulturelle Autonomie der Deutschen zu etablieren; und dies ausgerechnet in einem kulturellen Feld wie Pop, wo Deutsche traditionell ein deutliches Defizit vorzuweisen haben, und im besonderen im Feld des HipHop, das keine genuin weiße Kulturpraxis ist. Zudem schafft die Rede vom deutschen HipHop Abgrenzungen zum Hip-Hop ethnischer Minderheitenkulturen. Aus dieser Perspektive scheint das Medienkonstrukt ›Deutscher HipHop‹ ein kulturelles Beispiel für Renationalisierung zu sein: Es erfüllt vor allem die Funktion, die Kategorie des Nationalen in Zeiten von Globalisierung zu re-etablieren.

Die Herstellung des Städtischen

Metropolitane Skyline und ausgebaute Verkehrsnetze, öffentliche Plätze, im Zentrum oder in den Suburbs, umringt von Häuserschluchten, bemalte Häuserwände, eingezäunte Spielplätze und *boomboxes*, hierzulande gern abfällig Ghettoblaster genannt – dies sind die Assoziationen, die HipHop weckt, und dies keineswegs zufällig, ist doch HipHop, so die Ursprungserzählung, ein genuin großstädtisches Produkt. Bilder des Städtischen gehören zu keiner anderen Jugendkultur so sehr wie zum HipHop. Zwar verweisen auch andere Popkulturen auf Städte, Punk zum Beispiel auf London oder Techno auf Berlin. Während aber hier bestimmte Städte oder ihre zentralen Wahrzeichen als Referenzpunkte dienen, stellen in der globalisierten HipHop-Kultur Versatzstücke von Mega-Cities eine abstrakte Bild-Kulisse her – sowohl in den ›Life-Performances‹ auf der Straße als auch in den medialisierten Performances der Videoclips. Der Authentizitätsgehalt des HipHop mißt sich nicht selten an dieser Bildhaftigkeit.

29 Dies ist ein Ergebnis unserer Interviews.

Der Zusammenhang zwischen HipHop und Stadt erscheint so evident, daß er selten hinterfragt wird. Ob in Videos, auf CDs, in Booklets oder im Musikfernsehen – die Bildproduktionen des HipHop werden aus Symbolen des Städtischen generiert. HipHop, so die Geschichtsschreibung, hat seine Ursprünge in einer Mega-City, in New York, und verbreitete sich von dort aus als eine urbane Kulturpraxis. Unsere These lautet hingegen, daß Großstadterfahrungen nicht zwangsläufig die soziale oder kulturelle Bedingung eines authentisch wirkenden HipHop darstellen. Über die global zirkulierenden Symbole des Urbanen wird im Lokalen ein urbanes Lebensgefühl hergestellt. Deshalb kann – vermittelt über die Bilderwelt – HipHop, ob in Bottrop oder Lüdenscheid, durchaus ein Kleinstadtphänomen sein, er muß nicht zwangsläufig mit der für Großstädte charakteristischen Erfahrung des sozialen Bruchs, der Heterogenität und Dichte verbunden sein. Das Urbane im HipHop ist häufig ein Ausstattungsmerkmal, ein theatrales Mittel, um Identität herzustellen und den Glauben an Authentizität zu befördern.

Diese These widerspricht zwei gängigen Thesen des Subkultur- und Popdiskurses: Zum einen der Vorstellung, daß HipHop nur dann als authentische Praxis gelten kann, solange er originär an spezifischen Orten verankert bleibt und gegen globalisierte popkulturindustrielle Produktion opponiert. Zum anderen wendet sie sich gegen die Annahme, daß eine ernstzunehmende ästhetische Praxis von Jugend- und Popkulturen unmittelbar aus den sozialen und ökonomischen Erfahrungen in Städten, vor allem in strukturschwachen Regionen, ableitbar sein muß. HipHop auf dem Land oder HipHop von Mittel- oder Oberschichtskindern erscheint vor dem Hintergrund dieser Annahme per se als reine Nachahmung.

Darüber hinaus belegt die Symbolik des Städtischen im HipHop, wie sich die Bedeutung der Stadt im Übergang von der Industrie- zur Informationsgesellschaft, von der Strukturkategorie der Arbeit zu der der Kommunikation verändert hat: Galt die Stadt seit Anbeginn der Moderne als Kulminationspunkt gesellschaftlicher Entwicklungen, erscheint das Städtische mit dem Übergang von der Industriegesellschaft zur Informationsgesellschaft zunehmend als Knotenpunkt sozialer Netzwerke. Das Urbane tritt nicht mehr als gelebte städtische Kultur in Erscheinung, sondern entfaltet seine Wirksamkeit als theatrales Gestaltungsmittel. Über die Bildinszenierungen des Urbanen wird ein urbanes Lebensgefühl weltweit vermarktet. Insofern erfüllt die HipHop-Kultur mit ihrer bildlichen Inszenierungspraxis eine Vorreiterfunktion bei der symbolischen Überhöhung des Städtischen in postindustriellen Zeiten, in denen Städte ihre Funktion als Standorte ökonomischer Produktion verlieren.

Die gängige Lesart: HipHop als Kultur der Großstadt

In der Erzählung des HipHop wird fast immer auf den großstädtischen Ursprung verwiesen: HipHop ist ein Produkt New York Citys. Als in den 1970er Jahren die weißen Unterschichtsjugendlichen in London, der Hauptstadt der britischen Pop-Insel, ›No Future‹ grölen, ohne jegliche Ahnung ein Musikinstrument greifen und Punk-Musik machen, entwickeln in der New Yorker Bronx, so die Erzählung, schwarze Jugendliche eine ästhetische Praxis, die sich den Kulturtechniken des Textens, Malens, Tanzens und Musikmachens bedient und diese zu einem komplexen Sprachgeflecht formt. Ob HipHop aus der Bronx, Punk aus London oder Techno aus Chicago und Detroit – es ist eine zentrale These gängiger Subkulturtheorien, daß die Entstehung von lokalen Subkulturen vor allem aus den ökonomischen, sozialen und politischen Lebensbedingungen von Jugendlichen in großen Städten resultiert.

Diese These wurde in den 1970er Jahren von Autoren der *Cultural Studies* wie Dick Hebdige, Paul Willis oder Angela McRobbie und im deutschsprachigen Raum vor allem von Rolf Schwendter vertreten und findet sich auch in Ansätzen zur Entstehung der HipHop-Kultur bei Autorinnen wie Tricia Rose oder Andrew Ross wieder.[30] Die Lebensbedingungen von Großstädten im Übergang von der Industriestadt zur nachindustriellen Stadt spielen hierbei als Erklärungsmuster eine zentrale Rolle. Auf eine postfordistische Umstrukturierung der Ökonomie, den rasanten Abbau von Arbeitsplätzen im sekundären Sektor, geringe Bildungschancen, die Verschlechterung der sozialen und kulturellen Infrastrukturen, auf räumliche und so-

---

30 Rose 1994a; Ross/Rose 1994.

ziale Ausgrenzung finden die betroffenen Jugendlichen, so die gängige These, eine Antwort: HipHop. Blockpartys, die Nutzung des Plattenspielers als Musikinstrument, der MC als Entertainer, die symbolische Besetzung des öffentlichen Raums durch Graffiti und Breakdance gelten als eine kreative Antwort auf die rassistisch bedingte Segregation, den Abbau von Arbeitsplätzen und die kulminierenden Wirkungen der sozialen Deprivation in Innenstadt-Ghettos, gelten als friedliche Form der Zuflucht vor Kriminalisierung und Drogensumpf.

Wie aber läßt sich erklären, daß es eben diesen Jugendlichen – und nicht anderen sozialen Randgruppen wie Obdachlosen oder Alkoholikern – gelingt, eine ästhetische Praxis zu entwickeln, die ihnen die kritische Reflexion ihrer sozialen Situation erlaubt und eine zumindest symbolische, häufig auch reale Überschreitung ihres sozialen lokalen Kontextes ermöglicht? Diese Frage nach dem Verhältnis von sozialer Erfahrung und ästhetischer Produktion scheint zentral zu sein. Ihre Beantwortung steht bis jetzt aus.

Gerade weil sich die Reaktion auf die perspektivarme soziale Situation ästhetisch formuliert, so die weitere Argumentation klassischer Subkulturtheorien, liegen in ihr subversive Elemente verborgen. Punk gilt, dem traditionellen Subkulturdiskurs der *Cultural Studies* zufolge, deshalb als subversive Praxis, weil er mit den bereits durch die Kunstavantgarde des *Dadaismus* bekannten Techniken des Stilbruchs und der Verfremdung von Alltagsgegenständen dissident wirkt. HipHop hat z.B mit Scratching, Sampling und Signifying[31] Techniken entwickelt, die als ästhetische Antwort auf Tendenzen der Entstrukturierung und Destandardisierung des Sozialen, der Peripherisierung des Städtischen und der Fragmentierung des Subjektes gelesen werden können. Die Erfahrung sozialer Brüchigkeit, des sozialen Cut 'n' Mix, findet, so könnte man überspitzt sagen, ihren Ausdruck im Breakbeat.

Es ist eine der zentralen Thesen klassischer Subkulturtheorie, daß das soziale Widerstandspotential einer ästhetischen Praxis im Zuge ihrer Kommerzialisierung gefährdet sei. Entsprechend

---

31 Signifiying meint ein Sprachspiel, bei dem mit Zitaten, Ironisierungen und Übertreibungen gespielt und zwischen elaboriertem Code und Szenesprache gewechselt wird. Vgl. Gates jr. 1988, Karrer 1996.

weisen Autoren wie M. Elizabeth Blair[32] oder Russel A. Potter[33] auf die Gefahr hin, daß auch im HipHop die authentische lokale Praxis durch eine global agierende Popkulturindustrie vereinnahmt werde und die ästhetischen Produkte ihre subversive Kraft verlören. Gerade im HipHop wird die Existenz einer lokalen, authentischen Subkultur als Ursprung vorausgesetzt, deren ästhetische Produktionen durch die kulturindustrielle Verwertungsmaschinerie als Waren vermarktet werden für exotikverliebte, vornehmlich weiße Jugendliche zunächst in den Suburbs der USA und dann in anderen Kontinenten. In der binären Konstruktion einer authentischen Subkultur des HipHop auf der einen Seite und einer vereinnahmenden Popkulturindustrie auf der anderen Seite ist das Verhältnis zwischen diesen beiden Polen als ein Herrschaftsverhältnis beschrieben. Die (Pop-) Kulturindustrie beutet lokale Subkulturen aus, spielt aber bei deren vorangehender Konstituierung keine Rolle. Diese Annahme hat bereits Dave Laing[34] kritisiert. In einer Studie über Punk-Rock machte er Mitte der 1980er Jahre darauf aufmerksam, daß Punk als urbane Kulturpraxis erst über seine Medialisierung und kommerzielle Vermarktung etabliert wurde. Ähnlich argumentiert Sarah Thornton, wenn sie den Medien eine aktive Rolle bei der Bildung von Subkulturen zuschreibt, indem sie diese überhaupt erst benennen und von anderen Kulturen abgrenzen.[35] Die binäre Konstruktion authentische Subkultur versus Popkulturindustrie kritisiert auch Thornton, indem sie ein gegenseitiges Bedingungsverhältnis unterstellt. Für dessen Dynamik spielt die Stadt eine wesentliche Rolle.

Die postindustrielle Stadt

Ein rasantes Bevölkerungswachstum und zunehmende Landflucht haben in den letzten Jahren zu einer enormen Erhöhung der Anzahl von Mega-Cities geführt. Die Zahl der Städte mit mehr als zehn Millionen Einwohnern (wie Kairo, Kalkutta, Sao Paulo, Mexiko-City), die es vor allem in Schwellenländern und

32 Blair 1993.
33 Potter 1995.
34 Laing 1985.
35 Vgl. Thornton 1996.

Ländern der sogenannten ›Dritten Welt‹ gibt, hat sich vervierfacht. Mit dem beständigen Anwachsen der Stadtbevölkerung dehnen sich die Stadtgebiete aus, der Stadtrand verschiebt sich. Suburbanisierung, die Bildung von Schlaf- und Vorstädten, machen die Stadt randlos. Eine Dezentralisierung der Stadt und eine Zerstreuung des urbanen Raumes sind die Folge. Die Stadt in Zeiten von Verstädterung gleicht einem *urban sprawl*, einer endlosen Aneinanderreihung von Einfamilienhäusern, Einkaufszonen, Büro- und Wohnblocks, Lagerhallen und lokalen Vergnügungszentren, die sich um eine Vielzahl kleiner Zentren gruppieren. In der Stadttheorie wird die Transformation der für die europäische Stadt charakteristischen Hierarchie von Zentrum und Peripherie hin zu einer neuen Unübersichtlichkeit von suburbanen Kontexten, peripheren Subzentren und Zersiedlung verhandelt unter den Stichworten *randlose Stadt*[36] (Joachim Huber) oder *Zwischenstadt*[37] (Thomas Sieverts). Zwischenstadt meint urbane Ansiedlungen zwischen Zentralstädten und Landschaft, wie sie vor allem mit der Herausbildung der *Megalopolen* einhergehen. Megalopolis wiederum bezeichnet die schon seit der Antike bekannte Erweiterung und Expansion urbaner Kontexte, die im 20. Jahrhundert vor allem durch die Agglomeration großer Städte hervorgerufen wurde – ob von Boston bis Washington, von Los Angeles bis San Diego oder im Ruhrgebiet.

Der beschleunigte Wandel der Städte meint aber nicht nur die Zeitlupenexplosion vom Zentrum zur Peripherie. Marshall McLuhan hat schon vor einigen Jahrzehnten auf die Implosion von geographischen Räumen hingewiesen und die Herausbildung der *global villages* beschworen, daß durch digitale Netzwerke und Echtzeitkommunikation entstehe.[38] Der Verlust an kultureller Differenz und die Auflösung des Lokalen erscheinen als zwangsläufige Folge. Globalisierung führt zu einer neuen Mobilität der Subjekte. Der von Richard Sennett beschriebene *Flexible Mensch*[39] ist der Prototyp des mit einer globalisierten Produktion einhergehenden Berufsnomadentums. Er ist ein postindustrieller Arbeitsmigrant, jemand, der sich alltäglich in neue lokale Kontexte einfügen kann, der das Raum-Zeit-Konti-

36 Vgl. Huber 2002.
37 Vgl. Sieverts 1997.
38 Vgl. McLuhan 1992.
39 Vgl. Sennett 1998.

nuum körperlich bewältigen und der Nicht-Orte[40] (Marc Augé) des globalisierten Urbanen wie Bahnhöfe, Flughäfen, Transitstationen, Raststätten, Hotels als Lebensräume akzeptieren kann.

Die globalisierte Ökonomie verankert sich lokal in den großen Städten. Vor allem *Global Cities* wie Singapur, Tokio, New York, Paris oder London, die als zentrale Kommunikations- und Handelsknoten fungieren, sind mit ihren Dienstleistungskomplexen die zentralen Kontrollzentren der weltweit operierenden Ökonomien. Stadtpolitik und Stadtentwicklung agieren zunehmend entlang der infrastrukturellen Erfordernisse einer globalisierten Ökonomie, soziale und kulturelle Standards des Städtischen werden zunehmend an ökonomischer Effizienz gemessen und drohen immer mehr an die Wirtschaftspolitiken angepaßt zu werden. Ein Umbau der Städte zu lokalen Knotenpunkten im globalen System des Neoliberalismus ist die Folge. Dieser Umbau wird unter verschiedenen Perspektiven in der Stadtforschung diskutiert.

Städte waren schon immer durch Segregation gekennzeichnet. Jüngere Migrationswellen haben diese Strukturentwicklungen der Städte noch verschärft. Mit der Globalisierung der Produktion haben sich zudem neue lokale Hierarchisierungen vollzogen: In den Städten stehen sich transnationale Unternehmenskulturen und lokale Einwanderungskulturen gegenüber. Eine soziale Polarisierung in *global players* und *local actors* ist die Folge und mit ihr soziale und räumliche Marginalisierung bis hin zur Ghettobildung. Denn: Funktionsbereiche des Städtischen wie Wohnen, Arbeit und Leben werden zunehmend auf die Bedürfnisse der Standortkonkurrenz und der Warenzirkulation zugeschnitten, Stadtzentren werden musealisiert, Stadtkultur und Kunst entsprechend gefördert, Einkaufszentren abgeschottet. Soziale Distinktion wird institutionalisiert. In den Innenstadtbereichen entstehen halböffentliche Räume, die nur noch zahlungskräftigen und nichtdeviant erscheinenden Personen zugänglich sind. Das Konzept der *Dual City*[41] (Manuel Castells) beschreibt genau diesen Verlust eines gemeinsamen institutionellen und kulturellen Unterbaus für alle Bürger der

40 Vgl. Augé 1994.
41 Vgl. Castells 1996, S. 172-228.

Stadt. Die Folge dieser Teilung der Stadt sind soziale Ausgrenzung und Marginalisierung. Die *saubere Stadt* ist eine Stadt, die vor allem durch Law and Order reguliert wird. Soziale Polarisierung bewirkt die Fragmentierung des Städtischen; soziale Desintegration provoziert die Bildung von ethnischen Mikrouniversen. Verstärkt wird dieser Vorgang durch die Peripherisierung. Eine kollektive Identität ist immer schwieriger herzustellen. ›Stadt‹ als Erinnerungsraum, als räumliches Gedächtnis des Sozialen verliert an Bedeutung zugunsten von *Edge Cities*[42] (Joel Garreau), jenen *New Towns* am Stadtrand, die autarke Kontexte bilden.

Das Bestreben, die lokale Identität der Stadt zu bewahren, mündet in einer Musealisierung der Innenstadtkerne. Fassaden werden restauriert, alte Stadtviertel umgebaut und Denkmäler zu Medienobjekten umgestaltet. Die Kernstadtflucht wird beschleunigt. In postindustriellen Städten mutieren Stadtkerne zur Fassade von Stadtgeschichte, aufbereitet als touristische Attraktion. Musealisierung betont den Symbolcharakter des Städtischen und schafft ein störungsfreies Lokalkolorit auf Kosten einer lebendigen kollektiven Identität. Mit der Musealisierung geht eine Eventisierung der Stadtkultur einher. Lokale Stadtkulturen mit zum Teil deutlichen Stadtteilbezügen verschwinden zugunsten von Großevents, unterstützt von der Lokalpolitik und deren Wettbewerbsstreben im globalen Konkurrenzkampf. Events, ob Kultur-, Kunst- oder Sportfestivals sind ›harte‹ Standortfaktoren geworden. Sie wecken Aufmerksamkeit weit über lokale Grenzen hinaus, locken Investoren und Touristen. Der öffentliche Raum wird theatralisiert, der urbane Kontext avanciert zur Bühne der internationalen Events. Der öffentliche Raum wird zu einem ›Theatrum mundi‹ der nachmodernen Stadt – mit der Gefahr, den Bezug zu den Bewohnern zu verlieren.

All diese Tendenzen betreffen sozial benachteiligte Gruppen in besonderer Weise. Die Stadtteile, in denen sie leben, verwahrlosen zunehmend. Arbeitslosigkeit, Sozialabbau und die Veränderung von städtischen Infrastrukturen befördern soziale Segregation. Die entsprechenden Stadtteile mutieren von urbanen Lebensräumen zu sozialen Wüstenlandschaften. Raumaneig-

42 Garreau 1991.

nung und Raumeroberung wird zu einem zentralen Thema. Es war schon immer ein Kennzeichen von Jugendkulturen, eigene Räume für sich zu erobern. Vor allem mit dem Wandel der Städte seit den 1970er Jahren haben Jugendkulturen, ob Punk, Techno oder HipHop, den öffentlichen Raum zu ihrem Aktionsraum und sich selbst damit zu einer Kultur des öffentlichen Raumes erklärt. Seitdem spielt die Eroberung von *locations*, jenen Orten, die Jugendliche in der Stadt als ihren Aktionsraum begreifen, eine große Rolle – nicht zuletzt für jugendliche Bewegungskulturen wie Streetball oder Scating. Auch die HipHop-Szenen suchen sich in musealisierten Innenstädten wie in verlassenen Industriegebieten ihre Orte. Sie theatralisieren diese Orte, indem sie sie als Bildkulisse für ihre ›Aufführungen‹ nutzen.

Die Bildhaftigkeit der postindustriellen Stadt

Galt die Stadt schon immer als öffentlicher Ort gesellschaftlicher Kommunikation, wird sie seit dem 19. Jahrhundert als Kulminationspunkt der aktuellen Entwicklung der sich rasant wandelnden Industriegesellschaften verstanden. Die Stadt der Moderne ist der Kristallisationsort für soziale und ökonomische Probleme, aber auch für die Errungenschaften von Kultur und Kunst. In der Stadt zeigen sich die sozialen Folgewirkungen von kapitalistischer Industrie und Handel, von Fordismus und Migration, von Verwahrlosung und Verslumung. Hier verankern sich Kultur- und Sozialkritik der Moderne; Konzepte moderner Architektur und Urbanistik finden hier ihre materialisierte Gestalt. Aus urbaner Erfahrung speisen sich moderne Kunst und (Pop-)Kultur; ihre Artefakte prägen und gestalten als Skulpturen, Denkmäler, Mahnmale oder Graffiti den urbanen Raum. Die Stadt – das ist nicht nur der ökonomische, politische, kulturelle und soziale Knotenpunkt der Moderne, sondern auch jener symbolische Ort, der die Komplexität, Widersprüchlichkeit und Brüchigkeit moderner Gesellschaften am deutlichsten demonstriert.

Die Stadt als Kulminationspunkt der Moderne ist auch immer ein metaphorischer Ort. Ordnungsvorstellungen und -bilder des Sozialen konkretisieren sich in der Stadt. Stadtplanung und Urbanistik, aber auch Film, Theater, Musik und Bildende Kunst nutzen die Stadt als Metapher für ihre ästhetischen Entwürfe. Die Bilder des Städtischen beruhen auf diesen transdisziplinären Dialogen. Metaphorik ist eine Form der Wirklichkeitsbeschreibung: Die Gestaltung der Städte und die Wahrnehmung und Erfahrung des Städtischen korrespondieren mit der Metaphorik des Städtischen. Diese wird um so wichtiger in einer Phase der Geschichte der Stadt, in der diese einen radikalen Umbruch erlebt: Mit dem Ende des Projektes der Moderne wandelt sich die Stadt vom Kristallisationsort der Industriegesellschaft, in der die Kategorie der Arbeit strukturbildend ist, zum Knotenpunkt im Netzwerk der Informations- und Mediengesellschaft, in der Kommunikation die zentrale Strukturkategorie darstellt. Begriffe wie Peripherie, Migration und Mobilität prägen den Diskurs über die globalisierte Stadt. Der Diskurs über die medialisierte Stadt ist getragen von den Kategorien Bild, Information und Kommunikation.

Mit der Peripherisierung, Globalisierung, Fragmentierung, Musealisierung und Eventisierung des Städtischen verlagert sich die Metaphorik des Städtischen immer mehr in Bilderwelten und unterliegt hier den sich verändernden Bildtechniken. Der Stadtsoziologe Walter Prigge beschreibt diesen Vorgang der Verbildlichung des Städtischen am Beispiel des Films, hat doch gerade das Kino an der Metaphorik der modernen Stadt wesentlich mitgewirkt. Der Film, das markanteste Bildmedium der Moderne, bringt eine Vielzahl von Metaphern des Städtischen hervor: Die Stadt beispielsweise als Dschungel, Strudel, Chaos (dafür typisch New York City), als Moloch[43], als Organ, Geschwür[44], als Megamaschine[45] als Rhizom[46] oder als Superhirn.[47] Prigge arbeitet die Ambivalenz des Bewegungsbildes für das Bild des Städtischen heraus. Demnach bringt der Film zum einen ein mythisches Stadt-Bild hervor, indem z. B. in der Bildinszenierung die Größe der Hochhäuser übertrieben wird, so »als sei nichts natürlicher, als das Städtische im Bild von Hochhäu-

---

43 Z. B: Los Angeles im Jahre 2019 in *Blade Runner* (1982), Regie: Ridley Scott.
44 Zum Beispiel: *Der Bauch des Architekten* (1986), Regie: Peter Greenaway.
45 Besonders in: *Metropolis* (1926), Regie: Fritz Lang.
46 Zum Beispiel: *Salaam Bombay* (1988) Regie: Mira Nair.
47 Zum Beispiel: *Tron* (1982), Regie: Steven Lisberger.

sern zu identifizieren«.[48] Andererseits produziert der Film einen sprunghaften und prismatischen Blick auf die Stadt. Im Kameraauge erscheint die Stadt als fragmentarisch und diskontinuierlich. Wenn der Film, so Prigge, durch Schnitttechnik das Verborgene des städtischen Alltags sichtbar werden läßt, so zeigt er auch: Stadt ist nicht unmittelbar zugänglich. Man erfährt nicht ›die Stadt‹. Denn: Stadt ist eine Vorstellungswelt, eine imaginierte Welt, die als Bild in Erscheinung tritt.

Mit der Bildlichkeit des Städtischen operiert auch die HipHop-Kultur. Zeichen des Urbanen zirkulieren in den globalisierten Bilderwelten des HipHop und auch das lokale Kolorit des Urbanen formt sich zum Bild. Videoclips sind dafür ein wichtiges Medium. Henri Lefèbvre schreibt der Verbildlichung des Städtischen eine Repräsentationsfunktion sozialer Wirklichkeit zu.[49] Die Bilder des HipHop bilden, so Lefèbvre, städtische Verhältnisse ab und reproduzieren die real existierenden Regeln der HipHop-Kultur. Aber: Bildmedien haben nicht nur eine repräsentative, sondern auch eine performative Funktion; sie bringen das in ihnen Gezeigte erst hervor. Lokale HipHop-Kulturen generieren sich über die Performanz des global zirkulierenden Bildes des Städtischen.[50] Was Christian Höller für Bilder insgesamt annimmt, gilt auch für die Bilder des HipHop. Sie wirken »nie bloß abbildend, sondern immer auch generativ [...] Vielfach schaffen sie erst den Sinn für die (fragmentierten) Räume und (heterogenen) Stile, die sie zu repräsentieren vorgeben.«[51] Die Frage, welcher Rapper als real wahrgenommen wird, findet ihre Antwort nicht zuletzt in den Bildern, die ihn immer wieder als einen urbanen Geschichtenerzähler präsentieren. Bilder des urbanen HipHop repräsentieren demnach nicht die tatsächliche urbane Lebenssituation, sie bringen die Großstadt als Bildfigur des Authentischen erst hervor.

Die Bildmetaphorik des Urbanen zirkuliert global und prägt die ästhetischen Produktionen des lokalen HipHop. Lokale HipHop-Szenen konstituieren und entwickeln sich in bezug zu den Bildern, die seine Produzenten von der Großstadt zeichnen.

48 Prigge 1995, S. 81.
49 Vgl. Lefèbvre 1991, S. 33 u. S. 39; vgl. dazu auch Shields 1996.
50 Zur Performanz der Medien vgl. Krämer 2002. Zur Wirkung der Bilder auf Erfahrungswelten siehe Kapitel 4.
51 Höller 2001, S. 24.

Gerade dieses unauflösliche Bedingungsgefüge zwischen den in globalen Netzwerken zirkulierenden Bilderwelten und deren lokalen Knotenpunkten ist mitverantwortlich für die langlebige Dynamik der HipHop-Szene. Ebenso wie globalisierte Bilderwelten und lokalisierte Praxis einander nicht feindlich gegenüberstehen, stellen die Bilder von Großstadt und die Erfahrung des Städtischen nicht automatisch Gegensätze dar.

Die Wechselwirkung zwischen Globalem und Lokalem, zwischen Bilderwelt und Erfahrungswelt provoziert ein neues Verständnis von Urbanität. War bislang Urbanität ein normativer Begriff, mit dessen Hilfe sich städtisches Leben bewerten ließ, und als solcher immer an einen spezifischen Ort gebunden[52], wird mit einer Transformation des Lokalen in globale Mediennetzwerke die lokale Bindung des Urbanen und mit ihr auch die normative Orientierung von Urbanität in Frage gestellt. Unterstützt wird dieser Vorgang durch die Musealisierung von Städten. Durch die Verbildlichung und Musealisierung des Urbanen wird Urbanität zu einer ästhetischen Kategorie. In dem Maße, in dem sich das Urbane immer mehr symbolisch vermittelt und über virtuelle Bilderwelten herstellt, können auch virtuelle, also ortlose und menschenlose Städte durchaus urban erscheinen.

Prigge betont, daß Urbanität virtuell hergestellt werden könne und begründet dies mit einem normativen Konzept von Urbanität. Dabei unterschätzt er die Umwandlung des Normativen in ästhetische Kategorien, die sich mit der Verbildlichung von Urbanität vollziehen.

»Die modernen Einweg-Medien des 20. Jahrhunderts programmieren auf Gesellschaft und Geschichte und ihre sozialkritische Form hieß ›Kultur für alle‹. Die interaktiven Produktionen knüpfen an die avantgardistischen Kulturen an, kritisieren die Produktionsgrundlage dieser Medien und rufen dagegen eine andere Utopie auf: ›Kultur durch alle‹. Darin läge einzig ihre wirklich urbane Qualität. Denn Urbanität ist kein Ausstattungsmerkmal des ›realen‹, materiellen Raumes, sondern bezeichnet das Verhältnis der Bewohner zu einem Raum – als Stadt und Form gesellschaftlicher Beziehungen in Raum und Zeit.«[53]

Die Verbildlichung des Urbanen symbolisiert den Vorgang der Transformation eines normativen Konzeptes von Urbanität in

---

52 Darauf hat bereits Louis Wirth (1938) hingewiesen. Zusammenfassend zum Urbanitätsbegriff vgl.: Häußermann/Siebel 1992.
53 Prigge 1996.

ein ästhetisches Konzept. Ein normatives Konzept definiert Urbanität über Kategorien wie Dichte, Heterogenität und Vielfalt. Ein ästhetisches Konzept thematisiert diese Kategorien des Sozialen als Bilder in Videoclips, als Musik im Breakbeat, als Körpertechniken im Breakdance und als Gesang im Rap. Genau diese Verbindung von Normativem und Ästhetischem vollzieht die HipHop-Szene. In ihren Bildproduktionen findet eine Umdeutung des Normativen in ästhetische Kategorien statt. Normative Kategorien des Städtischen werden als Bilderwelt in Szene gesetzt. Über ihre Umwandlung ins Ästhetische dienen sie als Bild-Rahmen für die Inszenierung normativer Prinzipien der HipHop-Kultur wie Respekt, Männlichkeit und Coolness, die in der Bildfigur des Rappers ebenfalls ästhetisch aufbereitet sind. Die Umgebung verweist von daher nicht in erster Linie auf einen realen Ort, sie ist vornehmlich ein ästhetisches Gestaltungsmittel, ein Bühnenbild. Als Bild wird Stadt angeeignet und dient als Orientierungsrahmen für neue urbane Praxisformen.

Sowohl der Bilderwelt wie auch der lokalen Praxis des HipHop liegt also ein Konzept von Urbanität zu Grunde, das den städtischen Raum als theatrales Gestaltungsmittel nutzt. Auch als Bildkulisse entfaltet das Urbane subtil und vermutlich gerade deshalb so wirksam seine normative Kraft, an der sich jeder Klein- oder Vorstadt-HipHopper messen muß. HipHop bleibt auch in Zeiten glokaler Kulturindustrien immer an dem spezifischen Ort verankert, aus dem heraus er entstanden ist. Und HipHop kann der Motor zur (Wieder)Aneignung des urbanen Raumes sein. Die Wiederentdeckung von verlassenen Industriekomplexen, urbanen Wüstenlandschaften oder ›der Straße‹ als Erlebnisorte ist ein Beispiel für diese Art von Politik im Feld des Lokalen. Die »Poesie des Lokalen« zirkuliert als Bild und wird in der mimetischen Aneignung umgesetzt und neu erlebt. Als Folge dieser popkulturellen Politiken im Spannungsfeld von Globalisierung und Lokalisierung, von Bildlichkeit und Erfahrung ereignet sich die lokale Wiederbelebung der funktionalisierten Stadt der Moderne durch Techno-Paraden, Jams oder Graffiti.

Wirklichkeit, Bild und Erfahrung

> »Der Erfahrene, wie immer er zu seinem Besitz gekommen sein mag, ist eine anachronistische Figur.«
>
> *Hans Blumenberg*

Fußballweltmeisterschaften, Olympiaden, Popkonzerte, Begräbnisse (von Lady Diana und Queen Mum) oder Kriege, Terroranschläge, Flugzeugabstürze und Flutkatastrophen sind Ereignisse, bei denen Globales und Lokales, Bildhaftes und Reales eine eigentümliche Beziehung miteinander eingehen. Reale Geschehnisse an einzelnen Orten sind zugleich globale Medienereignisse, die Bilder der Medien machen das reale Geschehen erst glaubwürdig. Der Glaube an die Authentizität der Bilder ist der Beleg für die Existenz des Realen. Bei einer derartigen Verwiesenheit von Globalem und Lokalem, Bildhaftem und Realem erscheint die Welt als ein Global Village.[1] Darunter versteht McLuhan eine, über elektronische Medien hergestellte virtuelle dörfliche Gemeinschaft, in der die Menschen in direkten Kontakt miteinander und in unmittelbare Abhängigkeit voneinander geraten. Für McLuhan ist das globale Dorf Ausdruck eines umfassenden historischen Umwälzungsprozesses: Die »Gutenberg-Galaxie«, so seine bereits in den 1960er Jahren vertretene These, sei durch das elektronische Zeitalter abgelöst worden.[2] Bildmedien hätten in diesem Zuge das Primat der Schrift als kollektives Gedächtnis der Menschheit ersetzt. Nun seien Bildmedien die wesentlichen Motoren im Prozeß der Globalisierung.

So wegweisend die Thesen McLuhans vor allem für die Medientheorie waren, so sehr sind sie mittlerweile in die Kritik geraten. Nicht nur jene Theoretiker der Globalisierung, die deren Folgen eher in größeren urbanen Einheiten, den Global Cities[3] und in urbaner Ausdifferenzierung sehen sowie in der Herstellung von lokaler Differenz, widerlegen McLuhans Vision eines weltweiten dorfähnlichen Gebildes. Umstritten diskutiert wird nach wie vor auch die Frage, welche Auswirkungen digital produzierte und weltweit zirkulierende Bilder für die Konstitution

1 Vgl. McLuhan 1992.
2 Vgl. McLuhan 1995.
3 Vgl. Sassen 2001.

der lokalen kulturellen Praxis haben. Denn das Verhältnis von kulturindustriell produzierten Bildern und lokaler Erfahrung provoziert eine nicht enden wollende Auseinandersetzung um Original und Fälschung, Vorbild und Abbild, um Virtualität und Authentizität, Bildlichkeit und Erfahrung.

In diesem Kapitel wird die Globalisierung des HipHop unter dem Aspekt der Medialisierung diskutiert. Es geht um die Rolle der Bildmedien in diesem Prozeß und um deren Relevanz für die sozialen Erfahrungswelten der Akteure. Die weltweite Erfolgsgeschichte des HipHop ist nicht erklärbar ohne dessen kulturindustrielle Bildproduktion und globale Bildzirkulation. Welche Relevanz aber haben die Bilder des HipHop für die lebensweltliche Erfahrung? Geleitet von dieser zentralen Fragestellung thematisiert dieses Kapitel das Verhältnis von Bild und Erfahrung und stellt die für medialisierte Gesellschaften zentrale Frage nach den Bedingungen und Möglichkeiten von authentischer Erfahrung.

HipHop als Bilderwelt

Als Bild ist alles lebbar: Von *Abba* bis *Zappa*, von Poona bis Punk, von Heavy Metal bis HipHop. Bildentwürfe beeinflussen jugendliche Lebenswelten nahezu überall auf der Welt. Arjun Appadurai betont die verändernde Kraft von Bildern. Sie liegt in der Produktion von Lebensentwürfen: Das global zirkulierende Bild des Rappers, das Bild des Ghettos, Graffiti-Styles und Breakdance-Figuren haben für das lokale Szene-Leben Vor-Bild-Charakter.

»Die Medien spielen [...] nicht so sehr die Rolle als direktes Reservoir neuer Bilder und Szenarien für die Lebensmöglichkeiten, sondern als machtvolle Instanz der Prägung sozialer Zeichensysteme, die sich auch auf jene durch andere Weise hergestellten sozialen Kontakte in der großstädtischen Welt auswirkt.«[4]

Ruth Mayer und Mark Terkessidis[5] argumentieren kulturkritisch, wenn sie die Transformation von »Lokalkolorit« in »Glo-

4 Appadurai 1998, S. 21.
5 Vgl. Mayer/Terkessidis 1998, S. 19.

balkolorit« und damit die Auflösung lokaler Praktiken durch global zirkulierende Bilder unterstellen. Aber: Löst sich das Lokale tatsächlich in der global zirkulierenden Bilderwelt des HipHop auf? Oder ist nicht vielmehr die Bilderwelt eine wesentliche Quelle dafür, daß lokale HipHop-Kulturen entstehen und sich weiterentwickeln? Ist das Bildrepertoire des HipHop durch seine Globalisierung nicht erheblich erweitert worden? Anders formuliert: Lassen sich Bildlichkeit und Wirklichkeit[6] derart gegeneinander ausspielen?

Das wichtigste Bildmedium des Alltags ist das Fernsehen. Es ist die zentrale Vermittlungsinstanz zwischen Globalem und Lokalem.[7] Das gilt auch für die Popkultur HipHop: In Deutschland senden mit *Viva*, *Viva+*, *MTV*, *M2 Pop* und *Onyx TV* insgesamt fünf Musik-Kanäle täglich den Großteil ihrer Sendezeit Musikvideos. Andrew Goodwin[8] nennt deshalb das Fernsehen »musiced«. Aber nicht nur das Fernsehen ist »musiced«, die Musik wiederum ist »visualized«. Auch im HipHop resultiert die Übermacht des Fernsehens für dessen globale Verbreitung aus der Visualisierung der Musik – und diese erfolgt vor allem über Videoclips: Ohne Musikvideos gebe es, um ein besonders prominentes Beispiel zu nennen, keinen Madonna-Kult, keine Modeindustrie, die sich ihres Stils bemächtigte und ihn zur popkulturellen Avantgarde erklärte, und keine Madonna-Look-Alikes. Madonna ist der Prototyp eines Superstars im Medienzeitalter: Ihr Erfolg resultiert vor allem aus ihren Film- und Videoarbeiten, erst sie haben das Phänomen Madonna hervorgebracht und halten es wach.[9]

Zwar gelten Spielfilme wie *Wild Style* (1982) und *Beat Street* (1984) als Initialzündung von HipHop auf der ganzen Welt, die

6 In Anlehnung an Gernot Böhme sollen die Begriffe Wirklichkeit und Realität folgendermaßen unterschieden werden: Realität meint »das Potential von Dispositionsprädikaten, die im leiblichen Umgang mit Dingen erfahren werden«, Wirklichkeit »die Erscheinung als solche. [...] Jedes Ding, jedes Stück Realität erscheint auch jeweils und hat damit seine Wirklichkeit; diese Wirklichkeit ist immer die Wirklichkeit dieses Stücks Realität, dessen Manifestation« (Böhme 1999, S. 9).
7 Vgl. Barker 1997, S. 209.
8 Goodwin 1992, S. 70-71.
9 So ist nicht verwunderlich, daß im wissenschaftlichen Diskurs nur sehr selten auf die Musik von Madonna eingegangen wird, immer aber ihre visuellen Inszenierungen berücksichtigt werden. Vgl. Diederichsen u. a. 1993; Schwichtenberg 1993.

entscheidende Rolle für die lokalen HipHop-Szenen heute aber spielen Videoclips. Als mittlerweile zentrale Medien der Popkultur sind sie Wegbereiter der globalen Kulturindustrien, indem sie, wie kein anderes Bildmedium vor ihnen, Inhalt als Bild technologisch produzieren. Die Breakdance-Szene in Deutschland entsteht Anfang der 1980er zunächst noch über Filme. In den lokalen Szenen in Berlin, Hamburg oder Stuttgart werden die in den Spielfilmen präsentierten Tanzfiguren, -techniken und -stile adaptiert und weiterentwickelt. Erst als in der zweiten Hälfte der 1980er Jahre der erste Breakdance-Hype abklingt, nutzen Breakdancer Videokassetten, um ihren Style festzuhalten und international bekannt zu machen. Diese selbstproduzierten Videos werden für die neue Generation der Breakdancer eine erste wichtige Quelle der Inspiration. Mittlerweile aber werden auch in der Breakdance-Szene Videoclips zunehmend zur Visitenkarte des eigenen Styles, und so tauchen immer häufiger bekannte Breakdancer in den Musikvideos auf und symbolisieren auf diese Weise die enge Verbundenheit von Tanz und Musik.

Videoclips brauchen das Musikfernsehen: *MTV* befördert die globale Verbreitung des HipHop, *VIVA* sorgt für dessen nationale Konturierung in Deutschland.[10] Als *MTV* am 1. August 1981 auf Sendung geht, ist das Programm nur mit Videos weißer Musiker bestückt und vollständig auf das Genre Rockmusik abgestellt. Erst nach einer Boykottandrohung der Plattenfirma CBS, die Michel Jacksons *Billie Jean*-Video produziert hatte, nimmt *MTV* zwei Jahre später auch Videoclips von afroamerikanischen Künstlern ins Programm.[11] Der Start der Sendung *Yo! MTV Raps!* im Jahre 1988, die bis 1995 im Programm bleibt, etabliert Rap-Musik auch in Europa. Der deutsche Musik-Video-Sender *VIVA* konzentriert sich mit der Sendung *Freestyle*, die von 1995 bis 1996 läuft, auf deutsche Rap-Musik. Mit *MTV fett* und *Mixery Raw Deluxe*, das seit 2000 von *VIVA* ausgestrahlt wird, etablieren sich zwei Formate, die sich schwerpunktmäßig mit HipHop in Deutschland beschäftigen.

Es wäre historisch verkürzt, die Bildhaftigkeit des HipHop als eine neuartige Entwicklung des Pop herauszustellen. Als globale Kultur hat Pop schon immer Bilder benötigt. Bereits der

10 Vgl. Neumann-Braun 1999.
11 Vgl. Batschari 1997, S. 24-32.

Rock 'n' Roll ist in den 1950er Jahren, als das Fernsehen zumindest in Deutschland gerade seinen Stammplatz zwischen Nierentischen, Clubsesseln und Gummipalmen in den Wohnzimmern erobert, eine Kultur, die sich über Bilder weltweit verbreitet. Die technologische Verzahnung von Ton, Text und Bild zum ›Inhalt‹ spielt bereits bei Elvis, ›the pelvis‹, eine große Rolle und sollte in den Beatles-Filmen konsequent in Richtung Pop weitergeführt werden. Elvis Presleys Film- und Fernsehauftritte kultivieren sein paradoxes Image als ›King of Rock 'n' Roll‹ und zugleich als smarter Boy und Liebling aller Schwiegermütter. Sie steigern den Wert der popkulturellen Ware ›Elvis‹ zu einem bis heute einzigartigen Merchandising-Produkt. Zudem dienen die Bilder der Musikfilme und der Konzertmitschnitte den Fans als Vorlage für die mimetische Aneignung des Rock 'n' Roll-Stils. Die bildhafte Vermittlung popkultureller Stile und die darin immanenten normativen Setzungen über das, was Rock und Pop als Lebensstilmuster ausmacht, nehmen hier ihren Anfang. Nicht zufällig ist Elvis auch einer der ersten prominenten (Drogen-)Toten des Pop: Mit Elvis etabliert sich der Mythos Pop als eine risikoreiche und grenzüberschreitende Lebensweise. Sein Tod gilt als überzeugender Beleg für die These, daß die Verbildlichung des Lebens das Leben selbst fordert.

In der digitalisierten Medienwelt ist die Verbindung von Ton, Text und Bild nicht nur technologisiert worden. Mit der Verschmelzung von Inhalt und Technologie hat auch eine Verschiebung der repräsentativen Funktion der Bildmedien zur performativen Funktion stattgefunden: Ob auf Plattencovern, Werbeplakaten, in Filmen, Videoclips oder im Internet, Bilder repräsentieren nicht die ›reale‹ Lebenswelt des Popmusikers, sondern stellen die Lebenswelt als Pose dar. Die Art und Weise der Abbildung und Verfilmung, die bildtechnologischen Möglichkeiten und Kameratechniken produzieren erst den ›Inhalt‹ der Musik und mit ihm das Image des Musikers, Rappers, Breakers oder Malers.

Galt zu Elvis' Zeiten der Film noch als Medium des Fiktiven und das Fernsehen als Medium des Realen, so ist der Fiktionalitätsgehalt des Fernsehens heute unbestritten, und so sind die »Authentisierungsstrategien«[12] des Films (z. B. Dogma 95) eta-

12 Vgl. Beyerle 1996.

bliert. Fernsehbilder, so die gängige medientheoretische These, bilden nicht reale Ereignisse ab. Sie schaffen Realität, indem sie diese inszenieren und hervorbringen. Der Golf-Krieg, so hieß 1991 der entsprechende Satz Jean Baudrillards, habe nicht stattgefunden, denn wir kennen die Wirklichkeit des Krieges nicht, sondern nur dessen bildliche Realität. Auch in den Bildern des HipHop werden nicht reale, lokale Ereignisse festgehalten und abgebildet, sondern das Lokale, HipHop als ›Real-Life‹, wird als Bild produziert. HipHop-Videos sind ein anschauliches Beispiel für jene Bildinszenierungen, bei denen die Differenzierung zwischen echt und falsch, zwischen Wirklichkeit und Schein in das Bild selbst hineinwandert. Das, was als wirklich gilt, ist im Bild selbst auffindbar und nicht in Opposition zum Bild vorhanden.

Die bildliche Inszenierung von Wirklichkeit

Auf einem Dach mit Blick über Hamburg, Möwen kreisen, im Hintergrund eine Hauswand mit Graffiti. Es ist Partytime: Fünf HipHopper singen und tanzen, umringt von einer etwa 30-köpfigen Crowd, die mit ihnen *bouncen*. Die Stimmung ist gut. Die Party wirkt wie ein spontaner Event, nur ein DJ-Pult mit zwei Plattentellern ist aufgebaut. Niemand ist besonders gestylt. Alle tragen die übliche Streetwear: weite Hemden, darunter T-Shirts, weite Hosen, Kapuzenpullis, Baseballcaps, Ballonmützen mit dem Schirm zur Seite. Die Jungs kommen von der Straße und legen einfach los. Der Rap ist eine Collage aus verschiedenen Sprachen und Dialekten: Plattdeutsch, hochdeutsch, slangartig wirkendes Englisch, untermauert durch ironisch in der Höhe verstellte Stimmen. Es geht um das ›typische Lebensgefühl‹ der HipHopper in Hamburg, das »Nachtfieber hier bei uns im Norden«. Der Text besingt Klischees des Hamburger Hafens wie: Fischfrikadelle, Störtebecker, Waterkant, Hummel Hummel Mors Mors, Bloom und Voss, Mudder und Jung. Der Aufruf: »Säch mal Hey, säch mal Ho« und der Refrain: »Nordisch bei Nature« fordern die Crowd zum Bouncen und Mitsingen auf: »Ho, ho, ho!«. Immer wieder gibt es Gruppenrufe wie »Hey!«

Den Rap kommentieren die HipHopper körperlich durch Gesten und Bewegungen. Typisch, nicht nur für dieses Hip-

Hop-Video, ist ein unmittelbarer Bezug zwischen Körper, Material und Text. Gesten oder Requisiten dienen der Veranschaulichung des Textinhalts: Beim Wort ›Discokugel‹ zeigt jemand demonstrativ eine kleine Spiegelkugel, bei ›Bier‹ eine Flasche Bier. Ein HipHopper versucht dem gerade performenden Rapper an die Jacke zu fassen, was dieser mit einer Bewegung abblockt und dazu singt: »Komm mir nicht an die Klöten.« Oder bei der Textpassage: »Ich komm voll in Schwung, wenn ich hüpf und spring und von Hamburg sing« hüpft und springt einer der Rapper auf der Stelle. Weitschweifende Armbewegungen, teilweise mit ausgestrecktem Zeigefinger oder ausgestreckter Hand, dienen dazu, Worte zu betonen oder die Menge zum Mitmachen aufzufordern. Die Partycrowd wiegt sich auf der Stelle und klatscht in die Hände. Die blonden Haare einer hübschen jungen Frau wehen hin und her. Ein Rapper macht einige Breakdance-Schritte, zumeist eine *bodywave*. Der Tanz ist amateurhaft ausgeführt und wirkt wie ein gewollt mißratener Versuch. Drei Tänzer brechen ihre tänzerische Persiflage ab, es hat nicht geklappt. War ein Tanzschritt nicht perfekt, wird gestisch angezeigt, daß es nicht so schlimm, sondern allein der Wille anerkennungswürdig sei. Niemand, der schlecht vorführt, wird verschmäht oder durch das Desinteresse der anderen abgemahnt. Die Rapper bilden einen Kreis und wechseln sich mit ihren kleineren Darbietungen ab. So tippt ein Rapper seinem Vorgänger auf die Schulter und übernimmt den Song.

Das Video ist in schwarz-weiß gedreht, das Bild ständig in Bewegung: Die fliegende Kamera umkreist die hüpfenden und sich drehenden Rapper vertikal und horizontal. Manchmal filmt die Kamera von oben und die Leute springen nach oben. In einer Passage wird das Bild im Rhythmus des Scratchens schnell geschnitten, während das manuelle Scratchen des DJ im Bild erscheint. Meist begleitet die Kamera die gerade performenden Rapper. Bei Sprechwechseln springt auch die Kamera zum nächsten, meistens in einer Drehung um die Rapper herum. Gegenschnitte zeigen das Publikum, z. B. einzelne Tänzer, die begeistert den Rappern zustimmen. Dominierendes theatrales Mittel ist die spontane Improvisation, die den Effekt erzeugt, als sei die Party zufällig aufgenommen worden – und gerade deshalb authentisch. Dies suggeriert sowohl die Videotechnik wie auch der theatrale Rahmen der bildlichen Inszenierung.

Das Medium Video bleibt nicht unsichtbar. Die Inszenierung ist reflexiv. Sie gibt nicht vor, Realität abzubilden und eine spontane Party zu zeigen, sondern gibt sich, durch die Einblendung der Kamera, als Inszenierung zu erkennen. Die oft nicht angeschlossenen Mikrofone, die demonstrativ mit aufgerolltem Kabel in den Händen gehalten werden, symbolisieren zudem den nichtauthentischen Gehalt des Videos. Es ist Playback, das Singen ein ›So tun als ob‹, der Song wird nachträglich übergelegt. Das Video beginnt mit dem Schwarzbild eines Videocamcorders (Sucher) und Zelluloid-Kratzern, wie sie von alten Spielfilmen bekannt sind. Erweckt wird der Anschein geringer Professionalität und hoher Authentizität. Die ersten Bilder flackern, als ob das Vorführgerät sich erst mal warmlaufen müßte. Auch das Ende ist für die Inszenierung einer ›authentischen Improvisation‹ von Bedeutung: Die Performer stehen etwas ratlos herum und trotten dann einer nach dem anderen, teils in gebückter, nicht präsenter Haltung aus dem Bild. Die Mikros nehmen sie mit, so daß der Kabelsalat, an dem von links und rechts gezogen wird, das Schlußbild ergibt.

Anders als die spaßgeladene und als oberflächlich und mittelschichtsorientiert geltende Hamburger Schule, die sich hier exemplarisch mit dem Video *Nordisch by Nature* der Gruppe *Fettes Brot* in Szene setzt, präsentiert sich die Gruppe *Brothers Keepers* in dem Video *Adriano (Letzte Warnung)* minderheitenorientiert und politisch. Entsprechend bedient sie sich der Symbole des Ursprungsmythos HipHop und setzt diese als Stilmittel ein:

Eine Bahnhofspassage, irgendwo. Cool, aber sichtlich entschlossen, bewegt sich eine Gruppe von HipHoppern durch das nächtliche Bahnhofslabyrinth, vorbei an Treppen, Bretterzäunen, Stegen, Telefonzellen und Betonsäulen. Immer mehr *homeboys* schließen sich an, bis sie eine Mauer von Menschen bilden. Sie haben ein Ziel: Der »braunen Scheiße« in Deutschland den Kampf anzusagen. Schließlich erreicht die Gruppe den Bahnhofs-Vorplatz. Der Mond geht auf. Rhythmisch eingeblendet werden Fernsehbilder, die Klischees des rechten Terrors zeigen: Hitlergruß, ein Grab mit dem Bild eines ermordeten Schwarzen, Demonstration der NPD, schreiende Nazis. Die HipHopper sind eine multikulturelle Posse, bestehend aus Schwarzen und Mitgliedern verschiedener ethnischer Gruppen. Viele Homies tragen eine Kopfbedeckung: Baseballcap, Kopftuch, Mütze oder Haarnetz. Ihr Gesichtsausdruck ist ernst. Ihre Worte unterstützen sie unmittelbar durch Gesten und Bewegungen. Wenn es im Text heißt: »Unsere Fäuste«, schütteln alle ihre Fäuste, bei »Euer Niedergang für immer« deutet ein Rapper mit dem Daumen zum Boden, bei »Euer Wimmern« zeigt ein Rapper auf sein Auge. Am Ende nicken alle im Rhythmus der Musik mit den Köpfen. Im Hintergrund tanzen einige Frauen, die sich erst zum Schluß hinzugesellt haben, während die Männer finster dreinschauen und fest entschlossen herumstehen, die Hände in den Taschen.

Im Text geht es um eine klare Botschaft gegen Rechts. Anlaß ist die Ermordung von Adriano, einem Schwarzen, der in ihren Herzen weiter lebe. Die Message ist deutlich: Auf Politik ist kein Verlaß. Während der Landtag ein Gesetz gegen rechte Gewalt noch debattiere, bereiteten die Rechten schon wieder die nächste Attacke auf eine schwarze Familie vor. Die Gerechtigkeit komme von der Straße und dies sei die letzte Warnung der *Brothers* an die Neonazis, von denen bald nur noch Gejammer zu hören sein werde, nämlich dann, wenn sie unter den Fäusten der *Brothers* für immer untergehen.

Das Video ist ebenfalls in schwarz-weiß gedreht. Nur die Fernsehbilder der rechten Aggression erscheinen in Farbe. Die Kamera ist immer in Bewegung. Lange Kamerafahrten rückwärts erwecken den Eindruck, vor der anrückenden Gang zurückweichen zu müssen. Neue Gesichter erscheinen in Nahaufnahme. Ein auffälliges und für HipHop-Videos untypisches Stilelement sind die kreisenden Kamerafahrten um einzelne Rapper. Einmal schwenkt die Kamera um einen Schwarzen an einer Säule, wobei in der Rückansicht in das Schwarz der Säule das Bild eines glatzköpfigen Nazis eingeblendet wird, so daß beide Köpfe eins zu sein scheinen. Am Ende schwenkt die Kamera über die Gruppe von links nach rechts, von vorn und von der Rückseite, was den Eindruck einer Mauer hervorruft.

Die beiden Videos repräsentieren zwei fundamental verschiedene Inszenierungsformen des HipHop: Zum einen das Hamburger Video *Nordisch by Nature* der Gruppe *Fettes Brot*, spaßgeladen, geschlechtergemischt, die Symbolik des HipHop ironisierend und als technisches Medium selbstreflexiv, zum anderen das Berliner Video *Adriano (Letzte Warnung)* der afrodeutschen *Brothers Keepers* mit deutlichem Bezug zum Ursprungsmythos und zu männlich zentrierter Ghetto-Mentalität, ernsthaft, politisch, ›echt‹. Das eine Video gibt sich reflexiv, indem es die Inszenierung als Inszenierung darbringt, das andere Video inszeniert, verstärkt durch die Einspielung von Fernsehbildern, das Authentische. Es präsentiert das Video als Medium der Realitätsdarstellung, indem es vorgibt, vom ›wirklichen‹ Leben zu erzählen.

Beide Videos können als Beispiele für paradigmatisch unterschiedliche Stilprinzipien von HipHop-Videos herangezogen werden. Zwar gibt es mittlerweile Tausende von HipHop-Videos, die sich durch verschiedene Ästhetiken, Stilmittel und Videotechniken auszeichnen. Aber aus der Perspektive der in diesem Buch diskutierten Themenfelder wie Ethnizität, Authentizität, Globalisierung/Lokalisierung, Urbanität, Performance, Habitus und Geschlechterkonstruktion läßt sich eine überschaubare Menge struktureller Merkmale von HipHop-Videos[13] herauskristallisieren.

In der Bildproduktion und durch sie demonstriert sich auch Tradition und Kontinuität. Das globale Zeichenrepertoire der HipHop-Kultur, wie es vor allem in nordamerikanischen Filmen und Videos erscheint, reproduziert sich in vielen deutschen HipHop-Videos. Deutschsprachige Videos zitieren die ›originäre‹ schwarze Kultur auf vielfältige Weise. Bühnenbild, Kleidung, Gestik und Mimik der MCs und Breakdancer, das Verhältnis von Akteuren und Publikum ähneln oft US-amerikanischen HipHop-Filmen und -Videos. Aber andere Referenzsysteme ergänzen und modifizieren diese Zitationspraxis. Die Stilelemente afroamerikanischer HipHop-Kultur vermischen sich mit loka-

13 Die folgenden Ausführungen beruhen auf einer Analyse von HipHop-Videos, die im Rahmen des DFG- Forschungsprojektes *Korporalität und Urbanität. Die Inszenierung des Ethnischen am Beispiel Hip-Hop* durchgeführt wurde. Anhand einer Liste repräsentativer und als gelungen eingeschätzter Rap-Videos, die über Redakteure von Rap-Sendungen im Musikfernsehen, Zeitschriftredakteure und Produzenten von HipHop-Videos zusammengestellt wurde, erfolgte eine Auswahl von sechs einschlägigen HipHop-Videos, die einer Feinanalyse unterzogen wurden: *Fettes Brot: Nordisch by Nature* (1995), *RAG: Kopf Stein Pflaster* (1998) von der LP *Unter Tage*; *Absolute Beginner: Liebes Lied* (1998) von der LP *Bambule*; *Spezializtz feat. Afrob: Afrocalypse* (1998) von der LP *G. B. Z.-OHOLIKA*; *Massive Töne: Unterschied* (1999) von der LP *Kopfnicker*; *Ferris MC: Flash for Ferris MC* (2001) von der LP *Fertich*.

len Symbolen und regionalen Kulturpraktiken. Die Folge ist: Deutsche HipHop-Videos präsentieren HipHop als eine hybride Kultur, die sich aus unterschiedlichen bildlichen Referenzsystemen speist. Elemente einer weiß geprägten Disco-Kultur stehen neben solchen aus Science-Fiction, asiatischen Martial-Arts-Filmen oder (weißer) Rockmusik. Der Deutsche Revuefilm der 1930er Jahre stand ebenso Pate wie Boy-Groups der 1980er und 1990er oder das Kinderzimmer der 1970er Jahre. Die deutschen Texte, die oft mit Akzent gerappt werden und inhaltliche Bezüge zu lokalen Orten oder lokal angesiedelten Rap-Possen herstellen, versinnbildlichen, daß es sich bei der Melange um die deutsche Variante eines globalisierten HipHop, um ›deutschen Rap‹ handelt.

Die globalisierte Symbolik des HipHop wird über ihre Einbettung in lokale Kontexte variiert. Die lokale Verankerung der Rap-Gruppe wird über eine spezifische Symbolik des Städtischen (Hamburger Hafen, Stuttgarter Mercedesstern, Berliner Bahnhof Zoo) betont. Die MCs, so suggerieren die Bilder, erobern den städtischen Raum und erzählen von dem, was sie dort machen. Es ist vor allem das Bildmedium Video, das im HipHop Stadt als Bild erzeugt und mit einem fragmentarischen, diskontinuierlichen und technologischen Blick operiert. Zwar sind Stadtkulissen grundsätzlich ein beliebtes Bühnenbild von Videoclips, in HipHop-Videos aber hat die Stadtkulisse als Verweis auf einen spezifischen Ort eine besondere Bedeutung: Sie ist ein theatrales Mittel zur medialen Produktion von Lokalität.

Aber auch hier bleibt die Bildproduktion ambivalent: Zum einen bringt sie einen fragmentierten und diskontinuierlichen Blick auf die Stadt hervor, zum anderen aktualisiert ein stereotypes Bild der postindustriellen Stadt den Ursprungsmythos des HipHop. Abstrakte Symbole des Städtischen wie Parkdecks, Hochhäuser, Häuserschluchten, Bahnhöfe, Straßenzüge, Taxis, Basketballplätze, Autobahnbrücken oder verlassene Werkhallen dienen als Bühnenbild. Alltägliche Orte sind theatral überhöht: Ein Parkdeck wird zur Tanzfläche, die Fußgängerzone zur Bühne der Rapper, die Häuserwand zur Leinwand. Abstrakte und konkrete Symbole des Städtischen sind verknüpft: Die bekannte Symbolik einer Stadt (z. B. Hamburger Reeperbahn, Stuttgart und Mercedesstern) suggeriert einen lokalen Bezug und untermauert das städtische Image der Gruppe (z. B. der

Mongo-Clique aus Hamburg oder der *Kolchose* Posse aus Stuttgart). Städtische Klischeebilder des HipHop, wie rappende MCs auf Hochhäusern oder in Taxis, DJs auf eingezäunten Sportplätzen, Graffiti an verwahrlosten Orten rufen eine globale kollektive Identität des HipHop wach.

In den HipHop-Videos steht der Rapper oder Breaker im Mittelpunkt. Aber er ist nie allein: Fast immer ist er umgeben von seiner Crew, seiner Posse, seiner Gang. Nicht selten befinden sie sich hinter ihm oder umringen ihn und unterstreichen damit seine herausragende Position des Besonderen unter Gleichen. Diese rituelle Inszenierung von Communitas[14] erfolgt in dem theatralen Bild des Städtischen. Die Kleidung der MCs entspricht dem globalen HipHop-Style. Thematisieren die Videos das spezifische HipHop-Leben in der Stadt, dann tragen die MCs Streetwear: weite lässige Sportkleidung, Dreadlocks oder kurze Haare (im Gegensatz zu den weiblichen Fans, die zumeist lange Haare haben), dazu oft Kappen oder Kopfbedeckung. Ihre Jacken und T-Shirts haben Aufdrucke von lokalen Crews oder global agierenden Sportbekleidungsfirmen. Bei den Videos, die eher Phantasie-Geschichten erzählen, entstammen die Kostüme in der Regel den entsprechenden Referenzsystemen.

HipHop-Videos sind zumeist unmittelbare Visualisierungen des Rap-Textes, sei es auf eine spielerisch-ironische oder eine ernsthafte und realitätsangemessene Art. Der MC ist der Storyteller, seine Rolle als Erzähler legitimiert ihn visuell als HipHop-MC. Seine Körper- und Bewegungssprache ist stereotyp. Sie entspringt einem Körper-Code, der sich, ausgehend von den afroamerikanischen Rappern global durchgesetzt hat: Aufrechter Oberkörper, direkter Blick, gestischer Einsatz der Hände, Finger und Arme. Der MC ändert die von ihm eingenommene Rolle nur selten: Ist er anfangs relativ ruhig und cool, ist er es auch am Ende; ist er aggressiv, bleibt er aggressiv. Auf diese Weise agiert er nicht als Darsteller einer Rolle, sondern seine Äußerungen erscheinen als Bestandteil seiner Persönlichkeit: als Habitus. Der MC wird als die Verkörperung der Lebensweise HipHop ins Bild gesetzt.

Der MC steht fast immer im Mittelpunkt des Bildes. Seine Bewegungen unterstützen den *flow* seines Raps, Sprech- und Be-

---

14 Vgl. Turner 2000, S. 128-158.

wegungshandlungen korrespondieren unmittelbar miteinander. Diese Einheit von Körper und Text ist wesentliches Merkmal der Inszenierung von Authentizität. Vor allem dann, wenn die Inszenierung des Videos weniger auf eine Parodie abzielt, ist das Verhaltensmuster des MC entweder ernst, kämpferisch, fast wütend oder betont lässig. Auch hier folgt die Inszenierungstechnik den afroamerikanischen Vorbildern. Der unmittelbare Körperumraum spielt in der Performance des MC eine besondere Rolle. Körperbewegungen werden fast nie seitwärts, sondern immer frontal zur Kamera hin oder von der Kamera weg durchgeführt. Das typische Körper- und Bewegungsmuster besteht in ausladenden, raumgreifenden Bewegungen der Arme und Hände. Die Arme werden manchmal vom Körper ›weggeworfen‹ oder halb ausgestreckt von oben nach unten am Oberkörper entlang bewegt. Wichtig sind Hände und Finger. Jede Bewegung wird mit einer Zeigegeste beendet.

Ein zweites körperliches Aktionsfeld liegt in der Kommunikation der Rapper miteinander. Die anderen wippen und tanzen zur Musik oder unterstützen durch Gestik und Mimik den rappenden MC. Alle MCs einer Crew tauchen im Video gleichberechtigt auf. Findet ein Sprecherwechsel statt, dann tritt der MC meist in den Vordergrund der Bühne und in den Bildmittelpunkt. Der Sprecher bereitet durch Fingerzeigen, Mimik und Gestik den Auftritt des nächsten MCs vor, dieser erzählt dann die Geschichte weiter. Alle sind als Sprecher gleichberechtigt. Die Crew inszeniert sich auf diese Weise als eine Gemeinschaft. Der DJ nimmt hingegen eine Sonderrolle ein, er wirkt oft distanziert und konzentriert, steht abseits und ist derjenige, der alles kontrolliert und den Rhythmus steuert.

Eine dritte körperlich-räumliche Ebene liegt in der Interaktion zwischen Akteuren und Publikum. HipHop ist gemeinschaftsfördernd. Auch diese Aussage visualisieren Videos, wenn sie die rappenden MCs in ihrem lokalen kulturellen Umfeld, ihrer Posse, zeigen. Die Mitglieder der Posse bewegen sich rhythmisch zum Rap-Gesang und verbildlichen auf diese Weise den unmittelbaren Zusammenhang von Text und Bewegung. Die Aufgabe des Publikums/der Posse besteht in der Unterstützung und Bestätigung der MCs. Sie bilden einen Kreis um sie oder, wegen der Kameraperspektive, einen Halbkreis. Die kommunikativen Gesten des Zeigens erfolgen in Richtung Publikum, das zum Mitmachen und Tanzen animiert wird. Das Publikum wiederum unterstützt und bestätigt durch ähnliche Gesten und Bewegungen den MC. Durch Bühnenaufbau und räumliche Trennung bleibt aber die Differenz zwischen Publikum und MCs erhalten. Auch dann, wenn das Publikum durch die eigene Posse gebildet wird, deren Mitglieder in ihrem Habitus den MCs gleichen.

Es ist ein zentrales Merkmal vieler Videos, da sie die für die HipHop-Szene typische Geschlechterhierarchie aktualisieren. Zunächst quantitativ, indem die Anzahl der Frauen und Männer in allen Videos ungleich zugunsten der Männer verteilt ist. Vor allem werden Männer als aktiv und rappend, erhöht und im Mittelpunkt stehend dargestellt, die Frauen hingegen als tendenziell passiv, sich unterhalb der MCs und am Rande befindend. Die Texte, so belegen die Bilder, sind Geschichten von Männern für Männer. Männer beherrschen grundsätzlich das Geschehen, Frauen fungieren vor allem als Beiwerk. Die Handlungen der männlichen MCs geben vor, was die Frauen zu tun haben, z. B. soll ihr Rap die Frauen zum Tanzen bringen. Frauen nehmen vornehmlich Nebenrollen als Zuschauerinnen, Fans oder Tänzerinnen ein. Ihre Funktion besteht darin, zu tanzen, Respekt zu zollen und Bestätigung zu leisten. In fast all ihren Handlungen sind die Frauen den Männern zugewandt. Bis in die Bearbeitung des Filmmaterials findet sich die Geschlechterhierarchie in Szene gesetzt. Die männlichen MCs rappen nicht nur die meiste Zeit direkt in die Kamera, die Bildtechnik übersteigert ihre Bewegungen, indem sie sie beschleunigt, einfriert oder sukzessiv zeigt. Anders bei den Frauen: Sie erscheinen zumeist in Real-Zeit oder – ganz selten – in *slow motion*, und zwar vor allem dann, wenn ihre lasziven Körperbewegungen betont werden sollen.

Entsprechend ist auch der Habitus der MCs häufig klischeehaft männlich in Szene gesetzt. Zum einen bestätigen und aktualisieren die Bilder gängige Bildinszenierungen von Männlichkeit, die an den Ursprungsmythos des HipHop angelehnt und für HipHop-Videos typisch sind. Oder sie ziehen diese durch Übertreibung tendenziell ins Lächerliche, ohne aber einen Gegenentwurf zu liefern, und aktualisieren damit auf eine ironisierende Weise das Männlichkeitsbild des HipHop. Selbst die Bühnensituation inszeniert männliche Dominanz: In dem Video

Afrokalypse der Berliner Gruppe *Spezializtz* beispielsweise stürmen zwar die weiblichen Fans die Bühne, verprügeln die Rapper und beißen ihnen die Finger ab, die Rapper aber liegen mit blutenden Gesichtern am Boden und feiern unbeirrt weiter. War was?

Wie Inhalte, Symbolik und Körper- und Bewegungssprache lehnt sich auch die Videotechnik an die Machart US-amerikanischer Videoclips an. Aber ähnlich wie in den Performances selbst wird diese Annäherung an das US-amerikanische Original stilistisch gebrochen. Die Kamera bewegt sich unruhig, das Bild wird unscharf, Streifen wandern über den Bildschirm. Die Bilder werden mit Realitätsgehalt und Authentizität aufgeladen, indem sie gerade nicht perfekt sind. Grundsätzlich ist die Bildtechnik durch folgende Merkmale gekennzeichnet: Viele Einstellungen sind mit Handkamera gefilmt, nur relativ selten wird eine feststehende Kamera benutzt. Dies unterstützt die in den Rap-Texten dominierende Figur des Ich-Erzählers und suggeriert eine Authentizität der Erzählsituation. Über die Bildtechnik wird der MC in den Vordergrund gerückt. Die Kamera fixiert ihn, bewegt sich um ihn herum und präsentiert ihn von allen Seiten. Fast immer spricht der MC direkt in die Kamera hinein. Manchmal wird er von unten gefilmt, er wirkt dann größer und erhöht. Wenn er von oben gefilmt wird, befindet er sich zumeist im Zentrum des Bildes. Der MC erscheint so als ein von den anderen abgehobener Mittelpunkt der Gruppe. Die Crew/Posse wirkt wie ein Kameraauge, sie erscheint als Produzent der eigenen Welt-Sicht. Es entsteht der Eindruck einer ›wirklichen‹ Nähe, der beim Zuschauer das Gefühl wachruft, unmittelbar am Geschehen beteiligt zu sein. Die zeitweilige Unschärfe des Bildes oder das plötzliche Wegschwenken der Kamera verstärkt diese Illusion von Teilhabe. Das Schwenken der Kamera verstärkt zudem den Eindruck der Mobilität der Rapper: Verwakkelte Bilder, kontinuierliches Hin- und Herschwenken der Kamera sowie hohe Schnittzahl verweisen darauf.

Videos sind dann in schwarz-weiß gedreht, wenn der Dokumentationscharakter verstärkt und Authentizität inszeniert werden soll, wie etwa durch das Schwenken der Kamera oder den Einbezug von gepixeltem Videomaterial. Nicht zufällig ist es eine beliebte visuelle Praktik von HipHop-Videos, durch gezielt eingesetzte Anachronismen das Argument des Realismus zu stützen. Zu den Authentisierungsstrategien gehört gerade die Produktion jener Bilder, die auf technisch überholte Bildentwürfe verweisen, keine Spuren der Nachbearbeitung erkennen lassen und mit den Konventionen der High-Tech-Ästhetik brechen. Gerade jene amateurhaft wirkenden HipHop-Videos profitieren von dem Reiz des zufälligen Blicks, der unvorbereitet ein Ereignis – eine Party, eine Aktion – trifft und den Zuschauer als unmittelbaren Augenzeugen vorstellt. Dieser Anschein einer visuellen Zufälligkeit hat quasi den Charakter von Wirklichkeit angenommen. HipHop-Videos bedienen sich damit einer rhetorischen Geste der Wirklichkeitsbezeugung, die im Zuge einer gesteigerten Bildproduktion als Beleg visueller Wirklichkeitstreue gilt: Ob ein Amateurvideo 1991 die rassistische Mißhandlung Rodney Kings durch die Polizei in Los Angeles aufschnappt, ein vorbeifahrendes Auto die Katastrophe beim Start der Concorde-Maschine 2000 in Paris filmt oder zwei junge Dokumentarfilmer sich zufällig am 11. September 2001 am World Trade Center in New York City befinden – diese Bilder scheinen gerade aufgrund ihrer Zufälligkeit über jeden Zweifel an ihrer ›Lebensechtheit‹ erhaben. Mit ihnen ist Realität als ästhetische Kategorie in die Bild-Darstellung wieder eingeführt worden.

HipHop-Videos sind zentrale Medien der Produktion der Realworld HipHop. Trotz ihrer Verschiedenheit veranschaulichen sie alle die soziale Ordnung, den Wertekanon und das Normengefüge des HipHop, die als Vor-Bild global verbreitet und in ihren Grundstrukturen lokal verankert werden. HipHop zirkuliert auf diese Weise als Bilderwelt. Diese Bilderwelt wird gerade im HipHop nicht nur durch eine global agierende Kulturindustrie produziert, sondern oft durch die Szene selbst hervorgebracht. Aber erst im Prozeß der Distribution kann das Video in den globalen Zirkulationsprozeß eingespeist werden. Gerade indem die HipHop-Szene ihre Bilder selbst produziert, kann sie diese als eine Art ›Realitäts-Check‹ ausgeben, als Szenen aus dem HipHop-Alltag, in denen die unterschiedlichen individuellen, kollektiven und lokalen Styles als Lebensgefühl konserviert und durch das Bild wie szenische Wirklichkeitsmomente abrufbar werden. Die Videoclips erzeugen insofern einen doppelten Reiz: Einerseits provozieren sie einen voyeuristischen Blick, indem sie den Anschein erwecken, an fremden Ereignissen teilzuhaben, andererseits produzieren sie ein partizipatorisches Versprechen, indem sie als Bilder wie die Wirklichkeit selbst erscheinen.

Nicht zuletzt weil die Videos den individuellen, kollektiven oder lokalen Style präsentieren, wirken sie nicht als Scheinwelt und werden auch nicht als solche verstanden. Vielmehr hat sich die Unterscheidung zwischen wirklich und unwirklich, echt und unecht in die Bilderwelt selbst verlagert. Die Bilderwelt des HipHop produziert nicht Schein, sondern Authentizität. Als bildliche Inszenierung des Authentischen sind Bilder repräsentativ, indem sie die verschiedenen Styles abbilden. Und sie sind performativ, indem sie den Orientierungsrahmen für die ›Realworld HipHop‹ herstellen.

Die Performanz der Bilder

Ob in Videoclips, im Fernsehen oder im Internet, die globale Welt des HipHop wird medial hergestellt und resultiert aus der Produktion, Zirkulation und Konsumtion von Bildern. Bilder suggerieren, Wirklichkeit abzubilden, und mit dem, was sie zeigen, unmittelbar verbunden zu sein. Als Repräsentation von Wirklichkeit erfüllen sie die Bedingung, die bislang bei der Konstruktion von Bildtechnologien höchste Priorität hatte, nämlich die durch das technologische Medium erzeugte Distanz zwischen Bild und Betrachter zu reduzieren und den Eindruck einer direkten, unvermittelten und intimen Kommunikationssituation zu erzeugen.[15] Die Bilder erscheinen als Beleg für die reale Existenz des Ereignisses, das sie abzubilden vorgeben. Aber: Mit der Medialisierung des Sozialen hat ein Prozeß eingesetzt, der das Verhältnis zwischen Bild und Realität transformiert. Bilder repräsentieren Wirklichkeit weniger, als daß sie diese herstellen. Erst was in den Bildmedien auftaucht, gilt als existent und glaubwürdig. Bilder machen Wirklichkeit, sie sind performativ.

Die These der Performativität der Bildmedien vertreten bereits in den 1980er Jahren Daniel Dayan und Elihu Katz, wenn sie behaupten, daß das Fernsehen ›reale‹ Ereignisse nicht repräsentiere oder abbilde, sondern über bestimmte Inszenierungs-

15 Vgl. Tomlinson 1999, S. 155.

praktiken herstelle. Das Fernsehen berichte nicht über Ereignisse, sondern verhelfe ihnen erst zur Existenz.[16] Dayan und Katz beschreiben das Fern-Sehen eines Festaktes, wie der kirchlichen Trauung eines Königspaares oder einer öffentlichen Trauerzeremonie, als »diasporische Zeremonie«.[17] Die Teilnahme an dem Ritual erfordert nicht mehr die körperliche Anwesenheit an einem zentralen Ort. Die Teilnehmenden des Rituals bilden eine imaginäre, über das Medium Fernsehen virtuell verbundene Gemeinschaft. David Morley[18] hat die These einer performativen Herstellung von Gemeinschaft bei außergewöhnlichen Medienereignissen auf den alltäglichen Fernsehkonsum übertragen. Seiner Ansicht nach provoziert die Rezeption z. B. von Soap-Operas neue Gemeinschaftsformen, die hier als imaginäre Gemeinschaften bezeichnet werden sollen.[19] Imaginäre Gemeinschaften – wie Fernsehkonsumenten, Internet-User oder globale Fangemeinschaften – sind über elektronische Kommunikation entstandene Sozialgebilde. Ihre Mitglieder stehen nicht zwangsläufig in einem direkten Kontakt zueinander, sie haben auch keinen gemeinsamen, materiellen Ort, an dem sie zusammenkommen. Ihre Gemeinsamkeit besteht weniger in der räumlichen Situation als in ihrem Zeitverhältnis, in der Gleichzeitigkeit ihres Tuns. Imaginäre Gemeinschaften sind global gestreut, konturenlos, Effekte der Virtualisierung der Welt.

Die mit den neuen Medien verbundene, schwindende Distanz des Räumlich-Zeitlichen, die »space-time-compression«[20], befördert die Vorstellung des Zusammenschmelzens lokaler Einheiten zu weltweiten Gemeinschaften[21], die sich über translokale digitale Zirkulationskanäle verständigen. Arjun Appadurai nennt die so entstehenden, in ihrer Eigenlogik einzelne Orte überschreitende Zirkulationen »Mediascapes« und verweist auf die Bedeutung von Bildern für diese medialen Landschaften:

»›Mediascapes‹ whether produced by private or state interests, tend to be image-centered, narrative-based accounts of strips of reality, and what

16 Vgl. Dayan/Katz 1987.
17 Vgl. ebd., S. 194.
18 Morley 1999.
19 Vgl. Klein 1999.
20 Vgl. Harvey 1990.
21 Vgl. Tomlinson 1997, S. 184.

they offer to those who experience and transform them is a series of elements (such as characters, plots and textual forms) out of which scripts can be formed of imagined lives, their own as well as those of others living in other places.«[22]

Die Wirkungen globaler Medienereignisse zeigen, daß kulturelle Globalisierung nicht verstehbar wird, ohne die Frage nach der Mediennutzung zu stellen. Bilder spielen bei dieser Verquickung eine besondere Rolle. Das Wissen über die Welt ist zu einem großen Teil über Bilder vermittelt. W. J. T. Mitchell konstatiert aufgrund des Stellenwertes der Bilder einen »pictorial turn«[23] in den Kulturwissenschaften, unter dem er eine »postlinguistische, postsemiotische Wiederentdeckung des Bildes als komplexes Wechselspiel von Visualität, Apparat, Institution, Diskurs, Körpern und Figurativität«[24] versteht. Damit macht er auf die zunehmende Bedeutung von Bildern auf Kosten der Schrift für den Zugang zur und das Verständnis von Welt aufmerksam. Während im Zuge des ›linguistic turn‹ in den 1970er Jahren das Bild als eine Textform verstanden wurde, ginge es nun darum, die Produktivkraft von Bildern herauszuarbeiten, den Kontext zu kennzeichnen und theoretisch zu reflektieren, daß Bilder Wirklichkeit ›schreiben‹. Mit dem ›pictoral turn‹ wächst das Verlangen, den Weltbezug am Erlebniswert der Bilder zu messen.

Mediale Bildproduktion und -zirkulation befördern den dynamischen Charakter der lokal ausdifferenzierten HipHop-Szenen, indem sie, folgt man den Thesen der *Cultural Studies*, unterschiedlich angeeignet und entsprechend different in die Lebenswelt integriert werden. Und: Medienbilder provozieren nicht soziale Isolierung, sie unterstützen die Bildung von Gemeinschaften – dies sowohl auf der Ebene des Globalen im virtuellen Raum als auch auf der Ebene des Lokalen, wo sich Gemeinschaften in Form von Crews, Gangs oder Posses formieren. Günther Anders sieht bereits in den 1950er Jahren in den Mitgliedern von telekommunikativen Gemeinschaften ›individualisierte Masseneremiten‹.[25] Die globale Gemeinschaft des HipHop widerspricht dieser für moderne Kulturkritik typi-

22 Appadurai 1990, S. 299.
23 Mitchell 1997.
24 Ebd., S. 17.
25 Vgl. Anders 1956, 1980.

schen Befürchtung. Bilder wirken hier eher gemeinschaftsfördernd. Die Thesen von Dayan/Katz und Morley können insofern für die Globalisierung des HipHop weitergedacht werden. Ob Musikvideos, Konzertmitschnitte, Talkshows mit Popstars oder Reportagen, Fernsehbilder aktualisieren und verfestigen die globalen imaginären Gemeinschaften des HipHop, indem sie immer wieder die Stile, Praktiken und Techniken des HipHop aktualisieren und damit den Fortbestand der lokalen Szenen befördern. In der HipHop-Kultur wäre demnach die permanente Vergewisserung über das, was als ›real‹ gilt, gerade deshalb so wichtig, weil globale Bilderwelt und lokale Lebenswelt so eng miteinander verbunden sind.

Die Transformationen im Verhältnis von Bild und Wirklichkeit zeigen sich auch für die Produzenten: Da die Vermarktung von Musikstilen vor allem über Bilder erfolgt, beginnt sich das Verhältnis von Bildinszenierung und Life-Auftritt umzudrehen. Die Bilder konservieren nicht mehr den Life-Auftritt der Künstler. Die bildliche Inszenierung wird hingegen zum Vorbild der realen Performance, der Akteur organisiert seinen Life-Auftritt nach dem Muster eines Videoclips. Madonnas *Drownd World Tour 2001* war für die Umkehrung des Verhältnisses von Bild und Realität, von Repräsentation und Authentizität, von Original und Fälschung ein paradigmatisches Beispiel. Auch diese Verschiebung von bildlicher und theatraler Inszenierung ist ein Kennzeichen der glokalen Kulturindustrie. Der Kulturwissenschaftler Philip Auslander schreibt:

»The function of live performance under this new arrangement is to authenticate the video by showing that the same images and events that occur in the video can be reproduced on stage, thus making the video the standard for what is ›real‹ in this performative realm.«[26]

Die Relevanz von Bildern für die Vermarktung des HipHop legt die Schlußfolgerung nahe, daß Bilder nicht lediglich den Inhalt des musikalischen Textes illustrieren, sondern vielmehr die kulturelle Kontextualisierung der Musik erst herstellen. In diese Richtung argumentiert Jody Berland[27] mit der These, daß Video- und Fernsehbilder gerade das darstellen, was sie zum Verschwinden bringen: den Kontext der Musik, aus dem diese

26 Auslander 1993, S. 93.
27 Berland 1993, S. 27.

hervorgegangen ist. Der Rapper singt nicht mehr in einer bestimmten Location in Dortmund, vielmehr ist dieser lokale Kontext der Musik zu einem Bild geronnen: Altindustrieregion. Oder wie Ella Shohat und Robert Stam es ausdrücken: »The visual, we would argue, is ›languaged‹, just as language itself has a visual dimension.«[28] Derartige medientheoretische Überlegungen machen zwar zu Recht darauf aufmerksam, daß Bildmedien, vor allem das Fernsehen, in vielen Bereichen genau die Dinge substituieren und simulieren, an deren tendenzieller Auflösung sie nicht unbeteiligt sind: Lokales, menschliche Nähe und körperliche Präsenz. Soap-Operas thematisieren Nachbarschaftsverhältnisse, Reality-Shows inszenieren Intimität und Privatheit, Talkshows simulieren politischen Diskurs, HipHop-Videos stellen Ghetto-Dasein vor. Aber ähnlich wie dem Argument der Vereinheitlichung und Standardisierung des Kulturellen durch die globalen Kulturindustrien gerät dieser Sichtweise einer allumfassenden Medialisierung des Realen die lokale Aneignungspraxis von Bildern und damit das Verhältnis von Bild und Erfahrung aus dem Blick.

In der Popkultur sind Bilder fester Bestandteil der Verwertungsketten einer global operierenden Kulturindustrie. Musik und Bild sind miteinander fusioniert, Bilder von Popstars allgegenwärtig: in Hollywood-Spielfilmen, Musikvideos auf *MTV*, Zeichentrickfilmen aus Japan (Mangas), in Zeitschriften, auf Plattencovern, auf Web-Seiten, in Booklets oder auf T-Shirts. Die Popkultur zeigt, daß eine »visual culture« nicht mehr nur einen Teil unseres alltäglichen Lebens bestimmt, sondern das alltägliche Leben *ist*.[29]

Wie im Pop insgesamt sind auch im HipHop global zirkulierende Bilder Vorbilder für lokale popkulturelle Praktiken und Stile. Mimik, Gestik, Begrüßungsformeln, Bewegungsabläufe oder Moden referieren auf globale Kontexte und produzieren zugleich neue lokale Kontextualisierungen. In diesem Sinne sieht Chris Barker[30] im Fernsehen eine Quelle für die Konstruktion von Identitäten. Fernsehen sei nicht ein Medium, das manipuliert, sondern eine Instanz, die einen Pool von Identitätsangeboten für die Bricolage zur Verfügung stellt.

28 Shohat/Stam 1998, S. 45.
29 Vgl. Mirzoeff 1998, S. 3.
30 Vgl. Barker 1999, S. 169.

In der lebensweltlichen Aneignung werden Bilder in neue soziale und kulturelle Kontexte gestellt. Da die politischen, sozialen, kulturellen und ökonomischen Bedingungen des Lokalen divergieren, provoziert die lebensweltliche Aneignung der Bilder eher Differenz als Homogenität. Es wäre von daher verkürzt, die Aneignung globaler Bilder lediglich als Reproduktion kulturindustriell produzierter und medial zirkulierender Bilder anzusehen. Denn zum einen sind globalisierte Bilder nicht eindeutig, sondern polysem: Sie können auf sehr unterschiedliche Art angeeignet werden. Zum zweiten kann ihre Rezeption aufgrund der kulturell unterschiedlichen lokalen Aneignungskontexte auch in Differenz zum Globalen treten und auf diese Weise widerständig wirken.

Im Zirkulationsprozeß von Produktion und Aneignung liegt also die Möglichkeit eines doppelten Bruchs der globalisierten Images: Medienwirksam inszenierte Bilder wie beispielsweise das des ›Deutschen HipHop‹ können in den Lebenswelten der Konsument/innen durchaus subversiv wirken, indem sie hier eine Konventionen brechende und normüberschreitende Praxis initiieren. Umgekehrt müssen politische Gegenentwürfe von HipHop-Produzenten im lebensweltlichen Kontext nicht zwangsläufig subversive Kraft haben. Die Frage, inwieweit globale Widerstands-Images wie beispielsweise das von *Public Enemy* relevant für die Lebenswelt der Konsumenten und Konsumentinnen sein können, läßt sich also nicht nur von der produktionsästhetischen Seite beantworten. Aber auch die These der *Cultural Studies*, daß Aneignung sich nur dann sinnhaft vollzieht, wenn die Produkte und Bilder lebensweltlich relevant werden, ist als Erklärung für die Produktion von Differenz in der Aneignungspraxis nicht hinreichend. Denn damit ist noch nicht beantwortet, *wie* sich die Aushandlung popkultureller Images vollzieht und ob in der Aushandlung ein globalisierter, kulturindustriell erzeugter Normenkodex reproduziert wird, oder ob dieser überschritten werden kann.

Globale Bilder des HipHop können ihre Wirksamkeit nur dann entfalten, wenn die Bilder von den Konsument/innen mimetisch nachvollzogen, in einem performativen Akt der Neukonstruktion verkörpert und auf diese Weise lebensweltlich neu gerahmt werden. Die lokale Aneignung globaler Bilder läßt sich aus dieser Perspektive nicht als ein Vorgang der Manipulation, sondern eher als ein interaktiver Prozeß von Medialität und Wirklichkeit beschreiben. Denn zum einen geben die Bilder zwar Stile, Ästhetiken, Gesten und Bewegungsabläufe vor, die in der lokalen popkulturellen Praxis sowohl nachgeahmt, aber auch immer weiter entwickelt werden. Zum zweiten werden die Akteure in der lokalen Praxis über die Aneignung der Bild-Angebote in die Lage versetzt, selbst zu sprechen, das Bild zur Erfahrung werden zu lassen. Bilderwelt und Erfahrungswelt gleichen sich aneinander an, gehen aber nicht vollständig ineinander auf. Die Bilder entsprechen eher einem Passepartout, das in den verschiedenen lokalen Lebenswelten kontextualisiert und mit ›Inhalt‹ gefüllt wird.

Erfahrung

Es ist seit der Postmoderne eine gängige These der Medientheorie, daß in Mediengesellschaften eine Überproduktion von Bildern stattfindet und Bilder nicht mehr auf Realität, sondern auf Bilder verweisen.[31] Die Macht über Bildproduktionen ist demnach genauso wie die Macht über Bildergebote und -verbote zu einem zentralen gesellschaftlichen Kampffeld geworden. Bilderflut und globale Bildzirkulation erschüttern McLuhans Metapher des globalen Dorfes, das die Welt als eine zusammengeschmolzene Einheit entwirft. Telekommunikation und Informationstechnologien bringen so viele Bilder hervor, daß in der Rezeption der überbordenden Bildproduktion nur mehr ein fragmentiertes Bild von Wirklichkeit entsteht:

»Wirklichkeit ist [...] das Ergebnis der Überkreuzungen, der ›Kontaminationen‹ (im lateinischen Sinne) der vielfältigen Bilder, Interpretationen und Rekonstruktionen, die die Medien in Konkurrenz zueinander beziehungsweise ohne jegliche ›zentrale‹ Koordination verbreiten.«[32]

Heißt dies aber, daß eine Grenzziehung zwischen der ›wirklichen‹ Wirklichkeit und der Bild-Wirklichkeit nicht mehr möglich ist? Diese These vertritt eine kritische, aber kulturkonservativ anmutende Kulturtheorie, seitdem Fernsehen zum zentralen

---

31 Vgl. z. B. Baudrillard 1978, 1990; Virilio 1990; Bolz 1991; Flusser 1991; Welsch 1993.
32 Vattimo 1992, S. 19.

Bildmedium des Alltags geworden ist. Autoren wie Max Horkheimer und Theodor W. Adorno gehen schon in den 1940er Jahren davon aus, daß Bildmedien, neben der Werbung vor allem das Fernsehen, zu den wesentlichen Produzenten von Wirklichkeit geworden sind. Eine Differenz zwischen der im Bild dar- und vorgestellten Wirklichkeit und der Lebenswirklichkeit sei zunehmend schwieriger zu bestimmen, eine Spannung oder ein Widerstreit nicht mehr auszumachen. Wirklichkeit sei demnach medial bestimmt. So schreiben Horkheimer und Adorno in der *Dialektik der Aufklärung* aufgrund ihrer Erfahrungen mit der Allgegenwärtigkeit des Fernsehens in den USA der 1940er Jahre:

»Die Art, in der ein junges Mädchen das obligatorische date annimmt und absolviert, der Tonfall am Telephon und in der vertrautesten Situation, die Wahl der Worte im Gespräch, ja das ganze nach Ordnungsbegriffen der heruntergekommenen Tiefenpsychologie aufgeteilte Innenleben bezeugt den Versuch, sich selbst zum erfolgsadäquaten Apparat zu machen, der bis in die Triebregungen hinein dem von der Kulturindustrie präsentierten Modell entspricht.«[33]

Die These einer Vereinnahmung der Wirklichkeit der Menschen durch die Bilder der Massenmedien wird bis in die Gegenwart von verschiedenen Autoren weiter ausgeführt. Sie alle konstatieren Tendenzen der Manipulation, Verblendung sowie Entfremdung und unterstellen einen Erfahrungsverlust der Menschen durch die Aufhebung des Unterschieds von Wirklichkeit und Bild. Die Wirklichkeit der Medien sei wirklicher als die ›wirkliche‹ Wirklichkeit geworden, sie habe diese in den Hintergrund gedrängt oder, wie es bei Baudrillard etwa 40 Jahre nach Adorno/Horkheimers These apodiktisch heißt, zum Verschwinden gebracht. Baudrillard unterscheidet nicht mehr zwischen zwei Wirklichkeiten, sondern denkt die moderne Kulturkritik konsequent weiter, indem er eine grundlegende Transformation von Wirklichkeit annimmt. Das Überangebot der Bilder habe einen Wirklichkeitsverlust zur Folge, alles Wirkliche, so die Zeitdiagnose, werde in ein Bild verwandelt. »Heute«, so konstatiert er, »ist das Subjekt weder entfremdet noch entzweit, noch zerrissen.

33 Horkheimer/Adorno 1986, S. 176.

Da die anderen als sexueller oder sozialer Horizont praktisch verschwunden sind, beschränkt sich der geistige Horizont des Subjektes auf den Umgang mit Bildern und Bildschirmen.«[34] Der »Wirklichkeitsspender Fernsehen« (Wolfgang Welsch) habe die Menschen selbst und ihr Verhältnis zueinander zu einem Bildentwurf gemacht. Das Bild sei der Erkenntnisgegenstand, jenseits des Bildes sei keine Wirklichkeit mehr zu denken, keine Erfahrung mehr zu machen.[35]

Die Allgegenwart von Medienbildern hat einen emphatischen Begriff wieder in die Diskussion gebracht, der im Zuge der Postmoderne in Philosophie, Ästhetik und Pädagogik leicht aus der Mode gekommen war: die Erfahrung. Erfahrung benötigt einen Bezug zur Wirklichkeit, bedarf der Kontinuität und Reflexion, der Sammlung und Muße. Im Unterschied zu Erfahrung ist das Erlebnis die dominierende Wahrnehmungsform der auf schnelle Bilder und kurzfristige Events setzenden Gesellschaft diesseits und jenseits der Jahrtausendwende. Das Erlebnis thematisiert die Aktualität von Zeit und Raum, es beschreibt ein Oberflächenphänomen, ein subjektives Empfinden im Hier und Jetzt. Das Erlebnis ist ahistorisch. Es bezeichnet das, was dem Subjekt in einer Situation begegnet und was es aufnimmt, unabhängig von der Qualität. Erfahrung hingegen hat Prozeßcharakter, verdichtet und verarbeitet objektive Strukturen von Welt in der und für die eigene Lebensgeschichte.[36]

Aus dieser Perspektive ermöglicht das enge Zusammenwirken von globaler Bildwelt und lokaler Lebenswelt des HipHop keine Erfahrung mehr, die authentisch aus der eigenen Lebenswelt entspringt und für das Individuum entwicklungsver-

34 Baudrillard 1990, S. 252-253.
35 Vgl. Peuker 1999. Angela Keppler (1994) hat auf die Allgemeinheit dieser Thesen hingewiesen und eine Differenzierung zwischen den Medien als theoretischem oder praktischem Modell alles Wirklichen und die Unterscheidung zwischen der Beeinflussung aller Lebensbereiche durch die Medien und ihrer Bestimmung gefordert. Keppler weist am Beispiel des mit der faktischen Lebensrealität arbeitenden Unterhaltungsfernsehens nach, daß keineswegs eindimensional von Erfahrungsverlusten auszugehen ist.
36 Ähnlich definiert Rudolf zur Lippe (1987, S. 341) den Begriff der Erfahrung, wenn er schreibt: »Als Wissen tritt sie jenseits eines ersten Erlebens hervor, und als das mir Bleibende von einer Begegnung vollzieht sie sich durch mich hindurch so gut wie an einem Gegenüber [...] Erfahrungen reifen in der Zeit und bilden Phasen einer Geschichte.«

sprechend ist. Die Wirklichkeit erscheint aufgrund ihrer engen Verzahnung mit der Bilderwelt nur noch bedingt als Orientierungsrahmen geeignet. Als Lebenswelt ist sie durch das System Kulturindustrie längst kolonisiert. Das Leben als erfahrbare Wirklichkeit kann von den Bildern nicht mehr getrennt werden. Sich an Bildern zu orientieren heißt demnach, dem schönen Schein zu frönen. Bilder, so konstatiert der Literaturwissenschaftler Hartmut Scheible, ermöglichen nicht Erfahrung, sondern liefern Information. Auch er betont, daß nur dann von Erfahrung die Rede sein könne, wenn die Wirklichkeit auf die eigene Person einwirkt, in dem Sinne, daß die empfangenen Eindrücke verarbeitet werden. Erfahrung definiert Scheible dementsprechend »als die gelungene Vermittlung von Wahrnehmungen und Eindrücken mit der eigenen Identität«.[37] Diese Vermittlung aber könnten Bildinformationen nicht leisten. Vielmehr entstehe ein Chaos an Informationen, die gleichsam als Ersatz-Erfahrung dienen.

Muß also eine kulturelle Praxis, die sich über Medienbilder vermittelt und ereignishaft gestaltet ist, zwangsläufig zu Erfahrungsverlust führen? Die These eines generellen Erfahrungsverlustes bei zunehmender Medialisierung des Sozialen wird von verschiedenen Seiten prognostiziert und als soziale Tatsache angenommen. Hier soll hingegen die These vertreten werden, daß sich bei einer engen Verwobenheit von ›wirklicher‹ Wirklichkeit und medialer Wirklichkeit die Bedingungen der Möglichkeit von Erfahrung verändern, die Kategorie der Erfahrung aber nicht prinzipiell an Bedeutung verliert. Es geht auch in der Hip-Hop-Kultur nicht um einen generellen Erfahrungsverlust, sondern um die Frage, welchen Bedingungen die Möglichkeit von Erfahrung unterliegt, wenn sich die Wirklichkeit in den lokalen Szenen immer auch aus einer Bildwelt speist. Gerade, daß dies so ist, stellt einen kruden Dualismus von medialer und ›wirklicher‹ Wirklichkeit in Frage. Ursula Frohne sieht in den sich öffnenden Zwischenräumen die Chance für neue Formen der Wirklichkeitsaneignung:

»Mit der [...] Aufhebung des Dualismus von Medienwirklichkeit und außermedialer Wirklichkeit entstehen zugleich andere Wirklichkeiten, die sich auf der Seite der Rezipienten als mediale Switcherlebnisse varia-

37 Scheible 1988, S. 15.

bel organisieren und in ästhetischen Hybridbildungen und Sampling-strukturen (d. h. durch Aneignung und Kombination realer, imaginärer, simulierter, virtualisierter Inhalte sowie durch technisch vermittelte Interaktion) den Wirklichkeitsreferenzen den begehrten Grad der emotionalen Befriedigung und Affektsteigerung verleihen.«[38]

Die Reflexion des Erfahrungsbegriffs ist schon immer begleitet von einer Skepsis gegenüber der Annahme, Authentizität sei das unabdingbare Kennzeichen von Erfahrung. Es ist bereits Platons Höhlengleichnis, das den Begriff der Erfahrung als tiefgreifende, besondere und einzigartige Wahrnehmungsform fragwürdig erscheinen läßt. Schon bei Platon steht die Behauptung im Raum, daß die authentische Erfahrung selbst bereits ein Abbild sei, ebenso wie die Wirklichkeit eine noch höhere Wirklichkeit abbilde. In der Moderne, so Walter Benjamin, sei die authentische Erfahrung zu einer Angelegenheit von Experten, den Künstlern, mutiert. »Einzig der Dichter wird das adäquate Subjekt einer solchen Erfahrung sein.«[39] Falls es jemals eine unmittelbare Erfahrung gegeben habe, sei sie jetzt nicht mehr herzustellen und anzueignen. Erfahrung wird exklusiv. Benjamin bestimmt die Kunst als das Feld synthetischer Erfahrung. Wenn überhaupt, dann ließe sich nur in der Kunst möglicherweise das rekonstruieren, was als urbildliche Erfahrung dekonstruiert ist. Eine grundlegende Dekonstruktion des Erfahrungsbegriffs hat Hans Blumenberg vollzogen, wenn er ironisierend anmerkt: »Sprachliches Nachsinnen, wie der Vielerfahrene schließlich zum Erfahrenen werden konnte, hilft wenig, wenn alles auf Fremderfahrung hinausläuft, die den mediengebundenen Zeitgenossen auf Heerscharen von Erfahrungsfunktionären angewiesen macht.«[40] Authentische Erfahrung wäre, wie hier exemplarisch deutlich wird, weder aus erkenntnistheoretischer noch aus historisierender Perspektive möglich.

John Dewey wiederum will den Begriff der Erfahrung aus seinem kunsttheoretischen Kontext lösen, in den er durch die Ästhetische Theorie gestellt wurde. In seiner pragmatischen Ästhetik definiert er Erfahrung als »eine ständige Bewegung von Inhalten«.[41] Erfahrung ist ästhetisch, aber keineswegs auf Kunst

38 Frohne 2002, S. 79.
39 Benjamin 1977b, S. 187.
40 Blumenberg 1981.
41 Dewey 1988, S. 50.

beschränkt oder gar durch die Einzigartigkeit des Kunstwerkes gewährleistet[42], sondern: »indem das Material ästhetischer Erfahrung menschlich ist, [...] ist es sozial.«[43] Folgt man Dewey, ist die Aneignung von Bildern in der lebensweltlichen Praxis als ein elementarer Bestandteil des Erfahrungsprozesses zu denken. Denn: Aneignung ist kein Vorgang der unreflektierten Anpassung der Lebenswelt an die Bilder. Aneignung ist als ein Akt mimetischer Identifikation beschreibbar, bei dem die Bilder in einem Prozeß der Neukonstruktion neu gedeutet und in die Lebenswelt integriert werden.[44] Nicht die Bilder produzieren und verändern allein aufgrund ihrer Präsenz die Lebenswelten. Es ist das Subjekt, das über das Erkennen der lebensweltlichen Relevanz der Bilder über deren Stellenwert für das alltägliche Leben entscheidet. Erst wenn Bilder lebensweltlich relevant sind, können sie erfahrungswirksam sein. In der erfahrungsgeleiteten Aneignung von Bildern kommt gerade der Fähigkeit, zwischen echt und unecht in der Bilderwelt selbst unterscheiden zu können, eine besondere Bedeutung zu.

Die Orientierung an Bilderwelten muß nicht zwangsläufig zu Erfahrungsverlust führen, die Aneignung von Bildern ist nicht nur Informationsverarbeitung. Sie erfordert eine erhöhte Aufmerksamkeit für die Bedingungen der Möglichkeit von Erfahrung. Sie erfordert die Fähigkeit, Erfahrungen bei der Aneignung von Bildern zu machen. Gerade hierfür ist die ständige Vergewisserung in der HipHop-Kultur über das, was als ›real‹ gilt, von paradigmatischer Bedeutung. Sie schafft die Bedingungen für das, was ›real‹ und damit erfahrungsversprechend ist. Über die permanente Vergewisserung dessen, was als echt und authentisch gilt, wird eine Differenz hergestellt, die nicht zwischen medialer Wirklichkeit und Lebenswirklichkeit trennt, sondern in beiden Wirklichkeiten zwischen Schein und Sein, zwischen dem ›So-tun-als-ob‹, der bloßen Darstellung und der auf lebensweltliche Erfahrung gegründeten Darstellung zu unterscheiden vermag. Gerade diese Grenzziehung zwischen real und nichtreal liegt quer zu der üblichen Unterscheidung zwischen wirklicher und medialer Wirklichkeit. Sie schafft Differenzen innerhalb der einzelnen Wirklichkeiten. Und: Diese

42 Vgl. Bubner 1989, S. 52-69.
43 Dewey 1980, S. 377.
44 Vgl. Klein 2001 a.

Grenzziehung stellt jene für die moderne Kulturtheorie zentrale Dichtotomie von ›wirklicher‹ Wirklichkeit und medialer Wirklichkeit in Frage. Sie liefert die Bedingung der Möglichkeit von Erfahrung: Nur der im Bild oder auf der Bühne authentisch wirkende Rapper kann zum Vorbild für den eigenen (Lebens-)Stil werden.

Daß der Untergang des Realen in ein Simulacrum der Bilder nicht zu befürchten ist, belegt die im HipHop zentrale und immer wieder aktualisierte Frage, was ›real‹ ist und was nicht, wem Respekt gebührt und wem nicht. Mit dieser Frage, die ihre Antwort im Gelingen des performativen Aktes im Theater des Hip-Hop findet, wird immer wieder die Grenze zwischen Bild und Wirklichkeit, Künstlichkeit und Authentizität, Original und Fälschung aktualisiert. Die Realworld des HipHop ist eine theatrale Wirklichkeit, in der sich die Differenz zwischen Sein und Schein im Akt der Inszenierung von Authentizität performativ bestätigt.

Theatralität/Realität

»Die ganze Welt ist Bühne.«[1]

William Shakespeare

»Natürlich ist nicht die ganze Welt eine Bühne, aber die entscheidenden Punkte, in denen sie es nicht ist, sind nicht leicht zu finden.«[2]

Erving Goffman

HipHop ist eine hybride Kultur. Das ›Dazwischen‹ ist Effekt des Spannungsfeldes, in dem sich die HipHop-Kultur zwischen Ursprungsmythos und ständiger Erneuerung, globaler Kulturindustrie und lokalen Szenen, globalisierter Bildproduktion und lokaler Erfahrung bewegt. In diesem konfliktreichen und dynamischen Spannungsgefüge von Originalität und Fälschung, von weltweiter Vereinnahmung und lokaler Besonderheit, von bildlicher Inszenierung und Lebenswelt spielt die Frage, was ›wirklich‹ ist, eine besondere Rolle. ›Realness‹ ist ein Schlüsselbegriff des HipHop, ›real‹ ist die Bewertungskategorie für den echten, authentischen HipHop. Die HipHop-Kultur selbst wird von ihren Angehörigen als ›Realworld‹ verstanden. Toni L, einst Rapper bei *Advanced Chemestry,* betont die Bedeutung von Realness:

»Über dieses Realsein wird so viel geredet. Ich glaube, daß es zwar viele behaupten, sie seien real, aber eigentlich gar nicht das darstellen, was sie sind. Wenn du dich von dem entfernst, was du wirklich bist, wenn du zum Beispiel auf böse und Hardcore-Rapper machst, aber jede Woche dein Zimmer aufräumen mußt und nachmittags zum Kaffee zu deiner Oma gehst, dann ist das nicht real, sondern ein Witz.«[3]

Real-Sein ist insbesondere deshalb so wichtig und auch so brisant, weil die kulturelle Praxis des HipHop auf einer Vielzahl von Inszenierungstechniken aufbaut. Ob in Videoclips, bei Szene-Events, im Jugendheim oder auf der Straße – im HipHop

1 William Shakespeare: *Wie es euch gefällt* (1599).
2 Goffman 1997, S. 67.
3 Zitiert nach: Verlan/Loh 2000, S. 248.

spielen die Akteure sich gegenseitig etwas vor. Die Forderungen nach Authentizität und Selbst-Inszenierung gehen Hand in Hand. Aber: Das theatrale Spiel im HipHop ist kein Spiel im Sinne eines ›So-tun-als-ob‹. Ganz im Gegenteil: Das Theater des HipHop trennt nicht zwischen Rolle und Selbst, zwischen Spiel und Ernst. Es geht vielmehr um die gelungene Inszenierung von Authentizität. Sie ist der Garant für die Authentizität des Hip-Hoppers. Daher spielt für die Dynamik der HipHop-Kultur ein weiteres Spannungsfeld eine wichtige Rolle: Das Verhältnis von Realität und Theatralität; und, auf den Punkt gebracht, die Frage: Was macht das theatrale Spiel des HipHop ›real‹?

Folgt man den gängigen Positionen des feuilletonistischen und wissenschaftlichen Diskurses, dann sind Popkulturen vor allem eins: Musikkulturen. Im Mittelpunkt des Popdiskurses stehen unbeirrt die Musik und ihre Produzenten. Aber es ist verkürzt, Pop auf Musik zu reduzieren. Pop meint zwar auch Popmusik, aber keineswegs nur das. Pop ist auch Bilderwelt, Lebensstil, Lebensgefühl und Lebensinhalt. Ben, Inhaber eines HipHop-Shops und Rapper, beschreibt es lapidar so: »Aufstehen, machst Du HipHop, Schlafengehen, machst Du HipHop, wenn Du aufs Klo gehst, machst Du HipHop. Ich mach nichts anderes.«[4] Die weltweite Verankerung des Pop erfolgt in der Lebenswelt der Konsumenten. Ihnen aber schenkt der Popdiskurs wenig Aufmerksamkeit. Auch andere kulturelle Techniken und Felder des Pop – Mode, Lifestyle, lokale Szenen – sind im Popdiskurs nur selten Thema. Und so, wie der Popdiskurs die kulturelle Praxis des Pop stiefmütterlich behandelt, schenkt die Kulturtheorie vor allem im deutschsprachigen Raum der Popkultur bislang nur wenig Beachtung. Was der popkulturellen Debatte also fehlt, ist eine Kulturtheorie des Pop, die ihr Augenmerk auf die Konstitution von Praxis richtet.

Eine an Praxis, an Lebensformen orientierte Kulturtheorie ist vor allem für die HipHop-Kultur interessant, da gerade hier die globale Zeichenwelt eng mit der lokalen Praxis verzahnt ist. Rückt man die lokale Praxis in den Mittelpunkt und mit ihr die Frage, was HipHop als Lebensstil attraktiv macht, treten die Darstellungen, Inszenierungen und Aufführungen der Hip-Hop-Kultur in den Vordergrund. Popkultur – vom Rockkon-

4 *Ben*, eigenes Interview.

zert bis zum Techno-Rave, vom Abhängen im Jugendheim bis zum Breakdance auf der Straße, vom Battle bis zur Party – ist geprägt durch theatrale Rahmungen und Inszenierungen. Nicht die Musik selbst, sondern wie, wo, wann, mit wem und warum sie gehört wird, ist relevant für die soziale und kulturelle Praxis des Pop. Auch im HipHop ist die soziale Praxis theatral: Jeder Event weist eine theatrale Struktur auf und jede szenespezifische Aktivität scheint inszeniert zu sein, dies sowohl in den medialisierten Performances der Videoclips wie in den Life-Performances der Konzerte, Battles, Jams oder Parties.

Die These hier lautet: Pop ist eine performative Kultur, deren Praktiken gekennzeichnet sind durch theatrale Inszenierung. Wie Pop insgesamt wird auch HipHop aufgeführt und über die Aufführung die theatrale Wirklichkeit der ›Realworld HipHop‹ hergestellt. Der theatrale Charakter der HipHop-Kultur wird hier aber nicht, im Sinne einer kultur- und modernitätskritischen Deutung, als Effekt eines Wirklichkeitsverlustes vorgestellt. Mit einem kulturanthropologischen Argument wird vielmehr Theatralität als ein integraler Modus sozialer Praxis eingeführt.

Die Inszenierung des Sozialen

Die Inszenierung sozialer Praxis ist kein exklusives Kennzeichen von Popkulturen. Vielmehr scheint hier lediglich das auf die Spitze getrieben zu sein, was seit den 1980er Jahren in den Kultur- und Sozialwissenschaften als Indiz und Effekt von Mediengesellschaften beschrieben wird: Der steigende Inszenierungscharakter des Sozialen. Zunächst gebunden an den kulturkritischen Verdacht eines zunehmenden Wirklichkeitsverlustes durch eine medialisierte Wirklichkeit, etabliert sich der Begriff der Inszenierung als ein Schlüsselbegriff der Kultur- und Sozialwissenschaften. Einen nahezu inflationären Charakter hat die Verwendung des Begriffs im Zuge des ›performative turn‹ in den 1980er Jahren angenommen. In Abwendung von der seit den 1960er Jahren diskutierten semiotischen Vorstellung, die Kultur als Text begreift, trat ein Modell in den Vordergrund, das Kultur als Praxis denkt und nach der Hervorbringung dieser Praxis fragt. Ob Politik und Kultur, der Körper und das Selbst, die

Wirklichkeit und das Authentische, die Gesellschaft und die Natur, das Ästhetische und das Virtuelle – fast nichts scheint seitdem von Inszenierung frei zu sein. Zumindest die ausufernde wissenschaftliche Verwendung des Begriffs suggeriert: So viel Inszenierung war noch nie.

Den Inszenierungscharakter des Sozialen entdecken manche Kulturkritiker und Sozialtheoretiker überall: Wohnräume, Arbeitsplätze, Freizeiteinrichtungen bis hin zu ganzen Innenstädten werden ästhetisiert und zu einer Art Bühnenbild umgestaltet[5], die Stadt dient als Kulisse für Natursportarten. Noch in den 1970ern sang der Ruhrgebietsbarde Erwin »Auf unsere schwatten Berge, da gibt dat keinen Schnee«. Das ist vorbei: Wo einst die »schwatten Berge« waren, da gibt's nun Schnee: Skifahren in Bottrop und Neuss, Skilanglauf in Düsseldorf am Rhein, auch das ehemals an Natur gebundene Freizeitangebot wird zum urbanen Event stilisiert und dramaturgisch durchgeplant.[6] Über Kleidung, Körperverhalten und Sprachcode lassen sich politische Positionen und kulturelle oder sexuelle Orientierungen zur Schau stellen; das Spiel mit Identitäten befördert die Inszenierung ständig neuer Images.

Kurzum: Überall herrscht, so die eher kulturpessimistische Lesart, die Tendenz zur Idealisierung und Ästhetisierung, letztlich zur Normierung. Wirklichkeitsverlust und die Dominanz von Scheinwelten seien die Folge. Wolfgang Welsch befürchtet eine »Überzuckerung des Realen mit ästhetischem Flair«.[7] Ob Körper, die Lebensweise oder Städte – alles wird, folgt man Welsch, nach virtuellen Modellen modifiziert und umgebaut. Durch Schönheitsoperationen wird der Körper zum Body, die Stadt zum Disneyland, werden menschliche Beziehungen zur Show: »Die Menschen werden ›geselliger‹, das heißt angepasster, weil sie einander ›gefallen‹ wollen.«[8] Soziale Interaktionen nehmen, so die Befürchtung, immer mehr den Charakter von Theateraufführungen an: ein Publikum will beeindruckt und überzeugt werden, der Darsteller will, ohne Rücksicht auf Inhalte, gefallen und auffallen.[9] Jörg Zimmermann prophezeit:

5 Vgl. Welsch 1993.
6 Vgl. Bittner 2002.
7 Welsch 1993, S. 15.
8 Früchtl/Zimmermann 2001, S. 25.
9 Vgl. Reichertz 1998, S. 392-393.

»Dem Triumph der Inszenierung entspricht also ein entscheidender Verlust an normativer Orientierung in der Unterscheidung von Sein und Schein, Authentizität und Entfremdung, Selbstbestimmung durch Ausbildung von Identitäten und Akzeptanz wechselnder Außensteuerung durch plurale Codes im Sinne von *self fashioning* oder *life styling*.«[10]

Die theatrale Inszenierung des Sozialen ist immer auch eine Selbst-Inszenierung der Akteure. Gerade diese habe, so der sozialwissenschaftliche Grundtenor, in der »Inszenierungsgesellschaft«[11] an Bedeutung gewonnen. Individualisierung befördert Selbst-Inszenierung und diese die Dramatisierung von Individualität. Der Mensch sei eine »Ich-AG«, die sich auf den Märkten anbietet und, mit dem eigenen Körper als Visitenkarte, Mehr-Wert schaffen will. Modernitätskritisch gedeutet erscheinen die Inszenierungen des Selbst als eine Verschiebung des Verhältnisses vom Sein zum Schein, vom Selbst zur Rolle, von der Identität zur Maskerade, oder vom Echten, Eigentlichen, Authentischen zum Falschen, Unwahren. Inszenierung meint aus dieser Perspektive den Schein der Oberfläche, das reine Spiel.

Die Tendenz zur Selbst-Inszenierung liegt, so der Soziologe Gerhard Schulze, in der Wohlstandsentwicklung begründet. Es fehle die Notwendigkeit einer »Abwehr des Unglücks«. Erst in der Herausforderung aber könne der Mensch seine Individualität erkennen, ihr Fehlen habe das »Selbst für sich selbst« undeutlich werden lassen. Die Frage, »wer man selbst denn eigentlich sei«[12], bleibe deshalb offen. Die »Fabrikation von Subjektivitätsschemata«[13] sei an die Stelle des originären Selbstausdrucks getreten. Stefan Müller-Doohm und Klaus Neumann-Braun machen hingegen weniger ökonomische, sondern eher kulturelle Faktoren und hier vor allem audio-visuelle Medien für die Zunahme von Inszenierungen verantwortlich.[14] Sie befürchten, daß technologisch produzierte Bilder die Imagination zu besetzen drohen. Kultur sei zunehmend von der »Perfektion synthetischer Visualisierungen«[15] beherrscht und Diskursivität werde

10 Zimmermann 2001, S. 122.
11 Willems 1998.
12 Schulze 1999, S. 12.
13 Ebd.
14 Müller-Doohm/Neumann-Braun 1995.
15 Ebd., S. 17.

immer mehr durch Bilder verdrängt.[16] Mit Gerhard Schulze gehen sie davon aus, daß die Kultur dahin tendiere, sich auf »die Funktion der Erlebnisvermittlung an ein millieuspezifisch differenziertes Publikum von Erlebniskonsumenten«[17] zu beschränken, und kommen zu dem Schluss: »In der komplexen individualisierten Gesellschaft tritt ein Bedarf nach Instanzen bzw. sozialen Institutionen auf, die eine einigermaßen verbindliche Realitätskonstruktion bereitstellen; die historische Entwicklung hat den Massen- und anderen Medien der kulturellen Sinnvermittlung diese Funktion zugeschrieben.«[18] Der Soziologe Herbert Willems konstatiert diese Tendenz auch auf dem Feld der Selbst-Inszenierungen: »In immer mehr Sphären der ›Privatsphäre‹ bestehen Zwänge oder jedenfalls starke Motive, sich als ›Mensch‹ interessant und gefällig zu machen, sich zu distinguieren und zu idealisieren, das ›Outfit‹ zu stilisieren, den ›Body‹ zu bilden, Individualität (z. B. biographisch) zu dramatisieren und anderes mehr für ›gute Eindrücke‹ zu tun.«[19]

Selbst-Inszenierung ist demnach nicht nur ein Effekt von Individualisierung, sondern auch ein wesentlicher Bestandteil neuer Formen der Vergemeinschaftung. Diese wiederum gehen einher mit Individualisierung und Medialisierung, aber auch mit Enttraditionalisierung, einem Vorgang, der einen rapiden Bedeutungsverlust traditionaler sozialer Institutionen wie Schulen, Vereinen, Kirchen bezeichnet. Posttraditionale Gemeinschaften zeichnen sich nicht mehr in erster Linie durch räumliche Nähe und traditionale, gemeinsam geteilte Wert- und Normenkodizes aus. Es sind eher unbeständige Gemeinschaften, die auf ein bestimmtes Ereignis oder eine Aktivität bezogen sind, sich, so Herbert Willems, an bestimmten sexuellen, kulturellen und politischen Interessen ausrichten[20] und nur für kurze Zeit Bestand haben. Die Flexibilität, Schnelllebigkeit und Fragmentierung der neuen sozialen Gemeinschaften befördern den Zwang zur Selbst-Inszenierung: Um sich sozial anschlussfähig zu machen, ist der Einzelne aufgefordert, seine kulturellen, sozialen, sexuellen oder politischen Dispositionen zu markieren.

16 Ebd., S. 18.
17 Ebd., S. 19.
18 Ebd., S. 21.
19 Willems 1998, S. 56.
20 Vgl. ebd., S. 60.

Nicht nur die Medienwelt, in der jeder, laut Andy Warhol, für fünfzehn Minuten ein Star sein kann, befördert, so die modernitätstheoretische Perspektive, einen narzißtischen Hang zur Selbstdarstellung. Auch die sozialen Bedingungen einer flexibilisierten Moderne erfordern die Fähigkeit, sich immer wieder in neuen sozialen Kontexten anbieten und seine Besonderheit in Szene setzen zu können. Mit dem Bedeutungszuwachs von Inszenierungen transformiert sich auch das Verhältnis von Inhalt und Form. Nicht mehr, was in Szene gesetzt wird, sondern wie dies geschieht, tritt in den Vordergrund. Aus dieser Perspektive hat das Ästhetische das Moralisch-Ethische verdrängt.[21]

Folgt man den kulturpessimistischen und modernitätskritischen Argumentationen, erscheint HipHop als eine Scheinwelt, in der Inszenierung und Oberfläche dominieren. Die Akteure machen sich gegenseitig etwas vor. Angepasst an Medienwelten und geprägt durch theatrale Praktiken, haben ihre inhaltsleeren Posen den Bezug zum Alltag, zur ›eigentlichen‹ Lebenssituation verloren. HipHop erscheint aus dieser Perspektive als ein Stilelement unter vielen anderen, das, um den Preis permanenter Selbstinszenierung und Stilisierung, temporär Geselligkeit bietet.

Die Praxis der HipHop-Kultur widerspricht der These eines zunehmenden Wirklichkeitsverlustes. Zweifellos hat sich die HipHop-Kultur die Inszenierungstechniken der Nachmoderne zu eigen gemacht, und sie beherrscht sie perfekt: Innenstädte werden zu öffentlichen Bühnen für Breaker, Hauswände zur Malfläche für Graffiti, verlassene Orte zum Party-Raum. Bei kaum einer Veranstaltung fehlt ein Bühnenbild, alles ist dramaturgisch durchdacht, alle Beteiligten treten im entsprechenden Dresscode als HipHopper auf und unterstreichen dies durch ihre Sprachmuster und ihr Körper- und Bewegungsverhalten. Aber, so unser Argument, in diesen Inszenierungen wird die ›Realworld‹ HipHop sichtbar. HipHop ist weit mehr als eine Freizeitbeschäftigung. HipHop ist Lebensstil und Lebenswelt. In der Formulierung der Szenemitglieder wird in den Inszenierungen ›HipHop repräsentiert‹, das heißt: Der Mythos HipHop wird Wirklichkeit, indem er theatral dargebracht wird. Entsprechend sind die Gemeinschaften des HipHop nicht posttraditio-

21 Vgl. Maffesoli 1994; Bohrer/Scheel 1998.

nal, sondern langlebig, stabil, wertkonservativ und an Tradition gebunden. Für die Selbstdarstellung spielt die Gemeinschaft eine zentrale Rolle: Sie ist das Publikum, das dem Einzelnen Realness bestätigt. Die individuelle Besonderheit wird sichtbar, wenn der HipHopper sich als Mitglied der Posse oder Crew in Szene setzt. Hier ist nicht nur das Wie von Bedeutung, mit der Entwicklung und Vorführung des eigenen Styles steht auch der Inhalt der Präsentation im Mittelpunkt – und dieser muß adäquat dargestellt werden. In der HipHop-Kultur stellt sich Selbst-Inszenierung als ein Modus von Individualisierung dar und diese wiederum als spezifische Form eines Vergemeinschaftungstypus.

Aber nicht nur die soziale Praxis der HipHopper widerlegt das kulturkritische Inszenierungstheorem, sondern auch der Inszenierungsbegriff der HipHop-Kultur. Schlagworte wie »Inszenierungsgesellschaft« oder Parolen wie »alles ist heute inszeniert« suggerieren eine Transformation der Wirklichkeit in eine Welt des Scheins und mit ihr eine Wandlung vom Machen zum Darstellen. Inszenierung erscheint hier als ein ›So-tun-als-ob‹, als ein aufgesetztes Spiel. Diese Annahmen transportieren immanent die Behauptung eines Bedeutungszuwachses gegenüber einer nicht inszenierten Wirklichkeit. Hiermit eng verbunden ist die Setzung von zwei Wirklichkeitsbegriffen, einer ›wirklichen‹ Wirklichkeit und einer Schein-Wirklichkeit. Erste, so die Annahme, wird in der Nicht-Inszenierung als unmittelbar erfahren, sie ist ›echt‹ und substantiell gegeben, die zweite wird über die Inszenierung erlebt, sie ist hergestellt, sie ist Theater. Die ›wirkliche‹ Wirklichkeit ist essentiell vorhanden, die Schein-Wirklichkeit medial produziert und theatral inszeniert. Folgt man diesem begrifflichen Dualismus, ließe sich die HipHop-Kultur zum einen als eine theatrale Erhöhung des Alltäglichen, zum anderen als Scheinwirklichkeit kennzeichnen. Beide Vorstellungen widersprechen aber dem Selbstverständnis des HipHop als einer Realworld. ›Realworld‹ meint eine Wirklichkeit, die sich gerade dadurch auszeichnet, daß sie weniger zwischen Sein und Schein als zwischen gelungener und mißlungener Inszenierung unterscheidet. Aus Sicht der HipHop-Kultur kommt dem Charakter des Theatralen und mit ihm der Glaubwürdigkeit und Wirksamkeit der Inszenierung zentrale Bedeutung zu.

Das Theater des HipHop

Seit Mitte der 1990er Jahre ist das Theatralitätskonzept, auch angeregt durch die Debatte um den Begriff der Inszenierung, erneut in den Mittelpunkt des kulturwissenschaftlichen Interesses gerückt. Erika Fischer-Lichte hat als heuristisches Modell zur Untersuchung kultureller Phänomene einen theaterwissenschaftlich begründeten Begriff von Theatralität vorgeschlagen.[22] Der Begriff Theatralität wurde, mit Ausnahme des angelsächsischen Raumes, in den europäischen Sprachen erst zu Beginn des 20. Jahrhunderts eingeführt und zwar prinzipiell in zwei Varianten: Die erste Variante zielt auf klare Kriterien, nach denen sich Theater als besondere Kunstform von allen anderen Kunstformen abgrenzen läßt. Theatralität meint hier die Gesamtheit aller Materialien, die in einer Aufführung Verwendung finden und deren Eigenart als eine Theateraufführung ausmachen, also die spezifische Organisation von Körperbewegung, Stimme, Lauten und Tönen. Die zweite Variante greift viel weiter und definiert Theatralität außerhalb der Institution Theater. Sie erweist sich für die Untersuchung der HipHop-Kultur als fruchtbarer. Theatralität wird hier als das »allgemein verbindliche Gesetz der schöpferischen Transformation der von uns wahrgenommenen Welt«[23] begriffen; sie wird als »prä-ästhetischer Instinkt«[24] des Menschen definiert. Und dieser liegt als ein Kultur erzeugendes, die Kulturgeschichte vorantreibendes und prägendes Prinzip nicht nur der darstellenden Kunst, sondern auch der Religion, dem Recht, der Politik und dem Sport zugrunde.[25] Während die erste Variante sich also auf Theater als eine eigenständige Kunstform konzentriert, versteht die zweite Definition Theatralität als ein kulturerzeugendes Prinzip. Die erste definiert Theatralität als im engen Sinne ästhetisch, die zweite Variante konzipiert sie als eine anthropologische Kategorie.

Der Gedanke einer Theatralität des Alltäglichen ist in den letzten zehn Jahren in den Kulturwissenschaften aufgegriffen, konkretisiert und präzisiert worden. Aus theaterwissenschaftlicher Sicht lassen sich, so Fischer-Lichte, vor allem vier Perspek-

---

22 Vgl. Fischer-Lichte 2000, 2001a, 2001b.
23 Evreinov 1915, zitiert nach Fischer-Lichte 2000, S. 18.
24 Evreinov 1912, zitiert nach Fischer-Lichte 2000, S. 18.
25 Vgl. Fischer-Lichte 2000, S. 18.

tiven auf Theatralität unterscheiden. Theatralität kann als Wahrnehmungsmodus verstanden werden, als rezeptionsästhetische Kategorie.[26] Demnach hängt es von der jeweiligen Blickweise ab, ob eine Situation als theatral oder als nichttheatral wahrgenommen wird. Theatralität als handlungstheoretische Kategorie[27] meint eine je spezifische, historisch und kulturell kontextualisierte Art der Körperverwendung in kommunikativen Prozessen. Theatralität als semiotische Kategorie[28] bezeichnet einen Modus der Zeichenverwendung, durch den etwas schöpferisch zur Erscheinung gebracht wird. Und bei Theatralität als alltagskultureller Kategorie[29] schließlich geht es unter Rekurs auf die Beziehung von Theater und theatralen Prozessen außerhalb des Theaters um das ambivalente Zusammenspiel von Wahrnehmung, Bewegung und Sprache. Eine Kulturwissenschaft, die alle vier Perspektiven zusammenzuführen sucht, versteht unter Theatralität die Bündelung von Wahrnehmung, Körperlichkeit, Inszenierung und kultureller Performance. Für sie ist Theatralität eine kulturwissenschaftliche Grundkategorie, ein Rahmenkonzept, um soziale Inszenierungen kulturtheoretisch zu deuten.[30]

Die Nützlichkeit eines solchen Konzeptes der Theatralität als heuristisches Werkzeug für die Kulturwissenschaft erklärt sich aus der anthropologisch begründeten Verflechtung des Theatralen mit menschlichen Handlungen oder Ausdrucksweisen. Diese haben demnach grundsätzlich ein inszenatorisches Moment. Inszenierung ist aus dieser Perspektive nicht ein spezifisches Kennzeichen von nachmodernen Gesellschaften, sondern ein Grundzug menschlicher Kultur. Es geht weniger um eine vermeintliche Alternative zwischen Handeln und Inszenierung von Handlungen, sondern um eine »pragmatische Ästhetik«[31] des Handelns: Der Mensch muß handeln, aber sein Handeln immer auch darstellen. Die Notwendigkeit von Inszenierung läßt sich, im Anschluß an Helmuth Plessner, anthropologisch aus der Doppeldeutigkeit des Menschen begründen, aus seiner »ex-

26 Vgl. Burns 1972.
27 Vgl. Fiebach 1978, 1986.
28 Vgl. Fischer-Lichte 1983a, 1983b, 1983c.
29 Vgl. Schramm 1990.
30 Vgl. Fischer-Lichte 2001b.
31 Soeffner 1998; Raab/Grunert/Lustig 2001.

zentrischen Positionalität«[32]: Der Mensch tritt sich selbst – oder einem anderen – gegenüber, um ein Bild von sich zu entwerfen und zur Erscheinung zu bringen, das er mit den Augen des anderen wahrnimmt und in den Augen des anderen reflektiert sieht. Entsprechend definiert Wolfgang Iser Inszenierung als »Institution menschlicher Selbstauslegung« bzw. als »unablässigen Versuch des Menschen, sich selbst darzustellen«.[33]

Inszenierung ist aus dieser Sicht kein Mittel der Verstellung, sie dient der Selbstbeschreibung, und als solche nicht nur dem Selbst-Ausdruck, sondern auch der Selbst-Entdeckung. In den Blick gerät nicht der Verlust eines vermeintlichen Authentischen, sondern ein kreativer, transformierender Umgang des Menschen mit sich selbst und seiner Umwelt. Während in der Debatte um Kultur als Inszenierung der Eventisierungscharakter des Kulturellen thematisiert wird, fokussiert der anthropologisch begründete Inszenierungsbegriff darauf, wie Subjektivität und Individualität zur Erscheinung gebracht werden.

Folgt man einem anthropologisch begründeten Inszenierungsbegriff, sind alle menschlichen Äußerungen, auch die vermeintlich authentischen, immer schon inszeniert. Im Antragstext des DFG-Schwerpunktprogramms *Theatralität* heißt es: »Damit wird nicht nur die barocke Unterscheidung zwischen Sein und Schein hinfällig, sondern auch die für unsere Kultur so typische und traditionell fraglos gültige Entgegensetzung der positiv besetzten Begriffe Wahrheit, Wirklichkeit, Authentizität mit den negativ besetzten Schein, Simulation, Simulakrum funktionslos.«[34] Medien befördern dieses Faktum. Weniger, indem sie ein Mehr von Inszenierungsformen bewirken, sondern eher durch deren Diversifikation. Die Inszenierungsgesellschaft ist demnach weniger durch zunehmende Inszenierung, sondern eher durch eine Pluralisierung theatraler Ausdrucksweisen gekennzeichnet.

Die Inszenierung des HipHoppers ist aus dieser Perspektive ein Mittel, sich selbst auszulegen, sich zu zeigen: den trainierten Körper, die sexuelle Orientierung, Leistungsabstinenz, Kraft, Macht und körperliche Aggression, Männlichkeit. Selbst-In-

---

32 Vgl. Plessner 1982.
33 Vgl. Iser 1991, S. 504-515; vgl. auch Soeffner 2001.
34 DFG Schwerpunktprogramm: *Theatralität – Theater als kulturelles Modell in den Kulturwissenschaften*, Bonn 1995, S. 4.

szenierung nicht als ein Rollenspiel, das vom Eigentlichen, Authentischen ablenken soll, sondern als ein Mittel der Identitätssuche und als ein Medium zur Darstellung von Authentizität. »Viele fragen, was für mich real ist. Für mich ist ›real‹, daß du dich so gibst, wie du wirklich bist«[35], sagt der türkische Rapper *Asia* aus Köln. Das ›Wirklich-Sein‹ ist eine Inszenierungsstrategie von Authentizität. Der HipHopper inszeniert, wie er ›wirklich‹ ist.

Besonders offensichtlich wird die wirklichkeitsschaffende Bedeutungsproduktion im Rap. Rapper erzählen in ihren Texten oft über ihr Leben, ihre Gefühle und Eindrücke. Der Text repräsentiert hier aber nicht unbedingt die Lebenswirklichkeit des Rappers, er stellt diese als Bild erst her – und mit diesem den Rapper als zentrale Figur. In dem Stück *Kapitel 1* reimt der Heidelberger Rapper *Torch*:

>*Ich hab das Freestyle-Reimen eingeführt und zwar schon vor Jahren/ Von Kiel bis Biel bin ich auf jede Jam gefahren/So kam ich durch die ganze Welt, meist ganz ohne Geld/Denn wenn Torch ein Ziel hat, gibt es nichts, was ihn aufhält.«[36]*

Torch stellt hier die HipHop-Welt als eine sozial gut vernetzte Szene vor und sich selbst als einen ihrer Vorkämpfer. Damit führt er sich als real, originär und authentisch ein. Später heißt es:

>*HipHop war meine erste Freundin, sie machte mich zum Mann/Gab mir meinen Stolz und Wissen, das ich lehren kann/Wie am ersten Tag bin ich noch verliebt/Weil es für mich nichts anderes gibt, was mir mehr Kraft gibt/Perfekt wie ein Kreis, dreihundertsechzig Grad/Umschließt mein Leben und begründet jede Tat/Wenn ich sterbe, stirbt zwar auch ein Teil dieser Kultur/Bloß, wenn HipHop stirbt, werden viele obdachlos.«*

HipHop wird als eine Lebenswelt vorgestellt, als eine Welt, die »man im Herzen hat«, der man Respekt zollt und für die man sich opfert. Diese spielerisch inszenierte Selbstoffenbarung lässt den fiktionalen Text als real erscheinen. Der Text schafft eine Wirklichkeit, die als echt geglaubt wird, nicht zuletzt weil sie an den Mythos der Ursprungserzählung des HipHop anknüpft.

35 *Asia*, Rapper bei *Microphone Mafia* aus Köln, in: *BACKSPIN* 33, April 2002, *TCAMICROPHONEMAFIA*, S. 34.
36 *Torch*: *Kapitel eins* (1993), zitiert nach: Verlan/Loh: 2000, S. 73.

Wie die Kulturanthropologie befördert auch eine handlungs-
theoretisch orientierte Soziologie den Gedanken, Theatralität
als Grundmuster alltäglicher Interaktionen anzunehmen. Thea-
terbegriffe wie Rolle, Bühne (die Bonner Bühne) oder Szene
(Sado/Maso-Szene) gehören schon lange zum sozialwissen-
schaftlichen Standardvokabular. Es war vor allem der amerikanische Soziologe Erving Goffman, der eine Theatertheorie zur
Grundlage seiner Interaktionstheorie machte.[37] Goffman versteht Interaktionen grundsätzlich als rituell gerahmte Darstellungen. Ob HipHopper sich mit einem bestimmten Hand-
schlagritual begrüßen oder MCs dem Publikum ein ›Altona,
seid Ihr da?‹ zurufen, rituelle Darbietungen definieren die Inter-
aktionsriten, schaffen Orientierung und weisen den Akteuren
einen bestimmten Status zu. Der Soziologe Ronald Hitzler betont:

»Aus dramatologischer Sicht ist Inszenierung keine besondere Sache,
Alltagsdramaturgie keine außergewöhnliche Art von Verhalten, ›Schau-
spielen‹ keine spezifische Form menschlichen Zusammenlebens, sondern
eine Grundgegebenheit der ›conditio humana‹ zum einen, und eine recht
banale, alltägliche Angelegenheit zum anderen: Wir alle zielen vermittels
unserer Selbst-Darstellung darauf ab, von den anderen auf eine bestimmte Art und Weise wahrgenommen zu werden, vor den anderen in
einem bestimmten Licht zu erscheinen.«[38]

Der theatrale Charakter von Interaktionen zeigt sich nicht nur
bei szenespezifischen Events wie Jams oder Battles, sondern
auch in alltäglichen Zusammenhängen. Da ist zunächst die Begrüßung. Handschlag, ein kleines Anrempeln, ein kurzes Kopf-
nicken, leichte Küsse auf die Wangen – all diese Formen sind
nicht nur beiläufige Zeremonien der Ehrerbietung und Respektbekundung. Als rituelle Demonstrationen von Nähe und Distanz sind sie auch immer soziale Platzanweiser und ein geeig-
netes Mittel sozialen Ein- und Ausschlusses. Oder das Chillen
als Beispiel: Als geplantes Nichts-Tun verlangt auch dieses vom
Einzelnen vor allem eine coole Performance: Es geht um die Fähigkeit, über den Körper glaubhaft Entspanntheit und damit soziale Zugehörigkeit zu demonstrieren. Auch das Training, z. B.
des Breakdance, ist nicht nur profane Alltäglichkeit, sondern

37 Vgl. Goffman 1997.
38 Hitzler 1998, S. 94.

theatrales Ereignis: Ein Jugendheim, jeder macht sich mit seinen Moves warm, immer mit dem Wissen, daß nicht nur er die anderen beobachtet, sondern diese auch ihn. Dann: Vorführen einzelner Bewegungen und Schrittkombinationen. Das ist auch beim Training fast ein Freestyle-Battle. Der Akteur in der Mitte, um ihn herum das Publikum, das gute Moves mit kurzem Beifall belohnt. Training ist hier nicht nur das Üben der Technik, sondern auch die Übung in der Darstellung.

HipHop-Performances

Inszenierungen, wie sie bereits das Szene-spezifische Alltagshandeln prägen, werden auf den Szene-Events theatral überhöht. Battles, Jams und Parties sind das, was der Ethnologe Milton Singer ›Cultural Performance‹ nennt, nämlich Rituale, Zeremonien oder Feste, die sich durch einen definierten Zeitablauf, eine Gruppe von Performern, das Publikum, einen Grund und einen Ort der Performance auszeichnen.[39] Der Theateranthropologe Richard Schechner versteht Performance als ein Phänomen, das aus dem Willen entsteht, »gleichzeitig etwas geschehen zu lassen und zu unterhalten; Ergebnisse zu erzielen und herumzualbern; Meinungen zu sammeln und die Zeit zu vertun; verwandelt zu werden in jemand anderen und das eigene Ego zu zelebrieren; zu verschwinden und sich zu präsentieren.«[40]

Für eine Theorie populärer Kulturen ist das Konzept der Performance eine wichtigere Kategorie als der traditionelle Begriff des Theaters. Die Performance ist eine spezifische Form der theatralen Darbietung. Sie referiert nicht auf einen vorliegenden literarischen Text, sondern schafft ihren ›Text‹ in der Aufführung selbst. Der ›Text‹, der auf diese Weise prozeßhaft entsteht, ist fragmentiert. Um die Fragmentierung begrifflich zu fassen, hat Roland Barthes einen erweiterten Textbegriff vorgeschlagen.[41] Als ›Text‹ versteht Barthes neben Schrift auch Töne und Bilder. ›Text‹ meint kein einheitliches Produkt: Den ›Text‹ löst Barthes auf in die Lesarten der Rezipienten. Dieser Textbegriff ist für die Performance-Kunst relevant, denn hier ereignet sich

39 Vgl. Singer 1959, S. xii.
40 Schechner 1990, S. 97.
41 Vgl. Barthes 1976.

die ›Textproduktion‹ vor allem in der Aufführung selbst, in der Wahrnehmung der Performance durch das Publikum. Die Verlagerung der Textproduktion auf die Rezipienten haben die *Cultural Studies* soziologisch gedeutet, indem sie die lebensweltliche Relevanz als das entscheidende Kriterium für die Wahrnehmung und Aneignung von Produkten verstanden wissen wollen.[42]

Performance ist eine nicht textbasierte szenische Kunst, die in den 1960er und 1970er Jahren aus der bildenden Kunst entsteht: Aktionskunst und Body-Art wollten die Trennung von Kunstwerk und Künstler aufheben und das Werk in der Aktion im Beisein des Publikums entstehen lassen. Die Performance-Kunst der 1960er Jahre steht in der Tradition der Avantgarde-Bewegungen der 1920er Jahre. Dadaisten, Surrealisten und Futuristen hatten begonnen, die Kunstproduktion vom Werkbegriff zu trennen und in Aufführungen und Interventionen zu verlagern. Neben den avantgardistischen Kunstbewegungen speist sich die Performance-Kunst auch aus der populären Kultur: Unterhaltungsshows, Sportspektakel wie Boxen und Catchen[43] sind populäre Formen der Performance.

Im Unterschied zum Theater stellt die Performance erhöhte Anforderungen an den Zuschauer, weiß er doch nicht, was während der Aufführung passieren wird. Text und Autorenschaft sind hier nicht mehr getrennt. Da die Dramaturgie der Aufführung sich nicht an einem literarischen Text orientiert, ist der Anteil der Improvisation hoch. Der körperlichen Präsenz des Akteurs und der Interaktion zwischen Akteur und Zuschauer kommt entsprechend eine größere Bedeutung zu.

In afroamerikanisch inspirierter Popmusik spielen Performances traditionell eine große Rolle. Ob Jazz, Blues oder Hip-Hop – diese Musikstile sind zunächst performative Musik, eine Musik, die erst in einer kulturellen Performance entsteht.[44] Zwar gibt es die Musik auch auf Vinyl oder digital produziert, anders als diese technologisch erzeugten Produkte ist die Aufführung aber nicht primär produkt-, sondern eher prozeßorientiert. Wie die Musik entstehen auch Breakdance-Figuren, Tags, Pieces und Rap-Texte in den kulturellen Performances immer wieder neu.

42 Hall 1980; Willis 1991.
43 Vgl. Frith 1996, S. 206.
44 Vgl. Walcott 1999.

Wer real sein will, ist aufgefordert, kreativ und aktiv zu sein. Entsprechend ist die Zahl der Performer in allen Genres des HipHop wesentlich höher als in allen anderen Popkulturen. Anders als in anderen Pop-Szenen reicht eine Konsumhaltung nicht, um sich als Mitglied der Szene zu fühlen oder dort Akzeptanz zu erzielen: Man kann zwar Rocker sein, weil man Rockmusik hört, knatschenge Lederhosen trägt und ein Motorrad fährt, aber im HipHop ist man nicht real, nur weil man Sneakers trägt, Rap-Musik hört und am Wochenende in HipHop-Clubs geht. Weder die Globalisierung der HipHop-Kultur noch die Professionalisierung der lokalen Szenen hat daran etwas geändert. Nur durch Engagement erhält man Anerkennung und Respekt.

Respektbekundung erfolgt durch das Publikum. Entsprechend beruhen die Performances des HipHop auf dem engen Zusammenspiel von Akteur und Publikum. Als entscheidend für das Gelingen der Performance erweist sich die Kunst, eine Interaktion mit dem Publikum herzustellen. Das dialogische Call-and-Response-Prinzip lässt sich als ein theatrales Kommunikationsmuster mit rituellem Handlungscharakter beschreiben. Jams, Konzerte und Battles sind kulturelle Performances, deren theatrales Muster der als Spiel aufgeführte Wettkampf ist. Theatral gerahmt werden sie durch ein entsprechendes Bühnenbild, eine Zeitstruktur und eine Raumorganisation, die Aktive und Publikum durch eine architektonisch markierte Bühne oder über die Kreisformation spontan gebildeter Bühnen trennt.

Ob im DJing, beim Rap oder Breakdance, HipHop-Performances erfolgen ohne festes Script. Welche Musik tatsächlich gespielt wird, welchen Move der Breakdancer vorführt oder was der Rapper dem Publikum an diesem Abend erzählt, ist bedingt durch die Situation. HipHop-Performances leben von der Improvisation. Zwar sind Fließen (*flow*), Überlagerungen (*layering*) und Unterbrechungen (*ruptures in line*) die drei zentralen Charakteristika aller HipHop-Produktionen, ebenso wie die erlernten technischen Fertigkeiten – Schrittkombinationen im Breakdance, gängige Methoden des Scratchens und des rhythmischen Reimes – technische Grundmuster darstellen. Aber auch diese werden in den Improvisationen variiert.[45]

45 »In hip hop, visual, physical, musical, and lyrical lines are set in motion, broken abruptly with sharp angular breaks, yet they sustain motion and energy through fluidity and flow« (Rose 1994a, S. 38).

Im geschilderten Freestyle-Rap im Juice-Club in Hamburg[46] beispielsweise geht bei einer etwas bemühten Jam eine Frau auf die Bühne und rappt, wie langweilig sie den Abend und wie wenig anturnend sie die anderen Rapper findet, wie sehr der Hip-Hop-Spirit ihr fehle, sie fordert das Publikum auf, endlich mal warm zu werden. Warm ist ihnen zwar in ihren Steppjacken, aber cool wollen sie offensichtlich trotzdem bleiben. Die Rapperin versucht, die männlichen Rapper, die vor ihr aufgetreten sind, zu überbieten, indem sie noch ordinärere Begriffe benutzt. Die Performance mißglückt, das Publikum reagiert nur wenig. Aber es hätte auch anders laufen können: Denn der Verlauf von HipHop-Performances ist nicht vorhersehbar. Als lokale Hip-Hop-Queen, deren scharfe Zunge bekannt ist, hätte die Rapperin durchaus auch die Menge mitreißen können. Was genau an einem Abend geschehen wird, in welcher Reihenfolge und mit welchem Ausgang, ist bei HipHop-Veranstaltungen weitgehend offen, vor allem aber dann, wenn, wie bei einer Jam, alle Teilnehmenden gefordert sind, selbst als Performer aufzutreten.

Die körperliche Präsenz ist ein entscheidendes Moment der Performance. Die soziale und künstlerische Anerkennung der Akteure beruht auf ihrer augenblicklichen Körperpräsenz und körperlichen Leistung, darauf, daß ihre Performance als ›real‹ akzeptiert wird, d. h. daß sie das Image des ›Lebensgefühls Hip-Hop‹ glaubhaft darbringt. Real ist von daher nicht nur, was im Rap über gesellschaftliche Realität erzählt wird, sondern auch, wie diese Erzählung performativ erzeugt wird. Und dieses Wie verweist auf die Körperpräsenzen und -techniken des Darstellers. Sie sind es, die eine Illusio erzeugen, indem sie die popkulturellen Spielregeln erfahrbar werden lassen. Aus dieser Perspektive ist der Körper das zentrale Medium für eine glaubhafte und gelungene theatrale Inszenierung. Durch und in der körperlichen Inszenierung wird ›Realness‹, verstanden als eine glaubwürdige Inszenierung von Authentizität, zu einem theatralen Ereignis.

Mit Ausnahme des Graffiti, wo der Akteur aufgrund der Illegalität seiner Aktionen nicht vor einem Publikum in Erscheinung tritt, verkörpern die Akteure im HipHop ihr Produkt. Sie leben ihren Style, dessen glaubhafte Inszenierung macht sie real.

46 Zur Beschreibung der Situation siehe Kap. 1.

Und: Mit Ausnahme von Graffiti präsentiert sich der Style in den körperlichen Aufführungen. Autor und Werk sind im Hip-Hop nicht voneinander getrennt. Aber selbst das Graffiti-Malen, das eher in Abwesenheit eines Publikums stattfindet, erfordert schon allein aufgrund der Illegalität ein hohes Maß an körperlicher Präsenz. Wie bei einer Jam oder einem Battle der Akteur auf das Publikum, muß auch der Maler blitzschnell agieren und reagieren, wenn die Gefahr besteht, ertappt zu werden. Seine Performance verkörpert sich in seinen Tags und Pieces. Und: Selbst beim Graffiti referiert das Tag oder das Piece auf den Autor, ist dieses doch zumeist der graphisch inszenierte Name des Malers.

Der Literaturwissenschaftler Gerhard Neumann hat auf die Verkörperungsprozesse in der Textproduktion selbst aufmerksam gemacht. Das, was er und seine Mitarbeiter für den literarischen Text herausgearbeitet haben, läßt sich durchaus auf den Rap-Text, aber auch auf Graffiti-Malerei übertragen. Verkörperung bedeutet hier die »Wirklichkeit setzende, vermittelnde und institutierende Arbeit der Sprache und des Textes«[47], die Materialisierung des Zeichens in der Praxis, also der Praxis der Signifikation. Dieses Verständnis provoziert einen Begriff von Theatralität, der vom Performer gelöst ist. Tags, Pieces und Rap-Texte sind Beispiele dafür, den Text selbst als Bühne sprachlicher Performanz zu begreifen, und den inszenatorischen Akt nicht nur an den Akteur, sondern auch an die Schrift zu binden.[48] Der Style selbst ist von daher immer auch eine Form der Selbstinszenierung des Produzenten. Es ist diese gelungene Inszenierung, die den Produzenten als real erscheinen läßt und ihm soziale Anerkennung und Respekt verspricht.

Realworld HipHop

Die Performance erfüllt drei Funktionen: Sie dient der Selbstinszenierung, produziert über das Zusammenspiel von Akteur und Publikum Gemeinschaftsbewußtsein, und sie macht die Realworld HipHop am eigenen Körper erfahrbar. In der Perfor-

47 Neumann 2000, S. 13.
48 Vgl. Neumann/Pross/Wildgruber 2000.

mance liegt also eine wirklichkeitsgenerierende Kraft: Sie läßt die Realworld HipHop als ›wirklich‹ in Erscheinung treten. Wenn aber das Theatrale wirklichkeitskonstituierend ist, wie wird dann Wirklichkeit als Bezugspunkt für die Orientierung in der Welt hergestellt? Und wie entsteht trotz des Inszenierungscharakters des Sozialen der Glaube an Authentizität und Wirklichkeit?

Gerhard Schulze betont die wirklichkeitsproduzierende Kraft von Inszenierungen:

»Die Inszenierungen der Gegenwart sind nicht lügnerisch, sondern spielerisch; sie täuschen nicht, sondern wollen gestalten; sie sind eine unserer Kultur eigentümliche Form von Wirklichkeit. Das Wesen dieser Form besteht darin, daß Menschen sich selbst wirklich machen, indem sie sich in Szene setzen.«[49]

Was Schulze als Gegenwartsphänomen beschreibt, gilt für HipHop in besonderem Maße: HipHop ist keine Freizeitkultur, die der Flucht aus dem als eintönig empfundenen Alltag dient. HipHop ist keine Scheinwelt, die sich als Alternative zur ›harten‹ Wirklichkeit anbietet. HipHop ist auch keine Gegenkultur, die sich gegen herrschende Verhältnisse auflehnt, selbst wenn diese in den Texten angeprangert werden. HipHop ist vor allem eine eigene Welt – und dies nicht nur dem Selbstverständnis der Szene-Mitglieder zufolge. Denn HipHop ist eine Lebenswelt mit einem klaren sozialen Ordnungssystem, festen Regeln, definierten Orten und einem tradierten Normen- und Wertesystem. Sie ist identitätsversprechend und identitätssichernd.

Diese lebensweltlichen Strukturen werden in der HipHop-Kultur beständig aktualisiert und bestätigt. Performances sind dafür das zentrale Medium. Wenn ein Rapper oder Breaker, ein Piece oder ein Track positiv bewertet und dessen Produzent als real respektiert wird, dann liegt in der Respektbekundung des Einzelnen auch immer eine Bestätigung des Szene-spezifischen Normenkodex, die wiederum auf den Ursprungsmythos des authentischen HipHop schwarzer Unterschichtsjugendlicher rekurriert.

Die Realword des HipHop ist eine theatrale Welt. Ob im Alltag oder auf der Bühne – der ›reale HipHop‹ wird in jeder thea-

49 Schulze 1999, S. 11.

tralen Darbietung erneut hervorgebracht und bestätigt. Es sind die Aufführungen, die die Erzählung eines authentischen Hip-Hop zur Erscheinung bringen und diese Wirklichkeit werden lassen. Als Stil verbreitet HipHop sich global über Bilderwelten, in den theatralen Inszenierungen wird er lokal verankert. Auf diese Weise wird der Ursprungsmythos des HipHop im Spannungsfeld von Globalisierung und Lokalisierung, von Bildlichkeit und Erfahrung aktualisiert und lebensweltlich bedeutsam.

Theatrale Darbietungen schaffen aber nicht nur Kontinuität und bringen die Geschichte der HipHop-Kultur hervor, sie sind auch identitätsstiftend und identitätsbestätigend. Sie aktualisieren den Glauben des HipHoppers daran, real zu sein, an ein Lebensgefühl, für das es keine objektivierbaren Kriterien gibt, das man, wie es in der Szene heißt, »im Herzen hat«. Die Aufführungen fungieren als Medium, das zwischen Diskurs und Praxis vermittelt und zu einer Verleiblichung des Normenkodex des HipHop beiträgt. Anders formuliert: Aufführungen essentialisieren normative Kategorien des HipHop zu einem Lebensgefühl, zu etwas, das mit Worten so schwer zu beschreiben ist. Der Rapper *Joe Rilla* aus Berlin:

»Ich finde es Quatsch zu sagen: ›Paßt auf, daß ihr immer real bleibt.‹ Alles hat auch viel mit Liebe zu dem, was man macht, zu tun.«[50]

Eine theatrale Perspektive auf Lebenswelten stellt die Unterscheidung von Sein und Schein in Frage, weil aus dieser Sicht nicht mehr zwischen Schein und Wirklichkeit oder Simulation und Wahrheit unterschieden werden kann. Wirklichkeit erscheint vielmehr als Produkt theatraler Handlungen, Authentizität als Inszenierungsstrategie. Es wäre aber voreilig, daraus den Schluß zu ziehen, daß die Unterscheidung zwischen Sein und Schein obsolet geworden sei. Vielmehr beweist die HipHop-Kultur, daß in einer medialisierten Welt die Unterscheidung zwischen Sein und Schein nicht nur weiterhin bedeutungsvoll ist, sondern, mehr noch, als Herstellungs- und Wahrnehmungsform konstitutiv wirkt.

Ob etwas real ist oder *fake*, kann im HipHop nur innerhalb von Aufführungen entschieden werden. Jedes Produkt, jeder Auftritt, jeder Event unterliegt einem Realitäts-Check. »Is this

50 *Joe Rilla*, Rapper aus Berlin, zitiert nach: Krekow/Steiner 2000, S. 77.

real?« ist eine der zentralen Fragen der HipHop-Kultur, ist deren Orientierungsmaßstab für das eigene Normen- und Wertesystem. Das Besondere der HipHop-Kultur, und darin unterscheidet sie sich von allen anderen Pop-Kulturen, ist, daß auch die Bestätigung von Authentizität immer in und durch Aufführungen erfolgt. Das Dissen und Respektgeben ebenso wie das explizit in Rap-Stücken vorgeführte Selbstlob zeigen dieses Prinzip deutlich. Jeder darf alles kritisieren, muß aber jeweils mit seinen Aufführungen beweisen, daß er real ist. ›Real-Sein‹ ist die Lizenz, die ihn wiederum berechtigt, öffentlich ein Urteil abzugeben.

Wie gut jemandem dies gelingt, bestimmt mit über seine soziale Position innerhalb des HipHop-Feldes. Seine soziale Position legitimiert sich durch die gelungene, d. h. vom Publikum akzeptierte Performance. Umgekehrt sind respektierte und in der Szene anerkannte Personen legitimierte Sprecher, um andere bewerten zu können. Sie sind real genug, um darüber zu urteilen, was *fake* ist. Einer kulturkritisch befürchteten Fragmentierung von Wirklichkeit begegnen die HipHopper mit einer in sich geschlossenen Welt, die über klare In- und Exklusionsprinzipien verfügt. Jeder HipHopper, der die Fähigkeiten eines anderen bemängelt oder lobt, inszeniert sich als einer, der Respekt hat und den normativen Code des HipHop habitualisiert hat.

Die wirklichkeitsgenerierende Kraft des Theatralen besteht in der HipHop-Kultur also darin, innerhalb der Realworld des HipHop als einer theatralisierten Wirklichkeit eine Differenz zwischen Sein und Schein herzustellen. Über diese Differenzsetzung zwischen realer und scheinhafter Inszenierung wird HipHop als eine Welt etabliert, die mühelos mit Problemen wie der Fragmentierung von Wirklichkeiten umzugehen weiß, die innerhalb der Medien- und Kulturtheorien äußerst umstritten diskutiert werden. Einen Wirklichkeitsverlust, wie er medienkritisch angemahnt wird, wollen HipHopper in ihrer Lebenswelt nicht erkennen. Sie verlagern die Unterscheidung zwischen echt und unecht auf die Inszenierungen in medialisierten und Life-Performances. Beide, Bilderwelten und ›wirkliche‹ Wirklichkeiten, finden ihr Differenzkriterium in Realness. HipHop ist eine Welt, die theatral, aber gerade deshalb real ist.

Ritualität/Alltäglichkeit

> »Das Ritual ist nicht ein ›freier Ausdruck von Gefühlen‹,
> sondern eine disziplinierte Wiederholung der ›richtigen
> Einstellung‹«.[1]
>
> *Stanley J. Tambiah*

Beim HipHop geht es, wie gezeigt wurde, nicht um die Konstruktion einer Scheinwelt als Alternative zur profanen Welt des
Alltags; auch dienen die Inszenierungs- und Ästhetisierungs-
praktiken nicht nur dazu, einer als eng oder perspektivlos einge-
schätzten Realität zu entfliehen. HipHop ist im Selbstverständnis der Szenemitglieder eine Realworld. Und diese ist eine
theatralisierte Wirklichkeit, als eine soziale Praxis, in der Handlungen immer zwei Aspekte haben: Sie sind Machen und Darstellen zugleich.

Versteh- und erklärbar werden Handlungen erst in bezug zu
einem sinnweltlichen Kontext. Erving Goffman hat in seiner
Rahmenanalyse[2] herausgearbeitet, daß Interaktionsrituale, um
von den Akteuren verstanden zu werden, einer Rahmung be-
dürfen. Rahmungen sind Deutungsmuster, die Handlungen in
einen bestimmten Kontext sinnhaft einbetten. Die Realworld
HipHop beruht auf theatralen Praktiken, die, so die hier vertretene These, rituell gerahmt sind. Diese rituellen Rahmungen
stellen den Sinnbezug zur Tradition des HipHop her. Umgekehrt haben rituelle Handlungen wie Begrüßungen und Respektbekundungen auch einen theatralen Charakter. Das Ritual,
so heißt es bei Theodore W. Jennings jr., »wird dargestellt«.[3]

Dieses Kapitel fragt nach der Bedeutung von Ritualen für die
Kultur des HipHop. Dies soll vor allem am lokalen Feld, und
hier beispielhaft anhand von Szene-Events wie Jams und Battles
und von Szene-Orten wie Clubs veranschaulicht werden. Denn
es sind vor allem lokale Szene-Ereignisse, über die mit Hilfe
theatraler und rituell gerahmter Handlungen die Realworld
HipHop bestätigt wird. Mit der Legitimierung dieser Realworld

---

1 Tambiah 1998, S. 235.
2 Goffman 1977.
3 Jennings jr. 1998, S. 167.

im Ritual, so die zweite These, verfestigt sich auch der Status der lokalen Szene als einer Jugendkultur: Der Glaube an die Real-world HipHop ist auch immer die Bestätigung des Glaubens an das Jugendlich-Sein, das sich, dem Szenen-Pluralismus von Jugendkulturen entsprechend, im HipHop in spezifischer Weise äußert.

Die Ritualität des Theatralen

Das traditionelle Selbstverständnis des Theaters in der westlichen Moderne gründet auf der Trennung von religiöser Kulthandlung und theatraler Darstellung, auf der Unterscheidbarkeit von Spiel und Realität als Voraussetzung für die Repräsentation von Realität, auf der grundlegenden Differenz von Schauspielern und Zuschauern sowie auf deren Reflexionsfähigkeit zum Theatralen und schließlich auf der Etablierung des Theaters als eine eigenständige soziale Institution.[4] In der Performance-Kunst der 1960er Jahre und etwas verspätet auch in den kultur- und theaterwissenschaftlichen Debatten der letzten zwanzig Jahre ist das traditionelle Konzept des Theaters zur Diskussion gestellt worden.[5] Vor allem der von Milton Singer eingeführte Begriff der Cultural Performance, der das Theatrale auch in Festen, Spielen oder Begräbnissen ausmachen will, hat eine Umdeutung des Theatralitätsbegriffs bewirkt und zugleich auf die rituellen Dimensionen theatraler Ereignisse aufmerksam gemacht. Umgekehrt wird wiederum das Theatrale als eine zentrale Dimension des Rituals verstanden. In diesem Sinne argumentiert Walter Burkert: »Rituale haben demonstrativen, um nicht zu sagen, theatralischen Charakter.«[6]

Die Ritualforschung kann auf eine hundertjährige Geschichte zurückblicken, und so ist es nicht verwunderlich, daß mittlerweile eine Vielzahl von Ritualkonzepten miteinander konkurrieren. Manche Autoren, wie beispielsweise Emile Durkheim[7],

4 Vgl. Ott 2000, S. 317-318.
5 Das Schwerpunktprogramm der Deutschen Forschungsgemeinschaft *Theatralität* von 1996-2002 sowie der Sonderforschungsbereich *Kulturen des Performativen* an der FU-Berlin weisen darauf hin.
6 Burkert 1990, S. 96.
7 Durkheim 1981.

Arnold van Gennep[8] oder Victor Turner[9] bestimmen das Ritual als eine spezifische Interaktionsordnung und weisen ihm einen besonderen Status für den Bestand des Sozialen zu. Ritual meint hier kultische, religiöse oder medizinische Zeremonien wie Sonnenwendfeiern, Taufen, Hochzeiten, Begräbnisse oder Beschneidungen. Es sind Rituale, die einen unverrückbar anderen Zustand oder Status hervorbringen. Andere Autoren konzentrieren sich hingegen eher auf rituelle Handlungen, die sie als eine spezifische Form des standardisierten, stereotypen Handelns begreifen. Eine Begrüßung beispielsweise wäre eine rituelle Handlung. Sie vollzieht sich nach dem immergleichen Muster, erhält aber ihre Rahmung durch die Szene-spezifischen Konventionen: Wer wird wie begrüßt? – Die Antwort auf diese Frage hat immer eine ein- und ausschließende Funktion. Eine konsensuelle Definition des Rituals liefert der Ethnologe Stanley Tambiah. Sie soll hier als Orientierungsrahmen dienen:

»Das Ritual ist ein kulturell konstruiertes System symbolischer Kommunikation. Es besteht aus strukturierten und geordneten Sequenzen von Worten und Handlungen, die oft multi-medial ausgedrückt werden und deren Inhalt und Zusammenstellung mehr oder weniger charakterisiert sind durch Formalität (Konventionalität), Stereotypie (Rigidität), Verdichtung (Verschmelzung) und Redundanz (Wiederholung).«[10]

Rituale sind ein spezifischer Typus standardisierter Handlungen. Als ordnungsstiftendes Element üben sie verschiedene Funktionen aus: eine Strukturierungsfunktion, indem sie tages-, wochen-, jahres- und lebenszeitliche Übergänge ordnen, eine Ausdrucksfunktion, indem sie die kulturellen Codes der verschiedenen sozialen Klassen, Altersgruppen und Geschlechter zum Ausdruck bringen. Damit übernehmen sie zugleich auch eine Kommunikations- und eine Distinktionsfunktion. Hinzu kommen die Funktionen der Organisation individueller und sozialer Krisen und der Legitimation sozialer Herrschaft. Es wäre aber verkürzt, Rituale rein funktionalistisch zu deuten. Allein aus einer rationalen Funktionslogik sind sie nicht zu erklären, denn Rituale sind sinnhafte Handlungsabfolgen. Sie entfalten

8 Gennep 1986.
9 Turner 2000.
10 Tambiah 1998, S. 230.

ihre Wirkung in einem sinnweltlichen Rahmen und sollten dementsprechend betrachtet werden.

Daß Rituale eine gemeinschaftsstiftende Kraft haben, ist in der Ritualforschung unumstritten. Auf diese Funktion von Ritualen hatte bereits der Soziologe Émile Durkheim Anfang des letzten Jahrhunderts aufmerksam gemacht.[11] Seine These ist von vielen Autoren bestätigt worden, beispielsweise von Arnold Gehlen: »Das oft gerühmte Erlebnis der ›Gemeinschaft‹ der Gruppeneinheit ist keineswegs ein unmittelbares [...]. Zur Gruppe gehört, wer an denselben Riten teilnimmt.«[12] Es ist vor allem der theatrale Charakter des Rituals, das ihm eine zentrale gemeinschaftsbildende Bedeutung zukommen läßt: Das Ritual ist eine Interaktionsform, in der eine Kultur sich selbst zum Ausdruck bringt. Dieses Zur-Erscheinung-Bringen des Kulturellen durch Rituale beruht nicht nur auf der Darstellung einer vorgegebenen Ordnung. Die theatrale Darbietung im Ritual selbst bringt die Ordnung hervor. Um sich beispielsweise als Rapper glaubhaft als real zu inszenieren, bedarf es einer sinnweltlichen Rahmung durch den spezifischen Normenkodex der HipHop-Kultur, der wiederum über die Inszenierung zur Erscheinung gebracht wird.

Auf diesen Aspekt, der gegenüber der repräsentativen die performative Funktion des Rituals stark macht, weisen seit den 1970er Jahren eine Vielzahl von Ritualtheoretikern hin.[13] Ihnen zufolge liegt das Moment der Konventionalisierung im Ritual weniger in der wiederholten und stereotypen Repräsentation einer normativen Ordnung. Eine Performativitätstheorie des Rituals betont, daß in den rituellen Aufführungen die Ordnung nicht dargestellt, sondern erst hergestellt wird. Tambiah unterscheidet in diesem Zusammenhang drei Aspekte der Performativität. Rituale sind performativ:

»Erstens im Sinne von Austin, wonach etwas sagen gleichzeitig auch etwas tun (als konventionelle Handlung) bedeutet, zweitens in dem davon völlig verschiedenen Sinn einer dramatischen Performance, in der Teilnehmer verschiedene Medien benutzen und das Ereignis intensiv erfahren; und schließlich in einer dritten Bedeutung im Sinne eines indexikali-

11 Vgl. Durkheim 1981.
12 Gehlen 1964, S. 167.
13 Vgl. Rappaport 1979; Tambiah 1998; Jennings jr. 1998.

schen Wertes (der Begriff stammt von Peirce), den die Akteure während der Performance dieser zuschreiben und aus ihr ableiten.«[14]

Gerade aufgrund des performativen Charakters ist die theatrale Dimension des Rituals auch im HipHop kein ›So-tun-als-ob‹. Sie ist real, indem sie die Welt des HipHop als Realworld herstellt und erlebbar macht. In diesem Sinne verweist Tambiah[15] auf eine notwendige Bedingung: Rituale müssen ausgeführt werden, ansonsten sind sie keine Rituale und können die ihnen immanenten Funktionen nicht erfüllen. Rituale sind unmittelbar an die theatrale Inszenierung und an körperliche Handlungen gebunden. Aus dieser Perspektive lassen sich Rituale gerade nicht als Darstellung eines vorgegebenen Skriptes verstehen, dessen Regeln und Konventionen bereits festgeschrieben sind. Vielmehr werden diese im Akt der Ausführung erst hergestellt, indem sie glaubhaft dargebracht werden. Es ist die rituelle Performance, so der Anthropologe Roy A. Rappaport, die den Status Quo festlegt, indem sie sich innerhalb der Konventionen und als Konvention ereignet.[16]

Der Performanz des Rituals kommt damit eine besondere Bedeutung zu: Das Gelingen oder Scheitern des Performativen im Ritual entscheidet darüber, ob die Konventionalisierung des traditionellen Normenkodex erfolgt. Aus dieser Perspektive werden in der lokalen Praxis des HipHop die global zirkulierenden Zeichen, Symbole und Codes nicht nur repräsentiert und in der Nachahmung durch die Konsumenten bestätigt. Vielmehr ist das Gelingen der rituellen Praxis im lokalen Feld konstitutiv für den Glauben an die Gemeinschaft der HipHopper und die Akzeptanz ihrer Kultur und Tradition. Und mehr noch: Es bestätigt auch die Akteure in ihrem Jugendlich-Sein und aktualisiert damit das soziale Konzept von Jugend.

14 Tambiah 1998, S. 230.
15 Ebd., S. 192.
16 Vgl. Rappaport 1998, S. 199-200.

Rituale in der Nachmoderne

Das vor etwa einem Jahrhundert entwickelte soziale Konzept von Jugend charakterisiert diese Lebensphase als eine – mittlerweile geschlechts- und klassenspezifisch differenzierte – Standardabfolge von Übergangsereignissen wie Ende der Schulzeit, Eintritt in die Ausbildung und Erwerbsarbeit, Auszug aus dem Elternhaus oder Heirat. Diese Veränderungen werden auf psychosozialer Ebene begleitet von Vorgängen wie der Lockerung der Elternbindung zugunsten neuer Intimbeziehungen, der Ausbildung einer Geschlechterrolle, der Entwicklung von Kompetenzen, die der Status der Berufstätigkeit erfordert, sowie den Entwicklungen eigener ethischer, moralischer und ideologischer Konzepte. Alle diese Kriterien sind im Zuge des umfassenden Strukturwandels des Sozialen in Frage gestellt: Weder verläuft die Abfolge Schule, Ausbildung, Beruf heute bruchlos, noch ist beispielsweise der Auszug aus dem Elternhaus unbedingt mit einer Heirat verbunden oder endgültig. Gewechselt werden nicht nur Intimbeziehungen, auch sexuelle Orientierungen und Geschlechtsidentitäten werden zunehmend variabel gehandhabt.

Welche Bedeutung haben Rituale in sozialen Interaktionen, für das Alltagsverstehen oder für den Bestand des sozialen Konzeptes Jugend? Diese zentralen Fragestellungen der Ritualforschung scheinen insbesondere für postindustrielle Gesellschaften zentral zu sein, die durch Entstrukturierung, Destandardisierung und Individualisierung gekennzeichnet und in denen traditionelle Instanzen und Institutionen brüchig geworden sind: Familien, Schulen und Vereine beispielsweise haben – nicht zuletzt auch wegen einer einflußreichen Medien- und Freizeitindustrie – gerade bei Jugendlichen ihre sozialisierende Kraft eingebüßt, die Rituale, die an diese Institutionen gebunden waren, sind in ihrer Wirksamkeit reduziert. Gesellschaftliche Institutionen wie die Universität verlieren ihre identitätsstiftende Kraft, ihre Vertreter werden immer weniger als Mandatsträger akzeptiert, damit schwindet auch der Glaube an deren institutionalisierte Rituale. Zwar werden beispielsweise Rituale der Einschulung und der Übergabe von Abschlußzeugnissen noch durchgeführt, für den Eintritt in die Schule und den Übergang vom Jugendlichen zum Erwachsenen, vom Studierenden zum Berufsanfänger sind sie aber immer weniger bedeutsam, weil beispielsweise das Kind vor dem Schuleintritt schon eine Vorschule besucht hat und mit den Gepflogenheiten einer Lernsituation bereits vertraut ist oder auf den Studenten nach dem Studium nicht unbedingt ein lukrativer Job wartet und so die Phase des Übergangs in das Berufsleben durch Jobs oder ein weiteres Studium zwangsläufig verlängert wird.

Aufgrund dieser Ausdehnung der Jugendphase stellen sich die Fragen, ob Jugend von Kindheit und Erwachsensein nicht mehr so scharf zu trennen ist, ob die Rituale des Übergangs insgesamt unwichtiger geworden sind oder ob sie sich über Rituale in anderen sozialen Zusammenhängen vollziehen. Vielmehr scheinen im Zuge der Entstrukturierung von Gesellschaften informelle Gemeinschaften an Bedeutung gewonnen und diese eine wichtige soziale Integrationsfunktion übernommen zu haben, indem sie gesellschaftliche Konzepte wie das der Jugend sozial wirksam werden lassen. Durch den Vorgang einer Destandardisierung von Jugend[17] haben gerade popkulturelle Szenen an Bedeutung zugunsten von traditionellen Sozialisationsinstanzen gewonnen. Über die Praxis ritualisierter Performanz essentialisieren Events und Clubs das Konzept Jugend, das als generationsspezifische Bezeichnungspraxis Ordnungsfunktionen erfüllt und altersspezifischen Distinktionsgewinn schafft. Auch die Realworld HipHop konstituiert sich immer auch als generationsspezifisch distinktive Welt, als eine Welt der Jugend. Rituale spielen hierbei eine besondere Rolle. Insofern haben Rituale keineswegs einen Bedeutungsverlust zu verzeichnen, sondern haben eher an Bedeutung gewonnen.

Diese These rekurriert auf den Begriff des »Einsetzungsritus«, den Pierre Bourdieu[18] in Auseinandersetzung mit dem – von Arnold van Gennep[19] über Victor Turner[20] bis heute einflußreichen – Begriff des Übergangsritus entwickelt hat. Mit seinem Begriff will Bourdieu auf die Relevanz der Durchsetzung sozialer Konzepte im Feld der Praxis verweisen. »Von Einsetzungsriten zu sprechen heißt, die Aufmerksamkeit darauf zu lenken, daß jeder Ritus auf Bestätigung oder Legitimierung ab-

---

17 Zum Bedeutungsverlust der traditionellen Sozialisationsinstanzen für Jugendliche vgl. Fischer/u. a. 2000.
18 Vgl. Bourdieu 1990.
19 Vgl. Gennep 1986.
20 Vgl. Turner 2000.

zielt, also darauf, daß eine willkürliche Grenze nicht als willkürlich erkannt, sondern als legitim und natürlich anerkannt wird.«[21] Die Funktion von Einsetzungsriten besteht demnach nicht darin, das Subjekt vollkommen neu und in einem unumkehrbaren Status zu positionieren, wie bei Taufen und Hochzeitsfeiern. Sie besteht vielmehr darin, soziale Distinktionen zu etablieren und zu naturalisieren. Einsetzungsriten dienen dazu, soziale Differenz zu artikulieren und soziale Konzepte, wie beispielsweise das der Jugend, denen keine essentielle oder biologische Vorgängigkeit zukommt, als natürliche Phänomene erscheinen zu lassen.

Das, was als ein biologisches Wesensmerkmal oder als ein phänomenologisch Gegebenes erscheint, begreift Bourdieu als Effekt von in sozialen Praktiken erworbenen Schemata. Ihm zufolge ist die Konstitution des vermeintlich Natürlichen ein kultureller Prozeß, der mit »performativer Magie«[22] ausgestattet ist. Voraussetzung für das Gelingen des Rituals ist der gemeinsam geteilte Glaube. »Der Glaube aller, der dem Ritual vorausgeht, ist die Bedingung seiner Wirkung.«[23] Den Begriff des Performativen versteht Bourdieu als einen praxeologischen Begriff bezogen auf die kulturelle Konstitution der als natürlich angesehenen Phänomene. Die Möglichkeit des Gelingens und des Scheiterns des Performativen definiert Bourdieu in Abhängigkeit von der sozialen Position des Sprechers. Der Sprecher muß legitimiert sein, nur dann kann der performative Akt gelingen. Ob Priester, Schuldirektor, Hochschulpräsident – über ihren Status erhält eine Person ein Mandat, das alle Teilnehmenden akzeptieren, und dieses legitimiert sie zur Durchführung eines Rituals.

Wie aber vollzieht sich die Legitimierung des Status, wenn dieser nicht institutionell definiert ist? Wie also erhält ein DJ, ein Rapper oder ein MC auf der Bühne Autorität? Zweifelsohne übernehmen diese Personen ähnliche Funktionen wie institutionalisierte Mandatsträger. Der Glaube an die Autorität des Sprechers kann dabei einerseits auf seiner in der Szene bereits legitimierten Position gründen, auf dem Respekt, den er genießt. Andererseits vollzieht sich der Einsetzungsritus in der HipHop-Szene auch über die Selbstautorisierung der Teilnehmenden. Sie

21 Bourdieu 1990, S. 84.
22 Ebd., S. 88.
23 Ebd., S. 92.

weisen sich gegenseitig als Mandatsträger aus, indem sie sich selbst als glaubwürdig und authentisch inszenieren und indem sie einander Respekt zollen – oder eben nicht. Nicht jedem, der behauptet, ›das ist real‹, wird geglaubt. Vielmehr verweist die nicht institutionalisierte Position der Autoritätsperson auf das Risiko des Performativen, auf die Gefahr des Scheiterns im Ritual.[24]

Bourdieu bestimmt die Wirksamkeit performativer Äußerungen in Abhängigkeit von dem sozialen Rahmen, innerhalb dessen sie sich vollziehen. Performativität findet ihre Grundlage »in den sozial geprägten Dispositionen zu Kenntnis und Anerkenntnis der institutionellen Bedingungen eines gültigen Rituals«.[25] Dem Ritual wiederum schreibt Bourdieu einen zeremoniellen, theatralen Charakter zu, wenn er behauptet, daß dieses vorgeführt werde, »wie ein Stück auf der Bühne«.[26] Gerade der theatrale Charakter des Rituals mache die Anerkennung von Autoritäten und sozialen Hierarchien so wirksam. Ritualisierte Praxis erfordert, so Bourdieu, ein praktisches Wissen, das im Akt des Handelns abgerufen wird und als habituelles Wissen leiblich verankert ist. Dieses Handlungswissen ist ein Körper-Wissen, ein Wissen, das, so der Religionswissenschafter Theodore W. Jennings jr., »durch körperliches Handeln gewonnen wird; ein Wissen, welches ein Wissen körperlichen Handelns ist«.[27] Bourdieu erklärt die Aktivierung dieses Wissens über den »sens pratique«, einen im Körper verankerten praktischen Sinn. Dem Körper als materialisierte Form des Habitus und als Instrument des Performativen kommt somit eine zentrale Rolle in der Praxis zu.[28]

Events: Die ritualisierte Praxis

Events sind wirksame theatrale Ereignisse für jene Einsetzungsriten, die dazu dienen, das soziale Konstrukt Jugend zu legitimieren und zu naturalisieren. Events[29] sollen hier als kom-

24 Vgl. Schieffelin 1996.
25 Bourdieu 1990, S. 91.
26 Ebd., S. 81.
27 Jennings jr. 1998, S. 164.
28 Vgl. Rao/Köpping 2000; Gebauer/Wulf 1998.
29 Zur Soziologie des Events vgl. Gebhardt/Hitzler/Pfadenhauer 2000.

merziell ausgerichtete halböffentliche Kulturveranstaltungen verstanden werden. Sie sind zeitlich begrenzt und räumlich definiert. Während die Events der Techno-Szene auf die Schaffung kurzfristiger Wir-Gefühle abheben, geht es im HipHop um langfristig wirksame kollektive Identitäten und um längerfristige Gruppenbildungen. Ob ein Club-Abend, eine Party, eine spontane oder organisierte Jam, ein Freestyle-Battle oder ein organisierter Battle – Events haben ein- und ausschließenden Charakter: Sie sind gemeinschaftsfördernd, aber auch sozial abgrenzend, sie schaffen kollektive Identitäten, die global wirken können, aber auch Distanz zu anderen Jugend-Szenen und zu anderen Altersgruppen. Bei Events bestätigt sich der Zusammenhalt der lokalen HipHop-Szenen. Festivals und große nationale oder internationale Battles sind eine Art jährliche Hauptversammlung, Jams und Club-Abende sowie Parties eher alltägliche Veranstaltungen. Ist die globale Geschichte des Hip-Hop medial vermittelt, so werden die lokalen Geschichten des HipHop vor allem über die körperbezogenen ›Erzähltechniken‹ der Events fortgeschrieben.

Das für die HipHop-Szene typische Call-and-Response-Prinzip beispielsweise ist eine theatrale Technik mit Performance-Charakter, die rituell gerahmt ist. Wann, von wem und wie das Publikum angesprochen wird, wie es darauf reagiert, sind rituelle Akte, welche die Beteiligten kennen und ausführen müssen. Szene-spezifisches Wissen über das angemessene Verhalten spielt hierbei eine große Rolle. Es setzt voraus, daß man die Konventionen der Szene habitualisiert hat. Für das Gelingen des Call-and-Response-Prinzips spielt die Fähigkeit des MCs, mit dem Publikum in einen Dialog zu treten und es zum Mitmachen anzuspornen, eine zentrale Rolle. Er ist es, der den rituellen Rahmen immer wieder neu setzt.

Auch das Respekt-Zollen vollzieht sich – nicht nur auf Events – als Ritual. Respekt zollt man gestandenen Personen der Szene, die über einen langen Zeitraum mit ihrem Style Geschichte geschrieben haben. Bei Battles sind sie zumeist Mitglieder der Jury, sie achten darauf, daß Respekt hier auch den Gegnern gegenüber gezollt wird. Während eines Battles zeigt sich Respekt beispielsweise darin, daß man den Gegner nicht unterbricht, ihm – beim Breakdance – genügend Raum läßt und ihn nicht berührt. Respektbekundungen sind Rituale der Ehrerbietung und des Benehmens. Als solche schützen sie, folgt man Goffman, die Psyche vor Verletzungen, zu denen es ohne solche Rituale unausweichlich zwischen den Menschen kommen würde.[30] Mit Goffman lassen sich Respektbekundungen und die Einhaltung von Szene-spezifischen Konventionen der Anerkennung als zentrale Muster kennzeichnen, die ordnungsstabilisierend wirken und einen friedlichen Charakter der Szene garantieren.

Festivals und Battles sind hochgradig standardisierte und hierarchisch strukturierte Events. Sie sind theatrale Ereignisse mit rituellem Charakter. Die Theatralität des Rituellen manifestiert sich hier räumlich: Die Veranstaltungsräume weisen eine Binnendifferenzierung auf, welche die hierarchischen Strukturen der Szene spiegelt. Über Architektur oder Design werden verschiedene Plattformen geschaffen, die als Haupt- und Nebenbühnen die sozialen Differenzierungen zwischen Akteur und Publikum sowie innerhalb des Publikums veranschaulichen. Graffitis symbolisieren die Nutzung und Aneignung als Location für einen HipHop-Event. Die zentrale, besonders beleuchtete und räumlich ausgewiesene Bühne, die Hauptbühne, dient der ›offiziellen‹ Performance. Zusätzlich entstehen oft im Publikum spontan Nebenbühnen. Ebenso streng formalisiert und ritualisiert ist, wie bereits gesagt, der zeitliche Ablauf des Events.

Auf diesen Bühnen wird der Kampf um soziale Positionierung nach rituellen Vorgaben als spielerischer und ästhetisch aufbereiteter Wettbewerb vollzogen. Jams und Battles bilden den Rahmen für die Selbstdarstellung in einem theatralen Raum, die sich nach den Grundregeln sportlicher Fairness vollzieht – Respekt vor den Leistungen des Gegners und Coolness bei Sieg wie Niederlage – und bei der die einzelnen Darsteller vollständig auf die Akzeptanz durch das Publikum angewiesen sind. Es ist die performative Magie des spezifischen Rituals, das über die Legitimierung des Akteurs entscheidet.

30 Vgl. Goffman 1956.

Tanz-Clubs: Rituelle Orte der Jugendlichkeit

Die rituelle Praxis in den lokalen Szenen wirkt an der Ökonomie der Generationen mit, indem sie Events und Clubs als eine Realworld Jugendlicher inszeniert. Die Essentialisierung des Konzeptes Jugend beruht hier auf der Bestätigung des Konstruktes Jugend in der ritualisierten Praxis, indem in altersspezifischen Gemeinschaften das Gefühl von generationsspezifischer Erfahrung erzeugt und eine im Alltag nicht mehr so eindeutig feststellbare Grenze zwischen jenen gezogen wird, die zur ›Jugend‹ gehören und jenen, die lediglich jugendlich sein wollen. Events sind identitätsstiftende Ereignisse und der Club der entsprechende Ort, wo Jugendliche jugendlich sein können und dabei zugleich Distinktion zu dem gesellschaftlichen Leitbild Jugend schaffen.

Aber nicht nur die rituelle Praxis der Jugendkultur bestätigt das Leitbild Jugend. Auch die älteren Generationen wirken an dem Einsetzungsritus von Jugend mit, indem sie jede neue Jugendkultur kritisch beargwöhnen. Damit aktualisieren auch sie ein generationsspezifisches Muster und schaffen Distinktion zwischen den Altersklassen der Erwachsenen und der Jugendlichen. Tanz-Clubs, so die gängige Meinung der älteren Generationen, sind Orte der Unvernunft. Diese Ansicht entspricht einem seit der Etablierung von Tanzlokalen in den 1920er Jahren vertrauten Diskursmuster. Es ist bereits Ernst Bloch, der zwar dem Sinnlich-Leiblichen eine zentrale Rolle bei der Vermittlung von Denken und Handeln zuweist, der aber, konfrontiert mit den ungehemmten Tänzen der »Schwarzen«, die zu seiner Zeit die »Pläsierkasernen« der europäischen Metropolen erobern, alle Hoffnung aufgibt:

»Wo freilich alles zerfällt, verrenkt sich auch der Körper mühelos mit. Roheres, Gemeineres, Dümmeres als die Jazztänze seit 1930 ward noch nicht gesehen. Jitterbug, Boogie-Woogie, das ist außer Rand und Band geratener Stumpfsinn, mit einem ihm entsprechenden Gejaule, das die sozusagen tönende Begleitung macht.«[31]

---

31 Bloch 1985, S. 457. Diese Auffassung teilte Bloch mit Theodor W. Adorno, der etwa zeitgleich den Jitterbug als »rhythmisch gefolgsam« beschrieben und ihn als Produzenten von »Bataillonen mechanischer Kollektivität« bezeichnet hatte (vgl.: Adorno 1941, S. 40).

Getreu in der Argumentationslinie einer Kritischen Theorie der Moderne bewegt sich mehr als dreißig Jahre später ein Text, abgedruckt im Spiegel, dem das weltweite Disco-Fieber der 1970er Jahre sogar eine Titelgeschichte wert war: »Zu einem frenetischen Tagesausklang tauchte die Jugend in katakombenartigen Tanzschuppen und Popkellern unter, die für Uneingeweihte den Eindruck elektronischer Folterkammern machten: Aus Lautsprecherbatterien hämmerte entnervender Schallplattensound auf die Tanzenden ein, während grelle Lichtgewitter dazu gespenstische Illuminationen lieferten.«[32] Auch der Autor dieses Artikels kritisiert die »angepaßten Adretten«, die nichts anderes im Sinn hätten, als sich, umhüllt von einem Licht- und Musikinferno, überschüssige Energien aus dem Leib zu tanzen. Dieser Text wiederum liest sich wie eine Vorlage für die Reportagen über die Club-Kultur der 1990er Jahre, in denen von »zuckenden Wilden« die Rede ist, die nur über eins verfügten, nämlich über »die Energie, sich Freitagabend aus dem falschen Leben zu verabschieden und bis Montagmorgen das Richtige zu suchen, und zwar in den stickigen Nebelschwaden der Dancefloors, in ihren Lichterblitzen und ihrem Geräuschdonner«.[33]

Charleston, Jitterbug, Rock 'n' Roll, Ska, Disco, Pogo, Breakdance, Techno – all diese Tänze waren und sind immer wieder Anlaß zu einer grundlegenden Kultur- und Zivilisationskritik. Sie sind zudem ein beliebter Anknüpfungspunkt, um den Diskurs um Jugend, der schon immer als soziales Deutungs- und Verständigungskonstrukt diente, zu aktualisieren. Die Tänze ›der Jugend‹ fungieren dabei als wirksames Instrument im sozialen Distinktionskampf zwischen den Altersklassen. Aber nicht nur die Tanzstile, auch die Orte, an denen die bedrohlich wirkenden Ritualisierungspraktiken und Körperexzesse stattfinden, werden von den Erwachsenen als Indiz für einen Rückfall der jeweiligen Jugend in die Barbarei oder als Beweis für eine Technologisierung des jugendlichen Subjekts herangezogen. Das Tanzlokal, die Disco oder der Club gelten gerade denjenigen, die diese Orte nicht kennen, als Scheinwelt und als Raum der Illusionen.

32 *Disco: Narziß im Laser-Licht*, *Der Spiegel*, Nr. 42, 1978, S. 222.
33 *Der Spiegel*, 15. 7. 1996, S. 92.

Für die Clubgänger ist der Club[34] mehr als nur ein materiell-physischer Ort. Der Club ist immer auch ein symbolischer Ort: der Lebensraum der Jugend- und Popkultur. Der Club ist ein identitätsstiftender Ort von Jugend, einer der wenigen halböffentlichen Orte, an denen sich altersspezifisch homogene Gemeinschaften bilden. Für die einzelnen lokalen Szenen funktioniert der Club wie ein Stammlokal, vor allem dann, wenn er zu einer ›Marke‹ geworden ist – wie der Berliner Techno-Club *Tresor* oder der *Golden Pudels Club* in Hamburg, in dem regelmäßig HipHop-Partys stattfinden. Club, das meint zugleich Kneipe, Vergnügungspalast, Forum für avantgardistische Experimente, Stätte der Zerstreuung und des Vergnügens sowie Ort der Zuflucht.

Während die ausgeschlossenen älteren Generationen die Club-Kultur vor allem als eine Bühne der Manipulation und Verblendung sehen wollen, verstehen die Club-Gänger ihre Location als gemeinschaftsstiftenden Ort, als einen Platz, wo sie jenseits der Erwachsenenwelt unter sich, in ihrer eigenen Szene sind. Clubs haben, selbst wenn sie wie der *Golden Pudels Club* mit Mischkonzepten operieren und verschiedene Szenen bedienen, an den jeweiligen Party-Abenden eine klare Szene-spezifische Ausrichtung und eine altersspezifische Zielgruppe: Sie sind Treffpunkte der sogenannten Postadoleszenten. Für sie ist dies nicht so sehr ein Ort, an dem die Unterhaltungsindustrie in besonderem Maße ihre manipulative Kraft offenbart, für sie ist der Club eine Welt, in der ›Jugendlich-Sein‹ – und das kann heißen: Offenheit, Partnersuche, Drogenkonsum, Nicht-Etabliertheit, Grenzüberschreitung – als ein altersspezifisches Phänomen erfahrbar wird. Während also der Club medial als eine Sonderwelt der Jugend, verstanden als eine Welt der Außeralltäglichkeit[35], vorgestellt wird, wird in den Clubs selbst das Jugendlich-Sein über eine ritualisierte Praxis performativ hergestellt – und auf diese Weise das Konzept Jugend aktualisiert.

Der Club ist ein Ort, an dem der Einsetzungsritus von Jugend nicht als ein einmaliger Akt erfolgt, sondern als ein permanenter Erneuerungsprozeß. Die institutionellen Bedingungen der Clubs sind instabil, die Rituale deshalb wenig institutionell gefe-

34 Zur Geschichte der Clubkultur siehe: Klein 1999, S. 129-139.
35 Vgl. Soeffner 1995.

stigt. Ebenso wenig existiert eine externe Autorität – im Sinne von Regelwerken, Gesetzen und Vorschriften, auf die eine Legitimierungsstrategie des Einsetzungsritus rekurrieren könnte. Club-kulturelle Rituale sind deshalb jeweils aktueller *state of the art*. Sie legitimieren sich vor allem in ihrem permanenten Vollzug. Den Bedingungen des Gelingens und der Gefahr des Scheiterns des Performativen kommt von daher zentrale Bedeutung zu.

Wie Battles eine klare zeitlich-räumliche Strukturierung aufweisen und als Event durchorganisiert sind, besteht auch ein Club-Abend aus einer beständigen Abfolge von rituellen Handlungen: Was bereits Siegfried Kracauer in der Angestellten-Studie für »das Heimchen« beschrieben hat[36], gilt für den Clubber von heute wie für den Disco-Fan der 1970er Jahre: Der Club-Abend beginnt nicht erst mit dem Eintritt in den Club, sondern bereits zu Hause, wenn es um die Kostümierung, um die Auswahl der angemessenen Club-Wear geht.[37] Die oft mit Freund/innen, der Clique oder Crew stattfindende Suche nach der passenden Kleidung markiert die initialisierende Phase ritueller Handlungsabfolgen. Die Club-Wear spielt eine wichtige Rolle bei der symbolischen Codierung des ›jugendlichen Körpers‹. Die Inszenierung sozialer Zugehörigkeit zur Jugend über einen bestimmten Kleidungsstil verspricht Verhaltenssicherheit und unterstützt zugleich die mimetische Aneignung des von der Modeindustrie produzierten Körper-Images einer bestimmten Jugend-Szene. Selbst wenn die Ausgehkleidung von HipHoppern

---

36 Vgl. Kracauer 1971.

37 Als beispielsweise die *Zeit* auf dem Höhepunkt des Discofiebers 1979 gern wissen wollte, was junge Leute in die Disco treibt, erklärt die sechzehnjährige Bettina Schmidt: »Einmal in der Woche flippe ich aus, und zwar meistens samstags in der Disco. Ich bin dann immer für einen Abend ein anderer Mensch. Das fängt schon zu Hause an, wenn ich vor meinem Kleiderschrank stehe und überlege, ob ich wieder meine schwarze Satinhose und die Glitzerbluse anziehe. Allein schon diese Art Verkleidungsspiel macht mir Freude. In der Zeit, in der ich mich umziehe und mich zurechtmache, lasse ich mich von meiner Lieblingsmusik berieseln, um schon etwas in Stimmung zu kommen. Außerdem vergesse ich meine Probleme, wenn ich vom sogenannten Discosound gepackt werde [...] Nachdem ich meine Tanzlust befriedigt und genug geflirtet habe, entziehe ich mich wieder dem Saturday-Night-Fever und mache mich, noch vom Sound behämmert und benebelt, auf den Heimweg, um mich wieder eine Woche lang dem Schulstress zu unterwerfen. Doch naht das nächste Wochenende, kribbelt's schon wieder, und es stellt sich mir erneut die Frage: ›Was ziehe ich an?‹« (*Die Zeit*, 23. 2. 1979, S. 71).

sich nicht von ihrer alltäglichen Kleidung unterscheidet, symbolisiert die kollektive Verwendung eines genormten Kleidungscodes (die Verwendung bestimmter Markenartikel etc.) die Zugehörigkeit zur Szene-spezifischen Club-Gemeinschaft und markiert den Clubs zugleich als einen exklusiven Szene-Ort.

Die zweite Phase der Einstimmung in die Club-Nacht markiert den Übergang von der Privatheit in die Öffentlichkeit. Sie vollzieht sich in Kneipen, Lounges oder Bars und ist nicht selten mit Drogenkonsum verbunden. Mit diesem Schritt in den öffentlichen Raum zeigt sich auch erstmals die Gefahr des Scheiterns im Ritual der Nacht, nämlich dann, wenn beispielsweise die Kleidung nicht (mehr) mit den lokalen Interpretationen dessen übereinstimmt, was als globalisierter HipHop-Style akzeptiert wird, wenn nicht die ›richtigen‹ Leute unterwegs sind oder einfach nicht die ›richtige‹ Stimmung aufkommen will, weil man schlichtweg nicht den ›angesagten‹ Ort kennt.

Beim Eintritt in den Club kommt zum Tragen, daß Kleidung auch Bestandteil einer Autorisierungsstrategie ist – und dies ist nicht nur metaphorisch gemeint. ›Türpolitik‹ heißt das Schwellen-Ritual im Szene-Jargon, das den Eintritt in die Club-Welt reguliert und damit das entscheidende In- und Exklusionsinstrument einer Club-Gemeinschaft ist, die sich in der Regel alters- und szenespezifisch, oft aber soziale Klassen übergreifend darstellt. An der Eingangstür in den Club vollzieht sich die erste Phase der Integration in die neue Welt. Der Türsteher ist der durch die soziale Ordnung des Clubs legitimierte Sprecher, der über den Zugang entscheidet. In manchen HipHop-Clubs fahndet der Türsteher zwar auch nach Waffen oder waffenähnlichen Gegenständen, generell aber sind die Auswahlkriterien für Einlaß und Abgewiesenwerden, für Erfolg und Scheitern nicht festgelegt, sondern werden zwischen dem Türsteher und dem Gast jeweils neu ausgehandelt. Trägt der Gast die gewünschte Kleidung? Sieht er nach Ärger aus? Ist er betrunken oder voller Drogen? Dies sind Fragen, die der Türsteher sich bei jedem Gast neu stellt. Aber auch: Ist der Club zu voll oder noch sehr leer? Es sind diese Kriterien einer ›weichen‹ Türpolitik, die entscheiden, ob der Gast den Club betreten darf. Mittelfristig wiederum aktualisiert sich die Legitimität des Türstehers über die Auswirkung seiner Tätigkeit auf die Beliebtheit der Location, von daher immer auch über die Autorisierung durch die Club-Gänger.

Die Entscheidung über den Einlaß vollzieht sich zwar im Rahmen der für Clubs üblichen Konventionen, ist aber im wesentlichen ein aus der Situation entstandenes Ergebnis einer theatralen Inszenierung, für deren glaubhafte Darbringung es einen Beleg gibt: Einen Stempelabdruck auf der Hand. Bereits hier wird das In- und Exklusionsprinzip des Clubs, die Differenzsetzung zwischen den ›Jugendlichen‹, denen Eintritt gewährt wird und allen anderen, die den Club nicht betreten dürfen, als verkörpertes Zeichen wirksam in Szene gesetzt.

Ist der Clubraum betreten – und hierfür ist die Uhrzeit entscheidend –, vollzieht sich die nächste rituelle Handlung. Die Akteure sind aufgefordert, sich im Raum sozial zu positionieren. Dieser Prozeß beginnt bereits direkt nach dem Eintritt, viele Clubs sind architektonisch so gestaltet, daß der Eintritt über eine Treppe oder einen Gang erfolgt. Wie ein Laufsteg gestaltet, bilden diese die Bühne für den ersten Auftritt des Club-Besuchers, der für den im Laufe der Club-Nacht permanent aktualisierten Prozeß sozialer Positionierung von initialer Bedeutung ist. Ein weiteres wichtiges Instrument dieser sozialen Positionierungspraxis sind ritualisierte Begrüßungsformeln. HipHopper klatschen die Handflächen aneinander, hakeln mit den Fingern, boxen sich auf den Oberarm, nicken unmerklich mit dem Kopf oder drücken einer besonders respektierten Frau auch schon einmal ein Küßchen auf die Wange. Dies sind plakative Beispiele für ein ausgefeiltes, hochspezialisiertes Vokabular an Begrüßungsritualen, die nicht nur lokal differenziert sind, sondern, entsprechend der Beziehung der Partner zueinander, situativ und personell unterschiedlich ausgehandelt werden. Über und in der Begrüßung werden soziale Hierarchien zwischen den einzelnen Akteuren aktualisiert und neu konsolidiert. Nicht zuletzt manifestiert sich über das Begrüßungsritual auch die Hierarchie zwischen den Männern sowie zwischen diesen und den verschiedenen Gruppen von Frauen: Männer begrüßen Frauen grundsätzlich anders und unterscheiden hierbei gern zwischen *chicks* und *queens*.

Räumlich erfolgt die soziale Positionierung über das »Spacing«[38], über die Positionierung des Einzelnen in Relation zu den anderen Subjekten und Gegenständen. Denn es ist keineswegs

38 Vgl. Löw 2001, S. 158-159.

unwichtig, wo man sich platziert, ob an der Bar, an einem Steh-tisch, auf einer der wenigen Sitzgelegenheiten oder in der Nähe der Tanzfläche. Jeder Platz ist symbolisch besetzt, jeder Standort suggeriert eine andere Intention: den voyeuristischen Blick auf die Tanzfläche, das unauffällige Umsehen, das Gesehenwerden oder die einfache Anwesenheit. Alle Positionen markieren die Selbstthematisierung in einer räumlichen Ordnung, die zugleich immer eine symbolische Ordnung der Machtkonstellationen ist. Zugleich etabliert das Spacing den Rahmen für mögliche In-teraktions- und Kommunikationspraktiken. Das Interieur des Clubs fungiert als eine Art Bühnenbild, vor dem sich die Szene selbst inszeniert. Gehören zur Bühnenausstattung der Techno-Szene Licht- und Videoprojektionen, Laserstrahlen, Strobo-skope und Rauminstallationen, die den Party-Raum optisch gestalten, indem sie die Beweglichkeit der materiellen Raum-grenzen suggerieren, sucht sich die HipHop-Szene zumeist fa-brikähnliche Locations, die nur mit Graffiti bemalt sind und vielleicht einen Raum zum Chillen haben.

Es ist ein besonderes Kennzeichen der Club-Kulturen, daß die Interaktions- und Kommunikationspraktiken vor allem körperbezogen sind. Club-Kulturen sind Körper-Kulturen und verdeutlichen, wie sehr ritualisierte Handlungen an den Körper gebunden sind, wie gerade in der Performanz des Rituals prak-tisches Wissen erworben wird, sich als habituelles Wissen ver-leiblicht und einen Szene-spezifischen Habitus produziert. Be-sonders deutlich wird die Körperbezogenheit des Rituals in der tänzerischen Interaktion und Kommunikation, die zugleich die Integration des Einzelnen in die Gemeinschaft symbolisch in-szeniert.

Im Unterschied zu den klassischen Tanzlokalen und zur Disco ist die Tanzfläche in heutigen Clubs nicht mehr aus-schließlich die Bühne, auf der sich die Tänzer in Szene setzen. Zwar ist die Tanzfläche nach wie vor architektonisch markiert, grundsätzlich aber kann die Tanz-Bühne als ›lived space‹ überall im Club sein. Denn Club-Tänze sind keine konventionalisierten und standardisierten Tänze, wie sie noch die Disco-Szene bei-spielsweise mit dem *Hustle* kannte, sondern eher das, was Mi-haly Czikszentmihalyi[39] »Flow« nennt, eine körperliche, aber

39 Vgl. Czikszentmihalyi 1991.

auch imaginäre Inszenierung von Gestik, Mimik und Bewegung. Analog zu der tendenziellen Auflösung der Grenzen zwischen Tanzbühne und Raum des Publikums gibt es in den Clubs auch keine deutlichen Trennungen mehr zwischen Tänzern und Zuschauern, Exhibitionisten und Voyeuren, tanzenden Frauen und beobachtenden Männern. Ein Spezifikum von HipHop-Clubs sind – analog zu den Battles – symbolische Kämpfe, die einzelne Tänzer spontan aufführen, wenn sie ihre Styles vorführen. Wenn diese Situationen entstehen, bilden sich spontan Kreise, in denen Tänzer spielerisch gegeneinander antreten. Diese Freestyle-Battles sind ein Szene-typisches Gemeinschaftsritual, das schon allein aufgrund seiner Kreisformation nicht nur gemeinschaftsbildend, sondern auch sozial distinktiv wirkt.

In der Club-Kultur ist, im Unterschied zur Disco-Ära, die Tanzfläche nicht primär Ort der narzißtischen Selbstinszenierung – im Sinne Erving Goffmans –, bei welcher der Tänzer den Dancefloor als Bühne und die anderen als Publikum benutzt. Im Unterschied zur Disco-Ära John Travoltas ist auch in HipHop-Clubs Tanzen eher ein kommunikativer Akt, eine körperliche Inszenierung von Gemeinschaft. Man steht gemeinsam auf der Tanzfläche herum, unterhält sich, tanzt ab und zu ein bißchen, ohne unbedingt das Gespräch zu unterbrechen. Es sind nicht nur die Selbstbeschreibungen der HipHopper, die glaubhaft machen, daß das Tanzen im Dialog der Tanzenden untereinander und zwischen DJ und tanzendem Publikum wie ein gemeinschaftliches Ritual erlebt wird. Auch die auf die anderen ausgerichtete Körper- und Bewegungssprache läßt darauf schließen, daß es nicht nur bei dem Wunsch nach Kommunikation bleibt, sondern daß Tanzen als rituelle Praxis erfahren wird, die der Erzeugung von Gemeinschaft im Kreis von Jugendlichen dient. Tanz ist hier deshalb so wichtig, weil gerade über die körperliche Aktion die Selbstinszenierung und gegenseitige Bestätigung gut gelingt. Zugleich besteht die soziale Magie des Club-Abends darin, daß die Akteure sich in einem spezifischen, im kulturellen Kontext der Moderne ausgegrenzten (Sprach-)Spiel – dem Tanz – als jugendlich legitimieren. Tanz ist grundsätzlich ein entscheidendes Medium zur performativen Herstellung der Gemeinschaft ›Jugendlicher‹, dies ist vielleicht auch einer der Gründe, warum jede Popkultur nicht nur einen Musik-, sondern immer auch einen Tanzstil entwickelt hat.

Der gemeinschaftsbildende Aspekt des Tanzes mag zunächst überraschen, zeichnet sich die Geschichte der Modetänze des 20. Jahrhunderts nicht nur durch die Auflösung des direkten Partnerbezugs und des festgelegten Vokabulars aus, sondern auch durch eine Individualisierung des Tanzes. Waren die Tänze der bürgerlichen Gesellschaft noch Paartänze, in denen sich, wie im Walzer, nur Mann und Frau aufeinander bezogen, lösten sich in den Modetänzen des 20. Jahrhunderts die Partner allmählich wieder voneinander. Tanzen wurde selbstbezüglich und dieser Individualismus fand seinen ersten Höhepunkt in dem Disco-Narzißmus der 1970er Jahre, wie ihn John Travolta so unübertroffen vorführte. In den 1980ern verwandelte sich die Selbstbezogenheit in Selbstversunkenheit. Es war das Jahrzehnt des einsamen und selbstvergessenen Vor-sich-Hin- und In-sich-Hineintanzens. Typisch war eine Haltung, bei der, eine kleinräumige Kinesphäre nutzend, die Arme nah am Körper geführt wurden und der Blick auf den Boden gesenkt blieb.

Den individualisierte Tanzstil eines zur Umwelt in Distanz tretenden ›homo clausus‹ (Elias) kehren die HipHopper um. Sie tanzen zumeist in kleineren Gruppen und Kreisformationen und beziehen sich in ihren Bewegungssprachen aufeinander. Sie wippen, hüpfen, springen und stampfen im Rhythmus der Musik. Im Tanz bilden die HipHopper eine Gemeinschaft, die Assoziationen zur Figur der »rhythmischen Masse« hervorruft, wie sie Elias Canetti bereits 1960 entworfen hat. Canetti kennzeichnet diese mit den Begriffen Gleichheit und Dichte: Dichte baut Berührungsfurcht ab, Gleichheit verhindert den Aufbau hierarchischer Strukturen:

»Jeder stampft auf, und jeder tut es auf dieselbe Weise. Jeder schwenkt die Arme, jeder bewegt den Kopf. Die Gleichwertigkeit der Teilnehmer verzweigt sich in die Gleichwertigkeit ihrer Glieder. Was immer an einem Menschen beweglich ist, gewinnt sein Eigenleben, jedes Bein, jeder Arm lebt wie für sich allein [...]. Schließlich tanzt vor einem ein einziges Geschöpf, mit fünfzig Köpfen, hundert Beinen und hundert Armen ausgestattet, die alle auf genau dieselbe Weise oder in einer Absicht agieren. In ihrer höchsten Erregung fühlen sich die Menschen wirklich als eines, und nur die physische Erschöpfung schlägt sie nieder.«[40]

40 Canetti 1995, S. 34.

Bleibt man in diesem Bild, können sich die tanzenden HipHopper über die performativ erzeugte Gleichheit und Dichte als eine homogene Gemeinschaft imaginieren. Dies auch deshalb, weil sich im Tanz die mimetische Aneignung der Ursprungserzählung und die Neukontextualisierung einer afroamerikanischen Kultur als körperliche Erfahrung vollzieht. Der Religionswissenschaftler Mircea Eliade macht darauf aufmerksam, daß Rituale erst dann wirksam und sinnvoll sind, wenn sie mythische Bilder nachahmen und wiederholen, denn, so Eliade, die Hauptfunktion des Mythos besteht darin, »die exemplarischen Modelle aller Riten und aller bedeutsamen menschlichen Tätigkeiten zu offenbaren«.[41] Über das Tanzen, so ließe sich im Anschluß an Eliade argumentieren, wird der Mythos des schwarzen HipHop am Körper aktualisiert und die Nähe zu dem Original in der sinnlichen Erfahrung des Körpers imaginiert.

In der Techno-Szene ist der Wunsch nach Erfahrung von Gemeinschaft im Tanz an das Bedürfnis nach physischer Grenzerfahrung gekoppelt, das wiederum eng mit dem Konsum spezifischer, leistungsfördernder, synthetischer Drogen wie Ecstasy, Speed oder Kokain verbunden ist. Im HipHop geht es nicht um Leistungssteigerung. Tanzen ist hier eher Chillen, eine relaxte Kontaktaufnahme mit anderen, die möglichst wenig Anstrengung kosten soll. Bei dieser Art des reduzierten Tanzens ist die Möglichkeit des individuellen Scheiterns gering. Denn weder rekurriert der Tanz auf vorgegebene Muster und Formen, noch ist eine professionalisierte Technik Voraussetzung für die Teilnahme am gemeinschaftlichen Tanz. Wohl deshalb sind die Schwellenängste, sich als Tänzer zu positionieren, in der Clubkultur des HipHop eher gering: Die nur diffus angedeutete Tanzfläche, der geringe Leistungsanspruch des einzelnen Tänzers, die dialogische Struktur des Tanzes und das mimetische Moment der Angleichung aneinander bilden einen offenen Rahmen, in dem die Akteure das Tanzen nicht nur als gemeinschaftsbildendes Ritual erleben, sondern in dem sich die Akteure auch als Subjekte thematisieren können – und dies in einem theatralen Raum, der als Ort der Jugend symbolisch besetzt ist. Die im Tanz erfolgende gegenseitige Autorisierung läßt sich als Bestandteil einer Essentialisierung von Jugendlich-Sein verstehen.

41 Eliade 1988, S. 17.

Eine legitimierte Position im Club nimmt der DJ ein, er ist eine Art Zeremonienmeister. Im Unterschied zu den Discjokkeys der 1970er Jahre legen DJs heute nicht einfach nur Platten auf, sie sampeln und mixen die Tracks selbst. Die neueren Musiktechnologien haben dem DJ eine neue Position und zugleich Kultstatus verschafft. Dynamische Akzente zu setzen, nahtlose Übergänge zu schaffen und letztendlich die musikalische Dramaturgie für einen ganzen Tanzabend zu entwickeln – all dies erfordert nicht nur Professionalität, sondern auch ein hohes Maß an Empathie mit den Tanzenden. DJ-Musik ist im wesentlichen Tanzmusik. Sie ist dann erfolgreich, wenn die Tanzfläche sich füllt und wenn die Tanzenden durch Respektbekundungen, wie Jubeln, Klatschen oder Kreischen den DJ autorisieren. Erst auf dem Dancefloor beweist DJ-Musik ihre Qualität und Wirkung und nicht, wie noch die Popmusik der 1980er, über ein erfolgreiches Marketingkonzept der Produktionsfirma oder darüber, daß einflußreiche Musikkritiker das Produkt entsprechend beurteilen. Wenn die Musik des DJ bei der tanzenden Gemeinschaft keinen Anklang findet und vor den mannshohen Boxen des technischen Equipment gähnende Leere herrscht, dann ist die legitimierte Position des DJ als Zeremonienmeister unzweifelhaft in Frage gestellt.

Wie der Einstieg in die Club-Nacht ist auch der Ausstieg ein allmählicher Prozeß. Wird in der Techno-Szene die Nacht nicht selten mit einer ›After-Hour-Party‹ oder auch einer ›After-After-Hour-Party‹ beendet, ist für die HipHopper das Chillen der theatrale Rahmen, in dem Abhängen nicht als Entspannung, als Nichts-Tun, sondern als eine gemeinschaftliche Aktivität verstanden wird. Erst nach dem Chillen erfolgt, zumindest bei einer gelungenen Club-Nacht, der Abschied von der Party-Gemeinschaft und die Rückkehr in das Alltagsleben.

Der Einsetzungsritus ›Jugend‹

Events, so das gängige Diskursmuster, konstituieren sich über rituelle Techniken, bei denen die Überwältigung durch sinnliche Reize und die Evokation von Stimmungen an die Stelle der argumentativen Rede getreten sind. Events, so die Wahrnehmung der Teilnehmenden, sind Bestandteile einer kulturellen Praxis, in der sinnliche Wahrnehmungen überhöht und kollektives Erleben jenseits alltäglicher sozialer Grenzen ermöglicht wird. Während die älteren Generationen die jeweiligen popkulturellen Events und Locations als eine Scheinwelt charakterisieren, verstehen die HipHopper ihre Clubs, Jams und Battles als wichtige Bausteine der Realworld HipHop. Der Diskurs um Hip-Hop und die performativen Praktiken der Realworld HipHop sind, so unsere These, zwei einander ergänzende Einsetzungsriten von Jugend.

Szene-spezifische Events sind nachmoderne Praxisfelder und Clubs die entsprechenden Locations, die den sozialen Einsetzungsritus befördern, indem sie Jugend als Altersphase erlebbar und die ›soziale Tatsache‹ Jugend glaubhaft machen. Damit übernehmen sie Funktionen, die im Zuge der Enttraditionalisierung des Sozialen von den traditionellen Sozialisationsinstanzen nicht mehr so erfolgreich ausgefüllt werden. Traditionell waren gesellschaftliche Institutionen wie Familie, Schule, Kirchen, Vereine oder Jugendverbände wesentlich dafür verantwortlich, die Ritualisierung des Übergangs von der Kindheit zur Jugend und von dort ins Erwachsensein zu vollziehen und durch die performative Umsetzung pädagogischer Konzepte das Besondere an der Jugendphase erfahrbar zu machen. Diese Aufgaben versuchen diese gesellschaftlichen Institutionen zwar nach wie vor zu erfüllen; im Zuge von Entstrukturierungsprozessen hat ihr Bedeutungsverlust aber auch, gerade im Erleben von Jugendlichen, einen Glaubwürdigkeitsverlust ihrer institutionellen Einsetzungsriten nach sich gezogen. Einsetzungsriten erfüllen die Funktion, das soziale Konstrukt Jugend als soziales Ordnungsmuster zu legitimieren. Angesichts einer Destandardisierung von Jugend erweisen sich die institutionalisierten Modi der Einsetzung und mit ihnen die Glaubwürdigkeit des Konzeptes Jugend als gefährdet.

Die Legitimationsstrategie scheint beim Konzept Jugend von besonderer Wichtigkeit zu sein, ist doch Jugend ein gesellschaftliches Verständigungskonstrukt, ein Kampfplatz politischer, ideologischer und moralisch-ethischer Auseinandersetzungen, eine Metapher für gesellschaftlichen Wandel, Fortschritt und Zukunft und als solches immer auch ein Distinktionsinstrument im sozialen Positionskampf zwischen den Generationen. Die Glaubwürdigkeit und Aktualisierung des Konzeptes Jugend ist von daher auch immer Bestandteil einer Machtstrategie. Es ist, folgt man Bourdieu, gerade der Einsetzungsritus, der die willkürliche Grenze Szene-spezifischer Typisierung sozial legitimiert und über Habitualisierung subjektiv verfestigt. Von daher kommt vor allem dem Gelingen der Performanz des Einsetzungsritus große Bedeutung zu.

Die vielfältigen und permanent stattfindenden Einsetzungsriten der HipHop-Szene zeigen eine weit größere Wirksamkeit im Aktualisierungsprozeß von Jugend, als es die einmaligen Übergangsrituale traditioneller Sozialisationsinstanzen vermögen. Szene-spezifische Events und Clubs lassen sich somit als Ereignisse und Orte einer Selbstautorisierungsstrategie von Jugend beschreiben. In rituellen Performanzen erzeugen sie den Glauben an eine quasi natürliche Grenze zwischen Jugend und Erwachsensein. Diese Essentialisierung einer generationsspezifischen Ordnung korrespondiert mit dem Mediendiskurs über die HipHop-Szene, der aus dem Blickwinkel der ›aufgeklärten‹ Erwachsenen eine Differenzsetzung zu den ›manipulierten‹ Jugendlichen vornimmt. Gerade mit ihrer in ritueller Performanz hergestellten Differenzsetzung von Alltagswelt und Sonderwelt leisten Events und Clubs einen wesentlichen Beitrag dazu, das brüchig gewordene Konstrukt Jugend zu legitimieren und zu stabilisieren. Aus dieser Perspektive ist die Realworld HipHop weder eine Scheinwelt, eine Welt der Außeralltäglichkeit noch eine subversiv wirkende Gegenwelt, sondern ein Ort der Konventionalisierung des jugendlichen Subjekts und ein wirksames Feld für den Einsetzungsritus generationsspezifischer Ordnungen.

Performativität: Die soziale Produktion
des Authentischen

>Glauben Sie wirklich, ich sehe morgens um sieben Uhr
schon aus wie Claudia Schiffer?«

Claudia Schiffer

HipHop ist eine performative Kultur. Als globalisierte Popkultur wird sie erst wirksam in der Praxis und als Praxis. »Is this real?« entscheidet sich von daher immer auch in einem Prozeß des Aushandelns. Aber wie läßt sich der Vorgang beschreiben, über den die Glaubwürdigkeit des Authentischen und Realen hergestellt wird? In diesem Kapitel soll abschließend die lokale Praxis des HipHop nicht lediglich als lokale Repräsentation einer globalisierten HipHop-Kultur vorgestellt werden. Vielmehr soll die These entfaltet werden, daß erst in der Aneignung die global zirkulierenden popkulturellen Images ›real‹ werden, indem sie lebensweltlich verankert werden.

Dieser Vorgang der lebensweltlichen Verankerung soll mit Hilfe der Habitus-Feldtheorie Bourdieus beschrieben und diese durch eine Theorie des Performativen, die sich vor allem an Judith Butler anlehnt, ergänzt werden. Es geht somit in diesem Kapitel um eine Bündelung der bisherigen Argumentationen: um die Beantwortung der Fragen, wie Globales sich im Lokalen verankert, wie Bilder Wirklichkeit werden, theatrale Inszenierungen als echt geglaubt und Rituale akzeptiert werden. Im Gelingen und Scheitern des Performativen, d. h. im Bemühen um lebensweltliche Aushandlung und Aneignung globaler Symbole und Images, liegt, so die abschließende Überlegung, die Möglichkeit subversiver Praxis begründet – und nicht, wie klassische Subkultur-Theorien in der Tradition der britischen Cultural Studies, der Birmingham School, postulieren, im Widerstand gegen globale Bilder. Dieses soll am Beispiel weiblicher Rapper verdeutlicht werden. Das Aufspüren von Subversion wäre damit nicht mehr angewiesen auf die Dualismen von Struktur und Handlung, System und Lebenswelt, kulturindustrieller Produktion und lebensweltlicher Aneignung, Herrschaft und Widerstand, kultureller Hegemonie und Dissidenz. Subversion wäre vielmehr dem Spannungsfeld von globaler Produktion und lokaler Praxis, Bildhaftigkeit und Erfahrung, Theater und Wirklichkeit immanent.

Die lokale Szene: Feldtheoretisch betrachtet

Das lokale Feld des HipHop ist der soziale Raum, in dem die ›Realworld‹ HipHop erfahrbar und performativ bestätigt wird. Mit der Feldtheorie Pierre Bourdieus läßt sich die HipHop-Kultur beschreiben als sozialer Teilraum, in diesem Fall im Raum der Popkultur, der sich über spezifische Kapitalsorten konstituiert. Den Begriff Feld benutzt Bourdieu nicht als einen deskriptiven, sondern als einen analytischen Begriff. Mit ihm will er die im gesellschaftlichen Raum »relativ autonomen Mikrokosmen«[1] analysieren, in denen ökonomisches, soziales und kulturelles Kapital unterschiedliche Wertigkeit und Wirksamkeit besitzen. Im globalen Netz des HipHop dominiert zwar, wie in anderen kulturellen Feldern, das ökonomische Kapital, indem beispielsweise eine Handvoll Plattenkonzerne weltweit das Musikgeschäft des HipHop kontrollieren. In der lokalen HipHop-Kultur aber tritt, wie in anderen Popkulturen auch, das soziale Kapital in den Vordergrund: Die Positionierung des Einzelnen ist abhängig davon, inwieweit er über soziale Netzwerke und Kontakte verfügt. Die zentrale Kapitalform schließlich, die das lokale Feld konstituiert und entscheidend ist für die soziale Positionierung in der lokalen HipHop-Kultur, ist das szenespezifische Wissen.[2]

Über szenespezifisches Wissen und Informationen zu verfügen ist schon deshalb wichtig, weil die lokalen Szenen des Hip-Hop sich weitgehend informell organisieren. Deshalb ist es für die Szene-Angehörigen entscheidend, über Informationen zu verfügen, an welchen Orten und zu welchen Zeiten welche Events stattfinden, wo man neue Locations und informelle Treffpunkte findet oder wo neue Graffiti gesprüht sind. Wichtig ist auch zu wissen, was angesagt ist, welche Styles als hip gelten. Dieses Wissen läßt sich aber nicht primär aus öffentlich zugäng-

---

1 Bourdieu/Wacquant 1996, S. 127.
2 Vgl. Thornton 1996.

lichen oder käuflich zu erwerbenden lokalen Veranstaltungs-kalendern oder Stadtmagazinen ermitteln, es verbreitet sich vor allem über informelle Kommunikationskanäle (Flyer, Mund-propaganda) – und diese Form der Wissenszirkulation und -be-schaffung setzt eine beständige Präsenz der Einzelnen in der Szene und eine permanente Aufmerksamkeit für die Szene vor-aus.

Da lokaler HipHop kaum ohne die Verarbeitung globaler HipHop-Symbole auskommt, verfügen HipHopper in der Re-gel über einen relativ großen Wissensbestand, was Ursprung und Geschichte, Stile und Genres der HipHop-Kultur angeht. Wissen ist nicht nur notwendig, um die Szene-eigenen Konven-tionen beherrschen zu lernen. Es ist auch unabdingbar, um die globale Welt der Bilder des HipHop am eigenen Leib Wirk-lichkeit werden zu lassen. Es gehört zum Selbstverständnis eines ›echten‹ HipHoppers, Kenntnisse über die Tradition des HipHop zu haben, versteht er HipHop nicht als eine eskapisti-sche Freizeitkultur oder eine Gemeinschaft des Augenblicks, sondern als ein Lebensgefühl und die Szene als eine Wertege-meinschaft. Von daher ist es auch nicht verwunderlich, daß sich ein Konflikt zwischen den verschiedenen Generationen um das Wissen über Tradition entspannt, der an einen klassischen Ge-nerationenkonflikt erinnert: Die Älteren, Mitglieder der ersten Generation, insistieren auf die Bewahrung der tradierten Werte des HipHop, die Jüngeren verweigern eher den Respekt.

Während z. B. in der Techno-Szene die Raver über ein gewis-ses Maß an ökonomischem Kapital verfügen müssen, um über-haupt an den entsprechenden Events, den Raves und Parties teil-nehmen zu können, spielt in den lokalen HipHop-Szenen das ökonomische Kapital, das den globalen Markt der Rap-Musik beherrscht, eine vergleichsweise geringe Rolle. Eine Vielzahl kleiner Platten-Label, wenig aufwendige Veranstaltungen mit akzeptablen Eintrittspreisen lassen die HipHop-Szene aus öko-nomischer Perspektive wenig exklusiv erscheinen. Zwar stellen sich darüber, daß Rapper oft bekannter sind als Breaker oder Maler und mit ihren Auftritten und Platten mehr Geld verdie-nen, Hierarchien zwischen den einzelnen HipHop-Genres und ihren Vertretern her. Für die soziale Positionierung in der loka-len Szene allerdings spielt dies nicht die allein ausschlaggebende Rolle. Hier ist vor allem das soziale Kapital von Wichtigkeit.

Wer bei einer Jam auftreten kann, an einem Battle teilnimmt oder bei einer Party auflegt, hängt neben dem Können vor allem von der Position im HipHop-Feld ab. Das soziale Netzwerk verschafft auch die entsprechenden Kontakte über die eigene lokale Posse hinaus, jene überregionalen, nationalen und internationalen Verbindungen zu anderen Crews und Künstlern, die für jeden, der professionell im HipHop tätig ist, von großer Bedeutung sind, da sich hier Zusammenarbeit anbietet, die Anerkennung verspricht – und oft auch finanziell verlockend ist.

Jedes Feld ist, so Bourdieu, durch ein spezifisches soziales Netzwerk gekennzeichnet, das nach einer für das Feld spezifischen Logik funktioniert. Sie bestimmt das feldimmanente Beziehungsgeflecht, das Bourdieu als ein Spiel kennzeichnet, dessen Funktion im Kampf um soziale Macht liegt. Wie in jedem Feld findet auch im popkulturellen Feld des HipHop eine ständige Auseinandersetzung um soziale Positionierungen, um Erhalt des Bestehenden, also um Routine und Routinisierung, oder um dessen Subversion statt.[3] Das unsichtbare Netz des HipHop-Feldes ist strukturiert durch das soziale Beziehungsgeflecht der Akteure – und dies sind vor allem DJs, Rapper, Breaker, Maler, Musikproduzenten, Zeitungsmacher und Veranstalter, aber auch Türsteher, Toilettenfrauen und Groupies sowie die Schar der unterschiedlichen Konsumentengruppen. Sie betreiben ein Machtspiel um das, was HipHop als Popkultur legitimiert und was innerhalb der symbolischen Ökonomien des popkulturellen Feldes kapitalversprechend ist. Deshalb müssen auch die spezifischen Stile, Inszenierungs- und Kommunikationspraktiken im Kontext der Logik des szenespezifischen (Macht-)Spiels betrachtet werden: Ob Kleidung, Musikgeschmack oder der eigene Style – ästhetische Dispositionen sind ein zentrales normatives Funktionselement des Feldes HipHop. Sie werden in das soziale Spiel vor allem im theatralen Raum der szenespezifischen Events zur Darstellung gebracht. Ob Parties, Jams oder Battles, hier werden die hierarchische Struktur des lokalen Feldes und die sozialen Positionen der einzelnen Akteure und Akteursgruppen immer wieder aktualisiert.

Durch Crossover, das heißt durch die Verarbeitung genrefremder Stilelemente, durch Verfeinerung, technische Weiter-

3 Vgl. Bourdieu 1998, S. 64.

entwicklung und Ausdifferenzierung hat HipHop immer wieder neue Stile bilden und Stilrichtungen entwickeln können. Das Feld des HipHop ist also keineswegs statisch und unveränderbar, wie dies manche Interpreten der Feld- und Habitustheorie Bourdieus unterstellen. Vielmehr ist HipHop ein gutes Beispiel für die Dynamik und Historizität von Feldern. Im HipHop ist die Dynamik des Feldes zum einen der Effekt einer engen Verzahnung von globalen und lokalen Produktionen, die in einem akzelerierenden Prozeß immer wieder neue lokale Stile entstehen läßt. Zum anderen liegt die Dynamik der HipHop-Kultur in ihrem Wertekanon begründet: Es ist eine der wichtigsten Regeln des HipHop, Stile nicht zu kopieren, sondern zu modifizieren. Diese Verpflichtung trägt zu einer permanenten Erneuerung bei, zu einem ständigen Wettstreit zwischen Älteren und Jüngeren, Etablierten und Nicht-Etablierten, Respektpersonen und solchen, die Respekt haben wollen.

Dieses Kampfspiel folgt den Gesetzmäßigkeiten symbolischer Ökonomien sowie vernunftgeleiteten Regeln. Feldimmanente Regeln – im HipHop zählen dazu Verhaltensregeln, die auf Werten wie Respekt, Street Credibility oder Fame beruhen – sind nicht explizit formuliert oder gar schriftlich fixiert, sondern werden von den Teilnehmern als eine »Illusio«[4] akzeptiert. Unter »Illusio« versteht Bourdieu den Glauben der Akteure an die Richtigkeit der feldimmanenten Spielregeln. Sie bildet die Grundlage dafür, daß die Spieler das Spiel akzeptieren, die soziale Konstruiertheit der Spielregeln des Feldes als natürlich gegeben umdeuten und diese Deutung im Laufe ihrer feldspezifischen Sozialisation verleiblichen. Aus dem verleiblichten und als natürlich, d. h. als unhinterfragt und selbstverständlich angesehenen Glauben an die Richtigkeit der feldspezifischen Normen erklärt sich, daß das, was als real gilt, nicht primär an bestimmte objektivierbare Kriterien gebunden ist, sondern von den Szene-Mitgliedern vor allem über das Gefühl begründet wird, das sie zu einer Person oder Sache haben.

Genau dieser Sinn für Praxis ist es, der die Logik des Feldes begründet und die feldspezifischen Normen bestätigt. Bourdieu sieht das Handeln der Akteure durch den ›sens pratique‹, den praktischen Sinn, geleitet. Dieser aktualisiert das verleiblichte

4 Vgl. Bourdieu 1999a, S. 122-126.

Wissen und aktiviert jene Handlungen, die situationsadäquat sind. Ob Begrüßungsformeln, Körperhaltungen oder Sprachcodes – es ist der praktische Sinn, der die Handlungen wachruft. Der praktische Sinn bezieht sich stets auf ein bestimmtes Feld. Praxis erhält demnach immer erst dadurch ihren sozialen Sinn, daß die Praktiken den Spielregeln entsprechen, die wiederum im Feld produziert bzw. durch dieses erst hervorgebracht werden. Popkulturelle Felder lassen sich entsprechend beschreiben als unsichtbare Netze, welche die einzelnen Akteure, die in diese Felder involviert sind, verbinden, insofern sie die Spielregeln kennen und beherrschen. Und das heißt nach Bourdieu: insofern sie diese nicht nur instrumentell einsetzen können, sondern verleiblicht haben, deshalb als gegeben akzeptieren und über den praktischen Sinn als habituelles Wissen abrufen. Wer über diese handlungsleitenden Dispositionen nicht verfügt, sie nicht verleiblicht hat, ist aus dem entsprechenden Feld ausgeschlossen. Akzeptiert wird hingegen, wer die feldspezifischen Regeln nicht nur kennt, sondern sie auch glaubhaft ausführen kann. Feldspezifische Inklusion und Exklusion erfolgen auch im HipHop über die Verkörperung des habitualisierten Wissens.

Habitus und Körper

Nach Bourdieu werden die dem Feld eigenen Spielregeln von den Akteuren erlernt, verleiblicht und über ihren praktischen Sinn aktualisiert. In der Beziehung Feld – Habitus ist der (popkulturelle) Habitus der Ort der Reproduktion des Glaubens an die Wirklichkeit, an den Wahrheitsgehalt und die Richtigkeit des Normen- und Wertgefüges. Das heißt, im Habitus des HipHoppers wird die Illusio der ›Realworld HipHop‹ immer wieder produziert, werden die Dispositionen für die HipHop-Kultur immer wieder erneuert.

Den Begriff des Habitus führt Bourdieu ein, um der Dichotomie von subjektlosem Strukturalismus und Subjektphilosophie zu entkommen, welche die jüngere französische Denktradition prägte, und um den für das soziologische Denken längst überfälligen Dualismus von Individuum und Gesellschaft zu überwinden. Mit dem Habitus-Begriff will er sich von allen intellektualistischen Handlungstheorien, die das Handeln von

Menschen als rational begründet und ökonomisch geleitet ansehen, abgrenzen – allerdings »ohne den Akteur in seiner Wahrheit als praktischen Operator der Gegenstandskonstruktion abzuschaffen«.[5] Nicht zuletzt geht es Bourdieu darum, die schon von Marx gestellte Frage nach einer Verankerung von Ideologien im Denken und Handeln zu beantworten. Um diesen Ansprüchen gerecht zu werden, hat Bourdieu den Begriff des Habitus vielfach umkreist aber nicht eindeutig definiert.[6] Er umschreibt ihn als »sozialisierte Subjektivität«[7], als »das Körper gewordene Soziale«[8], als Produkt inkorporierter sozialer Strukturen und zugleich als Quelle individueller und kollektiver Praktiken, als ein System dauerhafter und übertragbarer Dispositionen, als eine Erzeugungs- und Ordnungsgrundlage für Praktiken und Vorstellungen, als strukturierende und strukturierte Struktur.[9] Der Habitus ist, so Bourdieu, das bewahrende, speichernde Element, weil er »die aktive Präsenz früherer Erfahrungen gewährleistet, die sich in jedem Organismus in Gestalt von Wahrnehmungs-, Denk- und Handlungsschemata niederschlagen«.[10] Der Habitus verweist auf ein bestimmtes Feld, durch dessen Geschichte er determiniert ist. Aber: Aufgrund der spezifischen Historie von Habitusformen kann der Akteur in Distanz zu den feldspezifischen Normen treten und verändernd wirken. So z. B. wenn ein professioneller Tänzer mit Breakdancern arbeitet, eine Choreographie entwirft und seine Ästhetik in den Streetdance HipHop einführt, wie dies bei der französischen HipHop-Gruppe *Black Blanc Beur* der Fall ist.

Der Habitus ist einem Akteur nicht reflexiv zugänglich, er verfügt über ihn nicht wie über ein Ding oder eine Technik. Der Habitus stellt weniger ein Kalkül oder einen Handlungsplan dar, sondern vor allem eine körperliche Disponiertheit. Als sol-

---

5 Bourdieu 1997a, S. 63; vgl. Bourdieu/Wacquant 1996, S. 153.
6 So räumt Bourdieu in dem Interview ein: »Ich habe mich schon so oft zu Bedeutung und Funktion des Habitusbegriffs geäußert, daß ich jetzt zögere, noch einmal auf ihn einzugehen, denn mir ist bewußt, daß ich mich beim Vereinfachen eigentlich nur wiederholen kann, ohne damit unbedingt verständlicher zu werden« (Bourdieu/Wacquant 1996, S. 153). Eine kurze Darstellung des Habitus-Konzeptes findet sich bei: Steinrücke 1988.
7 Bourdieu/Wacquant 1996, S. 159.
8 Ebd., S. 161.
9 Vgl. Bourdieu 1999a, S. 97-121.
10 Ebd., S. 101.

che ermöglicht er dem Akteur, in fast allen Spielsituationen innerhalb des Feldes die nächsten Handlungen zu antizipieren und einen Sinn für soziale Praxis zu entwickeln, nämlich jenen Sinn, der in dem jeweiligen Feld handlungsrelevant ist.[11]

Der Habitus ist also eine aus den sozialen Existenzbedingungen hervorgegangene körpergewordene Struktur. Als solche prägt er das Denken, Handeln und Fühlen der Menschen. Indem Bourdieu den Habitus zugleich als Produkt und als Produzenten von Sozialität begreift, will er zwei konträre und in sich reduktionistische Ansätze überwinden: Jenes deterministische Denken, welches das Handeln des Menschen definiert sieht durch seine Seinsbedingungen, und jenes idealistische Denkmodell, das Handeln als wesentlich durch das Bewußtsein bestimmt begreift.[12] Der Habitus gewinnt erst über den ›praktischen Sinn‹ der Akteure Konturen und setzt den individuellen Handlungsspielräumen Grenzen: Er ist ein feldspezifisches Produkt und produziert entsprechende Praktiken im sozialen Feld. Der Habitus ist bei Bourdieu über Konventionen generiert und verleiblicht diese. Ebenso wie die »grundlegendsten Strukturen einer Gruppe in den ursprünglichen Erfahrungen des Leibes verwurzelt werden«[13], sieht Bourdieu das Verhältnis des Einzelnen zur sozialen Welt auf Dauer festgehalten im Verhältnis zum eigenen Körper. Der Körper wirkt unmittelbar auf Praxis, ohne den Weg über Diskurs oder Bewußtsein zu nehmen. Bourdieu begreift ihn als eine Art Gedächtnisstütze: »Was der Leib gelernt hat, das besitzt man nicht wie ein wiederbetrachtbares Wissen, sondern das ist man.«[14] Der Körper ist also die Materialisierung des Habitus. Er ist ein Produkt sozialer Praxis und zugleich das zentrale Medium, das eine Erfahrung von Praxis erst möglich macht. Im Körper sind die Regeln des (pop-)kulturellen Spiels abgespeichert. Er ist, folgt man Bourdieu, der Ort, an dem sich praktisches Wissen herstellt und an dem prak-

11 Ebd., S. 122.
12 Vgl. Bourdieu/Wacquant 1996, S. 169-170.
13 Bourdieu 1999a, S. 132.
14 Ebd., S. 135. Die Unterschiede in den Begriffen Körper und Leib macht Bourdieu nicht deutlich. Den Begriff Körper scheint er eher auf die Physiologie zu beziehen, während mit Leib die Erscheinungsform des Habitus gemeint sein könnte. An anderen Stellen benutzt Bourdieu den Begriff der körperlichen Hexis auch als Synonym für Leib (vgl. z. B. ebd., S. 122-146).

tischer Sinn wachgerufen wird. Er ist es, der handelt, und dies nach den Regeln, die das jeweilige Feld vorgibt. Handeln erscheint demnach bei Bourdieu als eine Form des verkörperten Gedächtnisses. Es erfolgt immer in Übereinstimmung mit den im Feld geregelten und ritualisierten Praktiken.[15]

Auf der Grundlage der Habitus-Feld-Theorie läßt sich erklären, inwiefern das Normengefüge des HipHop erst über seine Inkorporierung Wirklichkeit wird: indem global zirkulierende Zeichen nicht nur lokal verankert, sondern auch als real geglaubt werden, indem sie verleiblicht werden. Ebenso läßt sich erklären, wie szenespezifischer Geschmack – ob in Musik, Mode oder Styles – als körperliche Manifestation dieses Normengefüges entsteht und sich verfestigt. Auf diese Weise wird es möglich, den Transfer normativer distinktiver Setzungen in aisthetische Kategorien, also Geschmackskategorien, zu beschreiben. Anders formuliert: Im Habitus wird der HipHop-Stil gespeichert, und zwar, indem normative Setzungen in Geschmackskategorien umgewandelt werden. Der Körper wiederum ist der Ort, an dem diese feldimmanenten Spielregeln materialisiert und zur sozialen Praxis werden, indem sie performativ wirksam werden.

Zur körperlichen Inszenierung der habituellen Disposition, die mit Bourdieu betrachtet vor allem eine Inszenierung des Glaubens und der Akzeptanz der feldspezifischen Regeln darstellt, zählen im HipHop neben dem Bekleidungscode vor allem Körperhaltungen, Bewegungsabläufe sowie das Beherrschen szenespezifischer Techniken und eines entsprechenden Sprachcodes. Im Unterschied zu anderen Popkulturen wie beispielsweise Rock 'n' Roll oder Techno reicht für eine gehobene soziale Positionierung in der HipHop-Szene die gelungene Inszenierung des Körpers im Sinne einer Körperstilisierung nicht aus.[16] HipHop ist ›real‹, wenn er gelebt wird. Und das heißt in der HipHop-Szene auch immer, daß man sich in den Teilfeldern des HipHop aktiv betätigt. Der soziale Status eines HipHoppers ist immer auch das Ergebnis seiner szenespezifischen und kapitalversprechenden Aktivitäten und künstlerischen Leistungen – hier bildet die HipHop-Szene strukturell keine Alternative zu den Wertmaßstäben der Leistungsgesellschaft. Ob beim DJing,

15 Vgl. Bourdieu/Wacquant 1996, Bourdieu 1997a.
16 Zur Bedeutung des Körpers in der Popkultur vgl. Klein 1999.

Rapping, Breaking oder Writing, statusversprechend ist vor allem, das ›eigene Ding zu machen‹. Eine Aktivität wird erst dann glaubwürdig, wenn sie an die eigene Lebenssituation anknüpft und/oder von den anderen als Ausdruck der inneren, d. h. tatsächlichen Gefühls- und Empfindungswelt anerkannt wird. Der Prototyp des HipHoppers läßt sich von daher durch folgende Eckpfeiler markieren: Cool, kollegial, relaxt, leistungsorientiert, diffus politisch, auf Authentizität bedacht, echt.

Habitualisierung als mimetische Identifikation

Bourdieu versteht Habitualisierungen als Sozialisationsvorgänge und betont, daß diese Einschreibungen in den Körper über Angleichungen, durch mimetische Annäherung an das Vorbild erfolgen. Der Gedanke einer Verleiblichung der kontextimmanenten Spielregeln durch Anähnelung aber macht im Rahmen einer Performativitätstheorie nur dann Sinn, wenn Mimesis nicht im Sinne einer blinden Imitatio, also als reine Nachahmung, gedacht wird, sondern als ein Konstruktionsvorgang, der hier als eine theatrale Herstellung des Fremden im Eigenen verstanden werden soll.[17] Ein konstruktivistisches Verständnis von Mimesis läßt sich auf Viktor Zuckerkandl zurückführen. Er hat bereits in den 1950er Jahren[18] auf diesen Aspekt der Neu-Konstruktion im Prozeß der Nachahmung hingewiesen und – in Anlehnung an die Schriften Aristoteles' – Mimesis eine doppelte Bedeutung zugewiesen: nicht nur Nachahmung im Sinne der Erstellung einer Kopie des Originals, also als Ab-Bild, sondern zugleich die Darstellung eines neuen Bildes, also »ein Neuentstehen-Lassen in einem neuen Medium«.[19]

Ein erweiterter Begriff von Mimesis in der dreifachen Funktion als Nachahmung, Darstellung und Konstruktion bietet ein fruchtbares Erklärungsmodell für die Vermittlung zwischen den Eindrücken der Innenwelt und der Außenwelt. So verstanden macht es Sinn, Anähnelungen und Nachahmungen als mimetische Identifikationen zu kennzeichnen. Mimetische Identifikation vermittelt zwischen der Körperwelt und der Sozialwelt.

17 Vgl. Klein 1999; 2001 a.
18 Zuckerkandl 1958, S. 225-240.
19 Ebd., S. 226.

Sie umfasst die Fähigkeit, sich in die Wirklichkeit einzufühlen, sie nachzuvollziehen und sie sinnlich-sinnvoll darzustellen. In diesem Prozeß gelangt Wirklichkeit in die Innenwelt der Menschen, sie wird verleiblicht. Dabei wird zugleich Wirklichkeit neu hergestellt. Diese neue sinnlich erfahrbare Wirklichkeit ist eine symbolische Welt, deren Existenz auf der Aktivität von handelnden Menschen beruht. Mimesis ist eine Herstellungspraxis, die aber nicht über rationale Motive oder Intentionen erfolgt. Im Unterschied zu kognitiven Erkenntnis- und Handlungsmodellen steht im Zentrum des an Bourdieu angelehnten mimetischen Modells ein praktisches Wissen. Gunter Gebauer und Christoph Wulf beschreiben dieses, ausgehend von Bourdieus ›sens pratique‹, als eine der Wahrnehmung unmittelbar folgende Bereitstellung von Handlungsmustern, die wiederum nächste Handlungsvollzüge vorwegnehmen.[20]

Ähnlich wie Bourdieu stellen auch sie in ihrem Konzept sozialer Mimesis die Menschen als symbolische Konstrukteure von Praxis vor. Diese symbolischen Welten wiederum sind, so Gebauer und Wulf, Produkte mimetischer Prozesse. Obwohl mimetische Prozesse demnach ihren Ansatzpunkt in der empirischen Welt finden, sind sie dieser nicht ähnlich, sondern sie interpretieren sie und deuten ›Welt‹ neu: Mimetische Identifikation ist Aneignung einer fremden Welt. Die mimetische Bezugnahme verschafft Dingen und Handlungen eine neue Sinnstruktur, anders als diejenige, die in der vorgängigen Welt wahrgenommen wird. Es ist das Verdienst von Gebauer und Wulf, (wieder) auf diese sozialen Dimensionen von Mimesis aufmerksam gemacht zu haben. Mimetische Prozesse vollziehen sich nicht nur im Feld des Ästhetischen, sondern auch im Feld des Sozialen. Sie sind aber, so Wulf, »selten in ihrer Bedeutung für die Wissenschaften vom Menschen erkannt worden«.[21] Mimesis ist unerläßliche Voraussetzung des Sozialen, ebenso wie Ästhetisches dessen Konstitutionsbedingung darstellt.

Gerade durch ihre Verknüpfung ästhetischer und sozialer Dimensionen vermag Mimesis (wieder) zu einer bedeutsamen Kategorie für die Analyse alltäglicher sozialer Praxis zu werden. Mit Hilfe eines derartigen, ästhetische und soziale Prozesse ver-

20 Vgl. Gebauer/Wulf 1992, S. 431.
21 Wulf 1989, S. 113.

bindenden Konzeptes läßt sich beschreiben, wie sich kulturelle Aneignung leiblich vollzieht – und damit läßt sich die prominente Aneignungs-These der Cultural Studies ausdifferenzieren. Mit dem Begriff der mimetischen Identifikation wird der Prozeß der Aneignung als ein leiblicher Vorgang beschreibbar, der nicht ›passiert‹, sondern vollzogen wird. Das Konzept der mimetischen Identifikation macht deutlich, daß global zirkulierende Medienbilder nicht nur kopiert oder imitiert werden und nicht automatisch den Verlust von Authentizität bedeuten. In der Nachahmung von Körpercodes, Bewegungstechniken und Styles entsteht vielmehr immer etwas Neues, weil das Bild mit der eigenen Sozial- und Körperwelt verknüpft wird. In der Hip-Hop-Szene kommt noch hinzu, daß die reine Nachahmung negativ sanktioniert ist.

Über das Konzept der mimetischen Identifikation wird Verleiblichung bzw. körperliche Einschreibung als ein performativer Akt erkennbar. Das heißt, in der mimetischen Identifikation wird nicht auf der Ebene des Körpers eine vorgegebene Wirklichkeit nachgeahmt, es wird eine neue Wirklichkeit hergestellt. Mimetische Identifikation meint also nicht nur Konventionalisierung im Sinne der Reproduktion eines Normengefüges, sondern beschreibt den performativen Akt der Neukontextualisierung und Aktualisierung. Dieser Vorgang erklärt, warum die Tradition des HipHop zwar immer fortgeschrieben, zugleich aber auch permanent aktualisiert wird. Aus dieser Perspektive geht es beispielsweise bei der Nachahmung popkultureller Images durch Konsument/innen nicht nur um das Aneignen des kulturindustriell Produzierten, des Fremden, auf Kosten des Eigenen, Authentischen. Vielmehr können die globalisierten Images nur deshalb lebensweltlich ihre Wirksamkeit entfalten, weil sie von den Konsument/innen mimetisch nachvollzogen und in einem performativen Akt der Neukonstruktion lebensweltlich umgedeutet werden. In der mimetischen Identifikation werden nach dieser Lesart die feldspezifischen Normen des HipHop-Feldes verleiblicht und erneuert – aber nur dann, wenn die performative Aushandlung von Images gelingt. Die Beschreibung der lokalen Praxis des HipHop als lokale Repräsentation einer globalen Kultur erscheint vor diesem Hintergrund wenig adäquat. HipHop ist eine performative Kulturpraxis. Wie Pop insgesamt ist HipHop nicht an sich gegeben, sondern muß – als Industrie, als Kultur und Lebensstil – gemacht und geglaubt werden.

Performativität

HipHop ist eine Kultur, in der das Performative für die Herstellung von Praxis konstitutiv ist.[22] Das Konzept Performativität ist sprachtheoretisch begründet und kulturtheoretisch umgedeutet worden. Die kulturtheoretische Deutung des Begriffs leitet sich her über sozial- und theaterwissenschaftliche Konzepte wie denen von Goffman, Schechner, Singer, Turner oder Tambiah, der sprechakttheoretische Strang findet seine Tradition vor allem in den Theorien Austins, Chomskys, Searles, Habermas', Butlers und Derridas.[23] Dem sprechakttheoretischen Denken zufolge bezeichnen und bewerten Äußerungen wie »das ist real« oder »das ist Fake«, »die Musik ist phat« oder »das ist ein Burner« nicht nur einzelne Personen, Kulturprodukte oder Veranstaltungen. Sie sind performativ, indem sie die Vorstellung, etwas sei »real« oder »Fake«, »echt« oder »unecht« etc. überhaupt erst hervorbringen. Die jeweiligen Sprechakte werden gerahmt durch Körpersprache, Gestik und Mimik. Wenn auf Jams oder Battles das Publikum aufgefordert wird, durch Heben der Hände, durch Klatschen oder Auf- und Abspringen den Grad der Zustimmung kundzutun, dann zeigt sich: Der performative Akt vollzieht sich nicht nach dem Muster von richtig und falsch, sondern von Gelingen und Scheitern. Wenn das Publikum den Aufforderungen nicht folgt, ist der performative Akt mißglückt. Ein gelungener performativer Akt leistet zweierlei: Er zitiert die feldspezifischen Konventionen und bewirkt damit deren Aktualisierung. Zugleich dient er der sozialen Positionierung desjenigen, der ihn durchführt, indem dieser in seiner sozialen Position legitimiert wird. Der Akteur ist »real«, und das verspricht Respekt und Fame.

Bourdieu betont, daß die Wirksamkeit des performativen Aktes auf die Macht dessen verweist, der spricht. Für ihn ist die

22 Vgl. Walcott 1999; Menrath 2001.
23 Vgl. Wirth 2002.

Sprache ein Medium und zugleich ein abhängiges System, da die Äußerungen von vornherein durch die soziale Position des Akteurs funktional verankert sind. Ob die Performanz gelingt, leitet sich nach Bourdieu aus der sozialen Position des Sprechers ab.[24] Performativen Äußerungen – und das meint Sprechen und Handeln – haftet, so Bourdieu, eine Art Magie an: Indem sie ausgesprochen werden, wirken sie. Bourdieu führt diese Wirksamkeit zurück auf die Position des Sprechenden, auf jene »Delegation von Macht, aufgrund der ein einzelner Akteur [...] ermächtigt ist, im Namen der dergestalt in ihm und durch ihn konstituierten Gruppe zu sprechen und zu handeln«.[25] Der Sprecher besitzt die Vollmacht, für die ganze Gruppe zu sprechen. Und die Teilnehmer müssen von der Legitimität seiner Position überzeugt sein, damit seine performativen Sprechakte wirksam werden.[26] Zwar kann auch ein legitimer Sprecher scheitern, einem nichtlegitimierten Sprecher aber kann der performative Akt niemals gelingen.

Übertragen auf das HipHop-Feld heißt das: Nur die in dem Feld legitimierten HipHopper verfügen über die Macht, echten HipHop zu erkennen und, wie Bourdieu in bezug auf das künstlerische Feld ausführt, »das Spiel der Kunst als Kunst«[27] zu spielen. Das Spiel des HipHop als HipHop zu spielen, meint: einerseits die Spielregeln des HipHop-Feldes zu akzeptieren und andererseits den Szene-spezifischen Habitus als individuellen Stil zu inszenieren. Wenn aber HipHop ein Feld bildet, in dem nur der als Sprecher oder Verkünder des HipHop gilt, der über genügend Kapital und Macht verfügt, wie gelingt es dann den zunächst illegitimen Sprechern, sich Anerkennung und Respekt zu verschaffen? Wie erklärt sich die Dynamik des Feldes, wenn das Gelingen performativer Äußerungen an die Legitimation der Sprecher gebunden ist?

Nach Bourdieu hängt das Gelingen von Sprechakten ab von der sozialen Position des Sprechers. Demzufolge wäre allein der legitimierte Sprecher in der Lage, feldspezifische Transformationen zu bewirken. Im HipHop können aber, wie gezeigt

---

24 »›Werde, was du bist‹. Dies ist die Formel, die der performativen Magie aller Einsetzungsakte zugrunde liegt« (Bourdieu 1990, S. 88).
25 Ebd., S. 55.
26 Vgl. ebd., S. 91-92.
27 Bourdieu 1999b, S. 354.

wurde, auch illegitime Sprecher, die nur über wenig Kapital verfügen, als authentisch akzeptiert werden und damit in Positionen gelangen, die es ihnen ermöglichen, Konventionen zu unterlaufen. Gerade im HipHop erhält man Anerkennung und wird zu einem legitimen Sprecher, wenn man sich zwar strikt an den szenespezifischen Normenkodex hält, zugleich aber mit einem eigenen Stil traditionelle Ästhetiken überschreitet. Die Bestätigung des herrschenden Normenkodex und dessen Transformation sind also im HipHop eng verbunden. So zeichnet sich gerade die Praxis des HipHop dadurch aus, daß – im Signifying des Rap oder in den Figuren des Breakdance, beim Sprühen oder beim Scratchen und Mixen der Musik – konventionelle Formeln in nichtkonventionellen Formen wiedergegeben werden. Gerade in diesen Techniken der Verfremdung, der Ironie oder des Zitats, in jenen Techniken also, die ebenfalls die nachmoderne Kunst auszeichnen, liegt das Potential zur Veränderung der feldimmanenten Spielregeln. Hier liegt eine der Ursachen für die Dynamik des lokalen Feldes. Zudem ermöglicht das vorherrschende dialogische Prinzip die permanente Aktualisierung der legitimierten Position des Sprechers/Performers – aber auch deren Scheitern.

Genau diese Rolle des Sprechaktes, über die im popkulturellen Feld nicht nur die notwendige Verbindung von Globalem und Lokalem, Bild und Erfahrung, Theater und Wirklichkeit, sondern über die auch die Legitimation eines Sprechers immer wieder neu auf die Probe gestellt wird, ist, wie Judith Butler festgestellt hat, in Bourdieus Habitus-Begriff nicht berücksichtigt.[28] Bourdieu, so ihre Kritik, hat die Bedeutung des performativen Aktes für die Bestätigung eines tradierten Normenkodex formuliert, aber nicht für dessen Veränderung. Dies führt Butler vor allem darauf zurück, daß Bourdieu von der legitimierten Sprecherposition als einer feldspezifischen Machtposition ausgeht, daß er die Bedeutung des Performativen bei der Konstitution des Habitus nicht bedacht hat, und darauf, daß er zwischen Sprache und Gesellschaft trennt. Bourdieu versteht Sprache als Medium des Sozialen, über Sprache wird Gesellschaft kommuniziert. Butler hingegen sieht sie als konstitutiv für Gesellschaftlichkeit an, Sprache stellt Gesellschaft her. Im Unterschied zu Bourdieu

28 Zur Kritik an Bourdieu vgl. vor allem Butler 1998, S. 200-208.

richtet Butler ihr Augenmerk auf die illegitime Sprecherposition. Da sie Performativität sprechakttheoretisch begründet, fragt sie nach der Rolle der Sprache für die Konstitution des Habitus.

Butlers Konzept von Performativität, das hier als Ergänzung und Erweiterung zu Bourdieus These einer Verkörperung des Habitus herangezogen werden soll, beruht auf einer Auseinandersetzung mit John L. Austins Sprechakttheorie.[29] Austin versteht unter einem performativen Akt eine sprachliche Äußerung, die bei ihrem Aussprechen zugleich einen Handlungsvollzug bedeutet. In Austins Worten: »Den Satz äußern heißt: es tun.«[30] Damit ein performativer Akt gelingt, muß er den Spielregeln des Kontextes entsprechen, vollständig sein und von den Adressaten akzeptiert werden. Für Austin setzt der performative Akt ein handelndes Subjekt voraus – und genau diese Akteur-Perspektive ist von poststrukturalistischer Seite, insbesondere von Derrida, kritisiert worden. Jacques Derrida vertritt die These, daß der Sprechakt immer schon durch einen Diskurs kodiert ist und eine Iteration des bereits Bestehenden darstellt. Nicht das intentionale Subjekt spricht, sondern der Sprechakt ist ein Zitat, das auf den Diskurs rekurriert, der den Sprechakt strukturiert, ihn aber zugleich verfehlt, weil durch die Iteration jeweils ein neuer Kontext geschaffen wird.[31] Judith Butler lehnt sich an diese Überlegung Derridas an, wenn sie Performativität nicht als einen vereinzelten oder absichtsvollen ›Akt‹ verstanden wissen will, »sondern als die ständig wiederholende und zitierende Praxis, durch die der Diskurs die Wirkungen erzeugt, die er benennt«.[32]

Performativität ist laut Butler daher nicht ein Akt, in dem ein Subjekt »dem Existenz verschafft, was sie/er benennt«[33], sondern die sich ständig wiederholende Macht des Diskurses, die das Subjekt erst erschafft. So ist, wenn ein Kind geboren wird, die ständig sich wiederholende Bezeichnung die des Geschlechts. Der Arzt sagt: ›Es ist ein Mädchen!‹ und dieses Sprechen schafft die ›biologische Tatsache‹ des Geschlechts. Jeder performative Akt wiederholt und erneuert die Normen dieses

---

29 Austin 1975; vgl. auch Bohle/König 2001; Krämer/Stahlhut 2001.
30 Austin 1975, S. 29.
31 Vgl. Derrida 1999, S. 340-347.
32 Butler 1995, S. 22.
33 Ebd.

Diskurses. Die Theatralität einzelner performativer Handlungen verbirgt hingegen ihre Geschichtlichkeit, der Verweis auf den Normenkodex wird nicht sichtbar.[34]

Während Derrida die Kraft der performativen Äußerung in der impliziten Dekontextualisierung, in dem Bruch mit dem gegebenen Kontext sieht, verwirft Butler diese These als unsoziologisch. Sie teilt mit Bourdieu die Ansicht, daß der Sprechakt immer kontextgebunden sei und deshalb nicht ohne weiteres grenzüberschreitend wirken könne. Anders als Bourdieu besteht Butler aber darauf, daß der Sprechakt auch tradierte Konventionen aufbrechen könne, daß er »eine nichtkonventionale Bedeutung annehmen kann, daß er in einem Kontext funktionieren kann, zu dem er nicht gehört«.[35] Ein solches Sprechen ist, Butler zufolge, auch möglich für jene Akteure, die eine illegitime soziale Position einnehmen.

Ihrer Ansicht nach hängt die Kraft des Sprechaktes eng zusammen mit dem Status des Sprechens als einer körperlichen Handlung. Mit dieser These nähert sich Butler Bourdieus Theorie der Verkörperung des Habitus. Bourdieu beschreibt den Körper als die Materialisierung eines geschlechts- und klassenspezifischen wie ethnisch differenzierten Habitus. Erst über den Körper, seine Gestik, Mimik, seine Haltungen und Bewegungen gewinnt der Habitus Konturen. Er ist der Speicher einer verkörperten Geschichte und zugleich das Instrument und der Schauplatz, an dem sich praktisches Wissen herstellt und an dem der Glaube an die ›Wirklichkeit‹ immer wieder produziert wird. Bourdieus Habitus-Konzept liest sich wie eine Theorie des Körperwissens, mit der die Rituale im Alltagsleben beschrieben werden können, der aber, so Butler, die Verbindung zur performativen Äußerung fehlt. Ihrer Ansicht nach beschreibt die Habitus-Theorie Bourdieus eine »stillschweigende Form von Performativität, [...] die auf der Ebene des Körpers gelebt und geglaubt wird«[36]

Wie der performative Akt nur im Kontext eines übergelagerten Diskurses verstehbar wird, realisiert sich der Habitus über den Körper und in Relation zu einem entsprechenden Feld. Aufgrund dieser Analogien von Habitus und Körper, Diskurs

34 Ebd., S. 35.
35 Butler 1998, S. 228.
36 Ebd., S. 219.

und Performanz schlägt Butler – für Bourdieus Habitus-Konzept – die Aufhebung der Trennung von Sprachlichem und Sozialem vor zugunsten der Annahme, daß Sprachliches Soziales herstellt, Soziales als Vorsprachliches also nicht vorstellbar sei. Ihr Vorschlag orientiert sich an Louis Althussers Begriff der symbolischen ›Anrufung‹ (Interpellation).[37] Anrufung meint, daß das Subjekt sich erst in der Anrede herausbilden kann. Um den Begriff der Anrufung anschaulich zu machen, wählt Althusser das Beispiel des Polizisten, der auf der Straße einen Passanten ruft: »He, Sie da!«. Der Gemeinte wendet sich »um 180 Grad und wird zum Subjekt«[38], weil er erkennt, daß genau er gemeint war. Dieser Aspekt von Intersubjektivität sei, so Althusser, eine notwendige Bedingung für die Konstitution des Subjekts. Butler greift diese These Althussers auf, setzt den Begriff ›Anrufung‹ mit performativer Äußerung gleich und kommt zu dem Schluß, daß nicht nur die Subjektbildung, sondern auch die Verkörperung des Habitus nur erklärbar wird über sprachliche Anrufung.[39] Die Bildung des Habitus erfolgt demnach über die symbolische Vermittelbarkeit und nicht über eine »stillschweigende Normativität«, wie sie, so Butler, Bourdieus Habituskonzept unterstellt.

Die Feststellung »er ist real« ist demnach eine Anrufung, die den Akteur als HipHopper identifiziert, zugleich aber auch eine Aussage trifft zur Normativität des Szene-spezifischen Habitus und – noch weitergehend – den HipHop-spezifischen Normenkodex aktualisiert. In der körperlichen Inszenierung des Habitus, so ließe sich nun Butlers Gedanke mit Bourdieus Habitus-Konzept verbinden und weiterführen, nehmen die über Anrufung inkorporierten Spielregeln eine ästhetische Form an. Gesten, Mimiken, Körperhaltung und Bewegungsmuster äußern sich über den praktischen Sinn als eine materiale Funktionsweise von Performativität. Der Prozeß der Habitualisierung, von Bourdieu lediglich als Sozialisationsvorgang beschrieben, läßt sich aus dieser performativitätstheoretischen Perspektive als Ergebnis eines Spiels von Sprechakten und Verleiblichungen beschreiben. Verleiblichung, verstanden als mimetische Identifikation, erfolgt über ›Anrufung‹. In der Nachahmung der sze-

37 Althusser 1977, S. 142-145.
38 Ebd., S. 143.
39 Butler 1998, S. 217.

nespezifischen Habitusmuster durch Videos oder Life-Performances werden nicht nur feldimmanente Regeln und Verhaltensweisen eingeübt, sondern in der mimetischen Aneignung werden sie als szenespezifischer Habitus sichtbar und damit aktualisiert und gegebenenfalls transformiert. Über Inkorporation finden die feldspezifischen Spielregeln im Habitus eine ästhetische, sinnenhafte, materiale Form. Erst durch die Verleiblichung entsteht der Glaube an die Unhinterfragbarkeit dessen, was gut oder schlecht, echt oder künstlich, real oder *fake* ist. Der performative Akt wäre demnach ein genuiner Bestandteil der Genese und Ausdifferenzierung des körperlichen Habitus. Über den praktischen Sinn wird der Habitus wiederum in der und über die körperliche Aktion im sozialen Feld aktualisiert. Der Habitus funktioniert demnach nach dem Muster performativer Magie, indem es ihm gelingt, die ›Illusio‹ der Wirklichkeit immer wieder neu zu produzieren. In jedem Sprechakt wirkt immer auch die »sedimentierte Geschichte der performativen Äußerungen«[40] – und diese ist im Habitus gespeichert. Laut Butler bestimmt der Habitus zwar die soziale Position des Akteurs, aber er determiniert nicht den Sprechakt: »So vermag der Körper diese kulturelle Bedeutung auch in dem Moment zu verunsichern, in dem er die diskursiven Mittel enteignet, mit denen er selbst hergestellt wurde. In der Aneignung dieser Normen, die sich gegen deren geschichtlich sedimentierten Wirkungen richtet, liegt das Moment des Widerstands dieser Geschichte, das Zukunft auch durch den Bruch mit der Vergangenheit begründet.«[41]

Der durch Butler angeregte Zusammenhang von Habitus und Performativität eignet sich, um den Konstitutionsmechanismus des HipHop-spezifischen Habitus detaillierter zu beschreiben und dies in feldtheoretische Überlegungen – hier vor allem in das Spannungsverhältnis von globalem und lokalem HipHop – einzubetten. Wichtig ist zum einen die zentrale Bedeutung des Körpers, der die Materialisierung des Habitus darstellt und somit als Speicher des performativen Wissens gelesen werden kann. Körperinszenierungen sind demnach weit mehr als Belege für den Schein der Oberfläche. Sie sind Darstellungsformen der

40 Ebd., S. 224.
41 Ebd., S. 225.

sozialen Position des Akteurs im entsprechenden Feld und zugleich soziale Muster, über die feldspezifische Normen aktualisiert werden können. Auf diese Weise kann die Feststellung »This is real!« immer wieder neu getroffen werden.

Zum zweiten ist ein poststrukturalistisch gedeutetes Performativitätskonzept und dessen These, daß performative Äußerungen denjenigen überschreiten, der sie ausführt, relevant für die Erklärung des Spannungsverhältnisses von Globalität und Lokalität. Jeder performative Akt beschreibt mehr als die individuelle Handlung eines autonomen Subjektes. Er schreibt vielmehr einen globalisierten Diskurs fort, indem er ihn im performativen Akt ›real‹ werden läßt. Erst über die mimetische Identifikation globaler Bilder wird ›Realness‹ produziert sowie in der Verleiblichung habitualisiert und körperlich erfahrbar. Über die performativen Akte, die in den Life-Performances und den medialisierten Performances einen theatralen Rahmen finden, werden gleichzeitig die Akteure als HipHopper ›beschrieben‹ und in ihrer sozialen Position im lokalen Feld des HipHop legitimiert, eben weil sie in ihren Inszenierungsformen an den globalen Diskurs anknüpfen und diesen – auch in einer lokalen Färbung – glaubhaft in Szene setzen.

Über das gelungene Praxis-Werden des Globalen im theatralen Feld des Lokalen erklärt sich die langlebige Dynamik der HipHop-Szene. Auf diese Weise wird der (männliche) Normenkodex des HipHop fortgeschrieben und immer wieder als ›real‹ geglaubt. Gerade weil es – im Unterschied zur Techno-Szene – ein ausgewiesenes Strukturmerkmal der HipHop-Szene ist, männlich dominiert zu sein, soll abschließend die Frage der subversiven Praxis am Beispiel der weiblichen Rapperinnen diskutiert werden.

»Männliche Herrschaft«[42] – Weibliche Subversion?

»I am one bad bitch«, rappt Roxanne Shanté 1984, und daß sie als eine der ersten Musikerinnen öffentlich die Bezeichnung ›Hure‹ für sich in Anspruch nimmt, ist nicht nur ein Affront gegen die bürgerliche Sexualmoral, sondern auch gegen einen

---

42 Bourdieu 1997b.

männlichen geprägten Rap-Stil, der Frauen gern auf diese Weise abqualifiziert. 1997 rappt die 18jährige New Yorkerin *Foxy Brown* in einem Stück mit dem Titel *Big Bad Mamma* die Zeilen:

»*Come quick like a virgin in it... aowwww!/So far, came through this year with no bra/Sheer shirt, shakin my Na Na, this head hurt/Got em strung, let me know I'm like a Icee/For the best effect, you got to use your tongue...*«[43]

Auftritte wie diese, für die sich eine Reihe weiterer Beispiele anführen ließen, setzten Akzente in der Frauengeschichte des Hip-Hop. Es sind die Bad Girls, die nach Punk plötzlich in den 1980er Jahren in der Welt des HipHop auftauchen und sich mit sexuellen Anspielungen oder sexuell aufgeladenen Inszenierungen nicht nur gegen den neuen Konservatismus auflehnen, sondern auch im männlich dominierten Feld des HipHop Weiblichkeit selbstbewußt, frivol und mitunter zynisch als ein *being bad* in Szene setzen. Die Rapperinnen werden gern zitiert, wenn es um die subversive Praxis von Frauen im HipHop geht, sind sie es doch, die die männlichen Zuschreibungen in Frage zu stellen beginnen – wenn auch weniger als politische, sondern eher als ästhetische Praxis.

Tatsächlich bleibt Popkultur auch dort schillernd, wo es um die Frage der Konstruktion von Geschlecht und deren soziale Repräsentanz geht. Und so bietet das Feld des HipHop verschiedene Lesarten aus einer geschlechtertheoretischen Sicht an. Eine Lesart wäre folgende: HipHop ist eine patriarchal organisierte, männlich dominierte und sexistische Kulturpraxis, gekennzeichnet dadurch, daß primär zwischen Mann und Nicht-Mann unterschieden und Weiblichkeit als Projektionsfläche für männliche Phantasien begriffen wird. Das ›Subjekt Frau‹ kann sich demzufolge in der Welt des HipHop nur über die mimetische Angleichung an eine männliche Bilderwelt herstellen. Es muß sich dabei am Spektrum männlich produzierter Weiblichkeitsbilder orientieren, die der Kategorie ›Sexualität‹ entstammen. Verträumte Teenager, schutzbedürftige Kindfrauen, erlebnishungrige Ausreißerinnen, konsum- und mediensüchtige Chicks, Schlampen, Huren, wilde Weiber, folgsame Groupies

43 *Foxy Brown*: *Big Bad Mamma* (1997), zitiert nach: Internet-URL: http://www.lyricscafe.com/b/brown_foxy/044.htm?lyricscafe=cbfc4cdcd716 ff592ff155808a53a4cc, Stand: 3. 4.2003.

und unnahbare Queens sind entsprechende Images, welche die Geschichte des HipHop begleitet und geprägt haben. Mal als provokantes Spiel, mal als glamourösen Schein inszenieren sie in der Welt des Pop einen Sexualitätsdiskurs, der auf dem jahrhundertealten Dualismus von Heiliger und Hure beruht. Die Selbstbezeichnung als *bitch*, *slut*, *chick*, *dyke* oder aber *virgin* ist dieser Lesart zufolge der fehlgeleitete Versuch einer Rückeroberung weiblicher Lebensweisen aus einer (hetero)sexistischen Geschichte, der scheitern muß, weil er innerhalb des dualistischen Prinzips männlicher Zuschreibungen verbleibt und damit selbst patriarchale Geschichte fortschreibt. HipHop erscheint aus dieser Perspektive als eine traditionelle Geschlechterstrukturen konservierende Praxis, die Frauen sozial und diskursiv ausschließt, selbst wenn sie ihnen den Zutritt zur Bühne gestattet.

An diese patriarchatstheoretische Position ist die Theorie Bourdieus anschlußfähig: Den Überlegungen Bourdieus zufolge scheitert ein performativer Akt dann, wenn die Position des Sprechers nicht sozial legitimiert ist. Das parodistische, ironisierende Sprechen von Rapperinnen wäre demnach ein ›illegitimes‹ Sprechen. Es kann niemals subversiv oder verändernd wirken, weil Frauen im Feld des HipHop nicht als Sprecher vorgesehen sind. Aus der Position Bourdieus wäre die Durchbrechung des (männlichen) Normenkodex nicht möglich. Was in der Deutung poststrukturalistischer Gender-Theorie als subversives Potential erscheint, als Versuch von Frauen, Positionen zurückzuerobern, liest sich auch mit Bourdieu als Verweis auf die feldspezifischen Regeln des Pop und thematisiert damit Kontinuität und Konvention. Das *being bad* wäre, auf der Folie der Theorie Bourdieus, keine Erfindung der Rapperinnen im Sinne einer transformierenden Praxis, sondern ein gängiges Inszenierungsmittel der Popkulturindustrie und das nicht erst seit HipHop. Wenn Frauen dieses für die Popkulturindustrie zentrale Prinzip in Szene setzen, handeln sie zwar als Sprecherinnen ›illegitim‹, aber den feldimmanenten Regeln des HipHop konform. Das männlich dominierte Feld kann keinen spezifischen weiblichen Habitus hervorbringen, der die feldspezifischen Konventionen überschreiten und damit männliche Herrschaft brechen könnte. Auf diese Weise wirken Rapperinnen nicht verändernd auf den männlichen Normenkodex, aber sie schaffen sich selbst eine ›legitime Position‹ – und dies gilt für Produzenten und Produzentinnen gleichermaßen wie für Rezipienten und Rezipientinnen.

Diese pessimistische These – daß der Versuch, Konventionen zu durchbrechen, aufgrund einer patriarchal strukturierten Kulturpraxis scheitern muß – wird der Geschichte des Pop allerdings nicht gerecht. Popkultur ist immer auch ein Experimentierfeld für die Durchbrechung von Konvention gewesen. Ob *Foxy Brown*, *Missy Elliott* oder *Queen Latifah* – gerade der Hip-Hop kennt eine Anzahl von Frauen, die in ihren Texten mit männlichen Bildern von Weiblichkeit spielen und sich über Männer lustig machen und den Spieß umdrehen, wenn sie nichts weiter als guten Sex von den Männern fordern. Aber: Das *being bad* ist ein struktureller Bestandteil des HipHop. Das bedeutet, daß Frauen den Spieß zwar umdrehen können, der Spieß aber eigentlich nicht ihrer ist.

Die These, daß in der Popkultur eine Durchbrechung von Konvention möglich sei, wird von einer eher poststrukturalistisch inspirierten Argumentation vertreten und immer wieder am Phänomen ›Madonna‹ exemplifiziert. Madonna, so heißt es, treibt ein Spiel mit den männlichen Bildern von Weiblichkeit. Sie ironisiert, parodiert und verfremdet diese Bilder. In dieser Inszenierungspraxis des Bad Girl meinen die Autoren und Autorinnen die Transformation eines männlichen Normenkodex zu erkennen. Diese vor allem auf Judith Butler zurückgehende Lesart fragt nach dem subversiven Potential von geschlechtlichen und sexuellen Identitäten. Sie fragt danach, wie in der Maskerade, dem Spiel mit Identitätsmustern der (hetero)sexistische Normenkodex von Weiblichkeit unterwandert wird. Demnach ahmen die Rapperinnen nicht traditionelle Bilder von Weiblichkeit nach. Sie parodieren vielmehr die männlichen Einsetzungsriten von Weiblichkeit, die auch im Feld des Pop herrschen, indem sie konventionelle Formen mit nicht konventionellen Formeln wie Ironie, Verfremdung oder Zitat aktualisieren. Indem sie beispielsweise einen sexistischen Sprachcode übernehmen, thematisieren sie den Prozeß der Einschreibung von Geschlechternormen auf die Körper und deren Legitimierungspraxis im HipHop-Feld. Auch diese Lesart fokussiert im wesentlichen die Produktion und globale Zirkulation von Images und fragt weniger nach deren Aneignung in der lokalen Praxis durch Konsumenten und Konsumentinnen. Denn im Unterschied zur Kunst-Avantgarde sind in der Popkultur die Inszenierungen von Produzenten und ihren Produktionen vor allem relevant für die (Selbst-)Inszenierungen der Konsumenten und Konsumentinnen. Die Frage aber, wie *being bad* in die Alltagskultur integriert wird und welche lebensweltliche Relevanz die männlichen Produktionen des Pop ebenso wie die weiblichen Gegenbilder für Millionen von Fans haben, kann aus dieser Perspektive auch nicht beantwortet werden.

Die aus soziologischer Sicht relevante und vor allem durch die Cultural Studies aufgeworfene Frage nach der lebensweltlichen Bedeutung – in diesem Fall von popkulturellen Images – provoziert eine dritte Lesart, die thematisiert, wie globalisierte Pop-Images lebensweltlich relevant werden. Aus dieser Perspektive rücken die Aneignungsweisen in der Praxis in den Mittelpunkt und mit ihnen die Relevanz des Gelingens und Scheiterns des performativen Aktes.

Der Prozeß der Aneignung globalisierter popkultureller Symbole ist, folgt man den Thesen der Cultural Studies, mehrdeutig.[44] Lokale Praxis kann, indem sie Globales übernimmt, traditionelle, kulturindustriell erzeugte und medial inszenierte Bildproduktionen aktualisieren und zwar dann, wenn der performative Akt der Aneignung gelingt. Sie kann aber auch über die unterschiedlichen lokalen Aneignungskontexte in Differenz zum Globalen treten und auf diese Weise widerständig wirken. Im Zirkulationsprozeß von Produktion und Aneignung vollzieht sich unter Umständen also ein Bruch der globalisierten Symbole und Images: Global zirkulierende Bilder und Symbole des männlichen HipHop können durchaus transformatorisch wirken und zwar dann, wenn die Inszenierung der weiblichen Parodie des *being bad* als authentisch geglaubt wird. Das heißt auch, daß Gegenentwürfe von HipHop-Produzentinnen im lebensweltlichen Kontext nicht zwangsläufig subversiv wirken, denn ihre transformierende Kraft bemisst sich an dem Gelingen der theatralen Darbietung, die als Zitation der Grenzüberschreitung ständig wiederholt werden muß. Erst in dem gelungenen performativen Akt liegt die Chance der Bildung des ›Subjekts Frau‹ auch im HipHop verborgen. Zudem ist das Verhältnis des

44 Vgl. dazu: Höller 2000.

Vorbildens und Abbildens von Geschlechtsidentitäten nicht zwangsläufig auf das jeweils gleiche biologische Geschlecht bezogen. Produktionen von Männern können genauso subversiv in den Lebenswelten von Konsumentinnen wirken wie umgekehrt Rapperinnen durchaus das Frauenbild männlicher HipHop-Konsumenten beeinflussen können.

Die Frage, inwieweit beispielsweise das popkulturelle Spiel mit Geschlechtsidentitäten relevant für Konsumenten und Konsumentinnen sein kann und deren Lebenswelten beeinflußt, läßt sich also nicht mit Analysen beantworten, die allein die produktionsästhetische Seite betrachten. Aber auch die These der Cultural Studies, daß Aneignung sich nur dann sinnhaft vollzieht, wenn die Produkte und Symbole lebensweltlich relevant sind, reicht nicht aus. Denn mit der bloßen Feststellung einer solchen Bedingtheit wird nicht beantwortet, wie sich die Aushandlung popkultureller Images in lokalen Kontexten vollzieht und ob in der Aushandlung ein globalisierter kulturindustriell erzeugter Nomenkodex reproduziert wird bzw. wie dieser unterwandert, d. h. gebrochen werden kann. Diese Fragen verweisen auf die Rolle des Performativen in der theatralen Praxis des Pop.

Mit Butlers Performativitätskonzept läßt sich die Zitation als Aktualisierung eines Normengefüges und damit als ein Vorgang der lokalen Aushandlung globaler Images beschreiben. Es liefert auch eine Erklärung dafür, wie sich Sprecher auf zunächst illegitimen sozialen Positionen innerhalb des Feldes eine ›Stimme‹ verschaffen, d. h. legitimiert werden können. Die Frage, wie die Akteure das performative Wissen abrufen können, das für den Prozeß der Aneignung und für das Gelingen des performativen Aktes von Bedeutung ist, läßt sich wiederum mit einer Erweiterung der Habitus-Theorie Bourdieus beantworten und zwar dann, wenn Habitualisierung nicht, wie bei Bourdieu selbst, als bloße Verkörperung oder Einschreibung gedacht wird, sondern als mimetische Identifikation verstanden wird. Die Ausbildung eines Habitus erscheint damit als ein Vorgang nicht nur der Nachahmung, sondern der Neu-Gestaltung.

Aus der Perspektive einer Performativitätstheorie des Pop geht es also in der subversiven Praxis des HipHop weder um die Erschaffung einer Scheinwelt noch um eine subversive Haltung gegenüber einer als hegemonial, konservativ oder regressiv verstandenen Kultur. Auch handelt es sich bei den lokalen Stilen nicht um bloße Imitationen einer globalisierten Bilderwelt, sondern um die Erschaffung einer eigenen Welt, die sich in Differenz zu den anderen lokalen Stilen formuliert. Es ist eine Welt, die ihren Akteuren die Chance eröffnet, sich auf den theatralen Bühnen des HipHop als real zu inszenieren. Gerade diese Möglichkeit ist angesichts der mit der Medialisierung des Sozialen einhergehenden Schwierigkeit, zwischen Wirklichkeit und Fiktion, echt und künstlich zu unterscheiden, von großer Bedeutung. HipHopper sind real, wenn ihre Selbstinszenierungen auf den verschiedenen Bühnen der kulturellen Performances des HipHop gelingen, sie damit die Illusio der Realworld HipHop aktualisieren und auf diese Weise immer wieder mit darüber verhandeln, was das sein soll: die Kultur des HipHop.

Literatur

Abercrombie, Nicolas/Brian Longhurst: *Audiences. A Sociological Theory of Performance and Imagination*, London/Thousand Oaks/New Delhi 1998.

Abrams, Nathan D.: *Antonio's B-Boys. Rap, Rappers, and Gramsci's Intellectuals, Popular Music and Society*, Vol. 19, No. 4, 1995, S. 1-19.

Adorno, Theodor W.: *On Popular Music*, in: *Studies in Philosophy and Social Science*, Vol. IX, 1941, S. 17-48.

Althusser, Louis: *Ideologie und ideologische Staatsapparate. Aufsätze zur marxistischen Theorie*, Hamburg/Westberlin 1977, S. 142-145.

Anders, Günther: *Die Antiquiertheit des Menschen*. Bd. 1, *Über die Seele im Zeitalter der zweiten industriellen Revolution*, München 1956.

Anders, Günther: *Die Antiquiertheit des Menschen*. Bd. 2, *Über die Zerstörung des Lebens im Zeitalter der dritten industriellen Revolution*, München 1980.

Anderson, Benedict: *Die Erfindung der Nation. Zur Karriere eines folgenreichen Konzepts*, Frankfurt a. M./New York 1996² (1988).

Appadurai, Arjun: *Disjuncture and Difference in the Global Cultural Economy*, in: Mike Featherstone (ed.): *Global Culture*, London/Newbury Park/New Delhi 1990, S. 295-310.

Appadurai, Arjun: *The Production of Locality*, in: Richard Fardon (ed.): *Counterworks. Managing the Diversity of Knowledge*, London/New York 1995, S. 204-225.

Appadurai, Arjun: *Globale ethnische Räume*, in: Ulrich Beck (Hg.): *Perspektiven der Weltgesellschaft*, Frankfurt a. M. 1998, S. 11-40.

Augé, Marc: *Orte und Nicht-Orte. Vorüberlegungen zu einer Ethnologie der Einsamkeit*, Frankfurt a. M. 1994.

Auslander, Philip: *Liveness. Performance in a Mediatized Culture*, London/New York 1999.

Austin, John Langshaw: *Zur Theorie der Sprechakte*, Stuttgart 1975² (1962).

Balibar, Étienne: *Die Nation-Form. Geschichte und Ideologie*, in: ders./Immanuel Wallerstein: *Rasse Klasse Nation. Ambivalente Identitäten*, Hamburg/Berlin 1992² (1990), S. 107-130.

Barker, Chris: *Global Television. An Introduction*, Oxford (UK)/Malden (USA) 1997.

Barker, Chris: *Television, Globalization and Cultural Identities*, Buckingham/Philadelphia 1999.

Barthes, Roland: *S/Z*, Frankfurt a. M. 1976.

Batschari, Aniela: *MTV und sein Bild der afro-amerikanischen Kultur. Eine Untersuchung unter besonderer Berücksichtigung der Sendung YO!*, Alfeld/Leine 1997.

Baudrillard, Jean: *Agonie des Realen*, Berlin 1978.

Baudrillard, Jean: *Videowelt und fraktales Subjekt*, in: Karlheinz Bark/ u. a. (Hg.): *Aisthesis. Wahrnehmung heute oder Perspektiven einer anderen Ästhetik*, Leipzig 1990, S. 252-264.

Benjamin, Walter: *Das Kunstwerk im Zeitalter seiner technischen Reproduzierbarkeit*, Frankfurt a. M. 1963.

Benjamin, Walter: *Der Erzähler. Betrachtungen zum Werk Nikolai Leskows* (1936/37), in: *Gesammelte Schriften* II/2, Frankfurt a. M. 1977a.

Benjamin, Walter: *Über einige Motive bei Baudelaire*, in: *Illuminationen. Ausgewählte Schriften 1*, Frankfurt a. M. 1977b, S. 185-229.

Bennett, Andy: *Rappin' on the Tyne. White Hip Hop Culture in Northeast England – an Ethnographic Study, The Sociological Review*, Vol. 47, No. 1, 1999, S. 1-24.

Berland, Jody: *Sound, Image and Socical Space. Music Video and Media Reconstruction*, in: Simon Frith/Andrew Goodwin/Lawrence Grossberg (eds.): *Sound and Vision. The Music Video Reader*, London/New York 1993, S. 25-43.

Beyerle, Mo: *Authentisierungsstrategien im Dokumentarfilm. Das amerikanische Direct Cinema der 60er Jahre*, Frankfurt a. M. 1996.

Bhabha, Homi K.: *Die Verortung der Kultur*, Tübingen 2000.

Bianchi, Paolo (Hg.): *Graffiti. Wandkunst und wilde Bilder*, Basel/Boston/Berlin 1984.

Bittner, Regina (Hg.): *Die Stadt als Event. Zur Konstruktion urbaner Erlebnisräume*, Frankfurt a. M./New York 2002.

Blair, Elizabeth M.: *Commercialization of the Rap Music Youth Subculture, Journal of Popular Culture*, Vol. 27, No. 3 Winter, 1993, S. 21-33.

Bloch, Ernst: *Das Prinzip Hoffnung*, Bd. 1, Frankfurt a. M. 1985.

Blumenberg, Hans: *Wirklichkeiten, in denen wir leben*, Stuttgart 1981.

Bohle, Ulrike/Ekkehard König: *Zum Begriff des Performativen in der Sprachwissenschaft*, in: Erika Fischer-Lichte/Christoph Wulf (Hg.): *Theorien des Performativen, Paragrana*, Bd. 10, H. 1, 2001, S. 13-34.

Böhme, Gernot: *Theorie des Bildes*, München 1999.

Bohrer, Karl-Heinz/Kurt Scheel (Hg.): *Postmoderne. Eine Bilanz*, Sonderheft *Merkur*, Jg. 52, Heft 9/10, 1998.

Bolz, Norbert: *Eine kurze Geschichte des Scheins*, München 1991.

Bourdieu, Pierre: *Was heißt sprechen?. Die Ökonomie des sprachlichen Tausches*, Wien 1990.

Bourdieu, Pierre: *Zur Genese der Begriffe Habitus und Feld*, in: *Der Tote packt den Lebenden. Schriften zur Politik & Kultur 2*, Hamburg 1997a, S. 59-78.

Bourdieu, Pierre: *Die männliche Herrschaft*, in: Irene Dölling/Beate Krais (Hg.): *Ein alltägliches Spiel*, Frankfurt a. M. 1997b, S. 153-217.

Bourdieu, Pierre: *Stellungen und Stellungnahmen*, in: *Praktische Vernunft*, Frankfurt a. M. 1998, S. 62-66.

Bourdieu, Pierre: *Sozialer Sinn. Kritik der theoretischen Vernunft*, Frankfurt a. M. 1999a³ (1987).

Bourdieu, Pierre: *Die Regeln der Kunst. Genese und Struktur des literarischen Feldes*, Frankfurt a. M. 1999b.

Bourdieu, Pierre/Loïc J. D. Wacquant: *Reflexive Anthropologie*, Frankfurt a. M. 1996.

Breidenbach, Joana/Ina Zukrigl: *Tanz der Kulturen. Kulturelle Identität in einer globalisierten Welt*, München 1998.

Bronfen, Elisabeth/Benjamin Marius/Therese Steffen (Hg.): *Hybride Kulturen. Beiträge zur anglo-amerikanischen Multikulturalismusdebatte*, Tübingen 1997.

Bubner, Rüdiger: *Ästhetische Erfahrung*, Frankfurt a. M. 1989.

Buhmann, Heide/Hanspeter Haeseler (Hg.): *HipHop XXL. Fette Reime und Fette Beats in Deutschland*, Schlüchtern 2001.

Burkert, Walter: *Wilder Ursprung. Opferritual und Mythos bei den Griechen*, Berlin 1990.

Burns, Elisabeth: *Theatricality. A Study in Convention in Theatre and Social Life*, London 1972.

Butler, Judith: *Körper von Gewicht*, Berlin 1995.

Butler, Judith: *Haß spricht*, Berlin 1998.

Caglar, Ayse: *Verordnete Rebellion. Deutsch-türkischer Rap und türkischer Pop in Berlin*, in: Ruth Mayer/Mark Terkessidis (Hg.): *Globalkolorit. Multikulturalismus und Populärkultur*, St. Andrä/Wördern 1998, S. 41-56.

Canetti, Elias: *Masse und Macht* (1960), Frankfurt a. M. 1995.

Castells, Manuel: *The Informational City. Information Technology, Economic Restructuring, and the Urban-Regional Process*, Oxford UK/Cambridge US 1996⁶ (1989), S. 172-228.

Castleman, Craig: *Getting Up. Subway Graffiti in New York*, Cambridge (Mass.)/London (Eng.) 1999⁸ (1982).

Chambers, Iain: *Urban Rhythms. Pop Music and Popular Culture*, New York 1985.

Chambers, Iain: *Popular Culture. The Metropolitan Experience*, London 1986.

Cross, Brian: *It's not about a salery... Rap, Race and Resistance in Los Angeles*, London/New York 1993.

Czikszentmihalyi, Mihaly: *Das Flow-Erlebnis*, Stuttgart 1991.

Dayan, Daniel/Elihu Katz: *Performing Media Events*, in: James Curran/Anthony Smith/Pauline Wingate (eds.): *Impacts and Influences. Essays on Media Power in the Twentieth Century*, London/New York 1987, S. 174-197.

Decker, Jeffrey Louis: *The State of Rap. Time and Place in Hip Hop Nationalism*, in: Andrew Ross/Tricia Rose (eds.): *Microphone Fiends*, New York/London 1994, S. 99-121.

Derrida, Jacques: *Signatur Ereignis Kontext*, in: *Randgänge der Philosophie*, Wien 1999² (1998), S. 325-351.

Dewey, John: *Kunst als Erfahrung*, Frankfurt a. M. 1988.

Diederichsen, Diedrich/u. a.: *Das Madonna Phänomen*, Hamburg 1993.

Dufresne, David: *Yo! Rap Revolution. Geschichte Gruppen Bewegung*, Neustadt 1992.

Durkheim, Emile: *Die elementaren Formen des religiösen Lebens* (1912), Frankfurt a. M. 1981.

Elflein, Dietmar: *From Krauts with Attitudes to Turks with Attitudes. Some Aspects of Hip-Hop History in Germany*, Popular Music, Vol. 17, No. 3, 1998, S. 255-265.

Eliade, Mircea: *Mythos und Wirklichkeit*, Frankfurt a. M. 1988.

Elteren, Mel van: *Conceptualizing the Impact of US Popular Culture Globally*, Journal of Popular Culture, Vol. 30, No. 1 Summer, 1996, S. 47-89.

Evreinov, Nikolai: *Apogogija teatral'nosti* (1908), in: *Teatr kak takovoj* (*Theater als solches*), St. Petersburg 1912, S. 15-24.

Evreinov, Nikolai: *Teats dla sebja* (*Theater für sich selbst*), Teil 1, St. Petersburg 1915.

Featherstone, Mike: *Global and Local Cultures*, in: *Undoing Culture. Globalization, Postmodernism and Identity*, London/Thousand Oaks/New Delhi 1995, S. 86-101.

Fernando jr., S. H.: *The New Beats. Exploring the Music, Culture and Attitudes of Hip-Hop*, New York 1994.

Fiebach, Joachim: *Brechts »Straßenszene«. Versuch über die Reichweite eines Theatermodells*, in: *Weimarer Beiträge* 2, 1978, S. 123-147.

Fiebach, Joachim: *Die Toten als die Macht der Lebenden. Zur Theorie und Geschichte von Theater in Afrika*, Berlin 1986.

Fischer, Arthur/u. a. (Hg.): *Jugend 2000. 13. Shell-Jugendstudie*, Opladen 2000.

Fischer-Lichte, Erika: *Semiotik des Theaters*. Bd. 1, *Das System der theatralischen Zeichen*, Tübingen 1983 a.

Fischer-Lichte, Erika: *Semiotik des Theaters*. Bd. 2, *Vom »künstlichen« zum »natürlichen« Zeichen. Theater des Barock und der Aufklärung*, Tübingen 1983 b.

Fischer-Lichte, Erika: *Semiotik des Theaters*. Bd. 3, *Die Aufführung als Text*, Tübingen 1983 c.

Fischer-Lichte, Erika: *Theatralität und Inszenierung*, in: dies./Isabel Pflug (Hg.): *Inszenierung von Authentizität*, Theatralität Band 1, Tübingen/Basel 2000, S. 11-27.

Fischer-Lichte, Erika: *Inszenierung – ein ästhetischer und/oder anthropologischer Begriff?*, in: *Ästhetische Erfahrung. Das Semiotische und das Performative*, Tübingen/Basel 2001a, S. 291-309.

Fischer-Lichte, Erika: *Theater als kulturelles Modell*, in: *Ästhetische Erfahrung. Das Semiotische und das Performative*, Tübingen/Basel 2001b, S. 269-290.

Fiske, John: *Lesarten des Populären*, Wien 2000.

Flusser, Vilém: *Digitaler Schein*, in: Florian Rötzer (Hg.): *Digitaler Schein. Ästhetik der elektronischen Medien*, Frankfurt a. M. 1991, S. 147-159.

Friedman, Jonathan: *Being in the World. Globalization and Localization*, in: Mike Featherstone (ed.): *Global Culture. Nationalism, Globalization and Modernity*, London/Newbury Park/New Delhi 1990, S. 311-328.

Friedman, Jonathan: *Global Crises, the Struggle for Cultural Identity and Intellectual Porkbarrelling. Cosmopolitans versus Locals, Ethnics and Nationals in an Era of De-Hegemonisation*, in: Pina Werbner/Tariq Modood (eds.): *Debating Cultural Hybridity. Multi-Cultural Identities and the Politics of Anti-Racism*, London/New York 1997, S. 70-89.

Frith, Simon: *Performing Rites. On the Value of Popular Music*, Oxford/New York 1996.

Frohne, Ursula: *An den Rändern der Realität*, in: Sabine Flach/Georg Christoph Tholen (Hg.): *Intervalle 5: Mimetische Differenzen. Der Spielraum der Medien zwischen Abbildung und Nachbildung*, Kassel 2002, S. 78-99.

Früchtl, Josef/Jörg Zimmermann: *Ästhetik der Inszenierung. Dimensionen eines künstlerischen, kulturellen und gesellschaftlichen Phänomens*, in: dies. (Hg.): *Ästhetik der Inszenierung. Dimensionen eines künstlerischen, kulturellen und gesellschaftlichen Phänomens*, Frankfurt a. M. 2001, S. 9-47.

Garreau, Joel: *Edge City. Life on the New Frontier*, New York 1991.

Gates jr., Henry Louis: *The Signifying Monkey. A Theory of African-American Literary Criticism*, New York/Oxford 1988.

Gebauer, Gunter/Christoph Wulf: *Mimesis. Kultur – Kunst – Gesellschaft*, Hamburg 1992.

Gebauer, Gunter/Christoph Wulf: *Spiel – Ritual – Geste. Mimetisches Handeln in der sozialen Welt*, Reinbek bei Hamburg 1998.

Gebhardt, Winfried/Ronald Hitzler/Michaela Pfadenhauer (Hg.): *Events. Soziologie des Außergewöhnlichen*, Erlebniswelten Bd. 2, Opladen 2000.

Gehlen, Arnold: *Urmensch und Spätkultur*, Frankfurt a. M. 1964.

Gennep, Arnold van: *Übergangsriten*, Frankfurt a. M. 1986.

George, Nelson: *Hip-Hop's Founding Fathers Speak the Truth*, The Source, 1993, S. 44-50.

George, Nelson: *hip hop America*, Middlesex 1998.

Giddens, Anthony: *Konsequenzen der Moderne*, Frankfurt a. M. 1995.

Gilroy, Paul: *The Black Atlantic. Modernity and Double Consciousness*, Cambridge (Massachusetts) 1994² (1993).

Goffman, Erving: *The Nature of Deference and Demeanor*, American *Anthropologist*, Vol. 58, No. 3 June, 1956, S. 473-502.

Goffman, Erving: *Rahmen-Analyse. Ein Versuch über die Organisation von Alltagserfahrungen*, Frankfurt a. M. 1977.

Goffman, Erving: *Wir alle spielen Theater. Die Selbstdarstellung im Alltag*, München 1997⁶ (1983).

Goodwin, Andrew: *Dancing in the Distraction Factory. Music Television and Popular Culture*, Minneapolis 1992.

Gramsci, Antonio: *Aufzeichnungen und verstreute Notizen für eine Gruppe von Aufsätzen über die Geschichte der Intellektuellen* (1932), *Gefängnis Hefte* Band 7, Heft 12 (XXIX), hrsg. von Klaus Bochmann/ Wolfgang Fritz Haug/Peter Jehle, Hamburg/Berlin 1996, S. 1495-1532.

Greve, Martin: *Kreuzberg un Unkanpanı. Skizzen zur Musik türkischer Jugendlicher in Deutschland*, in: Iman Attia/Helga Marburger (Hg.): *Alltag und Lebenswelten von Migrantenjugendlichen*, Frankfurt a. M. 2000, S. 189-212.

Hall, Stuart: *Encoding/Decoding* (1973), in: ders./u. a. (eds.): *Culture, Media, Language*, London 1980, S. 128-139.

Hall, Stuart: *Kulturelle Identität und Globalisierung*, in: Karl H. Hörning/Rainer Winter (Hg.): *Widerspenstige Kulturen. Cultural Studies als Herausforderung*, Frankfurt a. M. 1999, S. 393-441.

Hannerz, Ulf: *Scenarios for Peripheral Cultures*, in: Anthony D. King (ed.): *Culture, Globalization and the World-System. Contemporary Conditions for the Representation of Identity*, Binghamton (N. Y.) 1991, S. 107-128.

Harvey, David: *The Condition of Postmodernity. An Enquiry into the Origins of Cultural Change*, Cambridge (MA)/Oxford (UK) 1990.

Häußermann, Hartmut/Walter Siebel: *Urbanität, Beiträge zur Stadtforschung, Stadtentwicklung, Stadtgestaltung*, Band 37, Magistrat der Stadt Wien 1992.

Hebdige, Dick: *Subculture. The Meaning of Style*, London 1979.

Hebdige, Dick: *»Heute geht es um eine anti-essentialistische Kulturproduktion vom DJ-Mischpult aus«*, Kunstforum International, Bd. 135, 1997, S. 160-164.

Henderson, Errol A.: *Black Nationalism and Rap Music*, Journal of Black Studies, Vol. 26, No. 3 January, 1996, S. 308-338.

Hesmondhalgh, David/Caspar Melville: *Urban Breakbeat Culture. Repercussions of Hip-Hop in the United Kingdom*, in: Tony Mitchell (ed.): *Global Noise. Rap and Hip-Hop Outside the USA*, Middletown (Connecticut) 2001, S. 86-110.

Hitzler, Ronald: *Das Problem, sich verständlich zu machen. Anthropologische Aspekte einer Dramatologie*, in: Herbert Willems/Martin Jurga (Hg.): *Inszenierungsgesellschaft. Ein einführendes Handbuch*, Opladen/Wiesbaden 1998, S. 93-105.

Höller, Christian: *Pop Unlimited?. Imagetransfers und Bildproduktion in der aktuellen Popkultur*, in: ders. (Hg.): *Pop Unlimited? Imagetransfers in der aktuellen Popkultur*, Wien 2001, S. 11-27.

Horkheimer, Max/Theodor W. Adorno: *Dialektik der Aufklärung* (1947), Frankfurt a. M. 1986.

Huber, Joachim: *Urbane Topologie. Architektur der randlosen Stadt*, Weimar 2002.

Huntington, Samuel P.: *Kampf der Kulturen. Die Neugestaltung der Weltpolitik im 21. Jahrhundert*, München/Wien 1996.

Hüser, Dietmar: *Black-Blanc-Beur – Jugend und Musik, Immigration und Integration in Vorstädten französischer Ballungszentren*, in: *Frankreich-Jahrbuch 1997*, Opladen 1997, S. 181-202.

Iser, Wolfgang: *Das Fiktive und das Imaginäre. Perspektiven literarischer Anthropologie*, Frankfurt a. M. 1991.

Jacob, Günther: *Agit-Pop. Schwarze Musik und weiße Hörer, Texte zu Rassismus und Nationalismus, HipHop und Raggamuffin*, Berlin/Amsterdam 1993.

Jacob, Günther: *Differenz und Diskurs. Zum Umgang mit importiertem HipHop*, in: Wolfgang Karrer/Ingrid Kerkhoff (Hg.): *Rap, Gulliver 38*, Hamburg/Berlin 1996, S. 169-179.

Jennings jr., Theodore W.: *Rituelles Wissen*, in: Andréa Belliger/David J. Krieger (Hg.): *Ritualtheorien*, Opladen 1998, S. 157-172.

Karabel, Jerome: *Revolutionary Contradictions. Antonio Gramsci and the Problem of Intellectuals*, in: James Martin (ed.): *Antonio Gramsci. Critical Assessments of Leading Political Philosophers*, Volume III: *Intellectuals, Culture and the Party*, London/New York 2002, S. 7-52.

Karrer, Wolfgang: *Rap als Jugendkultur zwischen Widerstand und Kommerzialisierung*, in: ders./Ingrid Kerkhoff (Hg.): *Rap, Gulliver 38*, Hamburg/Berlin 1996, S. 21-44.

Kaya, Ayhan: *»Sicher in Kreuzberg«. Constructing Diasporas: Turkish Hip-Hop Youth in Berlin*, Bielefeld 2001.

Keeley, Jennifer: *Rap Music*, San Diego 2001.

Kellner, Douglas: *Globalization and the Postmodern Turn*, in: Roland Axtmann (ed.): *Globalization and Europe. Theoretical and Empirical Investigations*, London/Washington 1998, S. 23-42.

Keppler, Angela: *Wirklicher als die Wirklichkeit? Das neue Realitätsprinzip der Fernsehunterhaltung*, Frankfurt a. M. 1994.

Keyes, Cheryl L.: *At the Crossroads. Rap Music and Its African Nexus*, *Ethnomusicology*, Vol. 40, No. 2 Spring/Summer, 1996, S. 223-248.

Klein, Gabriele: *Electronic Vibration. Pop Kultur Theorie*, Hamburg 1999.

Klein, Gabriele: *Die virtuellen Welten des Pop. Zum Siegeszug von Tamagotchi, Pokémon & Co*, in: Jochen Bonz (Hg.): *Sound Signatures. Pop-Splitter*, Frankfurt a. M. 2001a, S. 246-263.

Klein, Gabriele: *Grenzen kultureller Legitimität. Zum Crossover von Kunst und Politik*, in: Heinz Geuen/Michael Rappe (Hg.): *Pop & Mythos. Pop-Kultur, Pop-Ästhetik, Pop-Musik*, Schliengen 2001b, S. 53-63.

Kracauer, Siegfried: *Die Angestellten* (1929), Frankfurt a. M. 1971.

Krämer, Sybille: *Sprache – Stimme – Schrift: Sieben Gedanken über Performativität als Medialität*, in: Uwe Wirth (Hg.): *Performanz. Zwischen Sprachphilosophie und Kulturwissenschaften*, Frankfurt a. M. 2002, S. 323-346.

Krämer, Sybille/Marco Stahlhut: *Das »Performative« als Thema der Sprach- und Kulturphilosophie*, in: Erika Fischer-Lichte/Christoph Wulf (Hg.): *Theorien des Performativen*, *Paragrana*, Bd. 10, H. 1, 2001, S. 35-64.

Krekow, Sebastian/Jens Steiner: *Bei uns geht einiges. Die deutsche Hip-Hop-Szene*, Berlin 2000.

Krims, Adam: *Rap Music and the Poetics of Identity*, Cambridge 2000.

Laing, David: *One Chord Wonders. Power and Meaning in Punk Rock*, Milton Keynes 1985.

Lash, Scott: *Wenn alles eins wird*, *DIE ZEIT*, Nr. 10, 26. 2. 1998.

Lash, Scott/John Urry: *Economies of Signs & Space*, London/Thousand Oaks/New Delhi 1994.

Lefèbvre, Henry: *The Production of Space*, Oxford (UK)/Cambridge (USA) 1991.

Lippe, Rudolf zur: *Sinnenbewußtsein. Grundlegung einer anthropologischen Ästhetik*, Hamburg 1987.

Lipsitz, George: *Dangerous Crossroads. Popmusik, Postmoderne und die Poesie des Lokalen*, St. Andrä-Wördern 1999.

Loh, Hannes/Murat Güngör: *Fear of a Kanak Planet. HipHop zwischen Weltkultur und Nazi-Rap*, Höfen 2002.

Lommel, Cookie: *The History of Rap Music*, Philadelphia 2001.

Löw, Martina: *Raumsoziologie*, Frankfurt a. M. 2001.

Lusane, Clarence: *Rhapsodic Aspirations. Rap, Race and Power Politics*, *The Black Scholar*, Vol. 23, No. 2, 1993, S. 37-50.

Maffesoli, Michel: *The Ethic of Aesthetics*, *Theory, Culture & Society*, Nr. 8, 1994, S. 7-20.

Mailer, Norman: *The White Negro* (1957), in: *The Long Patrol*, New York 1971, S. 209-228.

Malinowski, Bronislaw: *Die Rolle des Mythos im Leben* (1926), in: *Schriften zur Anthropologie*, Frankfurt a. M. 1986a, S. 139-144.

Malinowski, Bronislaw: *Die Grundlagen des Glaubens und der Moral* (1936), in: *Schriften zur Anthropologie*, Frankfurt a. M. 1986b, S. 144-168.

Martinez, Theresa A.: *Popular Culture as Oppositional Culture. Rap as Resistance, Sociological Perspectives*, Vol. 40, No. 2, 1997, S. 265-286.

Mattenklott, Gert: *Wen interessieren heute Göttergeschichten?*, in: Peter Kemper (Hg.): *Macht des Mythos – Ohnmacht der Vernunft?*, Frankfurt a. M. 1989, S. 12-32.

Mayer, Ruth/Mark Terkessidis: *Retuschierte Bilder. Multikulturalismus, Populärkultur und Cultural Studies, Eine Einführung*, in: dies. (Hg.): *Globalkolorit. Multikulturalismus und Populärkultur*, St. Andrä-Wördern 1998, S. 7-23.

McLuhan, Marshall: *Die magischen Kanäle. »Understanding Media«*, Düsseldorf/Wien/New York/Moskau 1992.

McLuhan, Marshall: *Die Gutenberg-Galaxis. Das Ende des Buchzeitalters*, Bonn/Paris/Reading 1995.

Menrath, Stefanie: *Represent what…. Performativität von Identitäten im HipHop*, Hamburg 2001.

Mirzoeff, Nicholas: *What is Visual Culture?*, in: ders. (ed.): *The Visual Culture Reader*, London 1998, S. 3-13.

Mitchell, Thomas: *Der Pictorial Turn*, in: Christian Kravagna (Hg.): *Privileg Blick. Kritik der visuellen Kultur*, Berlin 1997, S. 15-40.

Mitchell, Tony: *Popular Music and Local Identity. Rock, Pop and Rap in Europe and Oceania*, London/New York 1996.

Mitchell, Tony: *Introduction. Another Roor – Hip-Hop Outside the USA*, in: ders. (ed.): *Global Noise. Rap and Hip-Hop Outside the USA*, Middletown (Connecticut) 2001a, S. 1-38.

Mitchell, Tony: *Fightin' da Faida. The Italian Posses and Hip-Hop in Italy*, in: ders. (ed.): *Global Noise. Rap and Hip-Hop Outside the USA*, Middletown (Connecticut) 2001b, S. 194-221.

Morley, David: *Wo das Globale auf das Lokale trifft. Zur Politik des Alltags*, in: Karl Heinz Hörning/Rainer Winter (Hg.): *Widerspenstige Kulturen. Cultural Studies als Herausforderung*, Frankfurt a. M. 1999, S. 465-466.

Müller-Doohm, Stefan/Klaus Neumann-Braun: *Kulturinszenierungen – Einleitende Betrachtungen über die Medien kultureller Sinnvermittlung*, in: dies. (Hg.): *Kulturinszenierungen*, Frankfurt a. M. 1995, S. 9-23.

Neumann, Gerhard: *Einleitung*, in: ders./Caroline Pross/Gerhard Wildgruber (Hg.): *Szenographien. Theatralität als Modell der Literaturwissenschaft*, Freiburg 2000, S. 11-32.

Neumann, Gerhard/Caroline Pross/Gerhard Wildgruber (Hg.): *Szeno-graphien. Theatralität als Modell der Literaturwissenschaft*, Freiburg 2000.

Neumann-Braun, Klaus (Hg.): *Viva MTV!. Popmusik im Fernsehen*, Frankfurt a. M. 1999.

Ott, Michael: *Theatralität und Ritualität*, in: Gerhard Neumann/Caroline Pross/Gerald Wildgruber (Hg.): *Szenographien. Theatralität als Kategorie der Literaturwissenschaft*, Freiburg im Breisgau 2000, S. 309-342.

Peuker, Brigitte: *Verkörpernde Bilder – das Bild des Körpers. Film und die anderen Künste*, Berlin 1999.

Pieterse, Jan Nederveen: *Varieties of Ethnic Politics*, in: Edwin N. Wilmsen/Patrick McAllister (eds.): *The Politics of Difference. Ethnic Premises in a World of Power*, Chicago/London 1996, S. 25-44.

Pieterse, Jan Nederveen: *Der Melange-Effekt. Globalisierung im Plural*, in: Ulrich Beck (Hg.): *Perspektiven der Weltgesellschaft*, Frankfurt a. M. 1998, S. 87-124.

Plessner, Helmuth: *Zur Anthropologie des Schauspielers* (1948), in: *Gesammelte Schriften VII*, Frankfurt a. M. 1982, S. 399-418.

Poschardt, Ulf: *DJ Culture. Diskjockeys und Popkultur*, Hamburg 1995.

Poschardt, Ulf: *Cool*, Hamburg 2001.

Potter, Russel A.: *Spectacular Vernaculars. Hip-Hop and the Politics of Postmodernism*, Albany 1995.

Prévos, André J. M.: *Postcolonial Popular Music in France. Rap Music and Hip-Hop Culture in the 1980s and 1990s*, in: Tony Mitchell (ed.): *Global Noise. Rap and Hip-Hop Outside the USA*, Middletown (Connecticut) 2001, S. 39-56.

Prigge, Walter: *Mythos Architektur*, in: Gotthard Fuchs/Bernhard Moltmann/ders. (Hg.): *Mythos Stadt*, Frankfurt a. M. 1995, S. 73-86.

Prigge, Walter: *Wie urban ist der digitale Urbanismus?*, *Telepolis. Magazin für Netzkultur*, 1996, Internet-URL: http://www.heise.de/tp/deutsch/spezial/sam/6025/1.html, Stand: 11.2.2003.

Raab, Jürgen/Manfred Grunert/Silvia Lustig: *Der Körper als Darstellungsmittel. Die theatrale Inszenierung von Politik am Beispiel Benito Mussolinis*, in: Erika Fischer-Lichte/Christian Horn/Sandra Umathum/Matthias Warstat (Hg.): *Verkörperung*, *Theatralität* Band 2, Tübingen/Basel 2001, S. 171-198.

Rao Ursula/Klaus-Peter Köpping: *Die »performative« Wende. Leben-Ritual-Theater*, in: dies. (Hg.): *Im Rausch des Rituals*, Hamburg/Münster/London 2000, S. 1-31.

Rappaport, Roy A.: *The Obvious Aspects of Ritual*, in: *Ecology, Meaning and Religion*, Berkeley 1979.

Rappaport, Roy A.: *Ritual und performative Sprache*, in: Andréa Belliger/David J. Krieger (Hg.): *Ritualtheorien*, Opladen 1998, S. 191-211.

Reichertz, Jo: *Vom lieben Wort zur großen Fernsehinszenierung. Thea-tralisierungstendenzen bei der (Re)Präsentation von »Liebe«*, in: Herbert Willems/Martin Jurga (Hg.): *Inszenierungsgesellschaft. Ein einführendes Handbuch*, Opladen/Wiesbaden 1998, S. 385-402.

Ritzer, George: *The McDonaldization of Society. An Investigation into the Changing Character of Contemporary Social Life*, Thousand Oaks 1996.

Robertson, Roland: *Glokalisierung. Homogenität und Heterogenität in Raum und Zeit*, in: Ulrich Beck (Hg.): *Perspektiven der Weltgesellschaft*, Frankfurt a. M. 1998, S. 192-220.

Rode, Dorit: *Breaking, Popping, Locking. Tanzformen der HipHop-Kultur*, Marburg 2002.

Rose, Tricia: *Black Noise. Rap Music and Black Culture in Contemporary America*, Hanover/London 1994a.

Rose, Tricia: *A Style Nobody Can Deal With. Politics, Style and the Post-industrial City in Hip Hop*, in: Andrew Ross/dies. (eds.): *Microphone Fiends. Youth Music and Youth Culture*, New York/London 1994b, S. 71-88.

Ross, Andrew/Tricia Rose (eds.): *Microphone Fiends. Youth Music and Youth Culture*, New York/London 1994.

Sassen, Saskia: *The Global City. New York, London, Tokyo*, Princeton (New Jersey) 2001^2 (1991).

Schechner, Richard: *Theater-Anthropologie. Spiel und Ritual im Kulturvergleich*, Reinbek bei Hamburg 1990.

Scheible, Hartmut: *Wahrheit und Subjekt. Ästhetik im bürgerlichen Zeitalter*, Reinbek bei Hamburg 1988.

Schieffelin, Edward: *On Failure and Performance. Throwing the Medium Out of the Séance*, in: Carol Laderman/Marina Roseman (eds.): *The Performance of Healing*, London 1996, S. 59-89.

Schiller, Herbert I.: *Culture Inc. The Corporate Takeover of Public Expression*, New York 1989.

Schramm, Helmar: *Theatralität und Öffentlichkeit. Vorstudien zur Begriffsgeschichte von »Theater«*, in: Karlheinz Barck/Martin Fontius/Wolfgang Thierse: *Ästhetische Grundbegriffe. Studien zu einem historischen Wörterbuch*, Berlin 1990, S. 202-242.

Schulze, Gerhard: *Kulissen des Glücks. Streifzüge durch die Eventkultur*, Frankfurt a. M./New York 1999.

Schwedenburg, Ted: *Islamic Hip-Hop versus Islamophobia. Aki Nawaz, Natacha Atlas, Akhenation*, in: Tony Mitchell (ed.): *Global Noise. Rap and Hip-Hop Outside the USA*, Middletown (Connecticut) 2001, S. 57-85.

Schwichtenberg, Cathy (ed.): *The Madonna Connection. Representational Politics, Subcultural Identities, and Cultural Theory*, Boulder/San Francisco/Oxford 1993.

Sennett, Richard: *Der flexible Mensch. Die Kultur des neuen Kapitalismus*, Berlin 1998.

Shaw, William: *Westside. The Coast-To-Coast Explosion of Hip Hop*, New York 2002.

Shields, Rob: *A Guide to Urban Representation and What to Do About It. Alternative Traditions of Urban Theory*, in: Anthony D. King (ed.): *Re-Presenting the City. Ethnicity, Capital and Culture in the Twenty-First Century Metropolis*, Houndsmills/London 1996, S. 227-252.

Shohat, Ella/Robert Stam: *Narrativizing Visual Culture. Towards a Polycentric Aesthetics*, in: Nicholas Mirzoeff (ed.): *The Visual Culture Reader*, London 1998, S. 27-49.

Sieverts, Thomas: *Zwischenstadt. Zwischen Ort und Welt, Raum und Zeit, Stadt und Land*, Braunschweig/Wiesbaden 1997.

Singer, Milton (ed.): *Traditional India. Structure and Change*, Philadelphia 1959.

Smith, Anthony D.: *Towards a Global Culture?*, in: Mike Featherstone (ed.): *Global Culture. Nationalism, Globalization and Modernity*, London/Newbury Park/New Delhi 1990, S. 171-191.

Soeffner, Hans-Georg: *Die Ordnung der Rituale. Die Auslegung des Alltags 2*, Frankfurt a. M. 1995² (1992).

Soeffner, Hans-Georg: *Erzwungene Ästhetik. Repräsentation, Zeremoniell und Ritual in der Politik*, in: Herbert Willems/Martin Jurga (Hg.): *Inszenierungsgesellschaft. Ein einführendes Handbuch*, Wiesbaden 1998, S. 215-234.

Soeffner, Hans-Georg: Einführung, in: Erika Fischer-Lichte (Hg.): *Theatralität und die Krisen der Repräsentation*, Stuttgart/Weimar 2001, S. 165-176.

Steinrücke, Margareta: *Notiz zum Begriff des Habitus bei Pierre Bourdieu*, in: *Das Argument* 167, 1988, S. 92-95.

Straubhaar, Joseph D.: *Distinguishing the Global, Regional and National Levels of World Television*, in: Annabelle Sreberny-Mohammadi/u. a. (eds.): *Media in Global Context. A Reader*, London 1997, S. 284-298.

Tambiah, Stanley J.: *Eine performative Theorie des Rituals*, in: Andréa Belliger/David J. Krieger (Hg.): *Ritualtheorien*, Opladen 1998, S. 227-250.

Thornton, Sarah: *club cultures. Music, Media and Subcultural Capital*, Hanover/London 1996.

Tomlinson, John: *Cultural Globalization and Cultural Imperialism*, in: Ali Mohammadi (ed.): *International Communication and Globalization*, London/Thousand Oaks/New Delhi 1997, S. 170-190.

Tomlinson, John: *Globalization and Culture*, Chicago 1999.

Toop, David: *Rap Attack #3. African Jive bis Global HipHop*, Höfen 2000³ (1992).

Turner, Victor W.: *Das Ritual. Struktur und Anti-Struktur*, Frankfurt a. M./New York 2000.

Urla, Jacqueline: »*We Are All Malcom X*«. *Negu Gorriak, Hip-Hop, and the Basque Political Imaginary*, in: Tony Mitchell (ed.): *Global Noise. Rap and Hip-Hop Outside the USA*, Middletown (Connecticut) 2001, S. 171-193.

Vattimo, Gianni: *Die transparente Gesellschaft*, Wien 1992.

Verlan, Sascha/Hannes Loh: *20 Jahre HipHop in Deutschland*, Höfen 2000.

Virilio, Paul: *Das letzte Fahrzeug*, in: Karlheinz Bark/u. a. (Hg.): *Aisthesis. Wahrnehmung heute oder Perspektiven einer anderen Ästhetik*, Leipzig 1990, S. 265-276.

Voges, Hans: *Sakralität und Mystifikation in der ethnologischen Mythendeutung*, in: Peter Kemper (Hg.): *Macht des Mythos – Ohnmacht der Vernunft?*, Frankfurt a. M. 1989, S. 242-266.

Walcott, Rinaldo: *Performing the (Black) Postmodern. Rap as Incitement for Cultural Criticism*, in: Cameron McCarthy/Glenn Hudak/Shwan Miklavcic/Paula Sauko (eds.): *Sound Identities. Popular Music and the Cultural Politics of Education*, New York/u. a. 1999, S. 97-117.

Welsch, Wolfgang: *Das Ästhetische – Eine Schlüsselkategorie unserer Zeit?*, in: ders. (Hg.): *Die Aktualität des Ästhetischen*, München 1993, S. 13-47.

Werbner, Pnina/Tariq Modood (eds.): *Debating Cultural Hybridity. Multi-Cultural Identities and the Politics of Anti-Racism*, London/New York 1997.

Wermuth, Mir: *Rap in the Low Countries. Global Dichotomies on an National Scale*, in: Tony Mitchell (ed.): *Global Noise. Rap and Hip-Hop Outside the USA*, Middletown (Connecticut) 2001, S. 149-170.

Willems, Herbert: *Inszenierungsgesellschaft?. Zum Theater als Modell, zur Theatralität von Praxis*, in: ders./Martin Jurga (Hg.): *Inszenierungsgesellschaft. Ein einführendes Handbuch*, Opladen/Wiesbaden 1998, S. 23-79.

Willis, Paul: *Jugend-Stile. Zur Ästhetik der gemeinsamen Kultur*, Hamburg/Berlin 1991.

Wirth, Louis: *Urbanism as a Way of Life*, American Journal of Sociology, Vol. 44, No. 1 July, 1938, S. 1-24.

Wirth, Uwe (Hg.): *Performanz. Zwischen Sprachwissenschaft und Kulturwissenschaften*, Frankfurt a. M. 2002.

Wulf, Christoph: *Mimesis*, in: Gunter Gebauer/Dietmar Kamper/u. a. (Hg.): *Historische Anthropologie. Zum Problem der Humanwissenschaften heute oder Versuche einer Neubegründung*, Reinbek bei Hamburg 1989, S. 83-125.

Wulf, Christoph/Gunter Gebauer: *Spiel-Ritual-Geste. Mimetisches Handeln in der sozialen Welt*, Hamburg 1998.

Zimmermann, Jörg: *Mutmaßungen über die Regie des Lebens. Stationen einer Metaphysik der Inszenierung*, in: Josef Früchtl/ders. (Hg.): *Ästhetik der Inszenierung*, Frankfurt a. M. 2001, S. 103-125.

Zuckerkandl, Viktor: *Mimesis*, *Merkur*, Bd. 12, 1958, S. 225-240.

Dank

Für Ihre Hilfe bei der Erstellung dieses Buches danken wir Martin Baierlein, Ernie Bolt, Kai Deckert, Tina Dünckelmann, Tillman Goebel, Karl-Heinz Haase, Melanie Haller, Sonja Henscher, Winfried Hörning, Günther Jacob, Oliver Jahn, Dennis Kraus, Andreas Kühn, Maceo, Sabine Magerl, Christian Meisner, Daphne Mohr, Evelyn Rohloff, Luisa von Rotteck, Imke Schmincke, Alexander Schüler, Katrin Steffen, Barbara Uduwarella, Corina Ulshöfer, Mika Väisänen.

Für reichhaltige Informationen danken wir eastwest records, Motor Music, Showdown, e2e visuals.

Unser Dank für die Bereitschaft, unsere Arbeit mit Gesprächen und Interviews zu unterstützen, geht an Alias, Annika, Tim ›Beam‹, Ben, Camilla, Claudia, Daim, Kathleen Diener, Jan Eißfeldt, Bodo Falk, Hawk, Jäki Hildisch, Hotshot, Illo 77, Jakob, Jan, Jennifer, Jonny, Jose, Madrock, Marco, Mario, Milton, Nenad, Omar, Raoul, Ricardo, Patrick, Pavel, Selma, Sissy, Sonny, Storm, Pia Thattamannil, Uran.

Unser besonderer Dank richtet sich an die Deutsche Forschungsgemeinschaft, die dieses Projekt finanziell unterstützt hat und an unsere Kolleginnen und Kollegen des Schwerpunktprogramms »Theatralität« für vielfältige Anregungen und bereichernde Diskussionen.

Ganz herzlich danken wir Christian Weller.

NF 318/1/5.04

Kluges Fernsehen. Alexander Kluges Kulturmagazine. Herausgegeben von Christian Schulte und Winfried Siebers. Mit zahlreichen Abbildungen. es 2244. 266 Seiten

Richard Meng. Der Medienkanzler. Das System Schröder. es 2265. 256 Seiten

Thomas Meyer. Mediokratie. Die Kolonisierung der Politik durch das Mediensystem. es 2204. 240 Seiten

Microsoft. Medien — Macht — Monopol. Herausgegeben von Alexander Roesler und Bernd Stiegler. es 2281. 272 Seiten

Mythos Internet. Herausgegeben von Stefan Münker und Alexander Roesler. es 2010. 394 Seiten

Andreas Neumeister. Angela Davis löscht ihre Website. es 2310. 120 Seiten

Popvisionen. Links in die Zukunft. Herausgegeben von Klaus Neumann-Braun, Axel Schmidt und Manfred Mai. es 2257. 280 Seiten

Praxis Internet. Kulturtechniken der vernetzten Welt. Herausgegeben von Stefan Münker und Alexander Roesler. es 2254. 288 Seiten

Roberto Simanowski. Interfictions. Vom Schreiben im Netz. es 2247. 208 Seiten

Soundcultures. Über elektronische und digitale Musik. Herausgegeben von Marcus S. Kleiner und Achim Szepanski. Mit einer Musik-CD. es 2303. 240 Seiten

Telefonbuch. Beiträge zu einer Kulturgeschichte des Telefons. Herausgegeben von Stefan Münker und Alexander Roesler. es 2174. 208 Seiten

TeleVisionen. Herausgegeben von Stefan Münker und Alexander Roesler. es 2091. 240 Seiten

Viva MTV! Popmusik im Fernsehen. Herausgegeben von Klaus Neumann-Braun. es 2090. 320 Seiten

Wahl-Kämpfe. Betrachtungen über ein demokratisches Ritual. Herausgegeben von Andreas Dörner und Ludgera Vogt. es 2264. 200 Seiten

NF 318/3/5.04

edition suhrkamp
»Kultur und Konflikt«

Unter dem Titel »Kultur und Konflikt« ist 1994 eine Publikationsreihe dieses Forschungsschwerpunktes in der *edition suhrkamp* eröffnet worden, die von Wilhelm Heitmeyer, Günter Albrecht, Otto Backes und Rainer Dollase herausgegeben wird.

Die bedrängte Toleranz. Ethnisch-kulturelle Konflikte, religiöse Differenzen und die Gefahren politisierter Gewalt. Herausgegeben von Wilhelm Heitmeyer und Rainer Dollase in Zusammenarbeit mit Johannes Vossen. es 1979. 507 Seiten

Deutsche Zustände. Herausgegeben von Wilhelm Heitmeyer
- Deutsche Zustände. Folge 1. es 2290. 304 Seiten
- Deutsche Zustände. Folge 2. es 2332. 320 Seiten
- Deutsche Zustände. Folge 3. es 2388. 300 Seiten
- Deutsche Zustände. Folge 4. es 2454. 320 Seiten
- Deutsche Zustände. Folge 5. es 2484. 300 Seiten

Gewalt. Herausgegeben von Wilhelm Heitmeyer. es 2246. 560 Seiten

Die Krise der Städte. Analysen zu den Folgen desintegrativer Stadtentwicklungen für das ethnisch-kulturelle Zusammenleben. Herausgegeben von Wilhelm Heitmeyer, Rainer Dollase und Otto Backes. es 2036. 470 Seiten

Schattenseiten der Globalisierung. Rechtsradikalismus, Rechtspopulismus und separatistischer Regionalismus in westlichen Demokratien. Herausgegeben von Dietmar Loch und Wilhelm Heitmeyer. es 2093. 544 Seiten

NF 316/1/9.06

Literaturwissenschaft und Kulturtheorie
in der edition suhrkamp
Eine Auswahl

Jan Assmann. Der Tod als Thema der Kulturtheorie. Todes-
bilder und Todesriten im Alten Ägypten. Mit zahlreichen Abbildungen. es 2157. 128 Seiten

Etienne Barilier. Gegen den neuen Obskurantismus. Lob des
Fortschritts. Übersetzt von Ulrich Kunzmann.
es 2099. 180 Seiten

Roland Barthes
- Am Nullpunkt der Literatur. Literatur oder Geschichte.
  Kritik und Wahrheit. Übersetzt von Helmut Scheffel.
  es 2471. 230 Seiten
- Der entgegenkommende und der stumpfe Sinn. Kritische
  Essays III. Übersetzt von Dieter Hornig. es 1367. 319 Seiten
- Eine intellektuelle Biographie. Von Ottmar Ette.
  es 2077. 520 Seiten
- Die Körnung der Stimme. Übersetzt von A. Bucaille-Euler,
  B. Spielmann und G. Mahlberg. es 2278. 400 Seiten
- Mythen des Alltags. Übersetzt von Helmut Scheffel.
  es 92. 152 Seiten
- Das Neutrum. Vorlesung am Collège de France 1977-78.
  es 2377. 346 Seiten
- Das Rauschen der Sprache. Kritische Essays IV.
  es 1695. 404 Seiten
- Das Reich der Zeichen. Übersetzt von Michael Bischoff.
  Mit zahlreichen Abbildungen. es 1077. 154 Seiten
- Das semiologische Abenteuer. Übersetzt von Dieter
  Hornig. es 1441. 304 Seiten
- Die Sprache der Mode. Übersetzt von Horst Brühmann.
  es 1318. 380 Seiten

Deutschsprachige Gegenwartsliteratur in der edition suhrkamp
Eine Auswahl

Marica Bodrožic. Sterne erben, Sterne Färben. Meine Ankunft in Wörtern. es 2506. 154 Seiten.

Paul Brodowsky. Milch Holz Katzen. es 2267. 72 Seiten

Bernd Cailloux
- Das Geschäftsjahr 1968/69. es 2408. 254 Seiten
- german writing. es 2481. 141 Seiten

Ann Cotten. Fremdwörterbuchsonette. Gedichte. es 2497. 165 Seiten

Dietmar Dath. Heute keine Konferenz. es 2501. 318 Seiten

Esther Dischereit
- Der Morgen an dem der Zeitungsträger. Erzählungen. es 2496. 149 Seiten.
- Joëmis Tisch. Eine jüdische Geschichte. es 1492. 122 Seiten
- Übungen, jüdisch zu sein. Aufsätze. es 2067. 215 Seiten

Dirk Dobbrow
- Alina westwärts / Paradies. Stücke und Materialien. es 3428. 149 Seiten
- Late Night. Legoland. Stücke und Materialien. es 3403. 204 Seiten
- Der Mann der Polizistin. Roman. es 2237. 220 Seiten

Kurt Drawert
- Alles ist einfach. Stück in sieben Szenen. es 1951. 116 Seiten
- Haus ohne Menschen. Zeitmitschriften. es 1831. 120 Seiten

NF 313/1/7.07

NF 313/2/7.07

Norbert Gstrein
- Anderntags. Erzählung. es 1625. 116 Seiten
- Einer. Erzählung. es 1483. 118 Seiten

Katharina Hacker
- Morpheus oder Der Schnabelschuh. es 2092. 126 Seiten
- Tel Aviv. Eine Stadterzählung. es 2008. 145 Seiten

Iris Hanika. Musik für Flughäfen. es 2404. 123 Seiten

Florian Höllerer / Tim Schneider. Betrifft Chotjewitz, Dorst, Hermann, Hoppe, Kehlmann, Klein, Kling, Kronauer, Mora, Ortheil, Oswald, Rakusa, Walser, Zeh. es 2379. 138 Seiten

Johannes Jansen
- Halbschlaf. Tag Nacht Gedanken. es 2380. 84 Seiten
- heimat … abgang … mehr geht nicht. ansätze. mit zeichnungen von norman lindner. es 1932. 116 Seiten
- Reisswolf. Aufzeichnungen. Mit zahlreichen Schrift-Bild-Collagen. es 1693. 67 Seiten
- Splittergraben. Aufzeichnungen II. Mit zahlreichen Schrift-Bild-Collagen. es 1873. 116 Seiten
- Verfeinerung der Einzelheiten. Erzählung. es 2223. 95 Seiten

Uwe Kolbe. Abschiede. Und andere Liebesgedichte. es 1178. 82 Seiten

Barbara Köhler
- Deutsches Roulette. Gedichte 1984-1989. es 1642. 85 Seiten
- Wittgensteins Nichte. Vermischte Schriften / Mixed Media. es 2153. 175 Seiten

Angela Krauß. Die Gesamtliebe und die Einzelliebe. Frankfurter Poetikvorlesungen. es 2389. 103 Seiten

NF 313/3/7.07